Mamá Natural

LA GUÍA DEFINITIVA DE
EMBARAZO y PARTO

TOTALMENTE ILUSTRADA Y CON TIPS QUE RETOMAN LO MEJOR DE LA CIENCIA MÉDICA Y EL SABER TRADICIONAL

GENEVIEVE HOWLAND

Grijalbo

Mamá Natural
Totalmente ilustrada y con tips que retoman
lo mejor de la ciencia médica y el saber tradicional

Título original: *The Mama Natural Week-by-Week Guide to Pregnancy and Childbirth*

Primera edición: mayo, 2018

D. R. © 2017, Mama Natural Productions, LLC
Publicado bajo acuerdo con North Star Way, una división de Simon & Schuster, Inc.

D. R. © 2018, derechos de edición mundiales en lengua castellana:
Penguin Random House Grupo Editorial, S. A. de C. V.
Blvd. Miguel de Cervantes Saavedra núm. 301, 1er piso,
colonia Granada, delegación Miguel Hidalgo, C. P. 11520,
Ciudad de México

www.megustaleer.mx

D. R. © 2018, María Laura Paz Abasolo, por la traducción
D. R. © 2017, Alice Rutherford, por las ilustraciones

ISBN: 978-607-316-489-4

Impreso en México – *Printed in Mexico*

El papel utilizado para la impresión de este libro ha sido fabricado a partir de madera procedente
de bosques y plantaciones gestionadas con los más altos estándares ambientales, garantizando
una explotación de los recursos sostenible con el medio ambiente y beneficiosa para las personas.

Penguin
Random House
Grupo Editorial

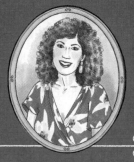

Dedico este libro a mi mamá,
Alyce, quien me enseñó
la profundidad del corazón
de una madre.
Te amo.

NOTA PARA EL LECTOR

Esta publicación contiene las opiniones e ideas de la autora y sus colaboradores. Pretende proveer material informativo y de ayuda para los temas de la publicación. Se vende bajo el entendimiento de que la autora y el editor no proveen en este libro ninguna clase de servicio personal o profesional de salud, médico o de cualquier otra clase.

Toda declaración de los posibles beneficios de salud de los alimentos o suplementos ha sido evaluada por la Administración de Alimentos y Medicamentos, y no pretende diagnosticar, tratar, curar o prevenir ninguna enfermedad.

La información en este libro pretende motivar al lector para tomar decisiones saludables basadas en su propia investigación, en conjunto con su proveedor de salud. No debe ser la base de ningún cambio dietético, diagnóstico médico o tratamiento. El contenido de este libro no debe tomarse como un sustituto de consejos, diagnósticos o tratamientos médicos profesionales. Siempre busca el consejo de tu partera, médico u otro proveedor certificado de salud si tienes alguna pregunta sobre condiciones médicas. Nunca ignores las recomendaciones profesionales médicas o dejes de buscarlas por algo que hayas leído en este libro. Confiar en cualquier dato que provea Mamá Natural, ya sea en el libro, en la página web u otra parte, es exclusivamente bajo tu propio riesgo.

La autora y el editor se deslindan específicamente de toda responsabilidad por cualquier obligación, pérdida o riesgo, personal o de cualquier otra clase, como consecuencia directa o indirecta del uso y la aplicación de cualquier parte del contenido de este libro.

Finalmente, la autora desea afirmar que eres una persona hermosa e inteligente, ¡y está ansiosa por caminar a tu lado a través de este maravilloso viaje del embarazo!

el contenido

PARTE II
segundo TRIMESTRE

PARTE III
Tercer TRIMESTRE

INTRODUCCIÓN

EL NACIMIENTO DE "Mamá Natural"

Ahí estaba, desnuda, sobre mis manos y rodillas, en la tina, gruñendo y esforzándome, sobrecogida por una necesidad primaria —desesperada— de sentarme y *pujar*. En el fondo apenas podía oír la pista de hipnosis que insistí en tener durante mi parto, en espera de que me quitara el dolor. (Ah, no.) Detrás de mí, sentado en el borde de la tina, mi marido trabajaba duro para aplicar presión en mi espalda baja. (Tenía el temido parto con "dolor lumbar", lo que significa que el bebé estaba con la cara hacia arriba y la parte más dura de su cabeza presionaba mi columna durante cada contracción.) Alrededor de nosotros estaba mi partera, una cámara de video sobre un trípode y no una, sino *dos* doulas.

Tenía 8.5 centímetros de dilatación. Llevaba más de 24 horas en labor de parto. Sentía que llevaba un año pujando activamente. Una vez más, junté mi barbilla al pecho, tensé mis abdominales y solté un gemido gutural. Luego miré el rostro de mi partera, animándome, y pensé: *¿Qué rayos estoy haciendo aquí?*

Yo, antes adicta a la comida chatarra. Yo, que tenía más de 25 kilos de sobrepeso. Yo, que no podía llegar más allá de las 10 de la mañana sin un cigarro y uno o dos litros de refresco *light*.

Yo, una mujer lista para desechar todo lo que había planeado y por lo que había rezado por la ventana y pedir —no, *exigir*— una epidural. ¡O una cesárea! O quizá una clase de cambio milagroso de cuerpo para que *otro* pudiera lidiar con tener este bebé.

Verás, no siempre fui "Mamá Natural".

❧

Aunque en general comía alimentos saludables y balanceados de niña, la comida siempre tuvo un poder tremendo sobre mí. Cuando tenía dos años, por ejemplo, engullí todo un frasco de vitaminas para niños (y de inmediato tuvieron que lavarme el estómago). En el campamento de verano me ofrecí como voluntaria en la cocina para poder devorar varios platillos. Una vez que llegué a la preparatoria, me fui del otro lado, viviendo de galletas de arroz, Coca Light y zanahorias. Durante esa fase, un día estaba en la caminadora ojeando una revista para mujeres cuando me llamó la atención un encabezado: "¿Eres comedora compulsiva?" Supuse que la respuesta sería un rotundo no; cómo podía serlo si estaba delgada y no comía mucho.

Respondí sí a casi todas las preguntas.

En la universidad me gradué del ejercicio y la dieta, y pasé al (cada vez más común) atracón antes de dormir. Empecé a subir de peso, pero no estaba lista para dejar mi zona de confort. Tal vez la comida me engordaba y deprimía, pero para sentirme mejor conmigo misma sólo tenía que comer más (la ironía de todas las ironías). Años después, ya había subido más de 30 kilos. Sabía, muy en el fondo, que me estaba matando lentamente. Sólo tenía 23 años, pero ya me sentía muerta emocional, mental y espiritualmente.

Ese Año Nuevo comí una hamburguesa extra-grande de McDonald's —la llamé mi "última cena"— y, aunque no era una persona muy religiosa en ese entonces, empecé a escribir una carta a Dios, a los ángeles, a cualquiera que estuviera escuchando y pudiera ayudarme. El dolor de comer en exceso ya había superado al placer efímero que me daba. El miedo de enfrentar al mundo sin mi muleta emocional ahora parecía pequeño comparado con la amargura de despertar todos los días con la cara hinchada, dolores intestinales e inflamación. Toqué fondo y tomé la "decisión personal" de mejorar. Al día siguiente desperté y cambié mi vida. Me uní a un grupo de comedores compulsivos en el que aprendí que tenía una *adicción* al azúcar. (Mientras que algunas personas pueden comer una galleta o dos y hasta ahí, mi cerebro me decía que comiera toda la caja.) Busqué a un nutriólogo, empecé un régimen y decidí sacar completamente los azúcares refinados de mi dieta. No atascarme de comida se volvió lo normal. Sorprendida, vi cómo pasaba mes tras mes sin azúcar. Pronto estaba lista para dejar otras muletas, como la nicotina, la cafeína y el NutraSweet. El peso se fue por supuesto, pero sucedió algo mucho más increíble: ya no fumaba, ni comía por ansiedad, y la niebla se había despejado. Empecé a experimentar emociones más profundas y una claridad mayor.

Elegí alimentos orgánicos, llenos de nutrientes. Volteé de cabeza mi casa, tiré los productos de limpieza tóxicos y los cosméticos con químicos. Entré de lleno en el estilo de vida natural.

Seis años después, *finalmente* segura y cómoda en mi propia piel, le "guiñé un ojo" a un hombre en una página de citas. Acordamos cenar y para cuando el mesero nos trajo los menús, yo ya estaba intrigada. Era mucho más guapo que en su foto, sin mencionar inteligente y carismático.

Tenía un trabajo interesante como director creativo de una agencia de publicidad importante. (Tal vez tenía una vida más sana, pero yo me sentía poco inspirada y apática sobre mi carrera profesional).

Michael, sin embargo, no se entusiasmó conmigo.

Me preguntó si quería un coctel. Le dije que no bebía.

Me preguntó si quería una entrada. Le dije que no tendría espacio para la cena.

Me preguntó si quería compartir un postre. Le dije que no comía azúcar.

Pidió la cuenta y la cita había terminado incluso antes de que empezara.

Me fui a casa y lloré. Es un cliché, pero Michael había removido algo en mí. Le escribí un correo como cortesía, agradeciéndole la cena, y aunque ya me había descartado por distante, algo en el correo le llegó. Nuestra segunda cita fue mucho mejor que la primera, y lo que había removido al final se volvió un amor profundo, un respeto mutuo y un compromiso. Por eso digo que nuestra relación fue amor a *segunda* vista.

Nos casamos en una hermosa ceremonia religiosa en 2007. Menos de tres años después, estaba embarazada de nuestro primer hijo. Dado mi estilo de vida sano, probablemente no sorprenda que me interesaran los embarazos y los partos naturales.

No pienses mal. Como muchas mujeres —si no la mayoría—, me daba miedo un parto vaginal. (¿Alguna mujer ha estado realmente *emocionada* sobre esa posibilidad?) Pero tampoco me encantaba mucho la alternativa.

Mi última cena

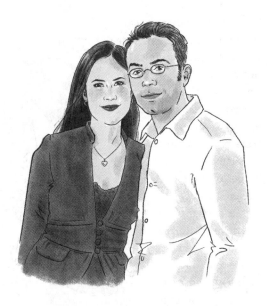

Cuando sí encontraba un tratamiento o consejo natural, usualmente estaba citado como "remedio de abuelita". Entonces se nos ocurrió a mi esposo y a mí una idea loca: ¿por qué no ser voceros de un acercamiento diferente al embarazo, al parto y más allá? Hacia el final de mi primer trimestre, empezamos a documentar nuestro embarazo en videos semanales en YouTube, y poco después abrimos el blog de Mamá Natural.

Nuestro público creció gradualmente y nos dimos cuenta de que hacer videos y escribir en el blog podía convertirse en más que sólo un desfogue creativo. ¡Nunca hubiera imaginado que el nacimiento de nuestra carrera digital coincidiría con el de nuestro bebé!

Resultó que darle vida a la página web fue muchísimo más fácil.

Había crecido mirando la cicatriz larga y gruesa en la pelvis de mi madre, prácticamente hasta el esternón, como resultado de una cesárea hecha siguiendo una vieja técnica quirúrgica. Así que decidí investigar sobre el parto natural como toda una reportera: leí todo lo que pude encontrar e interrogué a amigas que ya hubieran pasado por eso. Me sorprendió lo que descubrí, y entre más leía, más *sabía* que el parto natural era la decisión correcta para mí. Mejoré mi forma de vida natural: más verduras, más ejercicio, más sueño. Entrevisté a parteras y doulas, y elegí a mi equipo de parto. Y dado que nuestro departamento en Chicago era un poco pequeño, hice planes para tener al bebé en un centro de maternidad; algo intermedio entre un parto en casa y uno convencional con los pies en los estribos.

Claro, también leí todos los libros sobre bebés, pero no pude encontrar nada sobre el embarazo desde una perspectiva natural, que fuera una guía semana a semana o mes a mes.

Noté que la mayoría de los consejos estaban escritos desde un punto de vista medicalizado y temeroso.

Después de una hora pujando fuerte sin que naciera el bebé, quería salirme de la tina.

Me había comprometido con un embarazo natural, pero no había hecho los ejercicios para mantener mi cadera abierta y alineada, de lo que ahora me arrepentía, pues la partera explicaba que mi hijo estaba un poco atorado bajo mi pelvis. Intenté beber té de hojas de arándanos —conocido como un "tónico uterino" para ayudar a tonificar y fortalecer los músculos de la pared pélvica en preparación del parto—, pero lo dejé desde el primer trimestre. También me arrepentía ahora de esa decisión, dado que mi útero se sentía *exhausto*. Ya no tenía contracciones fuertes ni efectivas, y tampoco fuerza para contraer y pujar. Me di cuenta de que no me había preparado mentalmente para el parto. Claro, había traído el disco de hipnosis al hospital, pero sólo lo había escuchado algunas veces durante el embarazo. Ahora, después de *cuatro* horas de pujar, estaba perdida: cansada, molesta y un poco delirante. En un momento dado, en realidad pensé que podría dormir en la noche y seguir pujando para sacar al bebé en la mañana.

Entonces, mi partera empezó a hablar de posibles intervenciones: inducir el parto con Pitocin, utilizar fórceps, incluso una extracción por vacío. Las conocía, y *no* quería ninguna.

Empezaba mi segundo día de parto y pronto se me acabaron las fuerzas, así que elegí la opción más natural para acelerar el nacimiento: utilizar un extractor de leche. (Estimula la producción de oxitocina, la hormona que estimula las contracciones.)

Gran idea: las contracciones se intensificaron, pero no había bebé. Al final, accedí a un goteo de Pitocin porque acordamos que sería la dosis más pequeña.

El medicamento hizo efecto rápidamente. En sólo 10 minutos sentí la necesidad de pujar. Me pasé al banco para parto vertical, tomé a mi esposo de los brazos como apoyo y poco después vimos salir la cabeza del bebé. En el video (sí, puedes ver todo esto en mi canal de YouTube) hay un momento en que literalmente abro los ojos incrédula antes de tomar a mi hijo, instintivamente llevándolo a mi pecho, llorando lágrimas de agradecimiento al oír su llanto fuerte y sano.

Griffin nació a las 11:03 p.m. después de un maratón de 27 horas de labor de parto. El dolor se había ido desde el instante en que hizo su debut, porque mi cuerpo se inundó de endorfinas; un beneficio de hacerlo (en su mayoría) naturalmen-

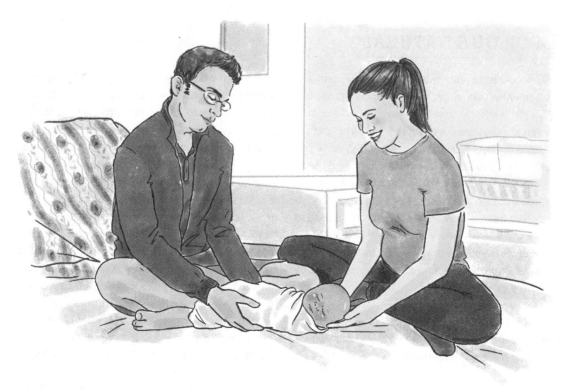

¿SABÍAS QUE?

Todos los partos —ya sean vaginales o por cesárea, sin medicamentos o con una epidural— son en esencia *naturales*. (Vamos, ¿exactamente qué sería un nacimiento *antinatural*?) Por ello, algunos prefieren el término "no medicado" para referirse a un parto vaginal. Para algunas mujeres, el término *natural* puede tener connotaciones negativas o un tono de juicio. Por favor, considera que no es mi intención; lo uso porque la mayoría de la gente lo asocia con un parto vaginal sin intervención. Siéntete libre de cambiarlo en tu mente por "medicado" o "no medicado" si te parece mejor.

te. Aunque momentos antes estaba exhausta, de pronto me sentía con energía; hablaba y reía con mi esposo y el equipo de parto. Griffin estaba alerta también. De hecho, era lo que todos decían de él, que estaba muy alerta, con sus hermosos ojos grises absorbiendo todo, procesando el nuevo mundo a su alrededor.

Esa noche, cuando nuestro bebé dormía por primera vez, Michael y yo ordenamos un montón de comida mexicana y cenamos en el centro, todo el tiempo maravillados de nosotros mismos y de Griffin. Ninguno de los dos podía creer realmente por lo que acabábamos de pasar.

Esa experiencia violenta, hermosa, aterradora y alegre fue, sin duda, el momento más trascendental de nuestra vida.

Yo ya sabía que quería hacer todo otra vez. Sabía que quería tener más hijos. Creía en el proceso natural.

Pero también sabía que las cosas serían diferentes la siguiente ocasión.

¿POR QUÉ NATURAL?

Hacer bebés es algo muy básico. El espermatozoide encuentra al óvulo. El espermatozoide fertiliza al óvulo. La mamá se embaraza. La mamá se siente asqueada, exhausta y cada vez más inmensa durante nueve largos meses. Sin embargo, el debate empieza en la cuestión de cómo nutrir mejor al bebé en el vientre durante su desarrollo y, sobre todo, cómo traer mejor a ese bebé al mundo. Hay muchas visiones opuestas por ahí. Hay muchos moralismos y prejuicios. Es un debate extremadamente personal, así como uno muy politizado, que se ha postergado durante cientos y cientos y *cientos* de años.

Y, ¿de qué se quejan todos?

Hasta la llegada de la medicina moderna, por lo general los bebés nacían en casa y sólo las mujeres atendían a las mamás, ya fueran familiares o, en su mayoría (desde la antigüedad), parteras contratadas. Pero hacia mediados o finales del siglo XIX empezó una cierta lucha territorial. Se empezó a asociar a las parteras con la vieja medicina popular, mientras que los médicos con licencia —exclusivamente hombres, muchos de los cuales no habían *visto* un parto— ofrecían sus técnicas más "modernas" y "sofisticadas". Algunas décadas después, un obstetra de Estados Unidos llamado Joseph DeLee sugirió prohibir totalmente el uso de parteras, refiriéndose a ellas como "malvadas" y "salvajes". También popularizó una nueva y osada noción: que el embarazo, en lugar de ser un proceso natural, era de naturaleza "patógena". En otras palabras, el embarazo era una enfermedad o un malestar, y debía tratarse así. Para la década de 1930, el hospital ya había remplazado al hogar como la norma en un parto. Y así siguió, con la asistencia de las parteras disminuyendo año con año.

Hasta fechas recientes.

Antes de adelantarnos, es importante señalar algo: en los viejos tiempos, la práctica de la medicina —en todos los campos, no sólo la obstetricia— era brutal. Hay suficiente evidencia, por ejemplo, de que los primeros partos asistidos por médicos no salían muy *bien*. En ese entonces, dar a luz en un hospital era mucho más peligroso que dar a luz en casa, y el índice de muerte entre las madres en realidad *aumentó* a principios del siglo XX. (Los índices de infección en los hospitales era altísimo porque los médicos no se lavaban las manos entre las consultas con pacientes.) Esos primeros descubrimientos, sin embargo, sentaron las bases para grandes mejoras médicas. Los médicos aprendieron sobre la transmisión de infecciones y enfermedades mediante bacterias; desarrollaron mejores técnicas quirúrgicas y más seguras, y ayudaron a que el embarazo y el parto —antes un riesgo mayor— fueran seguros para la mayoría de las mujeres y los bebés.

Pero con todos esos descubrimientos en salud se dio un aumento constante de tendencias *no* tan grandiosas.

El caso en cuestión: el índice ideal de cesáreas se encuentra entre 10 y 15 por ciento, de acuerdo con la Organización Mundial de la Salud; aun así, 33 por ciento de las mujeres estadounidenses —el doble— da a luz por cesárea. ¿Por qué? Hay muchas teorías, incluyendo que algunas mujeres son "demasiado finas para pujar". (Todo un mito, por cierto. Sólo 1 o 2 por ciento de las mujeres "deciden" tener una cesárea médicamente innecesaria.) Pero el culpable más probable es el acercamiento moderno y medicalizado al parto y el alumbramiento.

En estos días, un parto estándar en el hospital puede darse más o menos así: se induce a la mamá en la fecha establecida. Pasa casi todo el parto acostada sobre su espalda. Probablemente

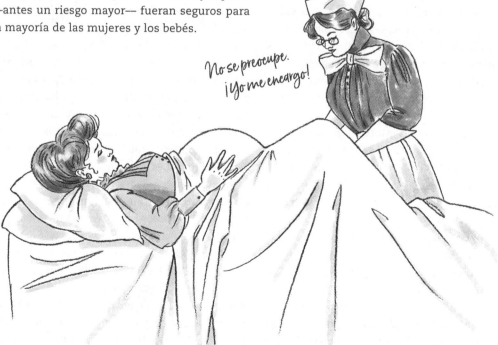

No se preocupe. ¡Yo me encargo!

esté conectada a una máquina para observar al feto de manera continua. Si no progresa lo suficientemente rápido, tal vez le rompan la fuente o le den Pitocin intravenoso en cualquier momento entre las primeras seis o después de 20 horas. Y en lugar de guiarla por técnicas naturales para aliviar el dolor, quizá sólo le digan que acepte una epidural.

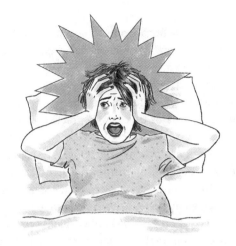

¿Adivina qué? Cada uno de esos procedimientos completamente comunes y básicos está asociado con una mayor probabilidad de una cesárea.

Si te preguntas por qué es importante —¿a quién le interesa si el índice de cesáreas es alto?—, bueno, pues hay un montón de razones. Primero, es fácil olvidar que la cesárea es una cirugía abdominal seria e invasiva; los riesgos y los efectos secundarios asociados son mucho más altos que en un parto vaginal sin complicaciones. Los bebés nacidos por cesárea tienen más posibilidades de desarrollar asma, alergias, obesidad y diabetes; también es menos probable que tengan una lactancia exitosa. Es cierto que no *todas* las mujeres pueden ni deben parir vaginalmente (¡una cesárea puede salvar a mamás y bebés que lo necesiten!), pero me parece que debemos hacer lo posible para *bajar* los índices.

Por desgracia, otras intervenciones médicas también están aumentando. El uso de Pitocin se duplicó desde 1990, aunque quizá es menos seguro de lo que se creía: un estudio en 2013, del Centro Médico Beth Israel en Nueva York, descubrió su vínculo con cifras bajas en la prueba Apgar (la evaluación de salud del recién nacido), así como la admisión inesperada a la unidad de cuidados intensivos neonatales. La epidural —administrada a casi 60 por ciento de las parturientas— puede interferir con la producción natural de oxitocina, *aumentando* el tiempo y el riesgo de desgarre perineal. (¿Quién lo hubiera dicho?)

Además de las potenciales complicaciones médicas, hay suficientes efectos secundarios emocionales en este procedimiento.

Entre más nos alejemos de la idea de que las mujeres están *diseñadas* para dar a luz —entre más tratemos a las futuras mamás como enfermas—, será más probable que acepten intervenciones que en realidad no quieren ni necesitan. Hemos esterilizado y anestesiado tanto la experiencia del parto, que muchas mujeres no tienen idea de lo que su cuerpo puede hacer y no están conscientes de los efectos secundarios de todos esos servicios médicos "modernos". Tal vez, por ejemplo, piensas que una epidural es algo básico, pero nadie te dice que bajará tu producción natural de oxitocina, la hormona que estimula las contracciones. Sin la necesidad de pujar, es posible que necesites más medicamentos (ahora Pitocin) para estimular tu labor de parto. Cuando las contracciones inducidas se vuelvan muy intensas, quizá necesites más analgésicos. Éstos pueden disminuir la necesidad de pujar otra vez, así que necesitarás más Pitocin. ¿Ves qué rápido se vuelve un círculo vicioso? De hecho, y con razón, se llama la "cascada de intervención". Y una vez que empieza, la experiencia del parto que pudiste haber planeado se te empieza a ir de las manos; antes de que te des cuenta, hay sufrimiento fetal y te preparan para una cesárea de emergencia. En lugar de ser algo que *tú* hicieras, sientes que parir es algo que te hicieron a ti. Cuando esto sucede, las mamás pueden sentirse desde abrumadas y asustadas hasta ultrajadas y deprimidas.

No es de extrañar que el péndulo oscile lejos del punto de vista de un manejo médico, hacia un acercamiento más natural para dar a luz.

En 1989 las parteras eran las principales cuidadoras en sólo 3 por ciento de los partos en Estados Unidos. Hoy la cifra llega a 9 por ciento y ha ido en aumento durante los últimos 25 años. El cuidado constante de una partera durante el embarazo se asocia con *mejores* resultados para el bebé y la mamá. Puedes sacar muchos beneficios al quedarte con un obstetra que se incline por lo natural en un hospital, pero también hay otros fuera de él: entre las mujeres que eligen parir en centros de maternidad, sólo 6 por ciento lo hacen por cesárea.

Sin embargo, la razón principal para elegir lo natural puede ser la más fácil de comprender y la más fácil de ignorar: *las mujeres están diseñadas para dar a luz.* La cadera, que muchas odiamos, puede ser nuestra mejor amiga durante el parto. Las hormonas que nos hacen llorar durante esos comerciales emotivos funcionan en un equilibrio finamente calibrado durante el parto; al interferir en ese equilibrio te arriesgas a alargar el parto, estresar al bebé, aumentar tu ansiedad y complicar la lactancia. Incluso el dolor de parto está dentro del plan: le indica a la mamá cuándo cambiar de posición para que el bebé pueda moverse hacia el canal de parto; le dice cuándo es tiempo de pujar (y cuándo no).

El parto es primario e instintivo, es salvaje e impredecible; pero en la mayoría de los casos no es algo que necesite manejarse, tratarse o vencerse médicamente.

Cuando se recomienda que las mamás confíen en la sabiduría ancestral de su cuerpo y se les permite enfocarse sin distracción en el proceso, no sólo tienen partos más cortos y bebés más sanos, sino que se sienten poderosas.

LLAMADO A LAS MAMÁS

Creo que más mujeres elegirían lo natural si supieran sus beneficios, pero los argumentos a favor de un parto natural a veces pueden estar tan manipulados o cargados de política —sin mencionar que pueden ser *parciales*— como el punto de vista del manejo médico. Ante la presión de tener soluciones alternas para el parto, por ejemplo, a veces se demoniza a los médicos y a los hospitales.

Muchas veces, las mujeres que eligen una epidural o tienen una cesárea se sienten excluidas del "club natural", como si, de alguna manera, su experiencia de parto fuera "menor" o inferior.

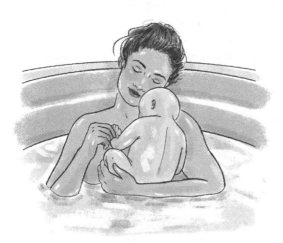

LOS SORPRENDENTES BENEFICIOS DEL
parto natural

El parto natural es más que no usar medicamentos o parir como si tuvieras algo que probar. ¿Sabías que las mamás que eligen lo natural (*usualmente*) pueden hacer lo siguiente?

Comida

Existe un consenso médico de que las mujeres no deberían comer en lo absoluto durante el parto. ¿Por qué? Porque en la década de 1940, cuando las cesáreas se hacían bajo anestesia general, surgió una inquietud por el problema de la aspiración (inhalar comida o fluidos hacia los pulmones al estar inconscientes). Hoy, la amenaza de aspirar durante el parto es casi inexistente, y una serie de organizaciones, incluyendo la Sociedad Americana de Anestesiólogos, ha comentado desde entonces que restringir el alimento es innecesario e injustificado; pero en la mayoría de los hospitales todavía esperan que las futuras mamás se conformen con hielo, sobre todo si les aplicaron la epidural.

La buena noticia: la mayoría de las parteras todavía *apoya* comer un poco (alimento ligero, fácil de digerir) durante el parto. (Recuerdo la energía que sentí al tomar jugo de manzana entre contracciones.) Las mamás que eligen lo natural también comen inmediatamente *después* del parto, mientras que las mamás con cesárea deben esperar unas horas más, hasta que su cuerpo se recupere de la cirugía.

Movimiento libre

Apúntate para una epidural, una intravenosa o un monitor fetal electrónico y quizá te quedes confinada a una cama, incapaz de levantarte, caminar o incluso ir al baño. (Muchas veces, las mamás no se dan cuenta de que al pedir una epidural, ¡también pueden estar pidiendo un catéter!) De hecho, la posición básica de parto en la mayoría de los hospitales es horizontal, sobre la espalda, lo que sólo comprime la pelvis, apretando y reduciendo el paso del bebé. Pero elegir lo natural te permite moverte con libertad, escuchar las indicaciones de tu cuerpo y trabajar con la gravedad. Yo parí a mi segundo hijo en cuatro patas porque así me sentía más cómoda.

Inocular a los bebés con bacterias buenas

Cierto, la idea de sacar algo del tamaño de una sandía entre tus piernas puede parecer muy, ah, *raro*, pero hay beneficios de que tu bebé salga por el canal de parto. Los bebés nacidos en parto vaginal recogen bacterias protectoras que los ayudan a crear su propio y nuevo sistema inmunológico. (Cuando nacen por cesárea, pueden tomar bacterias de la habitación, incluyendo bacterias potencialmente dañinas, como el estafilococo.) Pasar a través del canal de parto también los ayuda a expeler líquido amniótico de sus pulmones, lo que puede reducir el riesgo de desarrollar problemas respiratorios.

$\longrightarrow$

Una droga hormonal

Las mamás que eligen lo natural se "drogan" hormonalmente al momento de parir: un flujo de endorfinas (para la energía) y oxitocina, la hormona para "sentirse bien" que estimula los lazos. Abrazar al bebé, ver sus ojos, el contacto piel con piel y la lactancia aumentan la cascada hormonal. Pero las intervenciones alteran el delicado equilibrio hormonal, lo que implica que la mamá probablemente no recibirá la misma recompensa emocional —esa exaltación sobrenatural— de tanto pujar.

Experimentar una mejor lactancia

Sabemos que amamantar alrededor de una hora después del parto mejora la probabilidad de una lactancia larga y feliz porque el contacto piel con piel se asocia con un vínculo mayor, un aumento en la producción de leche y —aunque no lo creas— *menos llanto*. (¡Clave!) La lactancia temprana también asegura que el bebé reciba calostro, una sustancia amarillenta y lechosa, alta en proteína, vitamina A, células inmunológicas y anticuerpos. El calostro también tiene un efecto digestivo, ayudando a que el bebé expela sus primeros excrementos. Los analgésicos, en cambio, tienden a afectar a los bebés, igual que a las mamás: provocando somnolencia y desorientación. Tal vez no sea extraño que los bebés somnolientos tengan problemas para lactar. Las mamás que necesitan cesárea tampoco pueden amamantar de inmediato, pues necesitan recuperarse.

Irse pronto

La cesárea es una cirugía abdominal importante y la epidural aumenta la probabilidad de un desgarre perineal y un parto asistido. Ambas incrementan el tiempo de recuperación. Pero las mamás que pueden elegir lo natural suelen levantarse y caminar poco después de que el bebé nace.

Me duele que las mujeres que querían dar a luz de manera natural y no pudieron —quizá por un embarazo de alto riesgo o una complicación médica inesperada— se sientan juzgadas.

Claro que sentí remordimiento después de aceptar el Pitocin. Aunque fue una dosis pequeña, ya que mi parto se había estancado y mi cuerpo necesitaba ayuda, no pude evitar sentirme un poco decepcionada. El parto, sin embargo, es impredecible. Giramos el timón lo mejor que podemos, pero al final el proceso puede más que nosotras. No es posible ni seguro que *cada* mujer tenga una experiencia ciento por ciento sin intervenciones. No hay una forma "correcta" de parir, y por más que crea en el poder de elegir lo natural, ninguna mamá debería sentirse mal por sus decisiones. Por eso escribí este libro pensando en *todas* las mamás: las que sólo quieren dejar los alimentos procesados o experimentar con remedios naturales para la acidez o las náuseas matutinas, o quienes deciden que quieren un parto casero en tina. No importa dónde te encuentres en el espectro, esta guía es para ti.

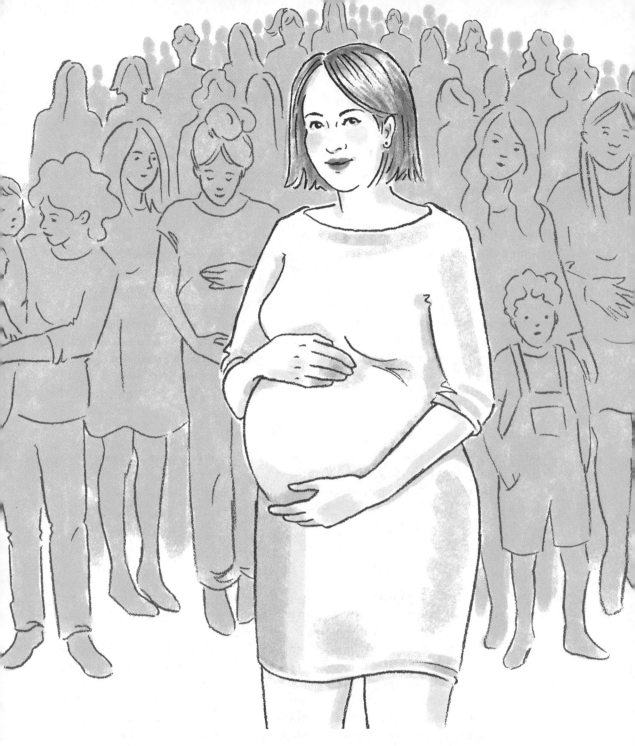

Bienvenida a un camino sagrado que millones
de mujeres han caminado antes de ti

En este libro se trata de empoderarte, no de juzgar.

Juntas hablaremos de todo, desde lo relativo a la nutrición en el embarazo hasta limpiar tu casa de tóxicos. Discutiremos los análisis y las revisiones de rutina (los que realmente *necesitas* versus los que querrás evitar), así como determinar quién debe estar en tu equipo de parto, una doula, una partera, un obstetra o los tres. Te daré un montón de remedios naturales para malestares en el embarazo, desde molestia en los senos hasta la náusea al despertar, y más, además de consejos sobre cómo prepararte mejor para un parto libre de intervenciones. Obtendrás información basada en evidencia médica de parte de Cynthia Mason, una partera/enfermera certificada —¡quien recibió a mis dos hijos!—, además de encapsuladora de placenta (y coanfitriona del curso de parto en línea de Mamá Natural). También leerás historias y retroalimentaciones de varias mamás "alternativas" que son parte de la comunidad de Mamá Natural. Es todo lo que me hubiera gustado saber en mi primer embarazo, organizado en el formato más sencillo y conciso posible: semana a semana. Pero conforme leas, siéntete libre de elegir lo que te agrade y deja lo demás. ¡Ninguna mujer debería tener que seguir todos los puntos de Mamá Natural!

Cuando me embaracé de nuevo (dos años y medio después de tener a Griffin), estaba armada con el conocimiento que no tuve la primera vez y estaba mucho mejor preparada emocional, física y espiritualmente. Es cierto, los segundos embarazos muchas veces son más fáciles, pero yo estaba absolutamente *sorprendida* de la diferencia. Nada de 27 horas de parto. Nada de entrar y salir de la tina. Mi hija Paloma nació 20 minutos después de que llegáramos al centro de maternidad. Prácticamente salió disparada, por lo que lo llamo mi parto "sobrenatural".

No puedo decir que lo natural siempre es fácil o indoloro, pero los beneficios son grandes. Puedes elegir estar presente en todo, la sangre, el sudor y las lágrimas, pero también el éxtasis, la alegría y el regocijo.

Bienvenida al embarazo: un camino sagrado que millones de mujeres han tomado antes de ti. Mis mejores deseos al empezar este viaje trascendental y, más que nada, ¡felicidades!

¿Puedes creerlo?
Vas a tener un bebé.

TE PRESENTO A 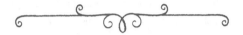 Cynthia Mason

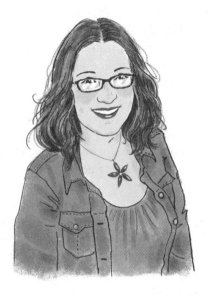

Hola, ¡y felicidades por tu embarazo! Como partera he asistido en más de 500 partos —más de mil si cuentas mis años trabajando como enfermera registrada en un hospital público de Cleveland— y he visto de primera mano qué tan sagrado y transformador puede ser tener un bebé.

Cuando empecé mi carrera quería convertirme en pediatra; me encantaban los niños y quería ayudar a la gente, así que pediatría parecía lo más natural. Sin embargo, después de varias residencias y oportunidades de opacar a médicos, me di cuenta de que mi filosofía no empataba con el modelo básico de cuidado médico en Estados Unidos. La mayoría de los buenos médicos que seguí se enfocaban completamente en lo que estaba *mal* en el cuerpo, en lugar de descubrir cómo hacer que estuviera bien. Además, había cero énfasis en la medicina preventiva o la vida holística.

Fue hasta mi primer año de universidad cuando comprendí lo distinto que podía ser todo. Trabajaba como recepcionista e instructora en un centro de planificación familiar, y vi cómo las parteras/enfermeras certificadas cuidaban a sus pacientes mientras promovían un estilo de vida más sano y holístico. Fue como si se encendiera algo; supe qué era lo que debía hacer. En el mundo de las parteras lo llamamos nuestra *vocación*.

Un año después me gradué con un título en biología y luego hice mi maestría en la Escuela de Enfermería Frances Payne Bolton, en la Universidad Case Western Reserve. Y hoy en día estoy viviendo mi sueño: estoy casada con un hombre maravilloso, tenemos un par de bebés peludos y cariñosos, y cada mañana (¡a veces en medio de la noche también!) salgo corriendo de la cama, llena de adrenalina, lista para recibir a una nueva vida.

TE PRESENTO A *Maura Winkler*

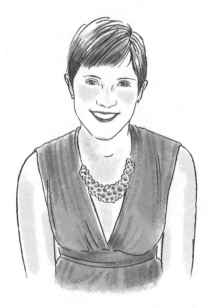

¡*Hola!* Soy Maura Winkler, enfermera registrada, doula certificada, estudiante de partera, encapsuladora de placenta y consultora certificada de lactancia. También soy esposa y madre de dos hijos.

Siempre supe que quería ayudar a las futuras mamás a tener a sus bebés, así que me mudé de mi natal Buffalo, Nueva York, a Chicago, para ir a la escuela de medicina. Pero después de más de un año de entrenamiento práctico, supe que la visión médica del parto no era para mí. Lo que encontré fue un acercamiento de "intervención primero" para dar a luz, lo opuesto de lo que intuitivamente sabía que podía ser la experiencia de tener un bebé.

Recuerdo una noche en particular, en el hospital: el parto de una joven madre progresaba más lentamente de lo que querían algunos residentes, así que sugirieron "Pit y romper", como llamaban médicamente a ponerle una intravenosa de Pitocin y romper su fuente. Por fortuna, prevaleció la cabeza fría y la mujer pudo tener a su hijo a su paso y sin medicamentos. Pero el susto vino después: el residente que sugirió "Pit y romper" me dijo que era el primer parto con poca intervención que había visto *en su vida*.

Algunos meses después dejé la escuela de medicina para estudiar y certificarme como doula y partera. Hasta la fecha, he asistido en más de 150 alumbramientos —incluyendo los míos; tuve a mis dos hijos en la comodidad de mi propia casa— y he visto lo impresionante que puede ser elegir lo natural.

Primer TRIMESTRE

UN POCO

embarazada

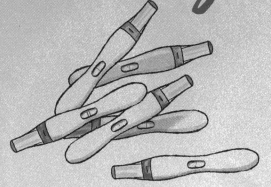

Estaba en la farmacia mirando la gran variedad de pruebas de embarazo que había en los anaqueles. Michael y yo acabábamos de empezar a buscar nuestro bebé #1, y aunque faltaban cinco o seis días para mi periodo, había pasado la última semana obsesionándome con cualquier *posible* señal o síntoma, como la mayoría de las mujeres activamente intentado concebir. ¿Me dolían los senos? ¿Orinaba más de lo normal? ¿Sentía náuseas? Ya no podía esperar. *Tenía que saber.* Miré los anaqueles, sintiéndome tanto ansiosa como sorprendida, y pronto experimenté el primero de muchos descubrimientos maravillosos en el viaje de la maternidad: las pruebas de embarazo son *caras*.

Abrumada por tantas opciones y cargada de adrenalina, elegí una opción intermedia: una línea para *no*, dos líneas para *sí* y la promesa de tener una respuesta antes de cinco días de perder mi periodo. ¡Bingo! Compré un paquete de tres pruebas y me fui a casa. Al llegar rompí la caja, leí ansiosa las instrucciones y ahí fue cuando supe que tenía que utilizar "la primera orina de la mañana".

Entonces, ¿ese 99 por ciento de exactitud está garantizado? Resulta no ser tan preciso si haces la prueba casera *muy pronto.*

Con cinco días, la probabilidad de obtener un falso negativo era alta, así que guardé la prueba en su caja y traté de no pensar en ello los siguientes días. Puedo asegurarte que se dice muy fácil.

Dos días más tarde, salté de la cama temprano, me encargué del asunto en el baño y esperé los dos o tres (espantosos) minutos para ver mi resultado, caminando de un lado al otro del departamento, como león enjaulado. Finalmente, después de lo que me pareció casi un año, respiré hondo y tomé la prueba... sólo para ver apenas la *sombra fina* de una segunda línea rosa.

"¿Ésta es una segunda línea?", dije en voz alta, aunque estaba sola en el baño, "¿ES UNA SEGUNDA LÍNEA?" Al segundo siguiente estaba corriendo por todo el departamento como una demente, llevando la prueba hacia el tragaluz para verla con la luz de día, lo más natural posible, luego se la puse en la cara a mi (ahora desconcertado) marido, mientras les mandaba un mensaje a todas mis amigas al mismo tiempo. "¿Esto cuenta?", protesté, buscando frenética en Google. En medio de la locura, se me ocurrió que quizá algo estaba mal con la prueba. ¿Tal vez ésta había salido defectuosa? De inmediato oriné en la segunda y tercera, y las dejé perfectamente alineadas sobre el lavabo. Por mala fortuna, ambas produjeron la misma lectura: una línea rosa muy oscura y una muy ligera, casi invisible.

Tienes que estar bromeando, me dije.

Desde la otra habitación, de pronto escuché el ¡ping! de un mensaje entrante. Me abalancé sobre mi teléfono y vi que una de mis mejores amigas (madre de dos hijos) me recomendaba comprar las pruebas que en realidad decían "embarazada" o "no embarazada". ¿Por qué no se me había ocurrido eso? Me calmé y me subí al auto.

Segundo viaje a la farmacia.

Hasta que estuve ahí, sin embargo, con la prueba digital de embarazo en la mano, me di cuenta de un problema: ya había utilizado toda mi "primera orina de la mañana". Ya no tenía pipí de calidad. Dudé un momento. ¿Me arriesgaba, o no? ¿Me arriesgaría a gastar una prueba cara con una muestra de orina inferior? ¡Oh, sí!

Entonces vi mi reloj, lo que me llevó al problema número dos: sólo tenía 20 minutos más o menos para llegar a una junta. Si lo iba a hacer, tendría que ser en el baño de la farmacia. No era exactamente como había imaginado el momento mágico en que por fin descubriría que iba a traer una nueva vida al mundo. Tomé valor, me dirigí al baño y me encerré en un cubículo, que fue cuando descubrí el problema número tres: no sólo se me había acabado la orina buena; ya no tenía orina en lo absoluto. Saqué hasta la última gota que pude, dejé la prueba sobre el dispensador de papel sanitario y la miré dudosa. Miré, sin parpadear, cómo giraba y giraba el pequeño reloj de arena… hasta que el marcador se apagó después de un tiempo.

¡Nooooooooo!

Miré las instrucciones y descubrí que la "falta de orina" podía dar como resultado un mensaje erróneo. Culpable.

No sé cómo pude, pero logré sobrevivir la junta de trabajo y el resto de mi día laboral, así como mis planes para después: era Año Nuevo, y Michael y yo regresamos bastante tarde a casa. Pero a las seis y media de la mañana siguiente, salté de la cama. Tenía la vejiga llena de lo que necesitaba y la prueba digital en la mano. Me encargué de todo en el baño. Esperé. Caminé nerviosa. Finalmente, revisé mi resultado.

Embarazada.

Y sólo me tomó cinco pruebas de embarazo (y casi un colapso nervioso) para tener una lectura positiva que pudiera creer.

LA FERTILIDAD DE MAMÁ: ¡LÁCTEOS CON GRASA!

¿Intentas concebir? Asegúrate de estar comiendo una dieta bien balanceada, baja en azúcar, de preferencia orgánica y, si los puedes tolerar, algunas porciones al día de lácteos orgánicos enteros. Piensa en leche entera orgánica de vacas de libre pastoreo, yogurt griego entero y queso de libre pastoreo (el verdadero, no esos cuadritos naranjas de imitación). ¿Por qué? Una investigación reciente de la Escuela de Salud Pública de Harvard sugiere que existe un fuerte vínculo entre las mujeres que comen dos o más porciones diarias de lácteos *light* o bajos en grasa y la "infertilidad ovulatoria" (es decir, cuando el ovario no libera un óvulo). El consumo de lácteos *enteros*, por otro lado, puede disminuir ese riesgo. ¿Quieres más consejos para embarazarte? Busca en www.ma manatural.com.

LA FERTILIDAD DE PAPÁ: ¡ORGÁNICO!

Al concebir, la mamá no es la única que debe hacer ajustes y preparaciones. ¡El papá necesita mejorar su juego también! El estudio de Salud Reproductiva y Medioambiental de Boston descubrió que los hombres que comen frutas y verduras con altos niveles de residuos tóxicos tienen un conteo menor de esperma y menos espermatozoides "normales", que quienes consumen pocos residuos tóxicos. ¿Cuál es la lección? Es posible que papá necesite limpiar su dieta antes de ponerse a trabajar. Encontrarás más información para ayudarlo con ello en los siguientes capítulos.

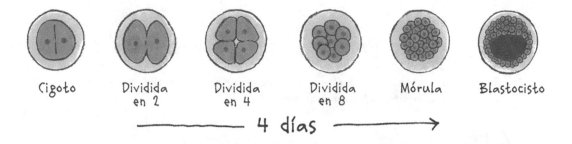

Cigoto · Dividida en 2 · Dividida en 4 · Dividida en 8 · Mórula · Blastocisto

4 días →

¿SON CONFIABLES LAS PRUEBAS DE EMBARAZO?

Es emocionante vivir las ansias de intentar concebir: corretear a tu pareja por todos lados como una adolescente, estar tomando tu temperatura con un termómetro basal, puntualizar tu ovulación. Cada sesión podría ser *La Sesión*.

Por supuesto, tener sexo todo el tiempo sólo para procrear puede ser, bueno, *poco* sensual. (Nunca olvidaré cómo era mantener mis piernas arriba, intentando desesperadamente hacer que el esperma de mi esposo encontrara mi óvulo.) Pero quizá no haya un fenómeno más extraño en el viaje hacia la maternidad que orinar sobre un palito tras otro para confirmar un posible embarazo.

Cuando posteé una versión de mi historia en Facebook, mamás de todas partes compartieron sus experiencias igualmente locas y llenas de ansiedad. "¡Yo hice cinco!", escribió una mamá. "¡Yo ocho!", dijo otra. Estas mujeres, por cierto, no son la minoría. En un estudio reciente que hizo una famosa empresa de productos para bebés, 62 por ciento de las encuestadas dijo haber hecho al menos dos pruebas para confirmar la feliz noticia. No me sorprendería si la cifra fuera mucho mayor. Descubrir que estás embarazada puede ser tan impactante, tan maravilloso, tan trascendental, que orinar en un palito no parece lo suficientemente monumental o científico para ser confiable. ¿Será cierto?, puedes pensar, mirando con sospecha el palito de plástico que tienes en tus temblorosas manos.

Lo que no sabía en mi primer embarazo, sin embargo, es que una prueba habría sido suficiente. Las pruebas de embarazo caseras buscan la presencia de algo llamado gonadotropina coriónica humana (hCG), una hormona que producen las células de la placenta durante el embarazo. Hay *muy* pocas condiciones médicas que hacen que el cuerpo produzca hCG por otras razones (también los tratamientos de fertilidad a veces contienen hCG).

Pero en la mayoría de los casos, incluso una ligera doble línea o un signo de más es un indicador seguro de que esperas un hijo.

Mientras que la posibilidad de obtener un falso positivo es relativamente baja, la posibilidad de obtener un falso negativo —un resultado negativo *ya* embarazada— es alta, en especial si haces la prueba muy pronto. Mucho debe suceder antes de que tu cuerpo empiece a producir hCG.

Primero lo primero: el esperma de papá debe encontrar y fertilizar el óvulo de mamá. Si tu pareja y tú calculan bien el momento, el óvulo fertilizado empezará a convertirse en un *cigoto* unicelular, un proceso que tomará entre 12 y 24 horas. El cigoto entonces comenzará un recorrido tranquilo de tres a cinco días por la trompa de falopio hacia tu útero (dividiéndose y multiplicándose todo ese tiempo, creciendo a partir de una única célula a dos, cuatro, etc.). Una vez dentro, el cigoto cambiará otra vez, ahora a algo llamado blastocisto, una pequeña masa de células con un centro lleno de líquido. Se implantará en la pared de tu útero, acurrucándose profundamente en el tejido esponjoso y pronto se dividirá en dos: la mitad se convertirá en el embrión (es decir, tu bebé) y la otra mitad en la placenta (el órgano que nutre al bebé durante el embarazo). Ahora ya pasaron entre seis y 12 días desde tu ovulación, y tu cuerpo *apenas* empieza a producir hCG. Pueden pasar varios días más antes de que haya suficiente presencia de la hormona en tu orina para que la detecte una prueba casera de embarazo.

Si no has hecho esa primera prueba (mejor conocida como la orina más estresante de tu vida), esperar al menos uno o dos días *después* de perder tu periodo es tu mejor oportunidad de obtener una lectura precisa. Si logras esperar toda una semana, la probabilidad de obtener un resultado preciso se eleva casi ciento por ciento. Hoy, muchas pruebas ya no necesitan tu "primera orina de la mañana", pero usarla aumentará todavía más la precisión: los niveles de hCG suelen ser más elevados en la mañana, cuando tu orina es más concentrada. Pero si no puedes esperar (¡quién te podría culpar!) y obtienes un resultado negativo, no pierdas la esperanza. Es posible que no hayas tenido suficiente hCG en tu orina o que la prueba no fuera especialmente sensible. Espera una semana e inténtalo otra vez.

¿PODRÍAN SER GEMELOS?

Una vez que obtuve mi prueba positiva, mi siguiente obsesión fue si estaba cargando dos bollos en el horno, en lugar de uno. De hecho, estaba *esperando* que fueran gemelos, un niño y una niña. ¿Pero cuál era la probabilidad?

Resulta que depende de qué *clase* de gemelos estés hablando.

Los gemelos idénticos se dan en casi 3.5 de cada mil nacimientos, y el rango no ha cambiado en las últimas décadas. Los gemelos idénticos son un evento aislado y muy raro: espontáneamente, un solo óvulo fertilizado debe dividirse en dos.

Los cuates, por otro lado, son mucho más comunes; los índices se han elevado más de 75 por ciento en los últimos 30 años. ¿Por qué? En su mayoría por los tratamientos de fertilidad. La fertilización *in vitro*, por ejemplo, aumenta tu probabilidad entre 20 y 40 por ciento, dependiendo de cuántos embriones implanten en el útero. Los medicamentos de fertilidad, como Clomid, estimulan al ovario para liberar más óvulos, aumentando tu probabilidad entre 10 y 30 por ciento.

Sin embargo, existen otros motivos para el reciente aumento de óvulos múltiples. Somos más altos y pesados que nuestros padres y abuelos. Las mujeres esperan más para embarazarse y las mayores de 35 años producen más hormona foliculoestimulante (FSH), asociada con los embarazos de gemelos. También es más probable que tengas dos bebés si eres de ascendencia africana y no es tu primer embarazo.

¿Quieres un cálculo más personalizado de tu riesgo… eh… probabilidad? Contesta el cuestionario en www.mamanatural.com.

EL PRIMER PASO HACIA UN PARTO NATURAL

Ya sea que estés a meses de intentarlo o ya estés embarazada, ahora es cuando debes empezar a hacer algunos cambios importantes en tu estilo de vida. Desde la concepción hasta el parto, tu bebé estará a merced del ambiente, pero es probable que ni siquiera te des cuenta de estar embarazada hasta la semana 5 o 6. Eso es porque —¿estás lista para un poco de matemáticas raras?— en el *instante* en que el esperma de papá fertiliza tu óvulo, aun cuando es muy pronto para confirmarlo con una prueba casera, ya tendrás *dos semanas de embarazo*. ¿Cómo dijiste?

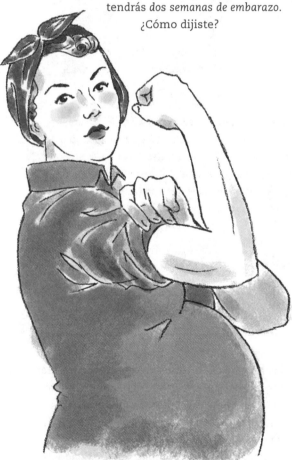

Un embarazo normal, completo, como probablemente sabes, dura entre 39 y 42 semanas, o 40 semanas en promedio. Tu fecha de parto, sin embargo, no se calcula a partir del momento preciso de la concepción —lo que sería casi imposible determinar con precisión—, sino del primer día de tu último periodo menstrual. Dado que la ovulación (y posible fertilización) no ocurre sino hasta dos semanas *después* de la menstruación, en realidad no estás embarazada durante tus primeras dos semanas. Estás lo que yo llamo *un poco embarazada*.

En esta primera etapa, lo mejor que puedes hacer para aumentar tu probabilidad de tener un parto natural no es inscribirte en una clase de yoga prenatal o buscar centros de parto alternativos, sino tomar la decisión de *querer* uno.

Esto puede sonar terriblemente simple —o dolorosamente obvio—, pero la verdad es que pocas mamás se topan con un parto natural. El mundo médico moderno, con todo y su lado positivo, francamente trabaja en tu contra. Después de todo, la mayoría de las mamás —estamos hablando entre 80 y 90 por ciento— tiene *al menos* una intervención durante el parto (se puede incluir el monitor fetal electrónico, una intravenosa de fluidos o medicamentos, una epidural o Pitocin para provocar contracciones). La mayoría de las mujeres, de hecho, tiene varias. Aun cuando pueda ser tentador decir: "Voy a intentar que sea parto natural" o "Veremos qué pasa", al final puede que esa actitud no ayude. Es mejor comprometerte desde el principio si tener un parto natural es tu meta.

¿CUÁL ES TU RAZÓN?

Definir tu "razón" o tu motivación para elegir lo natural es un primer paso crucial. Cuando el parto se torne difícil —y así *será*, de una forma u otra—, tu "razón" se volverá tu estrella Polar, guiándote a través de la oscuridad.

Piensa en todas las razones de peso por las que podrías querer un parto natural y utiliza el siguiente espacio para escribir tres, cuatro ¡o más!

1 --
----
2 --
----
3 --
----
4 --
----
5 --

QUÉ DICEN OTRAS *mamás naturales*

Jennifer: Es curioso, pero al principio de mi embarazo creí que quería una cesárea. ¡Sonaba fácil! Luego empecé a leer e investigar, y descubrí que las intervenciones muchas veces estorban en el parto y afectan la lactancia. Tener a esos bebés creciendo dentro de mí me motivó a llevar mi salud a otro nivel.

Carolyn: Sabía que si mi abuela había podido tener ocho bebés en casa —naturales—, ¡definitivamente yo también podía!

Jessica: Quería un parto natural, pero mi embarazo acabó en una cesárea no planeada, no deseada y quizá innecesaria. Ahora estoy haciendo lo opuesto de lo que hice la primera vez, ¡y un parto natural después de una cesárea es mi mayor motivación!

Pasitos

PREPARA TU CUERPO Y TU CASA PARA EL PEQUEÑO BAMBINO

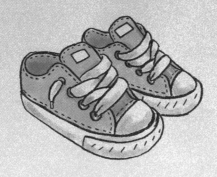

Decidiste que fuera natural, lo que sea que "natural" signifique para ti. Lo que sigue, entonces, es hacer que el hogar del bebé durante los siguientes nueve meses sea lo más seguro y agradable posible. Eso significa mirar con detalle las cuatro paredes de tu hogar, así como pensar sobre lo que está pasando en tu vientre. Ya sea que estés intentando concebir, ya que estés esperando, es hora de limpiarte por dentro y por fuera.

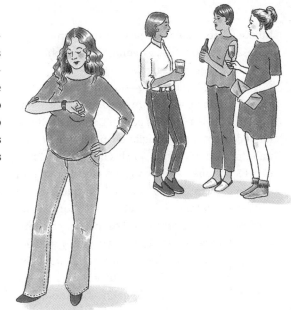

Adiós, latte doble.
Au revoir, sushi.
Hasta luego, Prosecco.
espumoso, casi no te conocí.

DEJA TUS VICIOS

Hoy en día, la mayoría de las mujeres —sobre todo quienes buscan concebir *activamente*— ya conocen los peligros de consumir drogas y fumar durante el embarazo. No es necesario entrar en

mucho detalle, más que para decir que el consumo de drogas (cocaína, heroína, metanfetaminas, etc.) se ha vinculado con un mayor riesgo de aborto, parto prematuro, defectos en el bebé y muerte fetal, sin mencionar peligros peores para tu salud. Fumar tabaco embarazada se ha asociado con esas mismas complicaciones, así como un peso bajo del bebé y un mayor riesgo de síndrome de muerte súbita del lactante. Si eres fumadora, será mejor que lo dejes de inmediato. Si no puedes dejarlo de sopetón, habla con tu médico sobre los beneficios (y riesgos) de los apoyos para dejar de fumar. También busca herramientas naturales que puedan ayudar, como ejercicio, respiración profunda o meditación. Si vives con un fumador, habla seriamente con él o ella sobre dejarlo —o al menos que fume fuera de casa—, pues ser fumadora pasiva puede ser casi tan dañino como ser fumadora. Y mientras que la marihuana medicinal ayuda en diversas condiciones, el Colegio Americano de Obstetras y Ginecólogos insiste en que las mamás eviten la hierba en el embarazo. Algunos estudios han demostrado vínculos entre el consumo de mari-

¡AY, ME MAREÉ UN POCO SÓLO LA SEMANA PASADA!

No es raro que las mujeres descubran que están embarazadas, se sientan extasiadas un momento o dos y luego entren en pánico al recordar su última fiesta llena de alcohol. ¿Y si lastimé a mi bebé sin saberlo?

¿Mamá? Respira hondo. Es casi seguro que tu bebé está —y estará— bien. Lo importante ahora es enfocarte en que estás embarazada y, por ende, esto no volverá a ocurrir. Come bien, haz ejercicio, descansa y no seas tan dura contigo misma. Si estás muy preocupada, habla con tu partera o tu médico.

huana y bebés bajos de peso, un aumento en la necesidad de cuidados neonatales y problemas de aprendizaje y desarrollo.

Por otro lado, cuando se trata del consumo de alcohol, todo se vuelve un poco más controvertido. En 2016 los Centros para el Control de Enfermedades (CDC, por sus siglas en inglés) publicaron un informe advirtiendo que las mujeres —al menos 3.3 millones— estaban en riesgo de tener un "embarazo expuesto al alcohol" porque 1) eran activas sexualmente, 2) bebían alcohol y 3) no tomaban anticonceptivos. Los periodistas etiquetaron el comunicado de alarmista y sexista, y pronto explotaron los medios. "Los CDC dicen que las mujeres no deberían beber si no toman anticonceptivos" se volvió el encabezado desde *Forbes* y *USA Today* hasta CNN y *The Washington Post*. Sólo que había un problema: eso no fue lo que quisieron decir.

Si bien no hay evidencia sólida de que beber *ocasionalmente* —sobre todo al intentar concebir— presenta un fuerte riesgo para el bebé, se conocen los peligros de beber mucho alcohol en el embarazo: el síndrome alcohólico fetal, el más serio en el espectro de los desórdenes del feto por alcohol, provoca un impedimento neurológico severo, deficiencias de crecimiento y defectos de nacimiento. El alcohol entra en la placenta y llega al torrente sanguíneo del bebé; se puede decir que cuando tú bebes, el bebé también. Aun así, 75 por ciento de las mujeres que dicen querer

REVISA LAS MEDICINAS DE TU BOTIQUÍN

Cuando se trata de saber qué medicamentos son seguros para las futuras mamás, la respuesta rápida es preguntarle todo a tu partera o médico. Si tomas alguna prescripción, por ejemplo, pastillas para la presión, antidepresivos o un inhalador, es posible que necesites cambiar de marca o

embarazarse "lo más pronto posible" no deja de beber. Más de 50 por ciento de los embarazos en Estados Unidos no son planeados, y esto significa que muchas mujeres siguen bebiendo sin saber que están embarazadas; exactamente ésta es la razón por la que los CDC sacaron ese funesto (aunque mal redactado) informe.

Es cierto que, en algunas culturas, tomar a veces una copa de vino o una cerveza estando embarazada es común. (Durante siglos se pensó que la cerveza en realidad ayudaba para la lactancia, aunque ahora sabemos que la cebada y el lúpulo —no el alcohol— son los que estimulan la producción y que baje la leche.) No se ha demostrado que cierta cantidad de alcohol sea segura para el consumo de una mujer embarazada. Si intentas concebir, será preferible que dejes de beber completamente o sólo tomes una copa ocasional. Una vez embarazada (teniendo en mente que quizá no lo sepas con seguridad durante algunas semanas más), lo mejor es la total abstinencia.

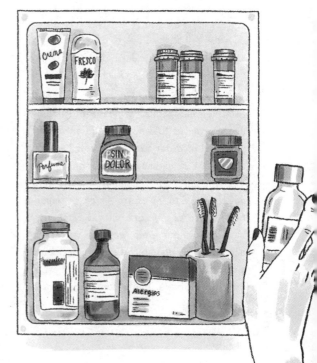

dejar de tomarla *antes* de intentar embarazarte. Desafortunadamente, tampoco muchos medicamentos de venta libre (MVL) son particularmente seguros. Algunos medicamentos para resfriado, tos o alergias, así como aspirina, naproxeno e ibuprofeno, no son, en general, recomendables para las mujeres embarazadas.

Durante muchos años se consideró que el Tylenol (acetaminofeno) era la mejor opción para las mujeres embarazadas que necesitaran tratar un dolor de cabeza o algún malestar menor, pero dos estudios recientes han puesto en duda esa idea. Uno, publicado en *JAMA Pediatrics* en 2014, descubrió que los bebés de mujeres que tomaron acetaminofeno seis semanas o más tenían mayor riesgo de desarrollar trastorno de déficit de atención e hiperactividad (TDAH). El otro, publicado en el *International Journal of Epidemiology* en 2013, sugirió que tomar acetaminofeno 28 días o más en el embarazo contribuye a problemas de comportamiento, retrasos del lenguaje y un desarrollo motor lento. Ambos estudios son preliminares; no hay suficiente evidencia de que tomar Tylenol una o dos veces tenga efectos adversos en tu bebé. Claro, en el caso de fiebre, el acetaminofeno puede ser de ayuda (una fiebre constante en el primer trimestre puede provocar un aborto o defectos de nacimiento). (Confesión: tomé Tylenol algunos días en mi primer embarazo después de que me sacaron un diente; más sobre eso en la "Semana 11"). Pero el punto es que incluso los medicamentos que alguna vez consideramos seguros pueden no serlo.

Y claro, el uso a largo plazo de cualquier MVL definitivamente está prohibido.

Siempre consulta con tu partera o médico antes de usar remedios herbales en el embarazo. Sin embargo, tomar jengibre, ortiga, raíz de diente de león, arándanos, manzanilla y té de hoja de frambuesa se considera en general seguro en dosis moderadas. Por otro lado, no tomes uva negra, artemisa, hidrastis, trébol rojo, fitolaca, aceite de poleo, tuya y hierba de santa María; pueden ser peligrosos para las futuras mamás.

De todas maneras, el asunto es que la mayoría de los MVL se suelen ver con malos ojos en la comunidad natural. Ha circulado evidencia por ahí durante años de que algunos analgésicos y reductores de fiebre pueden dañar el hígado. La mayoría de los MVL contienen una buena cantidad de ingredientes inactivos "de relleno" —colorantes, estabilizadores y conservadores— que las mamás alternativas quieren evitar. Sin embargo, también querrás tener cuidado con los suplementos naturales y herbales. La equinácea, el hipérico y el ginkgo biloba, por ejemplo, están asociados con problemas de fertilidad. Sólo porque algo sea "natural", no quiere decir que sea seguro tomarlo en el embarazo. Te daré un montón de remedios que *son* seguros —para todo, desde dolores de cabeza hasta náusea matutina y más—, así que no te preocupes. ¡Ya viene la ayuda (si la necesitas)!

ELIMINA LOS QUÍMICOS EN CASA

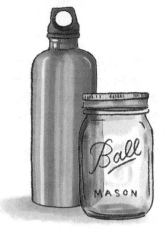
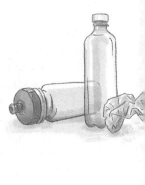

Si te interesa la vida natural y ecológica, quizá ya hayas empezado a reducir tu exposición a químicos nocivos tirando productos de limpieza agresivos u optando por un detergente más suave, libre de pigmentos y fragancias irritantes. Si no lo has hecho, ahora es un gran momento para empezar. Se han vinculado ciertos químicos (muchos encontrados en productos para el hogar) con problemas de fertilidad, un aumento en el riesgo de aborto y problemas de salud a la larga. Qué asco. ¡Limpiemos! Éstos son algunos de los agresores que pueden estar acechando en tu casa:

SACA EL BISFENOL A (BPA)

Está en todo, desde botellas y contenedores de plástico hasta el interior de algunas latas (para evitar la corrosión). El BPA es ubicuo, pero también es un "agresor endocrino conocido", lo que significa que puede alterar tus hormonas e interrumpir el desarrollo normal del feto. Aunque la FDA (por sus siglas en inglés, de la Administración de Alimentos y Medicamentos norteamericana) todavía no ha prohibido ni recomendado que las mujeres embarazadas lo eviten, ha dicho tener "cierta preocupación sobre los efectos potenciales del BPA en el cerebro, el comportamiento y la glándula prostática en fetos, infantes y niños". Desde 2012 es ilegal utilizar BPA en la fabricación de mamilas y vasos entrenadores.

¿Pero es seguro para los adultos? No, gracias. Para minimizar tu exposición al BPA:

♡ Elige botellas de agua, mamilas y tazas de acero inoxidable o vidrio, no de plástico. Incluso los plásticos "libres de BPA" han demostrado lixiviar químicos *parecidos* al BPA, que imitan la hormona estrógeno.

♡ Nunca calientes comida o pongas alimentos o líquidos en contenedores de plástico. Esto puede provocar que químicos se lixivien a tu comida. En cambio, elige contenedores de vidrio, como Pyrex y frascos.

♡ Evita los alimentos enlatados lo más posible o elige marcas que no utilicen revestimientos de BPA.

ELIGE ORGÁNICO Y EVITA EL RESIDUO DE PESTICIDAS

Ahora que ya tiraste una montaña de contenedores de plástico (puedes reciclarlos, por cierto), asegúrate de llevar productos a casa que tampoco estén llenos de químicos. Sabemos que niveles altos de pesticidas afectan la salud de los espermatozoides, así que no debería ser particularmente sorprendente que también puedan afectar la salud de tu bebé al desarrollarse. Un estudio publicado en PNAS *Early Edition*, por ejemplo, descubrió que una fuerte exposición al insecticida clorpirifós (que la EPA —por sus siglas en inglés, de la Agencia de Protección Ambiental norteamericana— propuso prohibir en 2015) puede provocar anormalidades en la corteza cerebral de un niño, el área del cerebro responsable de la memoria, el lenguaje, la personalidad y el movimiento muscular. Una investigación de la Escuela de Salud Pública de la Universidad de California, en Berkeley, sugiere que la amplia exposición a pesticidas estando en el útero conlleva a un nivel más bajo de CI (Coeficiente Intelectual). También sabemos que los bebés concebidos a finales de la

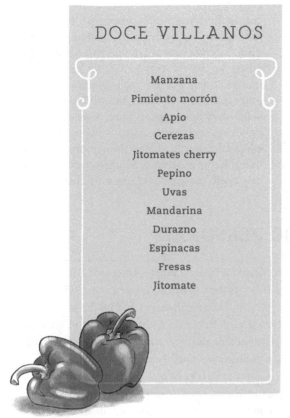

DOCE VILLANOS

Manzana

Pimiento morrón

Apio

Cerezas

Jitomates cherry

Pepino

Uvas

Mandarina

Durazno

Espinacas

Fresas

Jitomate

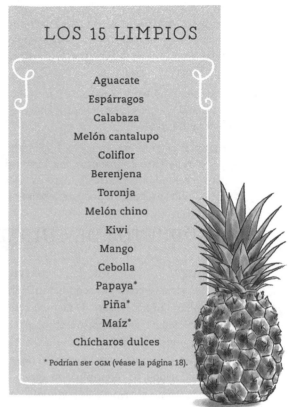

LOS 15 LIMPIOS

Aguacate

Espárragos

Calabaza

Melón cantalupo

Coliflor

Berenjena

Toronja

Melón chino

Kiwi

Mango

Cebolla

Papaya*

Piña*

Maíz*

Chícharos dulces

* Podrían ser OGM (véase la página 18).

primavera y principios del verano (abril a julio) —cuando la concentración de pesticidas en el manto freático está en su máximo— tienen peor riesgo de tener defectos de nacimiento, de acuerdo con un estudio en *Acta Paediatrica*.

Cierto, las frutas y verduras orgánicas suelen ser más caras que los productos cultivados convencionalmente, pero llevar a casa alimentos libres de pesticidas lo vale. Si tu presupuesto es apretado, elige productos orgánicos cuando comas alguno de los "Doce villanos", las frutas y verduras con la mayor concentración de pesticidas. Puedes consumir productos convencionales cuando comas de "Los 15 limpios" (cosechas que tienen menos residuos químicos).

SOBREVIVE A LOS MOSQUITOS

Si estás embarazada durante el verano, piensa en protección contra los mosquitos. La mayoría de los piquetes son inofensivos, pero algunos de estos pequeños chupasangre portan enfermedades infecciosas, como el virus Zika y el del Nilo occidental, ambos dañinos para la mamá y el bebé. Por suerte, hay formas fáciles de reducir tu exposición:

♡ Quita todas las fuentes de agua estancada alrededor de tu casa; literalmente, son criaderos de larvas.

- ♡ Para mantener tu piel cubierta, elige vestidos amplios y largos, o camisas de manga larga; las telas delgadas evitarán que te derritas con el calor veraniego.

- ♡ Al caer el sol, no estés afuera. Los mosquitos están más activos (y es más probable que piquen) al atardecer.

- ♡ Busca un repelente natural. No hay duda de que el repelente de insectos con DEET es efectivo, y aunque no es *ideal* (el DEET es una conocida neurotoxina), un poco de repelente contra insectos puede presentar un riesgo menor para ti que una enfermedad por picadura. Si vives en un área de bajo riesgo, sin embargo, busca repelentes de mosquitos que sean naturales y seguros para mujeres embarazadas. Asimismo, ten cuidado con las velas de citronela, pues muchas veces contienen fragancias artificiales, en lugar de aceite esencial puro. Si tienes un compromiso en exteriores, en cambio, funcionará mejor rociar aceite de citronela con un difusor.

TUS PRODUCTOS DE CUIDADO PERSONAL

Por mala fortuna, la mayoría de los productos de cuidado personal —champú, acondicionador, jabón corporal, cosméticos, pasta de dientes, crema para rasurar y detergente, por nombrar *algunos*— contiene muchos químicos que dañan de forma que apenas empezamos a comprender. Los ftalatos conocidos, por ejemplo, son agresores endocrinos (como el BPA) y están vinculados con obesidad infantil, infertilidad en los hombres y mayores riesgos de trastorno de déficit de atención e hiperactividad (TDAH); sin embargo, pueden estar en todo, desde desodorante, spray para el cabello y varias cosas con fragancia, hasta pesticidas, alfombras y cortinas para baño. Se cree que los parabenos y el sulfato de sodio lauril/lauril éter (SLS/SLES) son agresores endocrinos, y quizá ambos sean carcinogénicos. ¡Ay!

Es imposible evitar por completo la exposición a esta clase de químicos todo el tiempo (¡a menos de que quieras vivir en una burbuja!). Sin embargo, es posible minimizar tu exposición a ellos y priorizar lo que es importante para ti. (Por ejemplo, si no puedes vivir sin un champú en particular, puedes asegurarte de que tu jabón y detergente para la ropa estén libres de parabenos y sulfato lauril.) Cuando sea posible, elige productos ciento por ciento naturales, como jabones hechos de leche de cabra, avena (mi favorito) o aceites vegetales, o de aceite de oliva puro. Lee las etiquetas y evita ingredientes con cualquier mención de la palabra *ftalato* (como dietilftalato) o *laureth* en su nombre. La base de datos de cosméticos del Environmental Working Group (www.ewg.com) y GoodGuide (www.goodguide.com) son excelentes fuentes en internet que catalogan o califican productos basándose en su nivel de toxicidad. Puedes buscar de inmediato cualquier cosa de la que sospeches o tengas curiosidad.

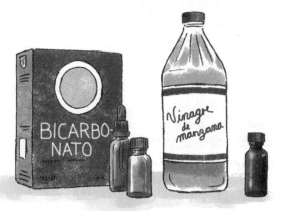

TIRA TUS PRODUCTOS DE LIMPIEZA TÓXICOS

Cuando limpié mi primer departamento después de graduarme de la universidad, tuve que abrir las ventanas porque sentí que me iba a desmayar. ¡Qué poco sabía entonces de esos humores tóxicos! Hoy en día es conocido el vínculo entre productos de limpieza agresivos y problemas respiratorios y asma, pero ten especial cuidado estando embarazada: de acuerdo con un estudio en 2010 del Departamento de Salud del estado de Nueva York, los hijos de mujeres que trabajaban limpiando durante su embarazo tenían un riesgo elevado de defectos de nacimiento.

Lo bueno es que ahora hay un montón de productos naturales de limpieza en el mercado; lo malo es que pueden ser caros. Éstas son tres versiones muy simples y completamente naturales:

NO MÁS TOALLITAS PARA SECADORA

Reconsidera que tu ropa huela a "naturaleza". Los suavizantes y toallitas para secadora son de lo más tóxico en casa. De acuerdo con un estudio publicado en *Air Quality, Atmosphere, and Health* los productos de lavandería con fragancia contienen más de 25 clases de contaminantes atmosféricos peligrosos, incluyendo los conocidos carcinógenos acetaldehído y benceno.

LIMPIADOR MULTIUSOS

En 2 litros de agua (½ galón), mezcla ½ taza de vinagre de manzana orgánico y ¼ de taza de bicarbonato. Es excelente para baños, pisos de loseta, ventanas y espejos, pero no lo utilices en mármol, ni madera.

LIMPIADOR CONTRA HONGOS Y MOHO

Vierte ½ taza de agua oxigenada al 3 por ciento en 1 taza de agua. Pásalo a un atomizador y rocía sobre el moho o el hongo; déjalo una hora. Talla con una esponja o cepillo. Repite las veces que sean necesarias.

JABÓN DE MANOS Y PLATOS

Mezcla ocho partes de agua por una parte de jabón natural de aceite de oliva (nosotros lo compramos líquido y sin fragancia). Añade varias gotas de tu aceite aromático favorito. ¡También funciona de maravilla en pisos de madera!

CUIDADO CON EL ARENERO

Si tienes gato, ahora también tienes pretexto para no limpiar el arenero durante los siguientes nueve meses (#nolosiento, maridos y parejas). Aunque los casos son muy raros, el arenero es una posible fuente de toxoplasmosis, una enfermedad parasítica que puede causar defectos de nacimiento. Si debes limpiar el arenero, utiliza guantes, lava muy bien tus manos y asegúrate de hacerlo diario. Asimismo, deberías usar guantes en el jardín; las heces de algunos animales también pueden ser fuente de toxoplasmosis.

SÓLO DI NO A LOS OGM

Los organismos genéticamente modificados (OGM) son tema de debate político, de política pública y en internet. Algunos creen que acabarán con el hambre en el mundo; otros, los consideran una amenaza para nuestra supervivencia. Entonces, ¿qué pasa *realmente*?

Contrario a lo que varios puristas creen, el hombre ha "retocado" sus alimentos por milenios, usando polinización cruzada y selección de cultivos para producir las cosechas más suculentas y resistentes. El plátano moderno, por ejemplo, es resultado de cientos de años de retoques. (Los antiguos plátanos tenían semillas grandes y su interior era como la okra.) Pero para crear OGM, los científicos unen genes de otros organismos —como bacterias— con frutas y verduras para producir cosechas con ciertas características (como resistencia a las pestes). El resultado es un ADN que no existiría de otro modo en la naturaleza. Y mientras algunos creen que los OGM son

LOS NUTRIENTES CRUCIALES PARA MAMÁ Y EL BEBÉ

Vitamina A	Apoya el desarrollo respiratorio, ocular, cerebral y cardiaco.
Vitamina B_6	Ayuda a formar glóbulos rojos y calma la náusea matutina.
Vitamina B_9 (folato)	Puede prevenir defectos en el tubo neural y ayuda a la placenta.
Vitamina B_{12}	Promueve hematopoyesis y previene defectos de nacimiento.
Colina	Ayuda en formación cerebral, función hepática y salud metabólica.
Vitamina C	Nutre el saco amniótico y la placenta; bueno para las encías.
Vitamina D	Ayuda a asimilar el calcio y fortalecer los huesos del bebé.
DHA	Construye el cerebro del bebé y promueve un peso fetal sano.
Vitamina K	Apoya la formación de huesos fuertes y buena coagulación.
Calcio	Ayuda al desarrollo de huesos y dientes, y la función muscular.
Hierro	Ayuda a prevenir anemia, peso bajo al nacer y parto prematuro.
Yodo	Aumenta el sistema inmunológico y la sana función tiroidea.
Magnesio	Ayuda con buenos niveles de glucosa y presión arterial.
Zinc	Apoya funciones inmunológicas y producción de enzimas.

completamente inofensivos, docenas de países en el mundo los han prohibido. En Estados Unidos son actualmente legales y no se etiquetan, lo que vuelve *muy* difícil saber cuándo los estas comiendo.

¿Qué puede hacer una mamá natural? Yo busco limitar mi exposición evitando alimentos convencionales de las cosechas OGM más comunes, incluyendo maíz, soya, canola y betabel (usualmente la fuente de azúcar de los alimentos procesados). Esto deja fuera casi todos los alimentos procesados y la comida rápida. También podrías elegir alimentos orgánicos cuando sea posible. Aún mejor, busca alimentos con el logo "Non-GMO Project".

Si preparas casi toda tu comida en casa y cuando puedes eliges orgánico, quizá estás evitando la mayoría de los OGM.

VITAMINAS PRENATALES

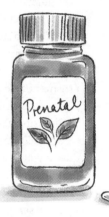

¡Hacer un bebé es difícil! En el embarazo, el bebé te robará vitaminas y minerales que necesita, ya sea que te sobren o no. Por eso es importante asegurar que *ambos* tengan una nutrición adecuada. En un mundo ideal, las mamás obtendrían todo lo necesario de una dieta rica en alimentos enteros; después de todo, las vitaminas naturales en los alimentos son las más biodisponibles (el cuerpo las absorbe más fácilmente). Los alimentos enteros también contienen una variedad de minerales, fitonutrientes y cofactores importantes que trabajan en una mezcla perfecta para tener un máximo aprovechamiento.

Pero incluso las mamás con una dieta con frutas y verduras orgánicas, carnes de libre pastoreo, pescados salvajes, granos enteros y grasas saludables pueden tener deficiencias.

El desgaste de suelos implica que muchos alimentos cultivados hoy no son tan densos nutricionalmente como lo eran hace décadas. Además, la mayoría llevamos vidas ocupadas; no siempre tenemos tiempo (ni energía) para tomar las mejores decisiones. Si sueles comprar comida para llevar o te encantan los alimentos procesados —es decir, la "dieta americana común"—, lo más seguro es que no tengas suficiente de lo que necesitas.

He ahí las vitaminas prenatales, las cuales se estandarizaron para el cuidado básico, después de que investigadores descubrieran un vínculo muy fuerte entre la deficiencia de folato y hierro y ciertos defectos de nacimiento. La mayoría de los médicos te dirá que las vitaminas prenatales son importantes, si no esenciales, en el embarazo; algunos te recomendarán tomarlas entre seis meses y un año antes de concebir.

Por desgracia, las prenatales prescritas y de venta libre (que compras en casi cualquier farmacia) pueden ser pesadas; los efectos secundarios comunes son acidez, indigestión, calambres, mareo y constipación. También hay prenatales sintéticas, altamente procesadas, con vitaminas aisladas y separadas de sus cofactores naturales; éstas son menos biodisponibles que las que existen naturalmente en alimentos (una razón por la que las prenatales nunca remplazarán la necesidad de comer una dieta sana y balanceada durante tu embarazo). Las vitaminas sintéticas también se vinculan, irónicamente, con una cantidad de problemas de salud. La vitamina E sintética, por ejemplo, se asocia con un mayor riesgo de infarto hemorrágico y cáncer de próstata, y en mujeres embarazadas, con defectos cardiacos congénitos del bebé. Los altos niveles de vitamina A sintética también se vinculan con defectos de nacimiento si se toman en el embarazo. Y esto nos lleva a la forma sintética del folato, el ácido fólico.

El ácido fólico es el nutriente más importante que debes tomar como suplemento en el embarazo. El vínculo entre un nivel bajo de folato y los defectos del tubo neural (defectos de cerebro, columna o médula espinal) es tan fuerte que en Estados Unidos se declaró en 1998 que todos los granos refinados —harina, pan, cereal de caja, arroz, pasta— debían fortificarse con ácido fólico. (A menos de que no comas gluten, es probable que hayas ingerido pequeñas dosis de ácido fólico sin saberlo durante casi 20 años.) Pero el ácido fólico no es igual al folato, y aun si el índice de defectos del tubo neural bajó —36 por ciento menos en la primera década del programa—, existe el temor de que demasiado ácido fólico pueda ser dañino para algunas personas. Una investigación reciente sugiere que hasta 50 por ciento de los estadounidenses tiene al menos una mutación en su gen MTHFR, lo que convierte al ácido fólico (incluso el folato) en algo muy difícil de usar. El ácido fólico inútil empieza a acumularse en el cuerpo, llevando irónicamente a una deficiencia de folato, así como a otros problemas de salud.

¿A dónde nos lleva esto?

En general, será mejor que tomes un prenatal natural, de alimentos.

Son más caros y muchas veces tienen niveles más bajos de cada vitamina y mineral de los que encontrarías en una versión sintética pura, pero tienden a ser más suaves para el estómago, se absorben con mayor facilidad y contienen menos ingredientes innecesarios de relleno. Ten en mente que no sólo porque la etiqueta diga "natural" o "de alimentos" quiere decir que sea ciento por ciento libre de ingredientes sintéticos. Busca las fuentes de alimentos mencionadas en la etiqueta, como "naranjas" o "cerezas", en lugar de "vitamina C" (sin ninguna explicación de dónde salió). Algunas marcas son Garden of Life, Vitamin Code y MegaFood Baby & Me (la que yo tomé, y que me gusta porque incluye colina en sus fórmulas).

De manera ideal, el prenatal que elijas cumplirá ciento por ciento con el valor diario establecido (es decir, la dosis recomendada) para cada nutriente importante que necesitas durante el embarazo. Sin embargo, muchos prenatales de alimentos tienen poco o nada de calcio y de magnesio, por lo que yo me aseguré de comer muchos lácteos orgánicos enteros y tomar suplementos de magnesio en la noche para dormir bien. Otras dos cosas que debes buscar en los anaqueles:

VITAMINA A

Muchos fabricantes empezaron a bajar la cantidad de vitamina A en sus prenatales después de que una investigación vinculara una dosis de más de 10 mil unidades internacionales (UI) al día con defectos de nacimiento, incluyendo malformaciones de cráneo, corazón, cerebro y médula espinal. Sin embargo, algunos proveedores de salud incluso han llegado a sugerir a sus pacientes embarazadas poco o nada de vitamina A. Eso puede ser un gran problema.

La vitamina A es un nutriente vital para un bebé en formación, y su deficiencia también se vincula con defectos de nacimiento.

Es importante mencionar que la investigación se enfocó sólo en el tipo de vitamina A preformada conocida como retinol, y que en general tenía que ver con tomarla como *suplemento sintético*. El betacaroteno, por otro lado, es un precursor vegetal de vitamina A (es decir, se convierte en vitamina A en el cuerpo humano), lo que *no* ha demostrado tener defectos de nacimiento. Desafortunadamente, tampoco el betacaroteno sintético aislado es tan buen suplemento; se ha vinculado con más riesgo de cáncer pulmonar en fumadores. Ay, ¿qué puede hacer una mamá natural?

La mayoría de los prenatales de alimentos de mayor calidad toman una postura intermedia y contienen vitamina A en forma de "mezcla de carotenoides" o "betacaroteno natural" en dosis de entre 3 mil 500 y 5 mil UI. También puedes incorporar a tu dieta formas naturales de vitamina A, pero hablaremos más al respecto en el siguiente capítulo.

FOLATO

Cuando se trata de este nutriente tan importante, querrás un prenatal que ofrezca folato, en lugar de ácido fólico, en una dosis de alrededor de ciento por ciento del Valor Diario (800 mcg al día). Las mujeres que tienen la mutación en la MTHFR, mientras tanto, necesitan un prenatal que ofrezca un tipo de folato "metilado" (folato ya convertido en una forma útil). Estará listado como L-5-metiltetrahidrofolato, L-metilfolato o L-6-MTHF en la etiqueta.

Apenas estamos empezando a comprender los defectos de la MTHFR y sus implicaciones. Mientras que hay análisis genéticos disponibles, muchas personas que tienen la mutación son asintomáticas (aunque cierta investigación *muy* preliminar indica que las mujeres con un historial de abortos recurrentes e inexplicables podrían tener mutación en la MTHFR). Si no sabes, piensas que tienes la mutación o tienes un historial de abortos, podrías tomar un prenatal con metilfolato sólo para asegurarte. No te hará daño y así obtendrás una cantidad adecuada de folato, incluso si no tienes la mutación. Por supuesto, dile a tu partera o médico si eres muy sensible a los suplementos, incluso a los "naturales", y trabaja en equipo para determinar el mejor apoyo prenatal para ti.

Pendientes

- Elige un multivitamínico prenatal natural, de alimentos.

- Consulta con tu proveedor de salud sobre todos los medicamentos o suplementos que estés tomando, sean prescritos, de venta libre y nutricionales.

- Frena tu consumo de alcohol (o déjalo completamente), incluso si todavía estás en la etapa de concebir.

- Considera tirar algunos de esos viejos contenedores de plástico rallados y eliminar tu exposición a químicos tóxicos y alteradores endocrinos.

- Si estás buscando una prueba de embarazo casera, considera que entre más *sensible* sea, menor será la medida de "mUI/ml". En otras palabras, una prueba de 20 mUI/ml detectará la hCG en tu orina más pronto que una versión de 100 mUI/ml. ¿Cómo saberlo? ¡Lee la caja!

¿Qué hay en el menú?

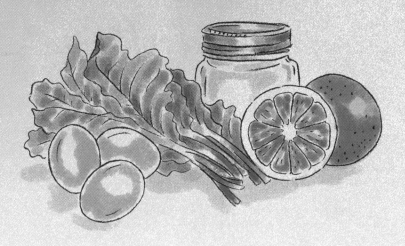

¿QUÉ PASA CON EL *bebé*?

Recuerda, tu fecha de parto no se calcula desde el momento preciso de la concepción, sino desde el primer día de tu último periodo, lo que significa que la mayoría de las mujeres no están realmente embarazadas durante las primeras dos semanas. En la semana 3, sin embargo, es cuando sucede la magia. Entre 12 y 24 horas después de que el esperma de papá encuentra tu óvulo su material genético se mezcla, el sexo del bebé se determina y tu cigoto unicelular empieza a viajar a través de la trompa de falopio. Una vez en el útero —en cualquier momento entre tres y cinco días después— se implantará en la pared uterina, acurrucándose profundamente en el tejido esponjoso, creando un hogar acogedor.

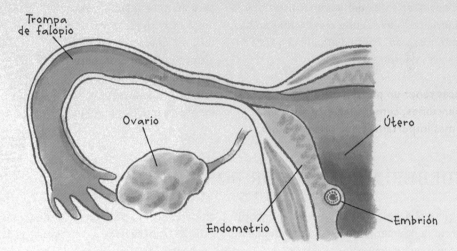

¿QUÉ PASA CON *mamá*?

En una palabra (o dos): no mucho. Es muy pronto para detectar a tu pequeño con una prueba de embarazo. Quizá tu cuerpo todavía no produzca hCG; la mayoría de las mamás ni siquiera se dan cuenta de su embarazo, sino varias semanas después. Aunque algunas mujeres pueden experimentar síntomas y señales *muy* tempranos, incluyendo fatiga, náusea, calor o frío inexplicable, olfato sensible o sangrado ligero. Tus senos también pueden sentirse llenos o sensibles, y tus aureolas pueden oscurecerse. ¡Que empiece el juego!

Es sabido que el bebé ya cuenta con que tomes las mejores decisiones nutricionales. Una dieta llena de frutas y verduras, carnes de libre pastoreo, granos enteros y grasas saludables no sólo lo ayudará a crecer, sino que lo encaminará hacia una vida de alimentación sana mucho después de dejar tu vientre. Pero, mamá, una nutrición inteligente en el embarazo no es sólo para el bebé. Nutrir tu cuerpo con alimentos frescos y orgánicos te dará más energía y mejorará la probabilidad de un embarazo fácil. (Complicaciones como diabetes gestacional o preeclampsia no suelen aparecer antes del tercer trimestre, y la mala nutrición puede causar o exacerbar ambas; para entonces, cambiar tu dieta quizá no sea suficiente para contrarrestarlas.)

Si buscas tener un parto natural, libre de intervenciones, comer bien es una de las cosas más importantes que puedes hacer.

¿El problema? Hay una montaña de recomendaciones encontradas.

¿Comer más plantas o más proteína?

¿Evitar demasiada sal o echarle sal a todo en la mesa?

¿Comer mucho pescado o evitar como la peste los productos del mar?

Yo no creo que ninguna "dieta" sea correcta para todas las mujeres. ¿Cómo podría serlo? Todas tenemos necesidades nutricionales distintas, sensibilidades alimentarias, convicciones personales y gustos, y una sola dieta sería rígida y restrictiva. Así que dividamos los grupos de alimentos, pero primero ataquemos la principal pregunta en la mente de muchas mamás.

¿SÍ DEBERÍA COMER POR DOS?

Dado que solía pesar 30 kilos de más, abordé el aspecto del aumento de peso en el embarazo quizá con más preocupaciones que la mujer común. Una vez que vi todo el panorama —que estaba nutriendo una vida—, olvidé rápidamente mi miedo. Pero es importante señalar que el adagio "comer por dos" significa comer pensando en ti y en tu bebé, no comer el doble de calorías (lo que es tan poco sano como, francamente, bastante difícil para la mayoría de las mujeres).

La sabiduría convencional es que las futuras mamás deben estimar unas 300 calorías adicionales al día a partir del segundo trimestre, y un poco más que eso —alrededor de 500— durante las últimas 12 o 13 semanas antes del Día D. (Me refiero al día del parto, no a la invasión de Normandía.) Sin embargo, no soy muy fan de contar calorías; es tedioso y un poco irrelevante, dado

que comer una porción extra de papas fritas o galletas no hace nada por tu salud o la de tu bebé. De hecho, comer demasiado de los alimentos equivocados puede ser dañino. Si no estás inundando tu cuerpo con nutrientes, el bebé sacará lo que necesita de tus órganos, tejidos e incluso huesos, dejándote más débil, con náuseas y fatigada.

Así que, no cuentes calorías. Creo que contar _nutrientes_ es mucho mejor y más sencillo.

¿Los alimentos que comes te dan suficiente energía? Por ejemplo, el arroz blanco, la lechuga iceberg, el apio y los pepinos no son malos para ti (son una mejor opción que, digamos, una empanada), pero no son muy densos en nutrientes. Comerlos te dará un impulso calórico, pero no todo el rango de vitaminas y minerales que tu

¿COMER POR DOS? CON NÁUSEA CASI NO COMO NI POR UNO. ¿PODRÁ MATAR DE HAMBRE A MI BEBÉ?

En mi primer embarazo noté que mi licuado matutino de pronto sabía a plástico. Una semana o dos después me di cuenta por qué: la fruta fresca que estaba usando venía de un paquete —adivinaste— de plástico. Mi marido decía bromeando que el "súper poder" de mi embarazo no era crear un bebé en mi vientre, sino que pudiera oler la col rizada a medio kilómetro de distancia. Sobre eso, una amiga embarazada insistió para que su marido tirara cada gramo de trucha que había pescado y guardado en su congelador. (Por fortuna, tenían un segundo congelador en el garaje.)

Se estima que más de 75 por ciento de las mujeres desarrollarán esta clase de aumento sensorial en su embarazo. Hay muchas teorías sobre la razón (sabemos, por ejemplo, que los niveles altos de estrógeno se han vinculado con un sentido mayor del olfato), pero una de las más populares tiene que ver con la supervivencia: en la naturaleza, la amenaza de comer un alimento podrido o venenoso es real. Con un mayor sentido del gusto y el olfato, dice la lógica, las futuras mamás pueden alejarse de todo lo que pueda dañar a su bebé.

En esta etapa, el bebé todavía es muy, muy pequeño. Tanto, de hecho, que no hay necesidad médica de aumentar de peso en absoluto durante el primer trimestre; algunas mamás incluso pierden un kilo o dos. Cuando puedas, introduce algunos alimentos densos en nutrientes. Echa un aguacate a tu licuado o come pan tostado de granos enteros (en lugar de comer galletas saladas). Y espera, la náusea matutina tiende a calmarse (o desaparecer) hacia el segundo trimestre, así que pronto recuperarás tu apetito.

bebé y tú necesitan. En cambio, elige frutas y verduras de colores fuertes (granada, zanahoria, col rizada, moras azules), proteína de alta calidad (carne de res de libre pastoreo, productos del mar y semillas) y grasas saludables (yogurt entero, mantequilla orgánica, aceite de coco y de oliva) para nutrirte lo suficiente sin tener que sacar una báscula, sumar los puntos de tus comidas o contar calorías.

TRES GRANDES: CARBOHIDRATOS, GRASAS Y PROTEÍNAS

Echemos un vistazo a qué comer, qué evitar y qué gustos puedes darte.

CARBOHIDRATOS SANOS

Es una pena que los carbohidratos tengan tan mala reputación, y se debe sobre todo a la cultura de la comida rápida. Más que nunca hemos consumido alimentos altamente procesados, preempacados, y lo estamos pagando caro con índices altísimos de diabetes, cáncer, enfermedad cardiaca y obesidad. Nuestro sistema no está diseñado para consumir en cada comida cereal instantáneo, refresco con jarabe de maíz de alta fructosa y pan blanco.

Los carbohidratos *sanos*, en cambio, dan energía, ayudan al intestino (alimentando las bacterias buenas) y nutren la tiroides y las suprarrenales. Es fácil olvidar que las frutas y verduras también son carbohidratos, y una fuente importante de fibra y fitonutrientes.

Considera *al menos* seis porciones (de 1 taza) de fruta y verdura al día, más tres o cuatro porciones (de ½ taza) de almidones y granos enteros.

Buenas elecciones

Tubérculos sustanciosos y buenos, como papa (roja), camote, betabel, zanahoria, taro, yuca y colinabo. Las papas blancas están bien, pero con moderación.

Granos enteros, como avena, quinoa, trigo, trigo sarraceno, espelta y mijo. (Si no comes gluten y se te antoja algo horneado, las harinas de coco, almendra y yuca son grandes opciones.) El arroz está bien, ya sea integral, rojo,

negro o salvaje. El arroz blanco está bien con moderación.

Frutas frescas, como moras, granadas, manzanas, peras, uvas, melones, kiwis, toronjas, mangos, plátanos y piñas. En otras palabras, casi cualquier fruta en el mundo se gana un sello de aprobación bien puesto. Sin embargo, rota los colores de las frutas que comes para asegurar que tengas una variedad de nutrientes y no te quedes sólo con las amarillas y rojas, cargadas con vitaminas A y C.

Verduras frescas, como hojas verdes (col rizada, espinaca, arúgula, coles, lechuga), brócoli, calabaza, coliflor, rábanos, pimientos y calabacitas. Las verduras deben cubrir una parte significativa de tu dieta. Como con las frutas, rota los colores que comes y asegúrate de obtener bastantes verdes, pues son una fuente natural de folato.

No tan buenas elecciones

Frutas y verduras enlatadas, fruta seca con dióxido de azufre añadido y jarabe de agave (es alto en fructosa).

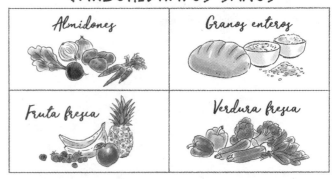

CARBOHIDRATOS SANOS

Almidones	Granos enteros
Fruta fresca	Verdura fresca

Evita completamente

Granos procesados (arroz y avena instantáneos); granos inflados; harina blanca; papaya sin madurar o "verde" (puede estimular contracciones); germinados crudos, incluyendo de alfalfa y frijol (son particularmente susceptibles a bacterias dañinas, como la E. coli), y endulzantes artificiales como NutraSweet, sucralosa y sacarina.

GRASAS SALUDABLES

Para la adolescencia ya tenía tanto miedo a la grasa, que le echaba agua a mi Special K porque la leche me parecía demasiado cremosa. Por fortuna, ya cambié mis hábitos.

La grasa buena es vital para un embarazo sano.

Son la base de la producción hormonal y de colesterol. Mientras tanto, los ácidos grasos esenciales como el DHA y el EPA son vitales para el desarrollo cerebral del bebé en el útero; de hecho, estudios han demostrado que las mamás con suficiente DHA en su dieta tienen menos riesgo de parto prematuro y bebés con pesos más sanos. Tristemente, nuestra obsesión con la grasa —en particular, la grasa saturada— significa que la gente en la actualidad la ha hecho a un lado durante años en favor de alimentos sin grasa o bajos en grasa (casi siempre cargados de azúcar). Pero después de cinco décadas de fobia a la grasa, el USDA (por sus siglas en inglés, del Departamento de Agricultura norteamericano) finalmente anuló algunas de sus primeras recomendaciones erróneas: por ejemplo, los nuevos lineamientos dietéticos eliminaron un límite muy viejo del consumo de colesterol. ¿Sabes lo que eso significa? Los huevos —con yema— volvieron al menú.

Come una porción de grasa (1 cucharada de aceite o mantequilla, ½ taza de aguacate o ¼ de taza de nueces, semillas o aceitunas) en cada comida.

GRASAS: ACEITE DE HÍGADO DE BACALAO

Pregúntale a tu abuela (o bisabuela); es muy probable que tomara aceite de hígado de bacalao en el embarazo o les diera a sus hijos —eh, *tus padres*— una cucharada diaria. Es una fuente excelente de ácidos grasos omega-3, sobre todo DHA; también está cargado de vitaminas A, D y K, vitales para el desarrollo cerebral, ocular y óseo del bebé. Tristemente, perdió popularidad a mediados de la década de 1990, después de que un estudio vinculó el alto nivel de vitamina A (más de 10 mil UI al día) con un aumento en el riesgo de defectos de nacimiento.

Pero la cuestión es que ese vínculo era peor en mujeres que tomaban mucha vitamina A como suplemento *sintético*, no en alimentos, en los que coexisten naturalmente con múltiples cofactores en un índice equilibrado. También se sabe que la *deficiencia* de vitamina A provoca igualmente defectos de nacimiento.

Por recomendación de la Fundación Weston A. Price, enfocada en educación nutricional, tomé una cucharadita diaria de aceite de hígado de bacalao (sin vitaminas sintéticas añadidas) durante cada uno de mis embarazos y me sentí muy bien. Y disculpen mi presunción, pero creo que mis hijos resultaron bastante inteligentes. Así que pregunta a tu proveedor de salud si puedes tomar el aceite (o cápsulas; lo que sea mejor para tu estómago).

Buenas elecciones

Mantequilla orgánica; pescado graso (sardinas, salmón); aceite de coco y de oliva extravirgen; aguacate; leche y crema fresca; crema de coco; aceitunas; nueces altas en grasa (de nogal, macadamia, piñones, de Brasil), sebo, grasa de pato o ganso de alta calidad y manteca.

No tan buenas fuentes

Aceites altos en omega-6, incluyendo aceites de girasol, ajonjolí, cártamo y cacahuate.

Evita completamente

Margarina, aceites industriales (canola, soya, maíz, semilla de algodón), aceite de oliva "light" (que puede estar mezclado con aceite barato, de mala calidad; usa el extravirgen), grasas trans, particularmente tóxicas. La FDA las prohibió en 2015, pero los fabricantes tienen varios años para eliminarlas de sus productos. Mientras tanto, sería mejor que las evitaras a toda costa. Lee la lista de ingredientes. Cualquier cosa que diga "hidrogenado" o "parcialmente hidrogenado" vuelve al anaquel.

¿TUS GRANOS Y SEMILLAS NECESITAN UN BAÑO?

Los granos enteros (como quinoa, avena y cebada) y las leguminosas están llenos de proteína. Las nueces y semillas son excelentes fuentes de grasas buenas, pero esos alimentos tienen antinutrientes —inhibidores enzimáticos y ácido fítico, por ejemplo— que les evitan germinar antes de que las condiciones naturales sean óptimas para su supervivencia. ¿El problema? Nuestro cuerpo puede tener problemas para descomponerlos, así que los minerales y vitaminas que tienen naturalmente no son biodisponibles. Por suerte, neutralizarlos es simple: sólo añade agua.

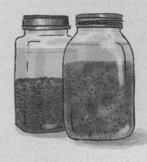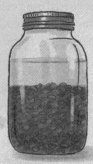

Así como la lluvia adecuada estimula la germinación, remojar nueces, granos, leguminosas y semillas —en la noche, en agua ácida o con sal— los limpia de antinutrientes y *aumenta* el contenido vitamínico (activa la producción de enzimas beneficiosas), descompone el gluten y facilita la digestión. Remojarlos es fácil, como verás más adelante. Pero también puedes comprar versiones remojadas, germinadas o fermentadas.

Para remojar granos: en un tazón, cúbrelos con agua tibia filtrada. Luego, por cada taza de agua que usaste, añade 1 cucharadita de algún ácido (prueba vinagre de manzana crudo, jugo de limón o yogurt). Remoja durante la noche a temperatura ambiente, enjuaga y cuela en la mañana. Cocina como de costumbre.

Para remojar leguminosas: en un tazón, cúbrelas con agua tibia filtrada. Para lentejas, frijoles negros y garbanzos, añade 1 cucharadita de vinagre de manzana crudo, jugo de limón o yogurt por cada taza de agua que hayas utilizado. Para frijoles blancos o pintos, utiliza en cambio una pizca de bicarbonato. Remoja durante la noche a temperatura ambiente (si vives en un clima cálido, refrigerar está bien), enjuaga y cuela en la mañana. Cocina como de costumbre.

Para remojar nueces y semillas: en un tazón, cúbrelas con agua filtrada. Añade ½ cucharada de sal de mar. Remoja durante la noche a temperatura ambiente, enjuaga y cuela en la mañana. Después, sécalas en el horno a la temperatura más baja posible (tomará varias horas) o échalas en un deshidratador de alimentos. Si remojas nueces de la India, cuélalas después de cuatro horas, si no, se harán pastosas. Guarda tus nueces y semillas remojadas en un contenedor hermético.

PROTEÍNA SALUDABLE

La proteína es la base de huesos, piel, cabello, uñas, sangre, músculos y cartílagos, en otras palabras, de casi cada célula de tu cuerpo. Y dado que estás creando un cuerpo *nuevo* (el de tu bebé), necesitarás bastante para cubrir sus necesidades y las tuyas.

Come tres o cuatro porciones de 85 gramos de proteína al día, o al menos 75 gramos (85 gramos es poco más grande que una baraja). Un huevo o ½ taza de leguminosas equivale a 30 gramos de proteína.

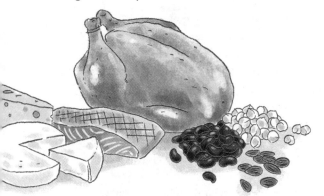

Buenas elecciones

Huevo pasteurizado; pescado salvaje, bajo en mercurio; carne de res y búfalo orgánica; aves pasteurizadas (pollo, pavo, pato); lentejas germinadas o remojadas; chícharos; frijoles; garbanzos; leguminosas; lácteos enteros (yogurt, kéfir, quesos añejos); tempeh y miso orgánicos; nueces; semillas; levadura nutricional; gelatina/colágeno; caldo de huesos casero.

No tan buenas elecciones

Cerdo; tofu (la soya sin fermentar es difícil de digerir); carnes enlatadas; carnes quemadas o al carbón (son difíciles de digerir y pueden ser carcinógenas).

Evita completamente

Carne cruda o poco cocida; huevo y pescado crudos; queso suave, sin pasteurizar; hot dogs; embutidos; pescado alto en mercurio.

> Necesitas mínimo mil mg de calcio al día. Consume de 3 a 4 porciones de lácteos u otros alimentos ricos en calcio durante el embarazo.

EVITA LAS CARNES FRÍAS

Aunque los hot dogs y las carnes frías están cocidas, son vulnerables a una cepa llamada *Listeria monocytogenes*, que puede provocar una seria infección si la ingieres. También las ensaladas con embutidos —ensalada de papa, de jamón, de pollo, etc.— son propensas a ella. Dado que la *Listeria* se destruye con el calor, algunos autores creen que estos alimentos son seguros si se consumen calientes o "hirviendo" (aproximadamente 74° C), pero creo que es más seguro sólo evitarlas. De todas formas, no son buenas para ti.

PESCADOS Y MARISCOS DURANTE EL EMBARAZO

Los pescados salvajes son alimentos muy densos nutricionalmente: cargados de proteína, oligoelementos (como yodo, selenio y zinc) y ácidos grasos omega-3. La FDA, la Asociación Americana del Embarazo y la Academia de Nutrición y Dietética recomiendan un consumo moderado de pescado para las mujeres embarazadas, limitando la cantidad a 340 gramos, o alrededor de dos o tres porciones, a la semana.

La preocupación por su consumo durante el embarazo —y la razón de que se considere prohibido— tiene que ver con el mercurio, presente en océanos, lagos y ríos, y que con el tiempo se acumula en los peces, en los que se vuelve metilmercurio, una neurotoxina potente. Altos niveles de metilmercurio pueden provocar problemas en el sistema nervioso, digestivo, neurológico e inmunológico en adultos. Para los nonatos es especialmente peligroso.

En otras palabras: ¿quieres comer pescado?, asegúrate —es crucial— de que sea del *tipo* correcto. Las especies pequeñas son mejores, dado que los peces grandes tienen mayores niveles de mercurio. Para disminuir más los contaminantes ambientales, elimina la piel y *siempre* asegúrate de que esté bien cocido.

Productos del mar que puedes comer en el embarazo (los más bajos en mercurio)

Salmón salvaje	Sardinas
Arenque	Trucha
Camarón	Jurel del Atlántico y del Pacífico
Anchoas	Ostras (cocidas)

Productos del mar que debes limitar en el embarazo (no más de 170 gramos a la semana)

Pescado azul	Robalo
Mero	Albacora o atún "blanco"

Productos del mar que debes evitar en el embarazo (los más altos en mercurio)

Pez espada	Azulejo
Marlin	Huachinango
Jurel (rey o español)	Atún
	Tiburón

PROTEÍNA Y LA DIETA BREWER

No aumenté mucho el consumo de proteína durante mi primer embarazo. Sabía, por supuesto, que la proteína era esencial para el desarrollo del bebé, así como la salud de los senos y el crecimiento de tejido uterino. En mi clase de parto había escuchado de los beneficios de comer una dieta alta en proteína. Incluso hice algunos cambios en mi dieta, como comer más yogurt griego y añadir levadura nutricional a mis licuados, pero no volví la proteína una prioridad; ni siquiera pensé tanto en ella. Adelantándome a las últimas seis u ocho semanas del embarazo, parecía que mis tobillos y pies eran los de un hombre de malvavisco.

Durante mi segundo embarazo tenía mucho antojo de proteína. Un desayuno normal eran huevos pochados y aguacate. A lo largo del día comía yogurt, carne (de preferencia roja), nueces y queso. Y conforme me acercaba a la fecha del parto, aunque estaba tan grande como una casa, no estaba hinchada. Cero. Nada.

Resulta que una dieta alta en proteína es una gran forma de eliminar la inflamación y otras molestias no tan agradables del embarazo.

El doctor Thomas Brewer, obstetra e investigador, propuso que la preeclampsia (presión arterial peligrosamente alta, que por lo general aparece en el tercer trimestre) se debe a un volumen anormal de sangre provocado por una nutrición inadecuada. En las décadas de 1950 y 1960 desarrolló la dieta Brewer para tratar la preeclampsia y la diabetes gestacional en sus pacientes. (He aquí cierta información contradictoria: la cantidad de sangre bombeando por tus venas aumenta alrededor de 50 por ciento; el consumo adecuado de sal ayuda a apoyar este aumento.) Para algunas mamás, la dieta Brewer puede ser difícil; entre otras cosas, porque pide entre 80 y 100 gramos de proteína al día, que es mucho. También es controversial. Por ejemplo, nuevas investigaciones indican que la preeclampsia puede vincularse con la adhesión anormal de la placenta, en lugar de cualquier cosa relacionada con la dieta. Brewer también apoyó el aumento de peso sin restricción durante el embarazo, que la gran mayoría de los médicos considera poco saludable y peligroso. Aun así, noté una diferencia marcada entre mis dos embarazos, y muchas parteras estarían de acuerdo en que las mamás embarazadas deben incorporar más proteína a su dieta.

BEBIDAS SALUDABLES

Ya sabes que estar bien hidratada es importante para tu salud en general, pero es esencial durante el embarazo. Necesitas más fluidos de lo usual para apoyar la formación de líquido amniótico y la producción de leche materna. Las futuras mamás también proveen nutrientes —y eliminan desechos— por dos, y el agua ayuda a eliminar el desecho de los riñones y mantiene en movimiento el sistema digestivo. Otro beneficio: beber cantidades adecuadas de agua puede bajar tu riesgo de infección urinaria y constipación, dos quejas comunes en el embarazo. Así que bebe, sobre todo cuando aumente la temperatura del ambiente. Sólo asegúrate de usar un filtro si bebes directamente de la llave.

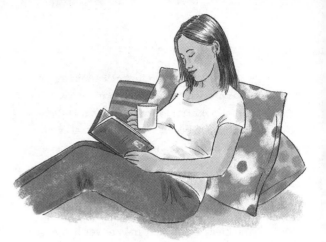

Bebe al día de 30 a 40 ml por cada kilo de tu peso corporal, en su mayoría agua filtrada o de manantial. (¡Café, té con cafeína y refresco no cuentan!)

Buenas elecciones

Agua de manantial o filtrada; limonada casera; jugo de cereza o arándano (sin azúcares añadidos); agua de coco; kéfir; leches de coco, almendra y otras nueces, sin aditivos; té de jengibre, limón o menta, con moderación; leche entera orgánica.

No tan buenas elecciones

Café; té negro, blanco u oolong (no más de 2 tazas al día); refrescos naturales; jugos de naranja u otros dulces (altos en azúcar); leches de arroz, almendra y coco comerciales o endulzadas.

Evita completamente

Té verde en exceso (se cree que limita la absorción del folato; no más de 1 taza al día); leche cruda, de soya, condensada y descremada (sin nutrientes); refresco normal o de dieta; Gatorade y otras bebidas isotónicas; Red Bull y otras bebidas energizantes; Crystal Light y otras bebidas con endulzantes artificiales; jugos comerciales, sin pasteurizar.

¿PUEDO BEBER CAFÉ?

No suelo beber café, pero he visto el amor, la devoción —y *urgencia*— con la que muchas mamás consumen su taza en la mañana. La cafeína, sin embargo, es un estimulante (aumenta tu ritmo cardiaco) y es diurético (te puede deshidratar), así que definitivamente no es bueno que te extralimites en el embarazo. Aunque varios estudios en animales han demostrado que la cafeína puede provocar parto prematuro, la ciencia en humanos es mucho menos clara: algunos estudios han demostrado una correlación entre el aumento de riesgo de aborto y el consumo de 200 miligramos de cafeína al día (el equivalente a 350 mililitros de café). Otros no identifican ningún efecto adverso en las mujeres que consumen menos de 300 miligramos. Creo que lo más seguro es limitar tu consumo a una taza al día. Considera tomar menos —o nada— durante el primer trimestre (cuando el riesgo de aborto es más alto). Pero no hay necesidad de tener miedo. ¡Lo menos que necesitas es un dolor de cabeza por abstinencia!

¿Eres amante del refresco? Para darte un gusto ocasional, consume refrescos naturales o endulzados con stevia. El Kombucha también puede ayudar con el antojo de refresco (lee más al respecto en la página 206).

Y si crees que tomar más té verde o negro es un buen sustituto del café, piénsalo de nuevo. Algunos estudios sugieren que estos tés —particularmente el té verde— pueden inhibir la absorción del folato. Lo mejor es limitarte a no más de 1 taza al día y evitarlo totalmente durante el primer trimestre.

¿QUÉ HAY DE LOS JUGOS?

Los jugos comerciales sin pasteurizar —incluyendo la mayoría de extracción en frío— no entran por los riesgos de contaminación, pero tú puedes preparar tus propios jugos en casa. Sólo asegúrate de lavar bien las frutas y verduras, sobre todo las hojas. Un detalle no tan divertido: las hojas verdes son la segunda fuente más común de *E. coli* en Estados Unidos (la carne de res es la primera). En 2012 la FDA las catalogó como la número 1 en su lista de "alimentos riesgosos". Así que rocía tus verduras con tres partes de agua y una parte de vinagre; es más efectivo para eliminar bacterias y residuos de pesticidas que sólo con agua. También equilibra tus frutas y verduras azucaradas (como betabel y zanahoria) con otras sin almidones, como limón, lechuga, pepino y apio, para mantener tu nivel de glucosa estable.

SOBRE ANTOJOS RAROS EN EL EMBARAZO

La idea de que al cuerpo se le antoja lo que necesita —que las mujeres menstruando quieren carne roja, por ejemplo, para compensar la pérdida temporal de hierro— ya tiene mucho tiempo. Y todo mundo sabe que las mujeres embarazadas pueden tener antojos muy raros: pepinillos y helado, limones enteros, salsa picante en todo. En mi segundo embarazo de pronto estaba desesperada por leche. *Odio* la leche, pero bebía más o menos un litro al día en el primer trimestre. (Hacia el segundo, ya no quise y no la volví a tomar. Extraño.) Algunas mujeres incluso tienen

¿LA MANTEQUILLA DE CACAHUATE ESTÁ BIEN?

Dado el aumento de alergias entre los niños pequeños, la Academia Americana de Pediatría (AAP) empezó a pedir a las mujeres embarazadas —hace ya dos décadas— que no comieran cacahuates, ni nueces. Sin embargo, los estudios han demostrado que esto no es efectivo para disminuir las alergias e incluso puede provocar *más* alergias. Así que, en 2008, la AAP reconsideró su postura. ¿Conclusión? Si no eres alérgica, come nueces libremente. De hecho, yo me *preparo* un poco de mantequilla de cacahuate (no soy fan), *sólo en caso de que pueda* ser beneficiosa. Llámalo coincidencia, pero ninguno de mis hijos es alérgico.

PARA VEGANOS Y VEGETARIANOS

DE LA ENFERMERA/DOULA *Maura*

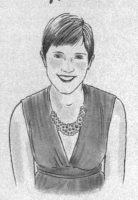

Seguía una dieta vegetariana cuando me embaracé de mi primer hijo, pero pronto se me antojó la proteína. Primero sólo comía toneladas de huevos, pero eventualmente las hamburguesas jugosas se veían *increíbles*. Dado que estaba luchando por no subir mucho de peso, decidí que era mejor escuchar a mi cuerpo y volver a comer carne, lo que continúo hasta la fecha.

Muchas de las futuras mamás enfrentan un dilema similar y yo las animo a también escuchar a su cuerpo. (Después de todo, ¡se nos antojan las cosas en el embarazo por un motivo!) Si te sientes bien con tu dieta actual, sólo ten en mente que necesitarás hacer algunos ajustes. Necesitarás la misma cantidad de calorías extra cada día, que si comieras carne (alrededor de 300 más al día en el segundo trimestre y 500 más al día en el tercero), pero pon especial atención a los siguientes nutrientes y vitaminas:

Proteína: la proteína (y el hierro) está más presente en la carne, sobre todo la roja. Para asegurarte de obtener suficiente —entre 60 y 80 gramos al día, mínimo—, come muchos huevos, lácteos de alta calidad, tempeh, proteína de leguminosa, nueces, semillas y granos enteros. Es posible que también quieras añadir un poco de pescado o marisco a tu dieta si lo toleras.

Hierro: además de leguminosas, nueces y semillas, incorpora a tu dieta muchas verduras de color verde fuerte, fruta seca e incluso melaza residual. La vitamina C (particularmente en cítricos) puede aumentar la absorción de hierro de fuentes vegetales.

Calcio: los vegetarianos pueden enfocarse en productos lácteos enteros y mariscos vertebrados (si comen pescado), mientras que los veganos pueden enfocarse en hojas verdes, frijoles, chícharos y leche sin lactosa, fortificada.

Vitamina D: aumenta la absorción del calcio. El huevo es una buena fuente para vegetarianos. Los veganos deben tomar la luz directa del sol entre 10 y 15 minutos al día o tomar un suplemento a partir de sus análisis.

Vitamina B_{12}: no necesitas más de lo normal en el embarazo, pero se encuentra sólo en productos animales. Huevo y lácteos pueden ser fuentes adecuadas para vegetarianos. Los veganos necesitan definitivamente un suplemento. Por fortuna, la mayoría de los prenatales la incluyen. También puedes tomar levadura nutricional fortificada y asegurar tu consumo.

DHA: es vital para el desarrollo cerebral y ocular del bebé, pero es más abundante en pescados grasosos y yemas de huevo. La única fuente vegana es el aceite de alga, que no es tan efectivo como el aceite de pescado. Habla con tu partera sobre suplementos.

antojo por objetos que no son comida, incluyendo barro, tierra y —por terrible que suene— detergente. Hay un término médico para esto: pica.

No existe un consenso médico sobre la causa de estos antojos, pero muchas personas creen que es tu cuerpo pidiendo a gritos lo que el bebé necesita. Los antojos por barro o detergente, por ejemplo, se consideran una señal de deficiencia de hierro, mientras que el anhelo de comer tierra puede ser señal de necesitar más probióticos de cepas de suelo, los cuales pueden ayudar en la digestión y aumentar las bacterias beneficiosas en el intestino. Obviamente, no querrás comer sustancias dañinas en el embarazo, ni sin estar embarazada (si crees tener pica, llama a tu médico y no tengas pena; es muy común). En general, me parece que si escuchas a tu cuerpo, no te dirá que comas Froot Loops y Twinkys, sino alimentos enteros no procesados, ricos en nutrientes y directos de la naturaleza.

Adelante, come la hamburguesa (rica en zinc y hierro), el sándwich de mantequilla de cacahua-

EL PODER DE LAS
AFIRMACIONES

En mi primer embarazo, a veces escuchaba "afirmaciones de parto" —afirmaciones positivas, inspiracionales, para promover la relajación y despejar el miedo durante el alumbramiento—, aunque, la verdad, pensaba que era un poco cursi. Pero después de 27 horas de labor de parto para tener a mi hijo, cambié de parecer. (¡Resulta que el dolor es una excelente motivación!) En mi segundo embarazo, decidí entrenar mi *mente*, al igual que mi cuerpo. Escuché afirmaciones de parto natural durante las semanas antes del nacimiento, de camino al hospital y durante el parto, y en verdad creo que hizo toda la diferencia.

¡Mi hija nació una hora después de que llegáramos, y su parto fue casi indoloro!

Por eso encontrarás una afirmación positiva al final de cada capítulo de aquí en adelante. Te invito a repetir la afirmación; dila en voz alta o escríbela en un papelito y déjala donde puedas verla cotidianamente. ¡Podría hacer toda la diferencia también para ti, mamá!

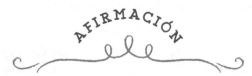

Mi cuerpo está abierto y acepta la nueva vida dentro
de sí. Dar a luz es una experiencia natural, normal.
Soy fuerte. Soy capaz.

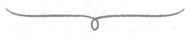

te y mermelada (rico en folato) y, sí, el medio frasco de pepinillos (los sabores agrios estimulan la digestión). Confía en que todo es parte del plan, ¡porque lo es!

HORA DE CONFESAR: *MIS* ANTOJOS

El "vicio" más grande que tuve que dejar en el embarazo no fueron el café, ni las margaritas, y definitivamente tampoco las carnes frías. Fue el sushi de salmón. De hecho, *sí* comí algunas veces, pero sólo en restaurantes de gran reputación. (Claro, había rollos *cocidos* que pude haber pedido, pero no eran lo que quería). También comí huevos medio crudos, le puse yemas crudas a mis licuados y bebí leche cruda. Lo sé, soy una rebelde.

La leche cruda —algo que nuestras abuelas por supuesto bebían durante el embarazo— ha crecido en popularidad por su alto contenido nutricional (la pasteurización destruye enzimas importantes). Una serie de estudios sugiere que la leche cruda también tiene amplios beneficios para la salud y puede incluso proteger contra asma, alergias y ciertas enfermedades inmunológicas. Pero consumir alimentos crudos conlleva el riesgo de contaminación bacteriana, por lo que los CDC, la FDA y la Academia Americana de Pediatría *no* lo recomiendan en el embarazo; de hecho, lo consideran peligroso. Algunas personas dirían que fui irresponsable o incluso arriesgué la salud de mi bebé.

¿Por qué lo hice?

Primero, mi cuerpo pedía leche y yo creo en la validez de los antojos. Segundo, investigué y tomé una decisión *informada*; sentí que la recompensa sobrepasaba el riesgo potencial. Lo más importante: fui con un granjero local que conocía y en quien confiaba, *no* a una granja comercial de confinamiento. Conozco muchas mamás naturales interesadas en los beneficios de la leche cruda, pero entiendo que si eliges comer alimentos de la lista de los "no", lo haces bajo tu propio riesgo (y el de tu bebé). Si piensas comer alimentos crudos, sin pasteurizar o sin cocinar, también recomiendo que investigues mucho.

Pendientes

- Haz el compromiso de comer una dieta limpia, con alimentos enteros y naturales: los mejores nutrientes para tu bebé y tú.

- Aumenta tu consumo de proteína. Considera comprar un polvo de proteína para añadir a tus licuados y malteadas. Elige uno que no se "gelatinice" si planeas usarlo en licuados y bebidas frías.

- Habla con tu proveedor de salud sobre tomar aceite de hígado de bacalao o un suplemento si no estás muy segura.

Haz ejercicio

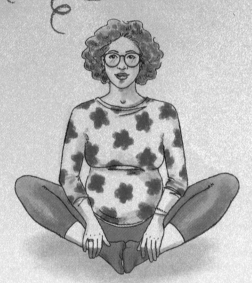

¿QUÉ PASA CON EL *bebé*?

En esta semana están ocurriendo cosas emocionantes, mamá. Ahora que el bebé llegó oficialmente a tu útero y se implantó en la pared uterina, empezará a cambiar: de ser un blastocisto a un embrión. (¡Que es una forma elegante de decir que tu pequeño está creciendo!) Mientras tanto, el saco amniótico se está formando y llenando de líquido; se romperá en 36 semanas más o menos (cuando se te "rompa" la fuente), pero hasta entonces tendrá funciones importantes: amortiguar los golpes del bebé, regular su temperatura, estimular la formación de sus pulmones. Porque, sí, tragará y "respirará" el líquido amniótico estando en el útero. El saco vitelino ya empezó a formarse también y nutrirá al bebé hasta que la placenta esté totalmente formada, cerca del inicio del segundo trimestre.

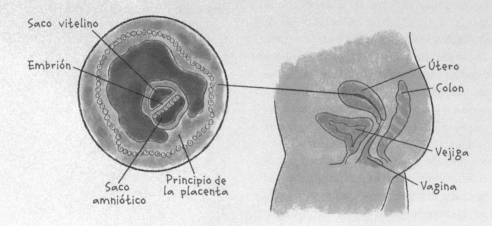

¿QUÉ PASA CON *mamá*?

Tu cuerpo (¡finalmente!) empezó a producir hCG, aunque todavía es temprano para detectarlo con una prueba de embarazo casera. Alrededor de un tercio de las mujeres, sin embargo, experimentarán un poco de sangrado o goteo esta semana. (Durante la implantación, el bebé puede afectar algunos vasos sanguíneos en el endometrio, provocando que tu pared uterina sangre.) Aunque este sangrado es por lo general muy ligero —una o dos gotas—, muchas mujeres lo confunden con el sangrado inicial de su periodo menstrual. ¿Cómo diferenciarlo? El sangrado de implantación empezará claro y seguirá claro, mientras que el flujo menstrual suele ser más oscuro durante los primeros dos días del periodo. La sangre también puede parecer más oscura o más café que en el ciclo normal. También son comunes los cólicos durante la implantación.

Antes de tener hijos, cuando tenía todo el tiempo libre del mundo (¡disfrútalo, mamá!), me mantenía en forma caminando rápido 6 kilómetros casi todas las mañanas, una rutina que seguí a lo largo de mi primer embarazo. Para el segundo trimestre, sin embargo, noté que los corredores y ciclistas en mi ruta empezaban a mirar dos veces mi vientre cada vez más grande. Quizá estaba paranoica, pero me parecía que la mayoría de la gente que pasaba intentaba comprender por qué no estaba en casa, sentada en el sofá, con los pies elevados, comiendo malvaviscos.

Uno pensaría que, en nuestro mundo pro ejercicio, las personas aficionadas al ejercicio me animarían, pero persisten las historias de terror y los mitos sobre los "peligros" de hacer ejercicio en el embarazo. Después de todo, no fue hace mucho que se consideraba tan frágiles a las futuras mamás, que se insistía en que no hicieran nada físico. Un folleto distribuido por el gobierno canadiense en la década de 1940, por ejemplo, advertía a las mujeres que siquiera *mirar* deportes podía ser extenuante, ya no digamos practicarlos. (De acuerdo con *The Canadian Mother and Child*, también era peligroso escuchar la radio muy fuerte porque "se podía causar un serio daño al sistema nervioso".)

Caray.

Por supuesto, ahora podemos reírnos de esta clase de consejos. (Ésta es otra joya de un libro de la década de 1920, escrito por un médico de Estados Unidos: las mujeres embarazadas que quieran parir hijos hermosos deben "evitar pensar en personas feas".) Pero incluso lineamientos más recientes trataban a las futuras mamás con pinzas: en las décadas de 1980 y 1990 se nos dijo que no subiéramos el ritmo cardiaco a más de 140 latidos por minuto porque ese ejercicio extenuante quitaría sangre y oxígeno al bebé. Resulta que tampoco es cierto, y el Colegio Americano de Obstetras y Ginecólogos retiró esa recomendación de sus lineamientos en 1994.

Hoy, a pesar de esas advertencias y preocupaciones añejas, sabemos que el ejercicio regular es una de las mejores cosas que puedes hacer por tu cuerpo y tu bebé. Empezar o mantener una rutina de ejercicio puede:

♡ Disminuir tu riesgo de desarrollar complicaciones como diabetes gestacional y preeclampsia (presión arterial peligrosamente alta).

♡ Subir y regular tu estado de ánimo por todas esas endorfinas.

♡ Aumentar la probabilidad de que permanezcas en un peso sano y puedas volver a ser tú más rápido después del parto.

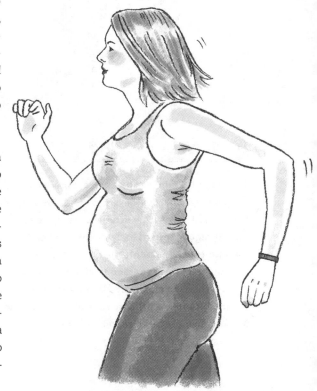

CUÁNDO *NO* HACER EJERCICIO

La mayoría de las mujeres puede beneficiarse de hacer ejercicio durante el embarazo, pero hay casos en que las futuras mamás *no* deberían sudar. Tu médico puede aconsejarte tomarlo con calma si tienes complicaciones como enfermedad cardiaca o pulmonar, riesgo de parto prematuro o placenta previa (cuando la placenta crece en la parte baja del útero y cubre el cérvix; lo explicaré después). A las mujeres con embarazos múltiples a veces se les pide limitar su entrenamiento; el ejercicio extenuante puede presionar demasiado los músculos pélvicos, ya de por sí estresados por mantener tantos bebés en el útero.

Si piensas que también las mujeres "en reposo" deberían olvidar el gimnasio, te sorprenderá saber que la "restricción de actividad" —la idea de restringir el movimiento de la mamá para evitar un parto prematuro— ya es algo del pasado. De hecho, el Colegio Americano de Obstetras y Ginecólogos ya no recomienda *para nada* el reposo absoluto; resulta que no hay beneficios sustentados por investigación de esa práctica, pero sí muchos efectos secundarios, incluyendo pérdida de masa muscular y ósea, y un incremento en el riesgo de crear trombos. Desafortunadamente, algunos médicos todavía la prescriben; aunque el descanso puede significar muchas cosas, desde subir tus pies unas horas al día hasta casi ninguna extenuación física. Si tu médico te recomienda el descanso, por supuesto debes seguir su consejo, pero discute los detalles con él; idealmente, encontrarás una forma de tener seguro a tu bebé sin estar completamente inmóvil.

Lo mejor es que no necesitas hacer *CrossFit* o inscribirte en clases de *spinning* para obtener beneficios. Sólo 30 minutos de ejercicio moderado al día son suficientes para la mayoría de las mujeres.

Las novatas pueden empezar con 10 minutos al día y aumentar gradualmente a media hora. ¿Y si nunca has hecho ejercicio? Si tienes sobrepeso o eres obesa, o no has movido un músculo en años, está claro que éste *no* es el momento para empezar, ¿cierto?

Te equivocas, mamá.

La idea de que las mujeres sedentarias no deberían hacer ejercicio en el embarazo es un mito. Aunque antes deberías consultar siempre con tu partera, médico o proveedor de salud (un aviso legal obligatorio), la mayoría de las mujeres tendrá enormes beneficios con sólo un poco de actividad aeróbica y acondicionamiento de fuerza. Así que, saca tu tapete de yoga, tus mancuernas o tus tenis, ¡y a trabajar ese cuerpo!

Ensalada de pimiento

Dado que tu placenta y tu saco se están formando en este momento, ayúdalos aumentando tu consumo de vitamina C. Puedes pensar que las naranjas son la fuente más importante de este nutriente, pero ¿sabías que los pimientos morrones contienen tres veces más? Es por eso que la receta de esta semana no está basada en cítricos, ¡sino en una gama de verduras llenas de esta vitamina!

INGREDIENTES

1 pimiento rojo grande, orgánico

1 pimiento amarillo grande, orgánico

1 pimiento verde grande, orgánico

2 pepinos orgánicos

½ kilo de jitomates cherry, orgánicos

1 aguacate

VINAGRETA

¼ de taza de aceite de oliva

2 cucharadas de vinagre de manzana crudo

1 diente de ajo, machacado

sal de mar y pimienta negra molida, al gusto

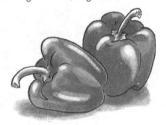

Lava bien tus verduras, luego pica los pimientos y los pepinos en cubos pequeños y rebana los jitomates cherry a la mitad. Mezcla las verduras en un tazón grande y reserva. En un tazón más pequeño, mezcla los ingredientes de la vinagreta. Vierte el aderezo en la ensalada y revuelve. Acompaña con aguacate fresco. Rinde 4-6 porciones.

¿QUÉ EJERCICIO ES BUENO PARA TI?

Las futuras mamás que iban regularmente al gimnasio, eran ciclistas ávidas o pasaban mucho tiempo golpeando el pavimento, pueden seguir haciendo más o menos sus rutinas normales. Los miedos de que la actividad intensa o correr puede empujar al bebé o "soltarlo" son residuos de un tiempo pasado; no hay virtualmente ninguna evidencia médica que los respalde. Sin embargo, lo que quieres evitar son deportes de contacto (futbol, basquetbol) porque es posible que te peguen en el abdomen, además de cualquier actividad con un alto riesgo de lesiones. (Odio decírtelo, pero tus días de esquí, salto de altura y Roller Derby se acabaron, al menos los siguientes ocho o nueve meses.) Pero ten en mente que incluso las mujeres muy activas necesitarán o querrán modificar su entrenamiento, sobre todo conforme crezca su vientre. De hecho, quizá descubras que no necesitas esforzarte tanto como antes para sudar.

En el curso de tu embarazo, la sangre corriendo por tus venas aumentará su volumen hasta 50 por ciento.

Dado que tu corazón trabaja más duro para bombear toda esa sangre, puedes cansarte con menos ejercicio que antes. También es posible que te falte el aire más rápido. Eso es porque la mamá tiene que abastecer de oxígeno —a través de su torrente sanguíneo— al bebé y la placenta. En otras palabras, estás "respirando por dos" porque los pulmones del bebé no están ni cerca de su desarrollo completo. (Incluso *ya* desarrollados, no son funcionales. Recuerda, están llenos de líquido amniótico.) Durante el primer trimestre, una elevación en las hormonas hará que tus pulmones empiecen a respirar más profundamente (aunque no con más frecuencia).

Sobre las hormonas, una llamada relaxina empezará a soltar o "relajar" los ligamentos de tus articulaciones. Esto facilita que la pelvis se expanda (haciendo espacio para un bebé en crecimiento, así como el parto eventual), pero también hace que seas más propensa a esguinces y torceduras. Llevar más peso en tu vientre también cambiará tu centro de gravedad, lo que afecta tu equilibrio.

Por estos y otros motivos, los ejercicios bajos o sin impacto son los mejores para futuras mamás, especialmente quienes no son muy activas. Entre los mejores:

CAMINAR

Puede ser tan simple como poner un pie delante de otro, pero caminar puede mantener todo tu cuerpo en forma hasta el gran día sin afectar rodillas, cadera y tobillos. Las mamás que ya son activas, pueden hacer 30 minutos o más, cinco veces a la semana, de preferencia afuera, en el aire fresco y bajo el sol. (Si hace mucho calor, una caminadora funciona también. Un centro comercial con aire acondicionado es otra gran opción para las mamás que no tienen una membresía en el gimnasio.) Para evitar lastimarte la espalda, sobre todo conforme crece tu vientre, asegúrate de enfocarte en tu postura: cabeza erguida, hom-

EJERCICIO: CAPACIDAD CEREBRAL DEL BEBÉ

De acuerdo con un estudio de la Universidad de Montreal, sólo 20 minutos de ejercicio moderado tres veces a la semana puede estimular el desarrollo cerebral del bebé. ¿Quieres saber cómo determinaron eso? Al inicio del segundo trimestre se dividió al azar a las mujeres en dos grupos: las que hacían ejercicio regularmente en el embarazo y las sedentarias. Una vez que nacieron los bebés, los investigadores colocaron 124 electrodos suaves en la cabeza de cada uno para medir su actividad eléctrica cerebral (a través de un proceso llamado electroencefalografía). El resultado, de acuerdo con la investigadora líder, Élise Labonté-LeMoyne, mostró que los bebés de mujeres que hacían ejercicio tenían más actividad cerebral madura, "sugiriendo que su cerebro se desarrolló más rápidamente". Interesante, ¿cierto? Aunque no puedo sacar de mi cabeza esa imagen de un bebé con 124 electrodos. Ah, la ciencia.

bros relajados, brazos flexionados. En tu segundo y tercer trimestres, evita los caminos de tierra o los senderos desiguales, pues es posible que te tropieces o pierdas el equilibrio. Una pista en exteriores puede darte toda la estabilidad y el soporte que necesitas.

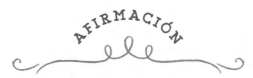
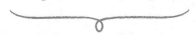

Mi cuerpo es hermoso y maravilloso.
Mi cuerpo es fuerte y resistente. Mi cuerpo
es más poderoso de lo que creo.

Para las mamás que *no* están en forma, caminar es una de las mejores formas de moverse, y ciertamente la más fácil. ¡Todo lo que necesitas son unos tenis decentes! El Colegio Americano de Obstetras y Ginecólogos recomienda empezar con 5 minutos al día y añadir 5 minutos cada semana hasta que puedas caminar cómodamente 30 minutos.

YOGA

Si ya eres yogui experto, siéntete libre de desenrollar ese tapete, pero evita el Bikram yoga o yoga caliente. Aunque casi no hay investigaciones sobre los efectos del yoga caliente en el embarazo, conocemos los peligros del calor excesivo, incluyendo un aumento en el riesgo de defectos de nacimiento. (Habrás escuchado que las mujeres embarazadas deben evitar las saunas y baños de tina calientes.)

El yoga prenatal es una excelente alternativa personalizada (como el nombre sugiere) para futuras mamás. Dado que el yoga se enfoca en la respiración (además de estiramientos y meditación), puede ser increíblemente poderoso conforme las mujeres experimentan falta de aliento por el útero empujando contra el diafragma du-

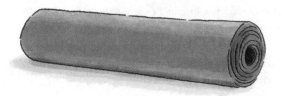

rante el segundo y tercer trimestres. Los defensores del yoga consciente dirán que la práctica regular puede disminuir el dolor y facilitar el parto. Las clases prenatales también dan apoyo emocional. Si no puedes encontrar una clase de yoga prenatal, busca yoga "suave" o "restaurativo".

NADAR

Quizá has escuchado historias sobre lidiar con el dolor de espalda baja en el embarazo. No importa cómo se sienta una futura mamá en tierra, todas nos sentimos ligeras en el agua, así que nadar y hacer ejercicios acuáticos alivia mucho los músculos y articulaciones cansados y adoloridos. Darse un remojón también tiene beneficios sorprendentes en el sistema cardiovascular.

El agua crea presión en casi todo lo que se sumerge; sólo piensa en el aumento de presión que sientes o la necesidad de destapar tus oídos cuando nadas profundo en un lago o alberca. Cuando estás de pie en el agua, esa presión hidrostática es mayor en tus pies y tobillos, así que obliga a la sangre a subir hacia tu corazón. Esto se llama "retorno venoso" y mejorarlo ayuda a reducir la inflamación y —¿qué crees?— *aumentar el líquido amniótico*. (Después de trotar o correr, por otra parte, la gravedad jala esa sangre hacia tus pies, haciéndote sentir mareada.) La presión hidrostática hacia arriba también apoya los músculos de la región pélvica y abdominal.

Si eres una mamá alternativa y te preocupa la exposición al cloro, aplica un poco de aceite de coco mezclado con ¼ de cucharadita de ácido ascórbico sin OGM en tu piel para contrarrestar la exposición. (Curiosamente, el Servicio Forestal de Estados Unidos usa vitamina C para quitar el cloro del agua municipal antes de descargarla en lagos y ríos.) Aún mejor, busca una alberca de agua salada o un cuerpo de agua natural para nadar.

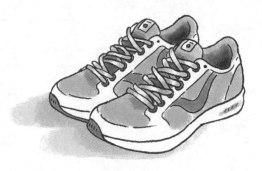

CARDIO

Sin importar si eres fan de la zumba o el entrenamiento de fuerza, puedes continuar con tus clases favoritas mientras no compares las sentadillas de ahora con tu desempeño antes del embarazo. Después de todo, la meta actual no es perder peso ni mejorar tu récord personal, sino *mantenerte* sana para tu bebé y para ti. Cuando se trate de la intensidad, la nueva regla de oro es que deberías poder mantener una conversación haciendo ejercicio; si te falta el aire para hablar, probablemente te estás presionando de más. Asegúrate de tener suficiente tiempo para calentar y enfriarte, y si necesitas no hacer un movimiento o dos, bajar el nivel de intensidad o cambiarte a una clase más fácil, ¡hazlo!

Más allá de la clase de rutina de ejercicio que te funcione, la parte más importante de mantener tu bienestar físico en el embarazo es escuchar a tu cuerpo.

Algunas mujeres se sienten de maravilla corriendo, haciendo aerobics o levantando pesas durante su embarazo. Otras mamás no tanto. Sentir dolores de cabeza, mareo o experimentar fatiga extrema después del ejercicio son señales de que te estás presionando demasiado. Si experimentas sangrado o inflamación, dolor en el pecho o contracciones ligeras, deja lo que estés haciendo y llama a tu médico inmediatamente.

Pendientes

- Habla con tu partera, médico o proveedor de salud sobre el tipo de ejercicio correcto para ti.

- Considera hacer yoga prenatal o aerobics acuáticos. Es una gran forma de estar activa y conocer a otras futuras mamás.

- Ve si tu pareja quiere participar. Hacer ejercicio juntos los mantendrá comprometidos y unidos durante este tiempo especial.

Locación, locación, locación

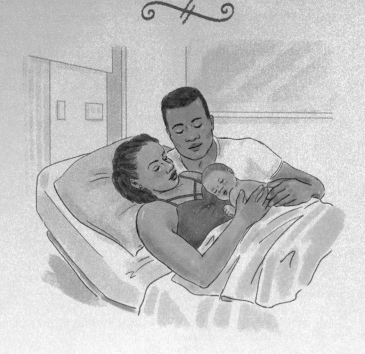

¿QUÉ PASA CON EL *bebé*?

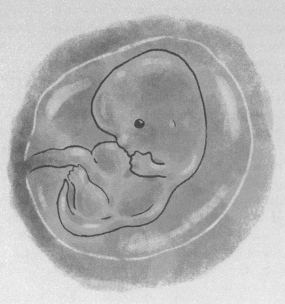

¡Bienvenida al inicio oficial del periodo embrionario! Por primera vez desde la concepción, las células que se multiplican rápidamente empiezan a tomar funciones específicas: algunas destinadas a volverse células sanguíneas; y otras, células nerviosas o de riñón. Los órganos más importantes del bebé, incluyendo cerebro, corazón y médula espinal, ya se empezaron a desarrollar y su cuerpo a alargarse. Puede ser todavía muy pequeño —sólo un milímetro más o menos—, pero es una fase monumental en su crecimiento; esta semana y la que sigue hay más riesgo de defectos de nacimiento por factores externos, como alcohol, drogas y exposición a ciertos medicamentos.

¿QUE PASA CON *mamá*?

Si no lo sabías antes, lo sabes ahora, porque esta semana, mamá, oficialmente perdiste un periodo. ¡Felicidades! (Si acabas de confirmar tu embarazo, asegúrate de volver y leer las semanas 3 y 4; hay información que no quieres perderte sobre alimentación y ejercicio para dos). Mientras que la mayoría de las mamás no experimentarán muchos síntomas *físicos* durante varias semanas más, quizá sientas algunos efectos secundarios *emocionales*, como una mezcla delirante de alegría, gratitud, ansiedad e, incluso, miedo. (Es completamente normal, por cierto, sobre todo si eres primeriza.) Algunas mamás pueden querer documentar la "historia de creación" de su bebé, así que considera llevar un diario o un álbum de fotos para empezar a registrar tus ideas, pensamientos y sentimientos. Este tiempo es muy emocionante, pero es importante que te cuides: mantén una dieta equilibrada, toma tus vitaminas prenatales y descansa un poco más.

Aunque es increíblemente temprano en tu embarazo, es muy probable que ya hayas empezado a pensar en tu experiencia de parto: cómo será, quién estará ahí contigo y ¡cuánto tiempo te tomará pujar para sacar a tu bebé! Tal vez incluso hayas pensado (o te haya preocupado) en el dolor. ¿Pero has considerado todavía *dónde* te gustaría dar a luz?

Puede parecer una pregunta extraña. Después de todo, la gran mayoría de las mujeres —alrededor de 98 por ciento— dará a luz en un hospital.

Las mamás de hoy, sin embargo, tienen más opciones de las que creen, y *dónde* des a luz puede ser un factor determinante en *quién* te ayudará durante el parto.

Para mí, decidir dónde dar a luz fue un poco como la experiencia de Ricitos de Oro.

Sabía que no quería parir en un hospital tradicional. La molesta luz fluorescente, el constante bip-bip-bip del monitor fetal electrónico y los estribos fríos de metal… Nada de eso me parecía muy atractivo. Pero también sabía que no quería tener a mi bebé en casa. Por hermoso que sonara, Michael y yo vivíamos en un condominio pequeño cerca de Chicago. No teníamos un montón de espacio ni una gran tina, y obviamente no teníamos ningún equipo especial para el parto. Es por eso que llegué a un centro de maternidad. Tenía algunas de las comodidades de casa (una cama *queen*, sábanas suaves, tina de hidromasaje; bueno, era *mejor* que mi casa), junto con algunos recursos médicos de un hospital. No es muy clínico y tampoco tan apretado como mi departamento. Para mí, un centro de maternidad era lo correcto. ´

¿QUÉ ES UN CENTRO DE MATERNIDAD?

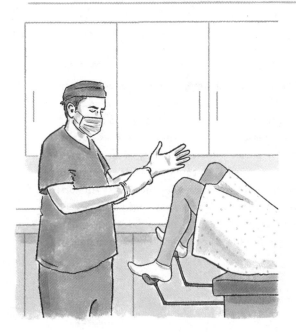

Los centros de maternidad son instalaciones cómodas, como tu hogar, y enfatizan el parto natural con pocas intervenciones. El cuidado que a veces se considera básico en un hospital, incluyendo monitoreo fetal continuo, fluidos intravenosos, epidurales y uso de Pitocin, *no* son el estándar en el centro de maternidad; en muchos casos, esas intervenciones no se hacen o no están disponibles. A diferencia de un ala de maternidad tradicional, no hay obstetras a cargo, sino parteras.

Y aunque pueda sorprenderte, en muchos aspectos los centros de maternidad son *más seguros* para un parto que los hospitales.

De acuerdo con un estudio de la Asociación Americana de Centros de Maternidad, por ejemplo, de cada 15 mil 500 mujeres que querían dar a luz en una, menos de 6 por ciento terminó con cesárea, comparado con 24 por ciento de mujeres de bajo riesgo que tienen cesárea al parir en un hospital o más de 30 por ciento de embarazos que terminan en cesárea, en general. Un estudio en 2013, publicado en *Health Services Research*, descubrió que las mujeres en centros de maternidad eran menos propensas a tener un parto asistido por instrumentos (como fórceps y extracción por vacío), así como menos probabilidad de tener un bebé prematuro. Un tercer estudio de más de 75 mil partos de bajo riesgo en Oregon, publicado en el *New England Journal of Medicine*, tuvo resultados similares.

Las mujeres en centros de maternidad tienen menos probabilidad de parto inducido, desgarre vaginal y probabilidad de cesárea, y sus bebés son menos propensos a entrar a la unidad de cuidados intensivos neonatales (UCIN).

En otros países donde las parteras y los centros de maternidad son comunes, las mujeres pueden esperar resultados similares. De hecho, el Instituto Nacional Británico de Salud y Excelencia en el Cuidado publicó sus lineamientos en 2014, pidiendo a las mujeres de bajo riesgo considerar un parto en casa o centro, donde tuvieran menos intervención quirúrgica, infecciones y otras complicaciones.

Aparte de asegurar la salud y seguridad de la mamá y el bebé, los centros de maternidad proveen muchos más beneficios:

MAYOR COMODIDAD

Los centros de maternidad suelen estar equipados con las comodidades de casa: televisión, estéreo, sillones para las visitas, cocina y una cama *queen* para la mamá (en lugar de una camilla tamaño individual), lo que significa que hay suficiente espacio para que papá descanse y se recu-

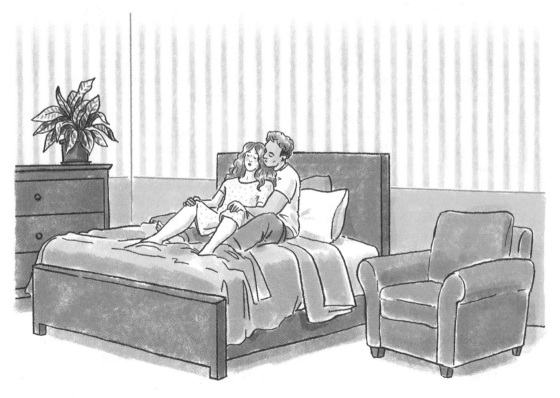

pere junto a ti. Y olvídate de parir o recuperarte junto a completos extraños; en un centro de maternidad siempre tienes tu propio cuarto. En la mayoría, también puedes elegir la duración de tu estancia, o sea que puedes irte a casa ese mismo día si quieres.

ATMÓSFERA FAMILIAR

Al dar a luz en un hospital estarás separada de tu bebé, al menos parte del tiempo; por lo menos durante la noche, si no es la política que duerma contigo y te obliguen a dejarlo en el cunero. Los hospitales muchas veces también imponen horarios de visita bastante estrictos, pero en un centro de maternidad el bebé se queda contigo desde el momento en que nace hasta que te lo llevas a casa. Tampoco les pedirán a tus amigos y familia que se vayan.

BUEN CUIDADO QUE NO TE DEJARÁ POBRE

Como probablemente puedes imaginar, el costo de parir en un hospital varía ampliamente; determinar cuánto pagarás por tener a tu bebé depende de varios factores, dónde vives, en qué hospital lo tendrás (público o privado, por ejemplo) y cómo se da el parto (vaginal o cesárea). Desafortunadamente, no importa qué clase de parto tengas al final, los precios están subiendo. De acuerdo con un análisis del *New York Times*, el costo asociado con tener un bebé se *triplicó* de 1996 a 2013.

Las mujeres en Estados Unidos pagan mucho más para dar a luz que las mujeres en otros países desarrollados.

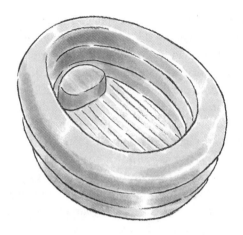

¿De cuánto estamos hablando?

La Sociedad Americana del Embarazo afirma que un parto promedio en hospital cuesta entre 6 mil y 8 mil dólares, pero las cifras pueden y suelen subir mucho más. Un informe de 2013 de Truven Health Analytics dejó el precio promedio de un parto vaginal en 30 mil. En un estudio de la Universidad de California SF, las mujeres en California pagaron entre 3 mil 200 y 40 mil dólares por un parto vaginal sin complicaciones, en 2011. Los índices suben hasta 70 mil por una cesárea de rutina.

Un parto en centro de maternidad costará mucho menos. El Colegio Americano de Enfermeras-Parteras y la Asociación Americana de Centros de Maternidad estableció el costo en alrededor de 2 mil dólares. El que puedas determinar la duración de tu estadía afecta el costo general; entre menos tiempo te quedes, menos pagas.

¿UN CENTRO ES LO MEJOR PARA TI?

Quizá nunca habías considerado antes dar a luz fuera de un hospital, y no me sorprendería que en este momento un centro de maternidad te empezara a sonar como una opción muy atractiva. Pero es importante señalar que los centros de maternidad son sólo para embarazos de bajo

QUÉ DICEN OTRAS *mamás naturales*

Meredith: Cuando fui al centro de maternidad de mi hospital local, supe de inmediato que ahí quería tener a mi bebé. Era maravilloso: tranquilo y silencioso, y tenían grandes tinas de parto en los cuartos. También era muy lindo que mi esposo pudiera dormir en la cama conmigo.

Tiffany: Sólo había un centro de maternidad cerca de mí y no me sentía cómoda con la partera del lugar, así que di a luz en un hospital; pero preferiría no volverlo a hacer. No pude salir de la cama, ni comer, ni relajarme completamente. Me preguntaron cada cinco minutos si quería una intervención.

Nicki: Tuve diabetes gestacional, así que elegí un hospital que apoyaba los procesos naturales y el contacto piel con piel. Yo recibí a mi hija, la llevé a mi pecho y nunca dejó mis brazos (o los de mi marido) ¡todo el tiempo que estuvimos ahí! Nos sentimos escuchados y respetados, así que fuimos al mismo lugar con nuestro segundo hijo.

Samantha: Éramos nuevos en la zona y no sentíamos que nuestra casa fuera adecuada para un parto, así que elegimos un centro. Tuve una experiencia maravillosa, pero en realidad quería estar en casa para mi segundo bebé. Terminó siendo una gran decisión, dado que mi segundo hijo nació a las 10:30 p.m. Me comí un sándwich, me metí a la cama ¡y me dormí!

riesgo, sin complicaciones. Aunque las enfermeras-parteras son profesionales médicos entrenados —hablaremos más sobre su certificación y licencia en la siguiente semana—, no son capaces de realizar partos quirúrgicos (así que nada de cesáreas). Se suele recomendar que las mamás con complicaciones médicas o de embarazo, incluyendo diabetes gestacional y preeclampsia, que esperan múltiples o se consideran de "alto riesgo" den a luz en un hospital.

Si un centro de maternidad todavía suena como lo correcto para ti, necesitas saber que hay dos tipos diferentes:

CENTRO AUTÓNOMOS

Estas instalaciones suelen pertenecer a una partera o un equipo de parteras que las dirigen. Agendar uno para tu parto por lo general implica elegir a esas parteras como tus proveedoras de salud principales (contrario a encontrar un médico o una partera por tu cuenta). Irás al centro por todas tus necesidades prenatales, incluyendo revisiones constantes, ultrasonidos y pruebas genéticas. (Ten en mente que si ya ves a un médico regular, todavía puedes ir a un centro de maternidad; algunas incluso te admiten en tu tercer trimestre.)

Aunque los centros de maternidad autónomos no suelen tener un obstetra en casa, tu partera puede consultar con obstetras y pediatras profesionales cuando sea necesario, o incluso recomendarte un médico si desarrollas una complicación que te pase a la categoría de alto riesgo. Otra cosa importante que señalar: casi *nunca* se ofrecen epidurales en los centros autónomos porque necesitan el cuidado de un anestesiólogo. Si decides que quieres una, será necesario transferirte a un hospital.

CENTROS AFILIADOS A UN HOSPITAL

Un centro de maternidad afiliado a un hospital ofrece un alojamiento similar al de una instalación autónoma (piensa en camas *queen* y tinas).

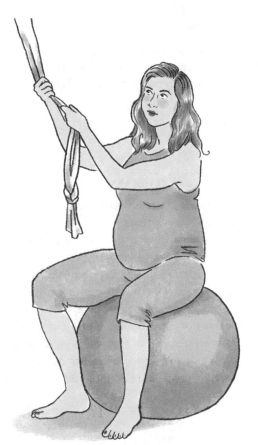

Tal vez se encuentre en un edificio aparte o dentro del mismo hospital, pero *no* será parte de la sala de maternidad común.

En términos de quién te cuidará en un centro afiliado a un hospital: varía. Algunos obstetras estarán de acuerdo en recibir a tu hijo en él. Algunos centros están afiliados con varias parteras, así que puedes tener muchas opciones al elegir tu proveedor de salud. Pero incluso si te atiende una partera, los centros afiliados suelen tener médicos o enfermeras registradas en su personal que se involucran de cierta manera en el parto, aunque poco. (En el parto de mi hija, por ejemplo, me atendió mi partera, mi doula y una enfermera del hospital.) Mientras que tu probabilidad de tener un parto natural aquí es definitivamente más elevada que en el área de parto del hospital, debes saber que algunos centros afiliados a hospitales tienen índices de intervención más elevados que los autónomos porque deben acoplarse a los protocolos, políticas y estándares del hospital.

Sin importar qué clase de instalación elijas, tanto las afiliadas a un hospital como las autónomas están equipadas para transferir tu cuidado si surgiera una complicación. Si te preguntas qué sucede en una *emergencia*, no estás sola; es quizá la pregunta más común que hacen las futuras mamás cuando deciden dónde dar a luz, especialmente si no creen mucho en cualquier cosa alternativa o poco tradicional.

Pero las emergencias en los centros de maternidad son muy raras.

A lo largo de tu embarazo, tu partera estará al pendiente de tu salud, en general, y documentará el crecimiento de tu bebé, por supuesto, pero también considerará si un centro de maternidad sigue siendo la mejor opción y la más segura para ti. Si surgiera una complicación —quizá desarrolles hipertensión a finales del tercer trimestre—, transferirá tu cuidado a un médico mucho antes de que se acerque el gran día.

Si surge una situación inesperada en el parto, los centros y las parteras que los dirigen tienen acuerdos para transferir pacientes a hospitales y los medios para ello. Los centros están equipados con oxígeno, equipo de resucitación infantil y algunos medicamentos, además de parteras entrenadas para usarlos. La gran mayoría de las transferencias, sin embargo, suceden por otras razones: ya sea que la mamá decidió que quería una epidural después todo o su labor se detuvo (muchos centros no pueden o no quieren administrar Pitocin u otros medicamentos para inducir el parto, así que es necesario transferir).

En el estudio de la Asociación Americana de Centros de Maternidad que mencioné, sólo 1.9 por ciento de las transferencias en parto es por emergencias médicas.

Si tu partera tiene privilegios de hospital y te transfieren por algo que no sea una emergencia, todavía podría seguir tratándote —y recibir a tu bebé—, incluso en el hospital. En caso de una emergencia, todavía podría colaborar con un

NO TE DEN GATO POR LIEBRE EN LOS CENTROS AFILIADOS

Como la visión natural de tener bebés se vuelve cada vez más popular, algunos hospitales han empezado a llamar "centros de maternidad" a sus salas de maternidad normales. Un centro que no esté dirigido por o en colaboración con parteras no te ofrecerá el mismo estándar de cuidado; estarás sujeta a la visión del manejo médico, inclinado por las intervenciones en el parto, aunque sea en un paquete bonito y "hogareño".

médico, dependiendo del cuidado que requieras. (Las parteras no pueden hacer cesáreas, pero pueden asistir en una si la necesitaras.) Ten en mente también que si eliges un centro afiliado a un hospital, la sala de maternidad común —incluso el quirófano— puede estar sólo a un viaje en elevador.

¿CÓMO ENCONTRAR UN CENTRO EN TU CIUDAD?

En la actualidad, para cubrir la creciente demanda de opciones naturales para dar a luz, en varias partes han empezado a surgir más centros de maternidad autónomos y afiliados a hospitales, sobre todo durante la última década. Sin embargo, algunas zonas —especialmente las rurales— todavía no cuentan con servicios así, por lo que tus opciones pueden ser limitadas, dependiendo del lugar donde vives. También sería bueno que revisaras tu seguro médico. En muchos casos sí cubren los centros de maternidad, tanto

autónomos como afiliados a un hospital, pero las políticas pueden variar ampliamente. Si tienes un deducible alto, quizá pagues menos por el cuidado de una partera en un centro de maternidad sin seguro que lo que deberías pagar de tu bolsillo (después del seguro) en el hospital.

Para encontrar un centro de maternidad cerca de ti:

♡ En Estados Unidos, por ejemplo, la Comisión para la Acreditación de Centros de Maternidad acredita alrededor de un tercio de los centros usando los estándares establecidos por la Asociación Americana de Centros de Maternidad. Ten presente que los centros afiliados a hospitales —como donde yo di a luz— rara vez son acreditados, en parte porque deben seguir las políticas de los hospitales. Puedes buscar en internet para encontrar centros acreditados cerca de ti.

♡ No subestimes el poder de las recomendaciones de amigos y familiares. Manda un correo a todos los que conozcas, postea un mensaje en tu muro de Facebook o intenta la típica búsqueda en Google. También puedes inves-

tigar si los centros donde dieron a luz tus amigas tienen licencia o están acreditados.

Una vez que hayas encontrado un centro (o dos) que se vea prometedor, el siguiente paso es programar una visita. Esto te dará la oportunidad de saber más sobre las instalaciones, conocer al personal, responder tus preguntas más urgentes y —lo más importante— saber cómo te sientes en el lugar. Sin importar qué tan hermoso parezca en internet, nada se compara con esa primera impresión en persona. Si no te ves dando a luz ahí, ¡sigue buscando!

¿QUIERES PARIR EN UN HOSPITAL?

Si tienes un embarazo múltiple, una condición médica crónica o una complicación relacionada con el embarazo, necesitas estar en la sala de maternidad de un hospital; es el mejor lugar para asegurar la salud y seguridad de tu bebé y tuya. Un hospital también puede ser la decisión correcta si prefieres continuar con tu médico regular (si es que no quiere que el parto sea en un centro de maternidad) o si estarás más cómoda en un área de maternidad básica.

Donde sientas más apoyo y seguridad, mamá, ahí es exactamente donde debes dar a luz.

Pero no sólo porque hayas elegido quedarte en un hospital significa que ya no tengas que tomar decisiones.

De acuerdo, muchas decisiones.

Aunque es común elegir a tu médico primero —especialmente si se da un embarazo de alto riesgo—, también es posible elegir tu hospital preferido y luego trabajar hacia atrás para encontrar un proveedor de salud afiliado. Después de todo, el cuidado que puedes esperar recibir en un hospital u otro, incluso en hospitales en la misma zona, puede variar mucho.

Algunos hospitales, por ejemplo, te permiten parir con un ginecobstetra o una partera, incluso dentro de la misma sala de maternidad. Algunos hospitales también ofrecen cuartos de parto privados; de una zona de PR (parto y recuperación), por ejemplo, sólo saldrás si llegas a necesitar una cesárea. (Por supuesto, éstas *siempre* se realizan en quirófano; no es acogedor, pero sí el único escenario adecuado para un procedimiento quirúrgico.) Una vez que nazca el bebé, te moverán a la sala semiprivada de posparto. Si el hospital ofrece zona PRP (última P de posparto), te quedarás en el mismo lugar desde que te admitan hasta que te vayas a casa.

Los hospitales tienen políticas variadas sobre la gente en tu habitación, la duración de tu estadía y dormir con tu bebé (algunos obligan a que el bebé duerma en el cunero). Si crees que podrías querer o necesitar *alguna* intervención (como analgésicos), debes tener en mente que no todos los hospitales tienen un anestesiólogo disponible 24/7, lo que podría afectar que recibas una epidural, así como influir en el tipo de anestesia que te pusieran si se diera una cesárea de emergencia.

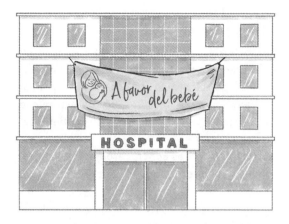

No todos los hospitales tienen unidades de cuidados intensivos neonatales (UCIN), lo que puede afectar tu decisión sobre dónde dar a luz, especialmente si ya tuviste partos complicados en el pasado o enfrentas problemas con éste.

Quieres considerar el precio: el rango de costo de un hospital a otro puede ser exorbitante. (En el estudio de California que mencioné antes, la diferencia entre el parto vaginal más barato y el más caro ¡fue de 35 mil dólares!) También revisa tu seguro. Algunos planes pueden cobrar cargos extra por servicios como cuartos privados, o pueden necesitar que te quedes cierta cantidad de días para tener cobertura completa.

Finalmente, si un parto natural es tu prioridad, debes saber que los hospitales con índices altos de intervenciones probablemente te obliguen a tener un monitor fetal electrónico y una intravenosa de fluidos, o pueden animarte a parir acostada, lo que puede aumentar la probabilidad de que termines necesitando una cesárea.

O si planeas continuar con tu ginecobstetra regular, averigua dónde atiende. Desafortunadamente, algunas mamás no se enteran de a qué hospital deben ir, sino hasta el segundo o incluso tercer trimestre; para entonces, probablemente ya desarrollaste una relación cercana con tu médico y cambiar de proveedor de salud puede ser, cuando menos, una molestia. Si hay muchos hospitales en tu área, considera visitar varios de ellos. (De hecho, si todavía no decides dónde dar a luz, te recomiendo visitar hospitales y centros de maternidad. ¡Conoce tus opciones, mamá!) Algunos hospitales pueden arreglar visitas privadas; mientras que otros dan visitas guiadas a grupos. Tendrás la oportunidad de ver el área de selección y registro, las salas de espera, la sala de dilatación y parto y la sala de posparto; si el hospital ofrece ambas, pide verlas.

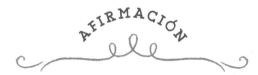

AFIRMACIÓN

Mi cuerpo sabe cómo crear este bebé y mi cuerpo sabe cómo tener a este bebé. Camino con los *miles de millones* de mamás que han parido antes de mí.

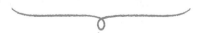

PARIR EN CASA: ¿ES SEGURO?

Aunque los partos en casa suman menos de 2 por ciento en Estados Unidos —alrededor de 35 mil partos al año—, las cifras están subiendo; de hecho, hubo un aumento de 56 por ciento en la última década. Esto no debe sorprendernos. Después de todo, no hay nada como el hogar.

Así como parir en centros, un parto en casa te permite tener más intimidad, mucho más privacidad y aumentar la comodidad, pues tienes acceso a tu propia cama, tu propia comida y tantos amigos y familiares como quieras; incluso tu propio baño. También te enfrentas a menos intervenciones, menos probabilidad de complicaciones (incluyendo desgarres), una menor posibilidad de cesárea y, en el caso de embarazos de bajo riesgo o sin complicaciones, incluso igual o mayor seguridad.

Sí, seguridad.

Durante años fue difícil encontrar investigaciones de calidad sobre partos en casa. Seguido, los estudios a gran escala y los informes se apoyaban en datos recolectados de certificados de nacimiento, sin distinguir entre partos en casa, no planeados, sin asistencia, y los partos en casa *planeados*, asistidos por médicos o parteras entrenados y altamente calificados. (Obviamente, parir en casa con un proveedor no calificado —o sin asistencia— aumenta tu riesgo de un resultado negativo.) Otros estudios eran cuestionables o parciales, y se utilizaron para alejar a la gente de esta práctica. Por fortuna, eso empieza a cambiar, en parte por un informe original a gran escala, publicado en 2014 en el *Journal of Midwifery & Women's Health*, que utilizó información de la Alianza de Parteras de Norteamérica. Al preguntar a casi 17 mil mujeres que planearon un parto en casa, entre 2004 y 2009, los investigadores descubrieron que sólo 5.2 por ciento terminó en cesárea y una cifra increíblemente baja de mujeres necesitó una epidural o Pitocin (4.5 por ciento).

Se transfirió al hospital sólo a 11 por ciento de las mujeres, la mayoría no por emergencias. Aún más, 86 por ciento de los bebés tuvo lactancia exclusiva seis semanas después del parto (casi 97 por ciento lactó al menos parte del tiempo).

Los investigadores concluyeron que la mayoría tuvo resultados "excelentes".

Sin embargo, por sorprendente que pueda ser la experiencia, los partos en casa todavía son controversiales. El Colegio Americano de Obstetras y Ginecólogos no lo recomienda ni apoya, aunque admite que "el riesgo total de los partos en casa es bajo" y las mamás deberían tener la opción de dar a luz en casa. El Colegio Americano de Enfermeras-Parteras, por otro lado, cree que un parto en casa es una alternativa segura ante un parto en hospital para las mujeres con bajo riesgo y apoya la práctica. Aun así, no es inusual que las mamás que eligen un parto en casa se enfrenten a la preocupación (o incluso desaprobación) de amigos y familiares. Una cosa es cierta, si estás considerando dar a luz en casa, necesitarás un nivel de compromiso muy grande. Necesitarás ser diligente con tu salud (dado que comer bien y hacer ejercicio regularmente disminuye el riesgo de complicaciones relacionadas con el embarazo). Necesitarás elegir un proveedor de salud adecuado, con licencia y acreditado. (Hablaremos más al respecto en la siguiente semana.) Definitivamente, deberías tomar una clase de parto natural y, lo más importante, investigar.

Las candidatas a parto en casa deben:

♡ Tener excelente salud. Casi todos en el mundo de la maternidad están de acuerdo en que las mamás que quieren parir en casa no deben tener problemas médicos crónicos, ni complicaciones relacionadas con el embarazo, incluyendo diabetes, diabetes gestacional, hipertensión o preeclampsia, ni el riesgo de parto prematuro o un historial de embarazos complicados. Además, el Colegio recomienda que las mamás con más de 42 semanas, embarazo múltiple, cuyos bebés no estén en posición, o intenten un parto natural después de una cesárea vayan a un hospital. Muchas mujeres son capaces de parir bebés atravesados o tener en casa un parto natural después de cesárea, pero el índice de muerte fetal es más alto de lo que vemos en un hospital (5 de cada 222 y 5 de cada mil 52, respectivamente, de acuerdo con un informe publicado en el *Journal of Midwifery & Women's Health*).

♡ Comprometerse con un parto natural. Parir en casa implica olvidar las epidurales y casi cualquier otro analgésico, así como la mayoría de las intervenciones, a menos de que te transfieran a un hospital.

♡ Vivir cerca de un buen hospital. Hay un dicho popular en la obstetricia: "30 minutos de la decisión a la incisión", lo que significa que todos los hospitales y centros médicos deberían poder hacer una cesárea de emergencia 30 minutos después de decidir que la mamá necesita una (aunque en ciertas situaciones de emergencia, los médicos están de acuerdo en que la cirugía debería empezar incluso antes). El punto es que importa dónde vives; un viaje de más de 50 kilómetros puede indicar que un parto en casa no es la mejor opción para ti. También debes tomar en cuenta el tránsito en tu zona (los embotellamientos implican más tiempo en el traslado) y el clima. ¿Vas a dar a luz a la mitad del invierno en una parte del país donde nieva? Sé conservadora con tus estimados para no arriesgarte.

♡ Revisa tu plan de seguros. Los partos en casa no siempre están cubiertos, aunque la falta de cobertura no implica que un parto en casa quede fuera. En muchos casos, puede ser menos costoso de lo que pagarías en un hospital.

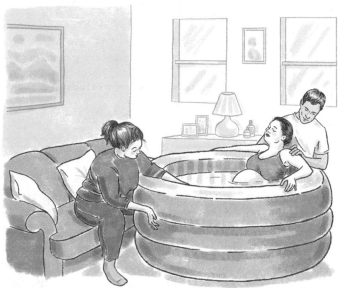

¿Y PARIR EN AGUA?

Aunque la idea de tener un bebé estando sumergida en agua no es exactamente *novedosa* —el primer parto en agua documentado se encuentra en la literatura médica de principios del siglo XIX—, la práctica no se popularizó sino hasta la década de 1990. Parte del atractivo era (y es) que

Sardinas semitolerables

Los órganos principales del bebé se están desarrollando en esta semana, así que es un gran momento para comer pescados grasosos. Son altos en omega-3, un nutriente que nuestro cuerpo no puede producir. (En otras palabras, debe provenir de los alimentos.) El salmón salvaje es delicioso horneado con limón y ajo. El aceite de hígado de bacalao es fácil de tomar si lo mezclas con un poco de jugo de naranja. Pero las sardinas… Ésas son un poco más difíciles de consumir. Y es una pena. Las sardinas enlatadas no sólo son baratas y eco-lógicas, sino altas en omega-3, calcio, selenio y vitamina D. Exactamente por lo que voy a com-partirte tres maneras de enmascarar su sabor:

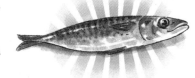

- ⚜ Prueba saltearlas con cebolla y mostaza Dijon, servidas sobre arroz integral.

- ⚜ Cocínalas en salsa de tomate y sírvelas sobre pasta de trigo entero.

- ⚜ Prepara una ensalada (imagina una ensalada de atún, pero con sardinas), con yogurt natural, mostaza, vinagre de manzana y cebollín.

Para las mamás vegetarianas, las mejores fuentes vegetales de omega-3 son aceite de linaza, semillas de linaza y cáñamo.

---

el agua caliente provee un ambiente relajante para la mamá, así como un gran alivio para el dolor durante el parto. Y dado que el bebé pasa nueve meses flotando en líquido amniótico, se cree desde hace mucho que un parto en agua puede ser una entrada más gentil al mundo. Pero, ¿es seguro?

Como muchos aspectos del parto, la respuesta que recibas depende de a quién le preguntes.

En 2014 el Colegio Americano de Obstetras y Ginecólogos y la Academia Americana de Pedia-tría publicaron una sorprendente declaración conjunta, dando la voz de alarma sobre los peli-gros potenciales del parto en agua y sugiriendo que el procedimiento se limitara *sólo* a "pruebas clínicas diseñadas adecuadamente". Y sí hay al-gunos riesgos: uno es una infección potencial en el recién nacido, particularmente si la tina del parto no se esterilizó adecuadamente y el bebé respira agua contaminada; otro es el potencial de ahogarse. Aun cuando un recién nacido gene-ralmente no da sus primeras inhalaciones hasta emerger del agua, *es* posible que un bebé aspire agua hacia sus pulmones al salir a la superficie.

¿Pero eso es probable? No tanto. Y he ahí la controversia.

Los estudios y estadísticas que citan el Colegio y la AAP en su declaración han sido contestados rigurosamente, en particular por el Colegio Americano de Enfermeras-Parteras (CAEP). De hecho, el CAEP no sólo apoya el parto en agua como una elección segura y razonable para las mujeres con bajo riesgo, sino que advierten que la declaración del Colegio y la AAP "*no* refleja bien la vasta y creciente investigación", resaltando la seguridad y los beneficios de la práctica. Cuando se trata de la posibilidad de infección, por ejemplo, el riesgo general es extremadamente bajo; muchos estudios, incluyendo uno de 2005, publicado en el *Journal of Maternal-Fetal & Neonatal Medicine*, no descubrieron ningún aumento en el riesgo de infección. (¿Qué sí encontró el estudio? Una primera etapa de labor de parto más corta, un índice de episiotomía más bajo y menos necesidad de analgésicos.) Un estudio de 2016 publicado en el *Journal of Midwifery & Women's Health*, mientras tanto, no encontró evidencia de que el parto en agua sea dañino para los recién nacidos.

Entonces… ¿qué *significa*?

En resumen, si estás interesada en un parto en agua, discute tus opciones con tu partera o médico. Debes saber que no todas las instalaciones de maternidad están equipadas para un parto en agua, ni todas las mamás son candidatas. Si consideras un parto en agua en casa, asegúrate de que te ayude un proveedor de salud capaz, que pueda asegurarse de que todo es seguro y limpio.

¿Buscas una opción intermedia? Habla con tu proveedor también sobre hacer tu *labor de parto* en una tina, pero parir en tierra; la inmersión durante la labor es algo que apoyan el Colegio, la AAP y el CAEP.

el Pendientes

- Dale un vistazo a tu plan de seguros para conocer tus opciones. ¿Tienes cobertura para servicios especiales (como un cuarto privado) en un hospital? ¿Tienes cobertura para centros autónomos y afiliados a hospitales? ¿Qué hay de los partos en casa?

- Empieza investigando lugares en tu ciudad. Algunas ciudades pueden tener muchos centros de maternidad afiliados a hospitales, pero no instalaciones autónomas. Algunas pueden tener una mezcla de hospitales públicos y privados. Descubre qué está disponible en tu lado del mundo.

- Cuando ya estés lista para visitar tu hospital o centro de maternidad local, pasa a la parte V. Incluí muchas preguntas específicas que debes hacer sobre índices de intervención, métodos para el dolor y servicios.

- ¿No sabes qué tipo de proveedor contratar? Hablaremos sobre las parteras —entrenamiento, certificación, nivel de educación— en la siguiente semana. También te daré consejos para encontrar a un obstetra con visión natural.

Conoce a tu partera

¿QUÉ PASA CON EL *bebé*?

Tu pequeñito ha crecido tanto, mamá, que ahora tiene el tamaño de, bueno, ¡un chícharo! En esta semana empiezan a brotar pequeños bultos para sus brazos y piernas. (Tiene también una colita, pero no te preocupes, eso desaparecerá en algunas semanas.) Aunque no puedas oírlo, su corazoncito ya bombea a casi 100 latidos por minuto. Su "tubo neural", es decir, la forma más temprana del sistema nervioso se está conformando; es una de las principales razones de por qué son tan importantes las vitaminas prenatales llenas de folato. Por último, su cerebro ya empezó a desarrollarse en tres partes distintas: el cerebro posterior, medio y anterior. ¡Qué listo!

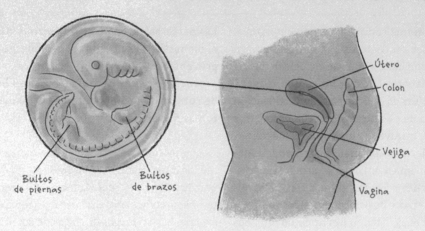

Bultos de piernas

Bultos de brazos

Útero

Colon

Vejiga

Vagina

¿QUÉ PASA CON *mamá*?

También están pasando muchas cosas en tu cuerpo, incluso si todavía no tienes una pancita que lo demuestre. ¿Es posible que una cosa —más bien dos— *ya* haya aumentado de tamaño? Tus senos. Muchas mujeres necesitan comprar unos cuantos brasieres nuevos, y sí, incluso tan temprano en el embarazo, quizá muchas copas ya se han desbordado. Si te suena, considera comprar un paquete de "extensiones" de brasier; pueden dar unos centímetros extra de espalda, que pueden ayudarte hasta que estés lista para pasar a un brasier apropiado para maternidad o de lactancia. Otros cambios relacionados con los senos que puedes notar incluyen: aparición de venas azules prominentes de la parte superior del seno hacia el pezón (por el aumento de flujo y volumen sanguíneo), oscurecimiento de aureolas (para ayudar al bebé cuando lacte) y pequeños bultos de carne en las aureolas, llamados glándulas de Montgomery, que secretan un fluido aceitoso para proteger y lubricar el pezón mientras estás lactando (algo que apreciarás después, créeme).

Estaba sentada tranquilamente en la sala de espera, viendo el cuarto para saber si era *para mí*.

Había revistas de vida natural diseminadas por ahí. Bien.

Otra mamá bebía agua de un frasco. Bien.

Luego noté unos álbumes grandes de fotos apilados junto a la máquina de café y decidí hojearlos. Ahí recibí un golpe visual inesperado: senos saliéndose, recién nacidos cubiertos de, ah, *secreciones...* y foto tras foto, las mamás se veían completamente eufóricas después de tener a sus bebés. Seré honesta: las imágenes me asustaron, pero también me conmovieron. Supe que quería dar a luz así, de la forma más natural posible. También supe que mi boleto para ello sería una partera.

DIFERENCIAS ENTRE PARTERAS Y MÉDICOS

Los ginecobstetras son médicos —o en algunos casos, doctores en osteopatía—, lo que significa que terminaron cuatro años de escuela de medicina y otros cuatro años, si no es que más, de residencia antes de aplicar para su certificación en el consejo de obstetras y ginecólogos. (Otros especialistas, incluyendo los de medicina materno-fetal, es decir, los perinatólogos, tienen todavía más entrenamiento.) Los ginecobstetras pueden tener su práctica privada o trabajar en un hospital o clínica. Aparte de ofrecer cuidados prenatales y recibir bebés, pueden fungir como médicos generales; probablemente veas a uno para tu papanicolaou anual. Pero es fácil olvidar que los ginecobstetras son *cirujanos*. Esto diferencia el campo de la obstetricia de los demás (después de todo, probablemente no visitas a un neurocirujano para tratar estreptococo o gripa). La mayoría de los ginecobstetras también tienen una visión del "manejo médico" del parto y tienden a depender de la tecnología, apoyándose frecuentemente en monitores fetales electrónicos, fluidos y medicamentos intravenosos e inducción de parto. Son los proveedores de salud que más intervenciones utilizan durante el parto.

Las parteras enfocan su entrenamiento en el bienestar, la salud de todo el cuerpo y la prevención. Apoyan el parto natural, vaginal, proveen cuidados personalizados (en lugar de rutinarios) y empoderan a las mamás para tomar decisiones informadas.

Los partos asistidos por parteras resultan en menos intervenciones y un cuidado igual o mejor para la mamá y el bebé. Como los ginecobstetras, también reciben entrenamiento médico extenso, aunque hay tres tipos distintos de acreditamientos (ve la siguiente página).

En tu investigación por un proveedor de salud, quizá te topaste con el término "partera de entrada directa".

Hasta 1994 la EPC era la única certificación disponible reconocida; todas las demás parteras que no eran enfermeras, a pesar de su entrenamiento o educación, se llamaban de "entrada directa". Hoy en día, una partera de entrada directa puede tener licencia para practicar, pero puede o no estar certificada. Depende de las leyes de cada lugar, pero las parteras de entrada directa a veces se llaman "partera con licencia" o "partera registrada".

Enfermera-partera certificada (EPC)

Las enfermeras-parteras certificadas están entrenadas en ambas cosas; son enfermeras registradas que pasaron a un programa de posgrado de educación de enfermería-partería y obtuvieron su certificado del consejo de parteras. Las EPC tienen licencia para practicar en todas partes. Pueden trabajar en una práctica privada, como independientes en un centro de maternidad afiliado a un hospital o junto a médicos y enfermeras en hospitales y clínicas. Algunas EPC también atienden partos en casa. Como los ginecobstetras, pueden fungir como proveedoras generales de salud y suelen prescribir algunos medicamentos (aunque eso varía de lugar a lugar).

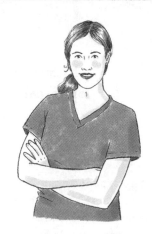

Partera certificada (PC)

Las parteras certificadas no tienen título de enfermería, pero asisten a los mismos programas educativos de enfermería que las enfermeras-parteras y toman el mismo examen de certificación que las EPC. Las parteras certificadas tienen permiso legal para practicar en algunos lugares o pueden conseguir un permiso en otros. Es posible que puedan prescribir medicamentos también, pero no en todas partes.

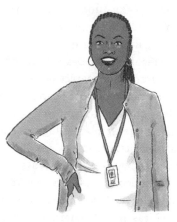

Partera profesional certificada (PPC)

Esta tercera categoría se complica un poquito más. Las parteras profesionales certificadas obtienen su certificación de *diferentes* instituciones que las EPC y las PC. Pueden tener o no certificados de preparatoria, de licenciatura o de posgrado. Su entrenamiento también varía. Las EPC se gradúan de un programa de parteras acreditadas o terminan un programa de prácticas profesionales (aunque *todas* las EPC deben pasar exámenes escritos y pruebas prácticas). La EPC es la certificación de partería que requiere conocimiento de y experiencia con partos en casa y fuera del hospital.

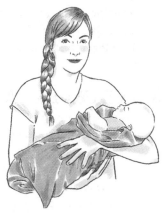

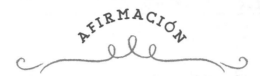

Estoy segura. Estoy a salvo. Puedo sortear
lo inesperado si es necesario. Estoy preparada
para lo que venga.

Una "partera experimentada" (a veces llamada "partera tradicional") puede haberse graduado de un programa de partería o haber sido aprendiz, pero es más probable que sea autodidacta. Las parteras experimentadas, por lo general, no tienen licencia ni certificado.

Te preguntarás por qué tantos títulos, leyes, reglas y regulaciones. Después de todo, contratar a una partera ahora parece una tendencia, como comer quinoa o desintoxicarte con jugos. ¿Por qué tiene que ser tan confuso?

Sucede que en muchos lugares aún hay leyes arcaicas y discriminatorias, residuos de un tiempo en que médicos y parteras se enfrentaban unos a otras, cuando la partería perdió el favor de la gente y los médicos empezaron a promocionar sus técnicas más "modernas" y "sofisticadas". Algunas leyes no se han actualizado desde la primera mitad del siglo XX. El cuidado de parteras no se ha integrado con tanta fuerza a nuestro sistema de salud como en otros países, particularmente europeos. En Suecia, por ejemplo, las parteras supervisan casi *todos* los embarazos; y grupos sin fines de lucro, como Save the Children, consideran a ese país como uno de los mejores lugares en el mundo para tener un bebé. En los Países Bajos, donde el cuidado de partería es igualmente respetado y priorizado, cerca de 30 por ciento de las mujeres dan a luz en casa (comparado con el menos de 2 por ciento de las mujeres en Estados Unidos); otro 10 por ciento da a luz en centros.

Poco a poco estamos cambiando todo eso. Varios lugares ya tienen pendiente una legislación a favor de las parteras y una serie de grupos de apoyo está presionando la inclusión y la reforma. (Si estás interesada en leer más, revisa la campaña Big Push para parteras en www.pushformidwives.com).

ENCONTRAR LA PARTERA CORRECTA PARA TI

La partera que elijas dependerá de *dónde* quieres dar a luz. Los hospitales y centros de maternidad afiliados a hospitales casi exclusivamente emplean enfermeras-parteras (EPC). Las instalaciones autónomas, por otra parte, pueden tener enfermeras-parteras o parteras de entrada directa (que pueden o no estar certificadas). Elegir a una persona para un parto en casa puede ser un poco más difícil.

Tanto el Colegio Americano de Obstetras y Ginecólogos como la Asociación Americana del Embarazo recomiendan elegir una enfermera-partera certificada o un médico si planeas parir en casa. Las enfermeras-parteras certificadas, sin embargo, no siempre asisten en partos

USO SEGURO DE ACEITES ESENCIALES

Los aceites esenciales están de moda y pueden ser una buena herramienta en tu botiquín de remedios, pero es importante usarlos con seguridad, en especial estando embarazada, pues son aceites muy concentrados y potentes. Por ejemplo, una gota de aceite esencial de menta pura equivale a ¡25 tazas de té de menta! Así que, como buena ley general, limita su uso en el primer trimestre, cuando el bebé está más vulnerable, a una o dos veces a la semana. Y cuando sí los utilices, rígete por los siguientes lineamientos:

✤ Cuando apliques tópicamente, diluye el aceite en una solución de 1 por ciento. Intenta añadir 1 gota de aceite esencial por cucharadita de aceite extra (por ejemplo, un aceite vegetal de extracción en frío, como aceite de oliva) y ve cómo te funciona. Los pies son un buen lugar para aplicar los aceites, dado que la piel es gruesa y está lejos de membranas mucosas delicadas.

✤ La difusión de aceites es otro gran beneficio; la aromaterapia estimula el sistema límbico, regulador del estado de ánimo, los recuerdos y los sentimientos de bienestar. Elige un difusor de calidad, añade agua y algunas gotas de aceite, y déjalo 20 o 30 minutos en una habitación bien ventilada.

✤ Nunca ingieras aceites esenciales estando embarazada.

Sobre qué aceites elegir, hay suficientes seguros para un uso ocasional en el embarazo, incluyendo bergamota, cedro, cilantro, franquincienso, toronja, lavanda, limón, palo de rosa, sándalo y *árbol del té* (y ésa de ninguna manera es una lista pequeña). Siempre revisa la lista de ingredientes de las mezclas de aceites, pues pueden incluir aceites que no sean seguros durante el embarazo. Y por supuesto, pide la autorización de tu partera o médico.

en casa; las enfermeras-parteras certificadas y las parteras de entrada directa, por otra parte, son probablemente las que más ofrecen el servicio, pero su práctica suele estar regulada en varias partes. Puedes ver cómo esto tiende a volverse un pequeño círculo vicioso. Continúa tu investigación por internet para enterarte de las regulaciones en tu ciudad, buscar qué instituciones las regulan y leer más sobre el registro de parteras y sus licencias. También puedes buscar qué organizaciones de parteras operan cerca de ti y su estatus legal.

Depende de ti determinar el nivel de entrenamiento y educación con el que te sientas más cómoda, pero no olvides que también estás buscando una partera con la que puedas conectar a un nivel personal. Por inherentemente alternativo que pueda parecer, conozco algunas parteras que han recomendado Tylenol, Benadryl y la vacuna contra la gripa, cosas que *esta mamá* preferiría evitar. No asumas de entrada que compartirá tu misma filosofía sobre el parto o será tan abierta a lo natural como tú; quieres trabajar con alguien que honrará tus decisiones tanto como sea posible. Recuerda, estás *contratando* a esta persona. ¡Las parteras trabajan para ti!

Para encontrar una:

♡ Puedes buscar un centro de maternidad autónomo o afiliado a un hospital y entonces elegir una proveedora de salud. Algunos centros de maternidad funcionan con múltiples prácticas de partería independientes; en otras palabras, puede haber muchas parteras operando en la misma institución.

♡ Busca en internet asociaciones y grupos de parteras para hacer uso de sus herramientas y encontrar una cerca de ti. Considera que puede haber listas de parteras con o sin certificado.

♡ Busca directorios de parteras para encontrar una partera de entrada directa, la cual es más probable que pueda ofrecerte asistencia para un parto en casa.

♡ También puedes buscar directorios gubernamentales y contactar con la asociación estatal de parteras en tu zona.

Una vez que encuentres algunas parteras entre quienes elegir, entrevístalas (igual que programarías tu visita a un hospital prospecto o a un centro de maternidad). Asegúrate de ver la página 472 para una lista detallada de preguntas al entrevistar a tu partera.

ENCUENTRA UN MÉDICO DE MENTE NATURAL

Sin duda alguna, una partera puede ser de gran ayuda al planear un parto natural. En algunos casos, sin embargo, puede no ser posible contratar a una o a la que prefieras. ¡No te preocupes! Todavía es posible tener un parto natural con un ginecobstetra, pero necesitarás encontrar uno que priorice menos intervenciones, los partos vaginales e intente, tanto como sea posible, honrar tus sentimientos, deseos y tu plan de parto.

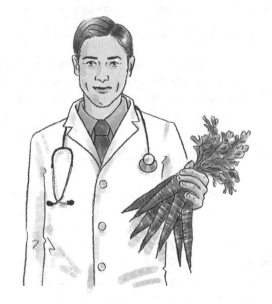

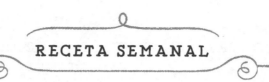

Col berza y tocino

Tal vez oímos más del folato que de otro nutriente en el embarazo, y con razón. Los niveles adecuados de folato pueden reducir el riesgo de defectos en el tubo neural del bebé, como columna bífida. Y dado que el tubo neural se está formando en esta semana, es un gran momento para sumar a lo que ya tomas en tu vitamina prenatal con algo de col berza (naturalmente alta en folato) y tocino. Rico tocino. ¿No comes cerdo? Omite eso y decora tus hojas con 1 cucharada de aguacate; la grasa mejora la absorción mineral.

INGREDIENTES

4 tiras de tocino pasteurizado, cortado en trozos pequeños

1 pizca de sal de mar

¼ de taza de vinagre de manzana crudo

1 manojo grande de col berza, sin tallos, picado

1 cebolla amarilla pequeña, picada

2 dientes de ajo, picados finamente

½ cucharadita de pimienta negra recién molida

1 taza de caldo de pollo

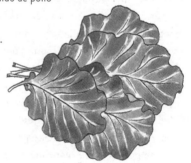

Cocina el tocino a fuego medio hasta que se dore ligeramente. Añade la cebolla y citrónala, alrededor de cinco minutos. Añade ajo, sal y pimienta, y cocina otro minuto. Añade el vinagre de manzana y déjalo hervir hasta que se reduzca a la mitad del líquido en la sartén. Finalmente, añade la col berza y el caldo de pollo, baja la flama a fuego medio-bajo y deja hervir las hojas verdes hasta que se suavicen y se oscurezcan; alrededor de 15 minutos. Rinde cuatro porciones.

ENCONTRAR EL PROVEEDOR CORRECTO
DE LA PARTERA *Cynthia*

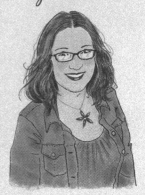

En general, cualquier práctica que ofrezca visitas de consulta, encuentros o reuniones realmente tiende a tener los mejores intereses del cliente como prioridad. Y como proveedora de salud, quiero que las futuras mamás elijan una partera o un médico ¡que se adecue a sus necesidades particulares! Con los años, he visto todo el espectro en términos de dónde "están" mis clientes en sus búsquedas. Algunas familias llegan a mi oficina, por ejemplo, sin saber qué es una enfermera-partera certificada o qué papel puede tener durante el parto; otros están buscando un proveedor cuyos valores y creencias se acerquen a los suyos. Durante estas visitas, muchas veces cito estadísticas (por ejemplo, nuestros índices de epidural o cesárea) o explico los cuidados básicos.

Pero lo que rara vez se dice, y que secretamente me encanta descubrir, es lo que hizo que, en primer lugar, la mamá buscara una partera. Esta información provee una fotografía de la paciente y me ayuda a comprender mejor sus expectativas para el cuidado prenatal. También me permite tener un sentido de sus necesidades mentales y espirituales, la clase de apoyo que existe en su vida cotidiana y las pistas de cualquier condición de salud preexistente. A veces es obvio que *no* soy la persona adecuada; como la mayoría de las EPC, no atiendo partos en casa, por ejemplo. Pero en esas situaciones, hago lo mejor para dirigirlas a grupos cercanos que pudieran dar la clase de servicio que necesita.

Otra cosa que debes tener en mente durante tu búsqueda: mientras que es importante saber cuántos partos ha atendido una proveedora potencial, insisto en que las mamás no descarten a una partera recién graduada basándose sólo en esta información; quizá no tenga muchos partos en su historial, pero es posible que haya trabajado como doula o consultora de lactancia, o puede tener experiencia profesional o personal que muchas parteras experimentadas no. Al final del día, estás buscando todo el paquete. Saber que ya encontraste a la proveedora correcta muchas veces es cuestión de instinto.

Para encontrar un médico que valore el parto natural:

♡ Busca referencias. Tu médico regular (ya sea general o ginecobstetra) podría conocer a alguien correcto para ti, pero haz una búsqueda amplia: pregunta a educadores locales de parto, consultoras de lactancia y doulas; son *grandes* fuentes de información. Pregunta a otras mamás en tu clase de yoga prenatal o de aeróbics en agua. Ten en mente que los osteópatas y médicos familiares a veces tienen una visión más holística.

♡ Busca un centro de maternidad afiliado a un hospital. Sin importar dónde pienses dar a luz, los ginecobstetras que apoyan la labor y el parto en centros de maternidad afiliados y en salas de maternidad comunes tienden a ser de pensamiento más natural que sus colegas. Busca un centro de maternidad que se vea prometedor y busca a partir de ahí.

♡ Busca una partera. ¿Cómo? *¿Por qué buscaría a una partera cuando busco un médico?*, puedes preguntarte. Dado que *algunas* parteras trabajan en colaboración con los ginecobstetras en prácticas privadas, los médicos que emplean parteras pueden ser respetuosos del modelo de cuidado de la partería y prioricen un parto natural.

Ya que hayas encontrado candidatas prometedoras, utiliza las preguntas en la Parte V como punto de partida para tu entrevista. ¡Buena suerte, mamá!

Pendientes

● Lee el estatus legal de las parteras en tu ciudad. Las enfermeras-parteras certificadas tienen licencia para practicar, pero las parteras de entrada directa pueden o no estar reguladas.

● Si no has empezado a visitar centros de maternidad u hospitales, y a entrevistar proveedores de salud, ahora es el momento. Las parteras, por lo general, programan su primera cita prenatal entre las semanas 8 y 10 de tu embarazo, mientras que los ginecobstetras quieren verte antes, entre las semanas 6 y 8, en algunos casos.

● ¿Planeas dar a luz en un hospital con un ginecobstetra? Te invito a contratar una doula; puede ser un apoyo magnífico para tus decisiones en el cuarto de parto. Hablaremos más sobre las doulas en la "Semana 16".

Remedios naturales
para las náuseas

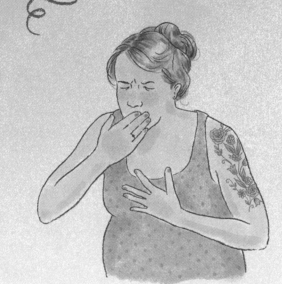

¿QUÉ PASA CON EL *bebé*?

Ésta es una semana de crecimiento masivo para el bebé. La semana anterior tenía el tamaño de un chícharo; ahora lo duplicará hasta algo como una mora azul. También tu pequeño Einstein está pasando por un entrenamiento mental pesado; añade alrededor de cien células cerebrales nuevas cada minuto. Su carita empieza lentamente a parecerse a la de mamá y papá; bueno, al menos empieza a parecer más *humana*: se forman párpados, boca, lengua y la punta de la nariz. Algunos órganos internos importantes empiezan a desarrollarse, incluyendo riñones, hígado, apéndice y páncreas. Los pequeños bultos de sus brazos y piernas son más pronunciados ahora, y aparecen los primeros indicios de manos y piernas, aunque todavía no hay dedos preciosos y besables.

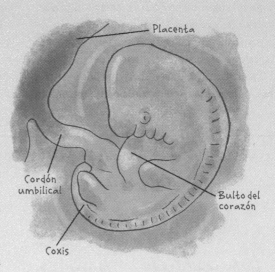

Placenta

Cordón umbilical

Bulto del corazón

Coxis

¿QUÉ PASA CON *mamá*?

Es posible que tu peso fluctúe un poco en esta semana; podrías subir un kilo o dos, o quizá en realidad pierdas un poco de peso porque —y odio decirte esto— ahora es cuando muchas mamás empiezan a sentir sus primeras náuseas matutinas. Si te sientes mareada o asqueada, o la sola idea de, digamos, un guisado de atún te envía directo al baño, no te preocupes. Justo a tiempo. Otros síntomas que puedes experimentar incluyen: fatiga, cansancio, dolor de senos y una sensación generalizada de sentirte "hormonal". Pero ¿qué pasa si *no* tienes síntomas? ¿Deberías preocuparte? ¿Es señal de que algo anda mal con el bebé? No, mamá. No a todas las golpean las náuseas. ¡Qué bueno! Así que, agradécelo y no tengas miedo.

¿Cómo es posible que algo (o *alguien*) del tamaño de una mora azul te haga sentir tan... pésimo? Es una pregunta que yo me hice frecuentemente durante mi segundo embarazo. Verás, mi primer embarazo fue bastante tranquilo: un poco de asco por aquí, una poca de náusea por allá, pero nada de qué preocuparse. ¿Pero en el segundo? ¡Ah! Qué distinto. Le advertí a mi marido —varias veces— que *nunca* iba a permitir que sucediera de nuevo. (Y me refería, por supuesto, al embarazo.) Realmente no vomité, por fortuna, pero las náuseas me duraban todo el día. La fatiga intensa tampoco me ayudó mucho.

Hasta 80 por ciento de las futuras mamás experimentan alguna forma de *nausea gravidarum*, el término más científico —y más preciso— para la náusea matutina, dado que las ganas de vomitar pueden venir a cualquier hora del día, día o noche. Algunas mamás pueden enfermarse a media tarde, mientras que otras se sienten mal en varios momentos a lo largo del día. También son comunes en este tiempo el mareo, el dolor de estómago, el reflujo y la sensibilidad a ciertos olores.

Maravilloso.

Tristemente, la náusea matutina puede ser —para casi todas las mujeres— una de las muchas alegrías en el embarazo. Lo bueno es que suele ser manejable y terminar a finales del primer trimestre.

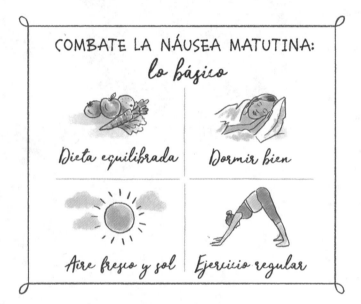

COMBATE LA NÁUSEA MATUTINA: *lo básico*

Dieta equilibrada | Dormir bien

Aire fresco y sol | Ejercicio regular

TEORÍAS SOBRE LO QUE PROVOCA NÁUSEA AL DESPERTAR

¿Por qué muchas de nosotras devolvemos el desayuno, especialmente ahora, cuando el bebé está en una etapa crítica de su desarrollo? La verdad es que no sabemos qué lo provoca, al menos no con seguridad. Éstas son las tres teorías más comunes:

TEORÍA 1: CULPA A LAS HORMONAS

Cuando creas una nueva vida, mamá, tu cuerpo se *inunda* de hormonas. ¿Recuerdas esa hormona que necesitabas para obtener una lectura positiva en tu prueba de embarazo? Es la gonadotropina coriónica humana (hCG). Mientras que ahora tienes un montón de hormonas nadando por tu sistema, la hCG, en particular, es culpable de hacerte sentir asqueada, quizá porque sube al máximo —hasta 300 mil mUI/ml de orina— y es cuando los síntomas de náusea matutina, por lo general, son peores: entre las semanas 9 y 12 de tu embarazo. (En comparación, la prueba de embarazo probablemente registra un positivo ¡con sólo 20 mUI/ml!)

Entonces, quizá los niveles altos de hCG hagan que tus ovarios produzcan más estrógeno. Las mujeres que toman anticonceptivos hormonales o terapia de remplazo hormonal, aumentando sus niveles de estrógeno, muchas veces también experimentan náusea.

Asimismo, estás produciendo más progesterona, lo que no sólo relaja los músculos de tu útero —evitando contracciones tempranas—, sino también de tu estómago e intestinos. Esto hace que la digestión sea menos eficiente, lo que puede llevar a acidez y reflujo (sin mencionar eructos y flatulencias). ¡Buenos momentos!

TEORÍA 2: SUPERVIVENCIA DE LA ESPECIE

En la "Semana 3" mencioné que la sensibilización del sentido del olfato puede ser por supervivencia; si la mamá puede oler comida podrida, echada a perder o venenosa en la naturaleza, la lógica indica que también puede proteger mejor a su bebé. De acuerdo con un par de biólogos de la Universidad Cornell, la náusea matutina puede dar una protección similar, haciendo que la mamá evite o devuelva alimentos potencialmente dañinos.

En el primer trimestre hay supresión inmunológica para que tu cuerpo no etiquete y ataque al bebé como un "intruso extraño", pero te deja más susceptible a enfermarte por comida. Eso explica por qué las mujeres japonesas experimentan el índice más alto de náusea en cualquier sociedad industrializada en el mundo (de acuerdo con los investigadores de Cornell): el pescado crudo, susceptible a contaminantes, es un elemento básico en la dieta japonesa. Las sociedades con menos índices de náusea consumen una dieta principalmente de productos vegetales "seguros", como frijoles y maíz. Es interesante saber que las mujeres que experimentan náusea matutina tienen menor probabilidad de aborto espontáneo y más probabilidad de tener bebés sanos; indicador de que la náusea y el vómito son medidas protectoras.

TEORÍA 3: CONSIDÉRALO DEFICIENCIA NUTRICIONAL

Algunos expertos creen que las náuseas matutinas son provocadas, al menos en parte, por una glucosa baja, aunque no hay estudios que apoyen esta teoría. (Las náuseas pueden empeorar mucho cuando tienes el estómago vacío, así que intenta comer *algo*, incluso si lo único que puedes ingerir es pan tostado.) Otros creen que las futuras mamás tienen deficiencias de vitaminas y minerales esenciales, lo que contribuye a exacerbar el asco.

Hay ocho vitaminas diferentes que forman la familia B; si leíste los capítulos anteriores, ya estás familiarizada con uno: el folato, también conocido como vitamina B_9. Sin embargo, varios

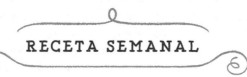

RECETA SEMANAL

Licuado para las náuseas

Cuando no se te antoje nada (o no digieras nada), es hora de una nutrición líquida. Caldo, refresco de jengibre natural y sopas son buenas opciones. Los licuados pueden ser particularmente geniales porque la licuadora digiere un poco las cosas por ti, calmando tus molestias estomacales. (Algunas mamás también sienten que los alimentos congelados o fríos son más fáciles de consumir, y conservar.) Este licuado está diseñado específicamente para reabastecer algunos nutrientes que pierdes al vomitar. Como bono, tu pareja también pensará que sabe rico.

INGREDIENTES

1 plátano congelado (rico en potasio)

¾ de taza de agua de coco (alta en electrolitos, incluyendo potasio y magnesio)

½ taza de avena cocida, fría (la fibra y los carbohidratos estabilizan la glucosa)

1 o 2 cucharadas de mantequilla de almendra natural (alta en proteína y grasas buenas)

½ cucharadita de jengibre orgánico en polvo o 1 cucharadita de jengibre rallado (por su efecto contra náuseas)

1 cucharada de miel de abeja (para endulzar)

Hielo (opcional)

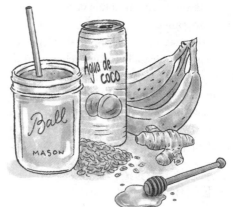

Licua bien todos los ingredientes. Añade más minerales y proteína con una pizca de sal y una medida de proteína en polvo. También puedes vaciar una cápsula de probiótico, para estimular tu flora intestinal.

¿LA NÁUSEA ES UN INDICADOR DEL GÉNERO DEL BEBÉ?

No hay forma de evitarlo: el embarazo está plagado de mitos, particularmente sobre cómo predecir el sexo del bebé. Quizá los hayas escuchado antes... Si tu vientre embarazado se ve hacia "arriba", vas a tener una niña. ¿Tu seno derecho es más grande que el izquierdo? Bueno, dice la leyenda que vas a tener un niño. Si el corazón del bebé late a menos de 140 pulsaciones por minuto, tendrás un niño. Y si terminas pasando la mayor parte del primer trimestre con tu cabeza en el escusado, esperas una niña.

Tonto, ¿no? Vamos, todas sabemos que las viejas ideas pueden ser sólo eso, *viejas*. Sin mencionar que son enormemente imprecisas (o al menos no apoyadas por investigaciones médicas). ¿O sí?

Resulta que una puede ser cierta. De acuerdo con un estudio de la Universidad de Washington, las mamás extremadamente enfermas durante el embarazo —hospitalizadas por hiperémesis gravídica— tenían 50 por ciento más probabilidad de tener una hija. Y entre peor es la náusea, el resultado es más probable: entre las mujeres hospitalizadas durante tres días o más, la probabilidad de tener una hija se elevó 80 por ciento. ¿Por qué? Nadie lo sabe con seguridad, pero podría ser que las niñas en el útero tienden a producir niveles más elevados de hCG que los niños.

estudios han demostrado que tomar suplementos de B_6 puede reducir significativamente los síntomas de náusea matutina. Yo lo garantizo. Como recomendación de mi partera, tomé 50 miligramos de B_6 con cada comida a lo largo del primer trimestre de mi segundo embarazo. No sólo me ayudó a terminar con la náusea, sino que en los días que olvidé tomarla, noté que el asco regresaba.

Hay evidencia sugerente de que la mayoría de las mujeres, embarazadas o no, tienen cierto nivel de deficiencia de magnesio.

En la "Semana 3" hablamos sobre la merma de suelos. Si combinamos esta idea de que las frutas y verduras cultivadas hoy no son tan densas nutricionalmente como las de hace décadas —apoyada por varias investigaciones, incluyendo un estudio en 2004 del Departamento de Química y Bioquímica de la Universidad de Texas— con el estilo de vida estresante y una dieta alta en azúcar (dos cosas que además merman las reservas de magnesio), no nos sorprenderá que muchas necesitemos desesperadamente un apoyo mineral.

Puedes tomar suplementos de magnesio; la mayoría de la gente tolera el glicinato de magnesio. Una forma fácil de tener este mineral relajante es a través de la piel; yo usé un aceite de magnesio, que puedes untar en las comisuras de brazos y piernas (zonas de piel delgada) como una loción. El magnesio también es bueno para el intestino. Me parecía que las cosas seguían, eh... moviéndose.

¿POR QUÉ ME ARDE LA GARGANTA?

¿Alguna vez has visto a uno de esos malabaristas que "comen" fuego? Ya sabes, ¿los que meten espadas encendidas en sus gargantas en aras del entretenimiento? Me parece que la imagen describe muy bien la severa acidez que viene con el embarazo (aunque, como cualquiera que lo haya sentido puede asegurar, no hay nada *entretenido* al respecto). Y aunque la acidez no causa exactamente náuseas matutinas, ciertamente no ayuda con el asco. Se siente como si tuvieras lava hirviendo surgiendo de tu pecho, además de que deja un sabor asqueroso en la boca. ¿Qué pasa?

La progesterona no sólo relaja tus músculos, sino también la pequeña válvula que separa tu estómago y el esófago. Esto facilita que el ácido estomacal suba, provocando la sensación de irritación y acidez. Mientras que ésta puede aumentar en el primer trimestre, muchas veces se intensifica en el tercero, conforme el bebé empieza a comprimir tus órganos digestivos y tu diafragma, empujando el contenido del estómago hacia el norte. Éste es un aspecto bastante rutinario del embarazo, y muchas mamás experimentarán cierto nivel de acidez en algún momento.

La buena noticia es que lo que comes y cómo puede hacer toda la diferencia (y también puede ayudarte a calmar un poco de la náusea).

Intenta evitar alimentos ácidos que disparen la irritación: cebolla cruda, alimentos fritos, azúcar refinada y bebidas carbonatadas o con cafeína. Elige alimentos más suaves, como yogurt, frutas suaves (como mango y melón), caldo y arroz integral germinado. Sobre *cómo* comer, intenta que el almuerzo sea la comida principal del día; en otras palabras, no comas antes de irte a la cama o tomar una siesta, y evita descansar o acostarte inmediatamente después de una comida, dado que eso empuja el contenido del estómago hacia el esófago.

Algunas mamás también sienten alivio con digestivos. Por ejemplo, papaya madura, piña y aguacate son naturalmente altos en enzimas que ayudan a descomponer proteínas difíciles de digerir, como las de la carne, el trigo (gluten) y los lácteos (caseína). Los alimentos naturalmente fermentados —piensa en chucrut, yogurt y miso— pueden aumentar tus bacterias intestinales, calmando más la indigestión. (Ten cuidado con productos falsamente fermentados, pues no tienen estas propiedades beneficiosas. ¿Cómo distinguirlos? Los realmente fermentados están en refrigeradores y no contienen vinagre). También puedes hablar con tu partera o médico para tomar un suplemento de ácido clorhídrico; irónicamente, la acidez a veces es causa por poco ácido estomacal.

¿Todavía sacas fuego? Intenta añadir semillas de hinojo molidas, hojas de menta o una cucharadita de jengibre rallado al té caliente; se han utilizado durante siglos para calmar problemas digestivos. Me parece que las mismas pastillas de menta que usaba para calmar la náusea matutina también hacen maravillas para aliviar la acidez.

LA SALIDA CON NÁUSEAS

Ahora que sabemos qué provoca la náusea matutina —bueno, más o menos—, empecemos a calmar esos síntomas, mamá. Primero, empieza con lo básico. Lo mejor que puedas:

♡ Come balanceado y alimentos ricos en nutrientes.

♡ Permanece hidratada. Algunas náuseas pueden ser por algo tan simple como deshidratación. Procura tomar al día 40 ml de líquidos por cada kilo de peso corporal. Añade limón fresco al agua para ayudar y asegúrate de leer la página 137 ¡para inspirarte con las bebidas!

♡ Duerme bien (al menos ocho horas cada noche).

♡ Haz ejercicio (incluso si es sólo caminar alrededor de la manzana).

♡ Toma mucho aire fresco y sol. (Dato curioso: tu cuerpo produce vitamina D, esencial para la absorción del magnesio, cuando se expone directamente al sol.)

Si te parece que ciertos olores o aromas —la colonia de tu marido, por ejemplo— de pronto te revuelven el estómago, considera cambiar a otros productos de cuidado personal o limpieza sin fragancia (o pídele a él que lo haga) durante las siguientes semanas. Y aun cuando puede ser difícil digerir algo, intenta no pasar mucha hambre.

Náusea + estómago vacío = una gran probabilidad de perder tu almuerzo.

Si los alimentos suaves son más agradables ahora, elige opciones densas nutricionalmente, como arroz integral con sal de mar, aguacate sobre pan de grano entero, caldo de huesos o plátano y mantequilla de almendra natural. Quizá también te ayude comer una colación en la noche o un par de galletas saladas antes de salir de la cama en la mañana, en parte para mantener tu glucosa estable.

Por supuesto, incluso cuando eres diligente sobre tu salud, las náuseas, el mareo o las ganas de vomitar surgen de cualquier parte. Éstos son algunos remedios muy efectivos y naturales que me ayudaron:

MENTA

Toda la planta de la menta contiene mentol, un agente adormecedor que produce una sensación fría; justamente es la razón de que se haya utilizado durante siglos como remedio para náuseas, molestias estomacales, vómito, dolor de cabeza y cólicos menstruales. Busqué mentas por todas partes que no tuvieran azúcar ni NutraSweet (disponibles en internet y muchas tiendas naturistas); solía comer una después de cada comida. Tomar té de menta es otra gran opción (además de ser seguro para beber, con moderación, en el embarazo).

JENGIBRE

Piensa en tu niñez. ¿Alguna vez tomaste Canada Dry para calmar el estómago? El jengibre es otro remedio antiguo para la náusea; sirve porque contiene gingerol y shogaol, dos químicos naturales que relajan el sistema digestivo. Aunque la hierba es segura durante el embarazo, será mejor que te quedes con la raíz nada más, pues dosis grandes pueden provocar dolores uterinos. Una taza de té de jengibre o refresco de jengibre casero son maravillosos para calmar los ascos. El refresco de jengibre natural y los trocitos cristalizados de jengibre también se encuentran en muchas tiendas naturistas.

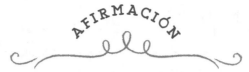
Puedo mantener con gracia juntas la calma
y la molestia. ¿Qué tal si las contracciones
no son dolor, sino poder?

ACEITE DE COCO

La *Helicobacter pylori* (*H. pylori*) es una bacteria intestinal; aproximadamente dos tercios de la población mundial están infectados con esta bacteria, de acuerdo con los CDC. Mientras que la mayoría de la gente nunca presenta síntomas, a largo plazo la bacteria puede provocar gastritis y úlceras estomacales. Investigaciones recientes, incluyendo un estudio en 2014 publicado en el *American Journal of the Medical Sciences*, sugiere un fuerte vínculo entre la presencia de la infección por *H. pylori* y la hiperémesis gravídica.

¿Para combatir la infección y aliviar un poco la náusea matutina? Aceite de coco. Es una fuente dietética rica en ácido láurico, un ácido graso antimicrobiano (también presente en la leche materna) y un bactericida comprobado. Intenta utilizar aceite de coco extravirgen en lugar de aceite de oliva cuando cocines, o añádelo a tus licuados. Intenta consumir dos o tres cucharadas

QUÉ DICEN OTRAS *mamás naturales*

Christina: Tenía náuseas en mi primer trimestre, pero no eran insoportables. Tenía muy poco apetito y a veces nada me sonaba apetitoso ¡aparte de la piña, el mango o la sandía!

Cortney: Estuve mal día y noche desde la semana 6 a la 16. Cuando me daba hambre, me sentía mal, así que intentaba comer cada una o tres horas. Los caramelos de jengibre fueron de mucha ayuda. También probé las pulseras que ayudan contra el mareo en el mar.

Emily: Tomar traguitos de una taza de agua con una cucharadita de vinagre de manzana ¡hacía maravillas!

Nicki: Las pulseras contra el mareo son una maravilla. ¡Y el jengibre cristalizado es una joya!

al día. También podrías hablar con tu partera sobre tomar un suplemento de monolaurina. El ácido láurico se convierte en monolaurina en el cuerpo, y se ha demostrado que ésta en particular mata activamente a la *H. pylori*.

ACUPUNTURA

Es un método antiguo para estimular varios puntos en el cuerpo —usualmente insertando una aguja muy pequeñita en la primera capa de piel—, que puede mejorar la función y el equilibrio energéticos. Estudios han demostrado que puede ayudar con la náusea matutina, particularmente enfocado en lo que se conoce como el punto de acupresión P6.

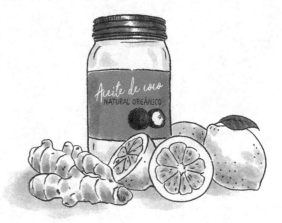

Para encontrar el P6, coloca tres dedos en el interior de tu muñeca; el punto estará debajo de tu dedo índice, directamente sobre dos tendones (muchas veces visibles). Las investigaciones indican que estimular este punto cinco minutos cada dos horas es efectivo para aliviar la náusea. ¿Una forma fácil (cero esfuerzos) de hacerlo todo el día? Busca las pulseras contra el mareo, bandas elásticas con pequeñas protuberancias de plástico que aplican presión constante (sin dolor) en el P6. Yo las usé durante el embarazo —están disponibles en muchas farmacias o en Amazon— y sí ayudaron, pero ten cuidado: delatan tu embarazo. También puedes acudir con un acupunturista cerca de ti para un cuidado más personalizado.

Pendientes

- ¿Vas a la farmacia? Compra limones, jengibre fresco o refresco de jengibre natural, agua de coco y mentas; de esa manera los tendrás a la mano si de pronto te sientes asqueada.

- Habla con tu partera o proveedor de salud para ver si tomar un suplemento de vitamina B_6 es bueno para ti. También podrías preguntarle sobre el suplemento de magnesio o sólo quedarte con una loción o un espray tópico.

- Las náuseas matutinas pueden ser molestas, pero también son señal de que todo progresa como debe. Sin embargo, si los síntomas te vencen o vomitas todo el día, podrías tener hiperémesis gravídica. No dudes en llamar a tu partera o médico.

¿Ganas de análisis?

PARTE I

REVISIONES DE PRIMER TRIMESTRE

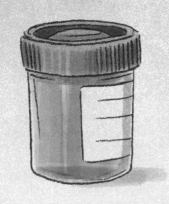

¿QUÉ PASA CON EL *bebé*?

Espera un momento. ¿Ésos son...? Déjame contarlos. Uno, dos, tres... ¡Sí! Oficialmente tenemos diez dedos en las manos y diez en los pies, mamá (por unidos que estén). También tenemos movimiento. Por primera vez, el bebé empezará a moverse en pequeños espasmos espontáneos, aunque probablemente no sientas nada de esto todavía, ya que aún es demasiado pequeño y está muy acolchado dentro de tu útero. (Vale la pena señalar que los primeros movimientos del bebé muchas veces se confunden con burbujas de gas.) Su cola casi desaparece. ¡Fiu! Sus facciones se afinan más y sus ojos empiezan a migrar hacia el centro de su rostro. Los codos se forman, sus brazos empiezan a doblarse hacia su cuerpo y las piernas se estiran y crecen. ¿Qué tan alto es? ¡Mide unos gigantescos casi 2 centímetros!

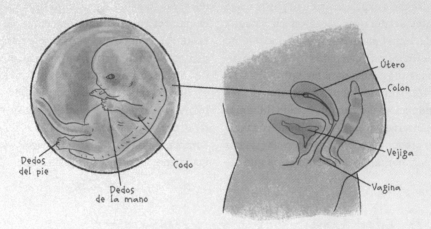

Dedos del pie

Codo

Dedos de la mano

Útero

Colon

Vejiga

Vagina

¿QUÉ PASA CON *mamá*?

En este punto de mi primer embarazo, trabajaba tiempo completo en una oficina, y era difícil. Terminaba el día y todo lo que podía hacer era arrastrarme a la casa, comer algo y colapsar en la cama. Así que si te sientes hecha polvo, la fatiga es completamente normal. Tu cuerpo trabaja tiempo extra ahora, creando esta nueva vida. Los niveles elevados de progesterona tienden a bajar la presión y la glucosa, lo que puede hacer que la mamá dormida esté prácticamente comatosa. Y, mamá, si sientes ganas de llorar por un frasco que no se abre o cuando escuchas una canción de Adele (cualquier canción de Adele; es tan... profunda), también es normal. Las fluctuaciones hormonales, mezcladas con cansancio, pueden hacer que hasta las más frías tengan ganas de llorar. Esto pasará, por eso coloca algunas cajas de pañuelos desechables por la casa.

Desde que tienes esa prueba de embarazo positivo en tus manos hasta el momento en que llegas a tu primera cita prenatal, puede parecer toda una *eternidad*. Y te dije que recuerdo haberle hablado a mi partera, feliz con la noticia, y espantarme cuando dijo: "Te veo en 10 semanas". ¡Diez semanas! ¿Estás *loca*? ¿Y si algo le pasa al bebé antes de entonces? ¿Y si hago algo mal? ¿Y si mi bebé *necesita* algo? Pero entonces recordé: no había mucho que ella o cualquiera pudieran hacer para "salvar" a mi bebé en esos primeros meses. Así que me rendí. Y esperé. Y me preocupé. Hasta que finalmente llegó la hora.

CONSTRUYE UNA RELACIÓN

Si ya entrevistaste a varios practicantes y elegiste oficialmente a tu proveedor de salud, quizá ya tienes idea de la experiencia de tu partera, sus antecedentes académicos y cuál es su filosofía relacionada con el parto natural. (Si todavía no tienes candidatos entrevistados, ahora es cuando. Revisa las preguntas para las entrevistas en la página 472. Mínimo querrás saber qué piensa sobre la inducción al parto, el manejo del dolor y el uso de intervenciones.) Probablemente también tienes preguntas sobre los síntomas que has estado experimentando o los alimentos que comes. Pero recuerda, las parteras (a diferencia de los ginecobstetras) no sólo se especializan en observar tu salud física, sino tu bienestar emocional, así que no dudes en comentar cualquier ansiedad o miedo que puedas tener. Las dos pueden crear un vínculo y, entre más abierta y honesta seas con ella, podrá apoyarte mejor durante el parto. Espera a que te aconseje sobre nutrición, bienestar holístico y remedios naturales para todo, desde náusea matutina hasta constipación. También puede dirigirte hacia varios especialistas, como doulas y quiroprácticos.

DESÓRDENES ALIMENTICIOS Y EMBARAZO

Subir de peso, aumentar tu consumo calórico y vomitar frecuentemente (*hola*, náuseas) pueden ser precursores para las mamás que tienen o tuvieron desórdenes como anorexia, bulimia o comer compulsivamente. Ahora más que nunca es imperativo ser honesta y abierta con tu partera o médico. Si estás luchando con problemas de imagen, aumento de peso, uso de laxantes o algo similar, busca un asesor compasivo. Un nutriólogo, mientras tanto, te puede ayudar a crear un plan de alimentación saludable para tu bebé y tú. No hay nada malo con estar delgada durante el embarazo (de hecho, es mejor), pero no querrás sobrepasarte en un intento de controlar el peso por cuestiones de autovaloración. En el otro extremo del espectro, tampoco es bueno comer comida chatarra sin ningún valor nutricional. Debes saber que no estás sola. Miles de mamás con desórdenes alimenticios (¡y me incluyo!) pueden tener embarazos y partos maravillosos. Lo más importante que puedes hacer es tener apoyo.

VALORA TU SALUD

Tu partera también tendrá muchas preguntas para ti. Debes estar preparada para hablar extensamente sobre tu historial clínico, así como del de tu familia. De hecho, quizá quieras preguntarles a tus padres sobre condiciones relacionadas con el embarazo que sean de familia. También debes tomar nota de la historia familiar de tu pareja, sobre todo lo relacionado con condiciones genéticas. En mi caso, mi madre tuvo dos cesáreas, así que quería saber la opinión de mi partera sobre mi posibilidad de un parto natural.

Asegúrate de mencionar cualquier problema ginecológico que hayas tenido en el pasado, como un papanicolaou anormal, problemas con un embarazo anterior, incluyendo aborto espontáneo, y cualquier cirugía. No olvides mencionar todos los medicamentos que estés tomando. Escribe la fecha de inicio de tu último periodo menstrual, pues lo utilizarán para determinar la fecha de parto. Dile a tu partera o médico si tienes un historial de ansiedad o depresión, pues a veces aumenta tu riesgo de depresión posparto (pero puede tratarse antes de que des a luz). Basándose en tu historial médico y las especificaciones de tu embarazo, tu partera te indicará si un centro de maternidad o un parto en casa —si es que eso es lo que buscas— es lo correcto para ti.

> ¿Tienes miomas? No hay problema. En casi todos los casos, los miomas *no* evitarán que tengas un parto natural.

HAZTE UN EXAMEN FÍSICO

Aparte de los aspectos básicos de cualquier revisión rutinaria —documentar tu peso y altura, tomar la presión, etc.—, tu partera puede realizar un examen pélvico y un papanicolaou para buscar células cervicales anormales. (Sin embargo, puedes negarte si te sientes incómoda con el procedimiento, así como retrasar un papanicolaou de rutina hasta después de tener al bebé.) También puede palpar tu abdomen para revisar el *fondo uterino*, una forma de medir el tamaño de tu útero para estimar el desarrollo del feto.

PASA POR EL *MILLÓN* DE EXÁMENES DE RUTINA Y PRUEBAS GENÉTICAS

Bueno, quizá no un millón, pero la cantidad de pruebas que te ofrecerán de ahora hasta el final de tu embarazo es suficiente para marear a cualquier mamá. Estos días podemos buscar anomalías cromosómicas, como síndromes de Down y Edwards; podemos detectar condiciones genéticas, desde enfermedad de Tay-Sachs hasta fibrosis quística. Tenemos análisis de sangre y de ADN. Tenemos ultrasonidos y muestras de placenta. Y eso es sólo durante el *primer* trimestre.

Algunos de estos análisis son necesarios; por ejemplo, la partera necesita saber tu tipo de sangre y establecer una base para observar otras condiciones, como anemia, preeclampsia y diabetes gestacional. Pero otros análisis son enteramente opcionales. De hecho, la parte más abrumadora

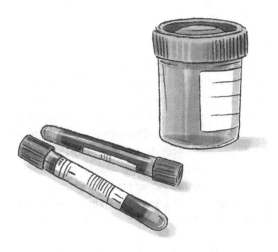

Hazle saber a tu proveedor de salud si tienes herpes genital. Los brotes activos justo antes o durante la labor de parto a veces necesitan una cesárea (para evitar que el bebé contraiga el virus). ¿Acabas de descubrir que tienes VPH? Debes saber que el virus de papiloma humano —la ETS más común de todas— rara vez tiene un efecto en el embarazo.

del proceso de análisis prenatales no es *hacer* los análisis —la mayoría no necesita más que una toma de sangre—, sino decidir si *quieres* o no hacerlos. Algunas mamás quieren saber de inmediato cualquier problema de salud potencial con el bebé para prepararse emocionalmente o planear (quizá buscar cuidados especializados durante y después del parto). Otras sienten que buscar desórdenes genéticos en particular sólo causa ansiedad, así que eligen no hacerlo. Aun así, otras quieren limitar la cantidad de ultrasonidos o pruebas invasivas a las que esté expuesto su bebé en el útero.

El punto es: tienes opciones.

Ten en mente que las pruebas que te ofrecerán pueden dividirse en dos: revisión y diagnóstico.

Los análisis de revisión determinan la probabilidad de que el bebé *pueda* tener ciertos desórdenes genéticos. Los análisis de diagnóstico son mucho más definitivos; pero también tienden a ser más invasivos, por lo que suelen indicarse sólo después de que una revisión inicial muestre un problema de salud potencial. Éstos son algunos de los análisis que te ofrecerán:

ANÁLISIS BÁSICOS DE SANGRE Y ORINA

Sin duda, el análisis prenatal menos invasivo de todos es la toma de sangre y orina. Tu partera solicitará un análisis de sangre para revisar tu tipo de sangre y el "conteo sanguíneo completo" (el cual mide tus niveles de glóbulos rojos, glóbulos blancos, hemoglobina, hematocritos y plaquetas). Te analizará buscando una variedad de

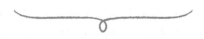

AFIRMACIÓN

Mi bebé está sano y bien.
Todo va exactamente como debe ser.

enfermedades de transmisión sexual, incluyendo VIH, sífilis, clamidia y gonorrea, todas dañinas para un bebé si se quedan sin tratamiento. También te analizará en busca de algo llamado factor Rhesus (o Rh), un tipo de proteína en la sangre.

La mayoría de la gente tiene la proteína, es decir, son Rh positivo. Si tú la posees, no tienes nada más que hacer. Las mamás Rh negativo, sin embargo, quizá necesitan algún tratamiento adicional. Dado que el factor Rh es hereditario, tal vez el bebé en tu vientre sea Rh positivo (asumiendo que su papá lo es), y sus tipos de sangre

son incompatibles. Por terrible que suene, esto no importará mucho durante tu embarazo *actual*; tu sangre y la del bebé raramente se mezclarán estando en el útero. Sin embargo, si su sangre se mezcla, digamos, durante el parto (que es probable, sobre todo si necesitas intervenciones), tu cuerpo empezará a producir anticuerpos de Rh. Si otro bebé futuro es Rh positivo, esos anticuerpos pueden atravesar la placenta y atacar el abastecimiento de sangre fetal, lo que sí puede ser un *serio* problema. Por suerte, todo es tratable. A las mamás Rh negativo se les ofrece una inyec-

PREPÁRATE PARA TU PRIMERA VISITA PRENATAL
DE LA PARTERA *Cynthia*

La mayoría de los médicos y parteras programan la primera visita entre las semanas 8 y 10. Sin embargo, sí existen excepciones a la regla. Si una paciente tiene un historial de aborto espontáneo; desconoce su último periodo menstrual; tiene sangrado vaginal activo, náusea o vómito intratable; padece ansiedad o estrés emocional elevado, o se siente insegura al descubrir que está embarazada, quiero verla antes de ocho semanas. Durante esa cita, mi meta es responder todas las preguntas lo mejor que pueda, y sí, *siempre* ayuda que la mamá las tenga escritas por adelantado. Eso permite que la visita se centre más en la paciente. También quiero saber sobre cualquier medicamento, hierba y suplemento que pueda estar tomando, pues me puede ayudar a identificar desequilibrios nutricionales potenciales (y por supuesto, educar a las mamás sobre la seguridad de esos medicamentos y suplementos). Después de revisar el historial médico de la paciente, reviso su salud física de pies a cabeza. Quizá haga un examen pélvico o no. Finalmente, pediré algunos análisis de sangre. En algunas partes hay recomendaciones públicas —y en otros lugares, leyes— relacionadas con los análisis de sangre que puedan o deban hacerse en una evaluación en el embarazo o la "nueva visita al obstetra". Desde mi perspectiva —y la de la casi todas las parteras que conozco—, estos análisis son esenciales. Sin embargo, hay bastantes análisis que no son obligatorios. Los mejores proveedores de salud no dudarán en discutir contigo los pros y contras de una revisión genética opcional y pueden darte los recursos que necesitas para ayudarte a tomar una decisión sobre la prueba, lo que puede incluir ponerte en contacto con un consejero genético.

ción de RhoGAM (también llamada inmunoglo-bulina de Rh) a las 28 semanas, lo que evita que el cuerpo produzca los anticuerpos. También te ofrecerán una inyección después de aborto, am-niocentesis, muestra de vellosidades coriónicas o en cualquier momento en que tu sangre y la del bebé se puedan mezclar. Si tu bebé, de hecho, es Rh positivo, te aplicarán una inyección adicio-nal después del parto.

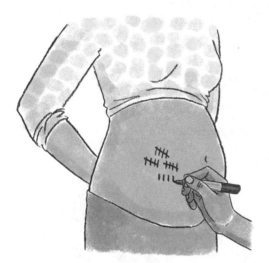

En cuanto a la prueba de orina, tu partera buscará señales de infección del tracto urinario, bastante común durante el embarazo. También buscará la presencia de:

♡ Proteína en tu orina, signo potencial de pree-clampsia.

♡ Azúcar, señal de diabetes gestacional.

♡ Bacterias, estreptococo grupo B.

¿ESTE ANÁLISIS ES PARA TI?

Definitivamente. El estatus del tipo de sangre y de Rh son piezas particularmente vitales de in-formación que deben tener, y hay cero riesgos para tu bebé y tú. Si eres Rh negativo y estás preo-cupada por la inyección de RhoGAM, puedes dis-cutir los riesgos y recompensas potenciales del tratamiento con tu partera. Un plan menos inva-sivo es analizar el Rh de *papá* primero. Si también es negativo, estás a salvo, dado que es imposible que dos personas con Rh negativo tengan un bebé positivo. También pregunta sobre la prueba de genotipo RHD, un análisis sencillo de sangre que determina el estatus de Rh del bebé, con 99 por ciento de precisión.

¿CUÁNDO OIRÁS EL LATIDO DE TU BEBÉ?

Aunque el corazón del bebé empieza a latir alrededor de la sexta semana de embarazo, quizá no puedas *escucharlo* durante un tiempo. Eso es porque el Doppler —el ultrasonido manual que las parteras y los médicos utilizan para escuchar el latido fetal— no registra mucho sonido hasta las semanas 9 a 12, y no es completamente confiable hasta las semanas 12 a 14. (La posición de tu útero y tu placenta, así como la posición del bebé *en* el útero, pueden hacer que encontrar el latido del corazón tan pronto sea difícil, si no imposible.) Y por glorioso que ese pum-pum suene, no tienes que condonar el uso del Doppler para nada. De hecho, hay algunas razones por las que podrías no utilizarlo. Ha-blaremos más al respecto en la siguiente Semana.

ULTRASONIDO DE LA FECHA

Como el nombre indica, el ultrasonido de la fecha, hecho entre las semanas 8 y 12, puede ayudar a establecer la fecha de término. (Todos los bebés en esta etapa gestacional son más o menos del mismo tamaño, así que medir la longitud de la coronilla a la rabadilla —la distancia de su cabeza a sus pompas— puede dar información bastante precisa de en qué semana vas.) El ultrasonido puede ser transvaginal (insertando una sonda por la vagina) o abdominal (usando el bastón sobre tu vientre). Probablemente te pidan que tomes cierta cantidad de agua antes; cuando el bebé es pequeño, una vejiga llena empuja el útero hacia arriba, haciendo que sea más fácil ver lo que hay dentro. Si hay discrepancia de más de cinco días entre la fecha de parto establecida con tu último periodo menstrual y lo que indica el ultrasonido, puede cambiar tu fecha.

¿ESTE ANÁLISIS ES PARA TI?

Puedes no hacerlo —como yo—, sobre todo si te preocupa la radiación (más al respecto pronto) y quieres limitar la cantidad de ultrasonidos. De hecho, algunos proveedores de salud lo ofrecen sólo si no estás segura de tu último periodo menstrual, tienes periodos muy irregulares o si el embarazo es una completa sorpresa, dado que estos escenarios dificultan determinar la fecha de concepción. Una cosa para tener en mente: hacer un ultrasonido de la fecha *puede* disminuir la probabilidad de tener una inducción innecesaria si te pasas de la fecha de término.

REVISIÓN DE PRIMER TRIMESTRE

A veces llamada "translucencia nucal" o "secuencial", esta revisión en realidad se forma de tres análisis separados que, al combinarlos, reflejan la probabilidad de tener un bebé con alguna anormalidad cromosómica, específicamente trisomía 21 (síndrome de Down) y trisomía 18 (síndrome de Edwards). La prueba usualmente se hace entre las semanas 10 y 13, e incluye:

Beta hCG: análisis de sangre para medir los niveles de hCG, la misma hormona presente en tu orina para tener una prueba de embarazo positiva. Tener hCG muy alta a veces indica síndrome de Down.

¿Y LA VACUNA DE LA GRIPE?

Si estás embarazada en época de resfriados y gripe —de octubre a abril— tu partera o médico puede sugerir la vacuna de la gripe, y no será la única. Virtualmente todas las organizaciones médicas importantes, incluyendo los CDC, el Colegio Americano de Obstetricia y Ginecología y el CAEP recomiendan vacunar a las futuras mamás, en parte, porque tu sistema inmunológico está suprimido durante el embarazo, dejándote más vulnerable a enfermedades, y en parte, porque las mujeres embarazadas son más propensas a desarrollar complicaciones severas con la gripe. Vacunarte también puede darle inmunidad al bebé en sus primeros seis meses de vida, más o menos.

No es un secreto que todas las vacunas son controversiales, especialmente en el mundo natural. Y, de hecho, muchas practicantes de ideas naturales se enfocan en los factores de estilo de vida, particularmente una buena higiene, buena dieta y descanso adecuado, pues se relacionan con alejar la enfermedad e incrementar la inmunidad.

Te preguntarás si es *menos* efectivo que vacunarte contra la gripe. Bueno, depende de cómo lo veas. Hay literalmente cientos de cepas de influenza, por ejemplo, y la efectividad de la vacuna difiere (muchas veces significativamente) año con año. Mientras tanto, una revisión de Cochrane en 2014 de más de 116 estudios determinó que la vacuna sólo tenía "un efecto muy moderado" para reducir los síntomas en la población general. Hay defensores incondicionales en cada extremo del debate, como sucede con todas las decisiones de salud, así que deberías hacer tu propia investigación, hablar con tu partera o médico y decidir juntos qué es lo mejor para ti.

Si optas por la vacuna, asegúrate de que sea una versión "libre de tiomersal", un conservador de mercurio presente en ampolletas de dosis múltiples. Las de dosis únicas y jeringas prellenadas no deberían contener tiomersal, aunque algunas marcas tienen rastros. También es importante señalar que la vacuna de espray nasal *no* se considera segura para las mujeres embarazadas, pues contiene una forma viva del virus.

Para las mamás que buscan opciones más naturales, prueba medicina homeopática, que es suave y, en general, segura durante el embarazo. Para prevenir la gripe, prueba Influenzinum 9C, actualizado cada año a partir de las recomendaciones de la Organización Mundial de la Salud. Algunas mamás alternativas lo toman junto con Thymuline 9C (un apoyo para el sistema inmunológico) para tener una protección natural todo el invierno y añaden Anacoccinum 200C (un remedio fuerte para la gripe) si aparecen los síntomas.

¿Te estás preguntando sobre la vacuna DPT? Hablaremos más sobre ella en la "Semana 12".

PAPP-A: análisis de sangre para medir los niveles de proteína plasmática A asociada con el embarazo (PAPP-A). Niveles muy bajos pueden indicar anormalidades cromosómicas.

Translucencia nucal: con un ultrasonido, el ecografista evalúa el "pliegue nucal" en la base del cuello del bebé; grandes cantidades de fluido indican a veces una anormalidad cromosómica.

El ecografista también puede revisar defectos cardiacos congénitos.

¿ESTE ANÁLISIS ES PARA TI?

Para las mujeres con riesgo de tener un bebé con anormalidad cromosómica (factores de riesgo como edad avanzada, historial familiar de anormalidades cromosómicas o un bebé anterior con algún defecto de nacimiento), el análisis *puede*

RECETA SEMANAL

Caldo de huesos nutritivo

Conforme el bebé empieza a construir tejido conectivo, es una gran idea aumentar tu consumo de caldo. Me escuchaste bien. Lleno de minerales alcalinizantes, el caldo de pollo o el caldo de huesos ha nutrido a sociedades durante milenios. Cuando se hace desde cero, también está cargado con proteína gelatinosa digestiva. Para hacer caldo de pollo, echa los huesos de un pollo rostizado en una olla grande. (Para recargar tu caldo, añade algunos kilos de pescuezo, espinazo y patas de pollo; pregunta a tu granjero o pollero local. Además, puedes usar cordero o chambarete de res, rabo u otros huesos.) Cubre los huesos con agua fría filtrada y algunas cucharadas de vinagre crudo o jugo de limón, luego déjalo reposar una hora más o menos en el refrigerador; esto extrae más minerales de los huesos. Después, coloca la olla en la estufa hasta que hierva. Déjala cocinar entre 10 y 15 minutos, eliminando cualquier espuma que flote en la superficie con una cuchara ranurada. Baja la flama al fuego más bajo posible y deja que hierva entre 4 y 24 horas. (No te preocupes, sólo tienes que hacerlo una vez. Cuando termines, tendrás litros y litros de caldo, y se congela de maravilla).

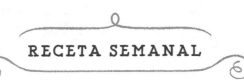

Cuando se acabe de cocinar el caldo, quita los huesos y déjalos enfriar completamente. Guárdalo en el refrigerador otras 24 horas, para que la grasa suba. Quítala y descártala. Divide el líquido en porciones dentro de frascos de vidrio y disfrútalo en sopas, consomés, salsas o incluso solo. Puedes guardarlo en refrigeración durante 3 o 4 días, o en el congelador hasta 3 meses. Para tu información: cuando lo calientas, ya no está gelatinoso.

darte seguridad de que es baja la probabilidad de un problema genético en este embarazo. Si el resultado es positivo, por otra parte, puedes decidir si quieres seguir con otra prueba de diagnóstico más invasiva. Si quieres minimizar la cantidad de ultrasonidos que recibas durante el embarazo, puedes saltarte esta prueba o combinarla con el ultrasonido de la fecha; tu ecografista puede verificar tu fecha de término, así como el ritmo cardiaco del bebé durante la translucencia nucal.

ADN DE CÉLULAS LIBRES

Algunas veces llamado NaterniT21, Verifi o Harmony (y otras marcas), este análisis de sangre puede determinar el riesgo de tener un bebé con anormalidad cromosómica, específicamente síndrome de Down, síndrome de Edwards o trisomía 13 (síndrome de Patau). Es considerablemente nuevo y muy preciso; detecta entre 91 y 99 por ciento de los defectos mencionados antes. Los falsos positivos se reportan en menos de 1 por ciento de los casos. Los resultados pueden ser positivos, negativos o una fracción que indica el riesgo de un defecto en particular, como uno en

¿TE MUERES POR SABER EL SEXO DE TU BEBÉ?

Bueno, hazte un favor y *no* compres una de esas pruebas de orina predictoras del sexo en la farmacia. Son caras y notoriamente imprecisas. Y vaya que lo sé. Yo fui la tonta que compró una cuando estaba embarazada de Paloma y salió que tendría un niño. Mmm...

mil. La prueba también determina el sexo del bebé.

¿ESTE ANÁLISIS ES PARA TI?

Las mamás que querían saber el sexo de su bebé tenían que esperar el "ultrasonido anatómico", que básicamente se hacía alrededor de la semana 20. Este análisis está disponible mucho antes; yo lo hice a las 10 semanas porque quería saber el

¿PUEDO AMAMANTAR AÚN A MI HIJO PEQUEÑO?

Si eres mamá de un niño pequeño, quizá te preguntes si puedes seguir amamantándolo ahora que estás embarazada de nuevo. ¿En una palabra? Absolutamente. Muchas mamás siguen amamantando durante todo el embarazo e incluso después del parto (una práctica conocida como "lactancia conjunta", dado que estás amamantando a dos). Justo ahora, esas hormonas elevadas pueden afectar el sabor y la calidad de tu leche materna durante el embarazo; aunque a algunos niños no les molesta, otros pueden destetarse naturalmente. También puedes necesitar ser un poco más creativa en tus posiciones conforme crezca tu vientre, pero eso no es nada que tu niño flexible y tú no puedan manejar. Cuando tu recién nacido llegue, querrás asegurarte de que tome tu calostro, la preleche superpotente y densa en nutrientes que sirve como alimento para el bebé varios días después del parto. Hablaremos más sobre los beneficios del calostro en la "Semana 33".

sexo de inmediato. (Sí, soy impaciente, pero déjame decirte que estaba loca al saber que tendría una niña, ¡incluso antes de escuchar su latido!) El análisis puede ser costoso y es posible que tu seguro no lo cubra si sólo tienes ciertos factores de riesgo. El análisis no es adecuado para mujeres con embarazo múltiple, dado que no puede distinguir entre el ADN de uno y otro bebé en el torrente sanguíneo de la mamá.

MUESTRA DE VELLOSIDADES CORIÓNICAS (MVC)

Es un análisis de diagnóstico. Los resultados son mucho más precisos; la MVC detecta virtualmente cualquier anormalidad cromosómica, incluyendo síndrome de Down, enfermedad de Tay-Sachs y desórdenes sexuales cromosómicos, como síndrome de Turner, con 98 por ciento de precisión. Es considerablemente más invasiva y conlleva más riesgos; se hace insertando un pequeño tubo en el útero, a través de la vagina, o insertando una aguja en el útero a través de la parte baja del abdomen para sacar una pequeña muestra de placenta. La recolección de tejido puede involucrar cierta molestia, pero no debería ser dolorosa. Si el tejido se recolecta vaginalmente, puedes experimentar un pequeño sangrado después. Los riesgos, aunque raros, incluyen infección, ruptura del saco amniótico, reducción de las extremidades del bebé y aborto espontáneo (en 1 por ciento de los casos). Si la mamá es Rh negativo (y su pareja es positivo), quizá le den una inyección de Rho-GAM, pues es posible que su sangre se mezcle con la del bebé en el procedimiento. La MVC necesita el ultrasonido para guiar la inserción de la aguja o el tubo.

¿ESTE ANÁLISIS ES PARA TI?

Dado que es por mucho la prueba más invasiva de todas en el primer trimestre, quizá quieras reservarla en caso de recibir un resultado anormal en alguna prueba de primer trimestre o en la revisión de ADN de células libres. Si decides hacerlo, asegúrate de comprender todos los riesgos y discutir tus opciones con tu proveedor de salud. Debes saber que el análisis de MVC no puede detectar problemas con el cerebro del bebé o la columna dorsal, como columna bífida.

Pendientes

- Antes de ir a tu primera cita prenatal, recuerda escribir la fecha de tu último periodo menstrual, cualquier medicamento que estés tomando, cualquier síntoma inusual que experimentes y todo el historial familiar de complicaciones durante el embarazo o defectos de nacimiento. Entre los nervios y la emoción, es posible que olvides *algo*.

- Si estás planeando limitar la cantidad de ultrasonidos que hagas, prefieres no utilizar un Doppler; o si quieres negarte a la mayoría de los análisis genéticos, díselo a tu partera para que las dos puedan estar en sintonía.

De iPhones a ultrasonidos

EL USO DE LA TECNOLOGÍA

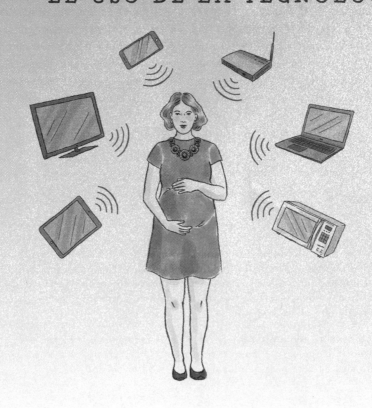

¿QUÉ PASA CON EL *bebé*?

El bebé llega a un punto importantísimo en esta semana, mamá: ¡oficialmente se gradúa de embrión a feto! Pero el cambio de nombre no es la única noticia: en esta semana recibe un montón de nuevos órganos, incluyendo hígado, bazo y vesícula (componentes vitales de los sistemas digestivo y linfático). Se desarrollan pequeñísimos músculos en sus brazos y piernas. También sus párpados están completamente formados, pero cerrados, y seguirán así hasta más o menos el séptimo mes de embarazo. Pero incluso al abrirlos no tendrá mucho qué ver ahí dentro; después de todo, está muy oscuro en tu útero. (Sin embargo, será capaz de percibir luces brillantes fuera de tu cuerpo.) Por ello, una de las mejores cosas que puedes hacer por él ahora, ade-

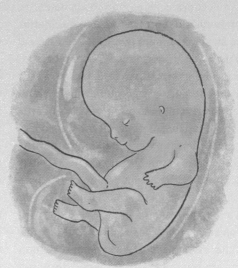

EN ESTA SEMANA SE DESARROLLAN EL HÍGADO, EL BAZO Y LA VESÍCULA.

más de comer una dieta equilibrada con suficiente vitamina A, es tomar un poco de sol. De acuerdo con investigaciones recientes de oftalmología, los infantes prematuros concebidos durante los meses más oscuros del año —lo más crudo del invierno— tienen un riesgo mucho mayor de desarrollar ciertos desórdenes de la vista.

¿QUÉ PASA CON *mamá*?

¡Felicidades, mamá! ¿Por qué? Porque llegaste al tercer mes, el último de tu primer trimestre. Justo ahora, sin embargo, es posible que empieces a preguntarte qué le pasó a tu cintura. Es común sentir una circunferencia más gruesa en este punto, aun cuando te falten semanas para desarrollar pancita para el bebé. (Si tu ropa se vuelve ajustada, es posible que ya estés lista para invertir en lo que considero un componente crucial en el guardarropa de cualquier mamá: *mallas de yoga*. O si necesitas una imagen más refinada: *leggins*. En verdad.) Ahora, la buena noticia: dado que tu bebé entró en la etapa fetal de su desarrollo, está a salvo de ciertos desórdenes de desarrollo y es menos susceptible a factores externos que pudieran dañar su salud o provocar defectos de nacimiento. ¡Sí!

Cuando mi madre entró en labor de parto con mi hermano mayor, las cosas progresaron normalmente, al menos al principio. Respiró a lo largo de sus contracciones sin mucho esfuerzo, su cérvix se dilató lenta, pero constantemente, y pronto estaba lista para pujar. Y fue cuando el médico notó que mi hermano no había "bajado" hacia la pelvis, el primer paso esencial para salir por el canal de parto. Dado que los bebés suelen bajar unas cuantas *semanas* antes del parto, estaban preocupados de que mi madre tuviera algo llamado desproporción cefalopélvica, una condición extremadamente rara en que la pelvis de la madre no es lo suficientemente grande para acomodar el tamaño de su bebé. Así que el doctor ordenó una radiografía pélvica.

Hoy en día, casi *nunca* le sacarían radiografías a una mujer embarazada. En ese tiempo, sin embargo, no era tan raro. Hacerlo para determinar la posición del bebé en el útero era común desde la década de 1950, aun cuando ya había evidencia de los riesgos potenciales para el nonato. (Es decir, un riesgo creciente de desarrollar cáncer en la infancia. ¡Ah!) La práctica no cesó realmente sino hasta mediados de la década de 1970, algunos años después de que naciera mi hermano.

El problema con los rayos X, claro, es que son una forma de radiación —ionizante de alta energía— lo suficientemente poderosa como para afectar nuestras células y mutar nuestro ADN.

Tanto el gobierno de Estados Unidos como la Organización Mundial de la Salud clasifican a los rayos X como carcinógenos. Si te preguntas por qué *de todos modos* los utilizamos, es porque el beneficio a veces sobrepasa el riesgo. Después de todo, diagnosticar mal una lesión o una enfermedad, o desconocer su presencia, es mucho más peligroso para tu salud que el pequeño golpe de radiación de una radiografía. Es por eso que los médicos limitan la exposición lo más posible (evitan tomar radiografías innecesarias). Es también por lo que te piden usar uno de esos hermosos chalecos de plomo en el dentista (para proteger tus órganos vitales). Y dado que los bebés en el útero tienen un riesgo mayor de desarrollar problemas de salud por radiación, suelen evitar los rayos X —sobre todo del área abdominal— durante el embarazo.

Problema resuelto, ¿no?

Sólo que los rayos X no son la única forma de radiación en el mundo. Estamos expuestos a varios tipos de radiación *todo el tiempo*. El sol, por ejemplo, emite radiación ultravioleta. Existe gas radón altamente radiactivo de forma natural en la atmósfera de la Tierra, en el suelo y los mantos freáticos. Parte de los átomos de potasio es radiactiva (curiosidad: comer 600 plátanos equivale a una radiografía de tórax). Incluso los humanos emitimos radiación infrarroja y térmica (por eso "brillamos" en las fotos de cámaras infrarrojas).

Desde hace años sabemos que la radiación ionizante de alta energía, la emitida por los rayos X y los rayos gamma, puede ser peligrosa. Así como la radiación *no* ionizante de alta energía; mucha luz UV provoca quemaduras.

En el mundo natural es preocupante el aumento de la exposición a campos electromagnéticos (CEM), un tipo de radiación no ionizante de baja energía que emiten los electrodomésticos y otros dispositivos, sobre todo los teléfonos celulares y las conexiones de internet inalámbrico.

Aun cuando los CEM existen naturalmente (el cúmulo de cargas en el aire en una tormenta eléctrica, por ejemplo, crea campos eléctricos, y el campo magnético de la Tierra hace que una brújula señale al norte), sin duda ahora estamos expuestos a muchos más CEM no naturales, de creación humana, que en otro momento de la historia del hombre. Esta red creciente de radiación circundante a veces se conoce como electroesmog, contaminación eléctrica o energía sucia.

Lo que todos intentan descubrir es si los CEM son realmente peligrosos.

EL PELIGRO POTENCIAL DE EXPONERSE A LOS CEM

Ésa es la pregunta del millón, y siendo honesta, la respuesta depende de a quién le preguntes.

La Organización Mundial de la Salud (OMS) y el Centro Internacional de Investigaciones sobre Cáncer (IARC, por sus siglas en inglés) dicen que no. Después de una revisión exhaustiva de la literatura científica existente, la OMS no pudo identificar ningún riesgo de salud asociado con una exposición de bajo nivel, pero reconoció que existen "huecos" y se necesita investigar más. Tampoco ha podido probar que los CEM *no son* dañinos, así que en 2011 clasificó los "campos electromagnéticos de radiofrecuencia" como carcinógenos del Grupo 2B (una sustancia que *puede* causar cáncer en humanos). Otros carcinógenos 2B son villanos conocidos: el humo de escape, el plomo y la gasolina, pero también el café y —extrañamente— las verduras en escabeche.

Sobre esa literatura científica, sí, muchos estudios sugieren que los CEM son muy peligrosos. Un estudio de 2011, publicado por los *Archives of Pediatrics & Adolescent Medicine*, sugirió que la exposición a altos niveles de CEM en el embarazo puede aumentar el riesgo de que el bebé desarrolle asma. Un estudio en 2012, publicado en *Epidemiology*, vinculó la alta exposición a los CEM y el aborto espontáneo. La Sociedad Americana de Cáncer reconoce cierta evidencia —en varios estudios— de que los niños con el mayor nivel de exposición pueden tener un riesgo elevado de leucemia.

Pero el problema con los estudios es que no han replicado los resultados con facilidad. En algunos casos, estudios más grandes y completos entraron directamente en conflicto con los hallazgos. Ciertas personas reportaron síntomas físicos —dolor de cabeza, fatiga, dolor muscular, problemas de sueño—, pero en estudios doble ciego no detectaron la presencia de CEM al exponerse a ellos. (No estoy diciendo que los síntomas no existan, sólo que algunos estudios han sido poco concluyentes.)

Aun así, ciertos grupos, en especial fuera de Estados Unidos, ya tomaron medidas radicales para limitar y regular la exposición.

En 2011 un comité del Consejo Europeo, grupo asesor formado por 47 Estados, recomendó prohibir *todos* los teléfonos celulares y redes inalámbricas en los salones de clase y las escuelas por problemas de salud relacionados con los CEM. Ese año Health Canada, un departamento del gobierno canadiense, recomendó limitar la extensión de las llamadas telefónicas y disminuir el uso de celulares por parte de los niños.

El gobierno alemán recomendó que sus ciudadanos limitaran su exposición al Wi-Fi en cafés, escuelas y hogares. El gobierno francés prohibió el Wi-Fi en las guarderías. En mayo de 2015 EMF-scientist.org envió una petición a las Naciones Unidas y a la OMS —firmada por 220 científicos de 41 países en el mundo— pidiendo el desarrollo de más lineamientos protectores, medidas precautorias y educación pública sobre los peligros de la exposición, particularmente en lo relacionado con niños y mujeres embarazadas.

Como ves, el interés por los CEM no es en sí un movimiento marginal.

Para ser honesta contigo, no pensé mucho sobre nada de esto durante mi primer embarazo, hasta una noche, cuando tenía mi *laptop* sobre el vientre y noté que el ventilador se prendió. Se sentía caliente contra mi cuerpo también. ¡Un momento! ¿Acaso estaba sobrecalentando al bebé y cocinando mi vientre inadvertidamente?

Empecé a investigar un poco (como suelo hacer en casos como éste) y me di cuenta de que la mayoría de nosotros utilizamos mal nuestros aparatos electrónicos. Y antes de que empieces a pensar que soy una loca a punto de decirte que tires tu celular por la ventana, considera esto: todos los dispositivos para comunicaciones inalámbricas vendidos en Estados Unidos tienen que cubrir lineamientos mínimos de exposición a radiofrecuencia establecidos por la Comisión Federal de Comunicaciones (CFC). Pero si lees el manual de usuario de, digamos, un iPad (o casi cualquier dispositivo con Wi-Fi), verás que para cubrir esos lineamientos debes sostenerlo *lejos de tu cuerpo*. Así que, si tienes tu *laptop* o tu tableta sobre tus piernas, o hablas con el celular pegado a tu oreja —el uso *diseñado* para estos aparatos—, puedes exceder el límite de exposición que la CFC estableció para los CEM.

Caray.

La cosa es que quizá estemos a años —o décadas— de saber el precio real que tiene nuestra dependencia a la tecnología sobre la salud y el cuerpo. Pero el Consejo Europeo es uno de los grupos que no piensan que un acercamiento de "esperemos a ver qué pasa" sea lo mejor para todos. Como dijo en su informe de 2011: "esperar grandes niveles de evidencia científica y pruebas clínicas puede llevar a un costo muy alto en salud y economía, como pasó antes con el asbesto, la gasolina con plomo y el tabaco". Es un buen punto. Es más, no hace mucho se pensaba que fumar tenía *beneficios* para la salud, incluso para las mujeres embarazadas.

Y... ¿NECESITO UN GORRO DE ALUMINIO O QUÉ?

La mayoría de nosotros vive en hogares con el Wi-Fi encendido 24/7, con un "medidor inteligente" colgado afuera de la sala y dormimos con el celular en el buró. También nuestros hijos juegan con nuestros aparatos, utilizando tabletas y otros dispositivos para aprender (a través de aplicaciones o juegos para niños) o distraerse lo suficiente para darles un respiro a sus padres.

La tecnología que emite CEM se ha convertido en una forma de vida para casi todos, y no se va a ir.

Y la verdad, no quiero que desaparezca. *Amo* mi iPhone. Mi esposo y yo tenemos una empresa digital. Y no sé tú, pero yo no estoy lista para volver a utilizar velas y linternas para iluminar mi casa de noche. Incluso eso no erradicaría totalmente la dosis diaria de CEM a la que estamos expuestos. *Limitar* tu exposición, sin embargo, es una gran idea; sobre todo en el embarazo. Como regla general, sabemos que los niños (y por supuesto los nonatos) son más susceptibles y vulnerables a los efectos de la radiación. La buena noticia es que puedes tomar medidas sencillas para aumentar tu seguridad sin conectarte a un teléfono fijo, salir de las redes o vivir en la Edad Media. Éstas son algunas cosas que puedes hacer para empezar:

MINIMIZAR TU EXPOSICIÓN DIRECTA AL CELULAR

¿Sabías que casi todos los teléfonos celulares y *smartphones* en el mercado vienen con una advertencia sobre usarlo demasiado cerca del cuerpo? (En serio. Lee tu manual de usuario.) Algo que no está en tela de juicio sobre los CEM es que la intensidad de la radiación depende de lo cerca que estés de la fuente; los niveles bajan dramáticamente cuando lo pones a sólo una pequeña distancia de ti, aun si son sólo centímetros. Cuando uses tu celular, evita lo más posible hablar con el teléfono pegado a tu oreja. En cambio, utiliza el manos libres, los audífonos o la función de altavoz. También hay audífonos especiales con

pocos CEM en el mercado. Enviar mensajes siempre es una gran alternativa. También podrías:

♡ No llevar tu teléfono directamente sobre tu cuerpo. He visto a hombres guardar sus teléfonos en el bolsillo del pantalón —¡oye, las joyas de la familia!— o en el bolsillo de su camisa, directamente sobre el corazón. Sé que algunas mujeres lo llevan en el brasier. Por favor, no lo hagan. Si necesitas llevar tu teléfono sobre tu cuerpo, déjalo en modo avión.

♡ Evita llamar cuando haya poca señal; entre menos barritas tenga, el teléfono trabajará más duro para comunicarse con la antena más cercana.

♡ Desactiva el Bluetooth cuando no lo utilices o deja de usarlo por completo.

♡ Considera comprar un teléfono con poca "tasa específica de absorción" (SAR), es decir, un celular con poca radiación.

ALEJA LAS TABLETAS Y COMPUTADORAS DE TU VIENTRE

A pesar de su nombre, las *laptop no* deben estar encima de tus piernas y, por supuesto, tampoco balanceándose sobre tu vientre de embarazada. Deja tu *laptop* encima de una mesa. Cuando no estés navegando en internet, apaga el Wi-Fi.

CONSIDERA PROTEGER TUS EQUIPOS CON ESCUDOS PARA CEM

Hay muchas fundas protectoras para casi cualquier tipo de aparato que tengas. Nosotros tenemos una para bloquear los CEM del iPad (específicamente para cuando mi hijo Griffin lo usa), así como un escudo para mi teléfono. Pero cuidado, no todas las empresas que ofrecen estos productos son buenas. He visto declaraciones

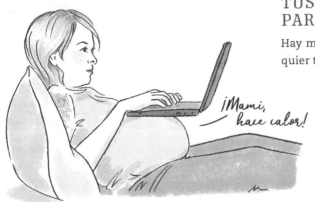

¡Mami, hace calor!

seriamente cuestionables y supuesta "evidencia" en algunas páginas web, así que no desembolses tu dinero por la primera funda que veas. Investiga un poco. Defender-Shield, Pong y Belly Armor son buenos productos.

APAGA TU WI-FI EN LA NOCHE

Es tan fácil como apagar un botón o desconectar un enchufe. Apagar tu Wi-Fi en la noche te ahorrará ocho o nueve horas —si no es que más— de exposición. Michael y yo tenemos un ruteador con un botón en encendido y apagado, el cual facilita habilitar el Wi-Fi sólo cuando lo necesitamos. Cuando trabajamos en casa, utilizamos una conexión por cable. Sobre esto, también reconsidera instalar otros sistemas inalámbricos en casa, especialmente los que necesitan estar encendidos 24/7 (como un sistema de seguridad inalámbrico). Lo mismo sucede con los monitores de los bebés; busca un monitor con cable o coloca el monitor lo más lejos posible de la cuna. Podrás escucharlo llorar incluso si el monitor está justo en la puerta de su habitación.

PIENSA EN TU MEDIDOR INTELIGENTE

Los medidores inteligentes son versiones actualizadas de esos medidores analógicos viejos afuera de la casa. Estos dispositivos miden tu consumo de luz y lo reportan a la empresa para generar el cobro. La gran diferencia es que los medidores inteligentes comunican inalámbrica y constantemente. Depende de dónde se encuentre el tuyo, pero puedes estarte golpeando sin saberlo con una ración extra de radiación CEM, así que revisa tu casa para encontrar el tuyo. Si se encuentra

NO TENGAS UN MONITOR FETAL EN CASA

Ya puedes comprar un monitor de ritmo cardiaco para escuchar a tu bebé cuando quieras. Aunque suene como una idea divina, hay riesgos, y no sólo es la dosis extra de CEM. De acuerdo con la FDA, los monitores de ritmo cardiaco son aparatos prescritos que *sólo* deben utilizar los profesionales de salud entrenados. Si no eres ecografista, es posible que no sepas "leer" bien los sonidos que escuchas. Esto puede llevar a preocupaciones y estrés innecesarios (lo que no es bueno para tu bebé), o peor, a pensar que todo está "bien" después de escuchar lo que *consideras* un latido, cuando en realidad necesitas atención médica. Resiste la tentación de comprar uno y deja las ecografías para los profesionales.

afuera de una parte muy transitada (la sala o una recámara, por ejemplo), podrías considerar comprar un escudo protector. También puedes llamar a tu compañía de luz y pedir un medidor analógico, aunque te lo cobren.

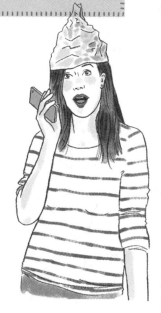

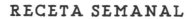
Natilla de camote

La vitamina A —crucial para el desarrollo y la salud ocular del bebé a largo plazo— es nuestra estrella de la semana. Claro, si tomas tu dosis diaria de aceite de hígado de bacalao, ya recibes una dosis decente. Otras buenas fuentes son las yemas de huevo, la crema y la mantequilla... ¿Notas un patrón? Las fuentes animales de vitamina A son las más fáciles de asimilar, pero también me gusta añadir fuentes vegetales porque son ricas en fitonutrientes. Esta natilla de camote contiene ambas.

INGREDIENTES

2 camotes medianos, orgánicos

2 huevos, orgánicos de libre pastoreo

½ taza de crema (o crema de coco)

¼ de taza de azúcar de coco o 30 gotas de stevia

1 cucharadita de extracto de vainilla

1 cucharadita de mezcla molida de clavo, nuez moscada, canela, jengibre y pimienta gorda

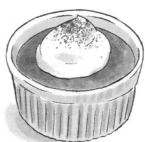

Precalienta el horno a 175 °C. Lava los camotes y pícalos con un tenedor varias veces. Hornéalos 45 minutos o hasta que se ablanden. Sácalos del horno. Una vez que se enfríen, saca la pulpa y pásala a un tazón. Mezcla los ingredientes restantes con un bastón de inmersión. Vierte la mezcla en moldes pequeños y hornéalos durante 30 minutos, o hasta que se dore ligeramente la superficie. Sírvelos con una cucharada de crema batida. Rinde 4 a 6 porciones.

¿HACER O NO HACER UN ULTRASONIDO? ÉSA ES LA CUESTIÓN

Ah, el ultrasonido. Es quizá *el* momento más decisivo en el viaje hacia la maternidad, ¿cierto? El primer ultrasonido constituye una escena importante en casi todas las películas que incluyan un embarazo, y siempre se desarrolla de la misma manera: el ecografista amistoso guía el aparato sobre el vientre de la madre, el sonido extraño, como bajo el agua, del Doppler llena la habitación y, pronto, la mamá deja caer lágrimas de alegría ante la imagen de su preciado bebé en la pantalla. ¿Te sorprende que muchos creamos que el ultrasonido es vital para asegurar un embarazo sano?

Sin embargo, quizá te sorprenda saber que los ultrasonidos no son obligatorios, ni proveen ningún beneficio médico demostrado para la mamá o el bebé.

Espera. ¿Cómo?

Así es. Varios estudios demuestran que el ultrasonido no mejora los resultados neonatales. Las mamás que se hacen escáneres seguido no son más propensas a parir bebés sanos que las que prescinden del procedimiento. Incluso hay evidencia de que los ultrasonidos llevan a más intervenciones durante el parto. (Un médico puede recomendar una cesárea, por ejemplo, si piensa que un bebé de término es demasiado grande para un parto natural.) Desafortunadamente, el tamaño estimado por ultrasonidos puede desfasarse hasta medio o un kilo.

Los ultrasonidos también son una forma de —adivinaste— radiación.

Como sucede con la inquietud por la exposición a cem de celulares y redes inalámbricas, no tenemos pruebas sólidas y definitivas de que los ultrasonidos sean dañinos. El Colegio Americano de Obstetricia y Ginecología, sin embargo, recomienda hacerlos *sólo* por razones médicas y *sólo* con proveedores calificados. Existe cierta evidencia de que el calor del ultrasonido puede ser un problema, y el Colegio también reconoce que pueden identificarse efectos negativos a futuro. Por estas razones, quizá quieras limitar la exposición del bebé.

Es justamente lo que yo elijo hacer. Algunas mamás, y me incluyo, quieren una confirmación de que todo está progresando como debe. Algunas, como yo, quieren un vistazo de su hijo porque

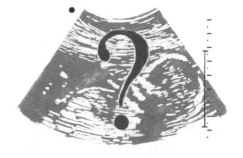

los une a un nivel emocional; éste es un beneficio importante del ultrasonido para muchos padres, aumentar el sentido de conexión con el bebé. También vale la pena mencionar que una amiga mía descubrió que su bebé sólo tenía un riñón durante un ultrasonido en su semana 20; la noticia no cambió mucho del embarazo mismo, pero pudo agendar a un especialista para que asistiera en el nacimiento de su hijo. Finalmente, la decisión de hacer ultrasonidos depende de ti, pero quizá quieras considerar lo siguiente:

♡ No hagas ecografías en el primer trimestre. A la mayoría de las mamás le ofrecen dos o tres ultrasonidos, o uno durante cada trimestre. Yo elegí hacer sólo uno en mi embarazo, el "ultrasonido anatómico" (realizado por lo general a la mitad), sólo para asegurar que mi bebé se desarrollara con normalidad.

♡ No platiques tanto. Algunos ecografistas, benditos sean, pueden ser platicadores y querrán tomar muchas fotos para regalártelas. Pídele que pase directamente a la revisión anatómica y la toma de medidas para disminuir lo más posible la exposición del bebé.

♡ Elige un fetoscopio. El Doppler manual que utilizan parteras y médicos para escuchar el latido es otra forma de ultrasonido, y en realidad emite más radiación que la máquina para ecografías. Puedes evitar el Doppler por completo y optar por un fetoscopio (básicamente un estetoscopio sofisticado que no emite radiación). Sin embargo, esto requiere

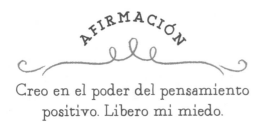

AFIRMACIÓN

Creo en el poder del pensamiento positivo. Libero mi miedo. Estoy segura y en calma.

paciencia de tu parte; el Doppler suele registrar el latido entre las semanas 12 y 14, mientras que el fetoscopio sólo hasta la semana 18 o 20. Personalmente, no pude esperar tanto. Utilicé el Doppler una vez alrededor de la semana 12, pero continué con el fetoscopio el resto de mi embarazo.

♡ Evita los ultrasonidos en 3D y 4D. No hay duda alguna: la tecnología del ultrasonido en 3D es increíble, y es comprensible que muchas mamás brinquen ante la oportunidad de ver una imagen detallada del dulce rostro de su bebé. Mi consejo, sin embargo, es que lo eviten. Esta clase de ultrasonidos se consideran "recreacionales" y a veces los hacen ecografistas no registrados, quizá con poco o ningún conocimiento radiológico. El procedimiento puede tomar más tiempo, hasta una hora de acuerdo con algunas estimaciones. La FDA "desaprueba fuertemente" esta clase de ultrasonidos por la preocupación de calentamiento de tejidos y cavitación (la formación de pequeñas burbujas en los tejidos del bebé).

el Pendientes

- ¿Utilizas tu teléfono celular como alarma? Considera cambiar a un despertador de pilas y carga tu teléfono en algún lugar fuera de tu recámara. De hecho, piensa en reacomodar todos tus dispositivos electrónicos lejos de donde duermes. Podrás dormir mejor si tu recámara está libre de tecnologías.

- Ubica el medidor inteligente de tu hogar. Si se encuentra fijo en la pared de una recámara o en un área muy transitada, busca comprar un escudo de CEM.

- Sal a que te dé el sol; tendrás más que una dosis de vitamina D. Un poco de exposición directa al sol, especialmente durante el primer trimestre, puede proteger el desarrollo ocular de tu bebé.

Abre la boca

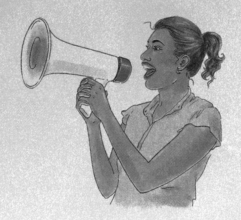

¿QUÉ PASA CON EL *bebé?*

Tu pequeño ahora tiene el tamaño de, bueno, una nuez. Está sucediendo mucho dentro de ese cuerpecito —se empezaron a formar los dientes y las uñas—, pero mucho sucede fuera de su cuerpo también. Esta semana, la placenta se prepara para asumir el importante trabajo de abastecer al bebé de los nutrientes que necesita para seguir creciendo. (El saco vitelino empezará a hacerse más pequeño hasta desaparecer completamente entre las semanas 14 y 20.) El sistema digestivo también ha avanzado mucho. Su estómago ya está produciendo jugos gástricos, y sus riñones crean orina. Espera un minuto. ¿A dónde se va toda esa orina? Sí, lo adivinaste. El bebé es capaz de orinar ahora, directo al líquido amniótico, que después "beberá" durante las siguientes 30 semanas más o menos. Por fortuna, ¡los bebés no suelen hacer popó en el útero!

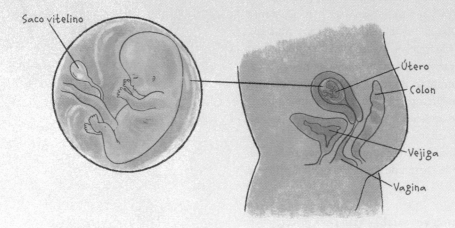

Saco vitelino

Útero
Colon
Vejiga
Vagina

¿QUÉ PASA CON *mamá?*

Mamá, eres una chica fuerte. Primero, están las náuseas matutinas. Ni qué decir de la fatiga extrema. ¿Qué más puede pasar? Mareos. Verás, aun cuando tu volumen de sangre ha aumentado, tu presión baja. En otras palabras, tu corazón debe trabajar más duro para bombear esa sangre hacia arriba, a tu cerebro. Así que si tu cabeza empieza a girar cuando te sientas, ésta es probablemente la causa. Date tiempo cuando cambies de posición, de estar acostada a sentada, o sentada a estar de pie. Asegúrate de beber muchos líquidos y comer suficiente proteína en tu dieta, lo que puede disminuir el mareo. Procura comer algunas colaciones estratégicas a lo largo del día, como semillas de calabaza tostadas con sal de mar o apio con mantequilla de almendras saladas. Y si todavía te sientes mal, habla con tu partera o médico.

La mañana que finalmente confirmé mi primer embarazo —recordarás la historia, sólo me tomó cinco pruebas de embarazo, dos viajes a la farmacia y casi un colapso nervioso— era Año Nuevo. Las 6:30 de la mañana del primer día del año para ser exacta. Salté de la cama al despuntar el alba para sacar ventaja de mi "primera orina de la mañana" y moría por contarle a alguien la noticia, pero Michael estaba durmiendo tan profundamente —habíamos celebrado hasta tarde la noche anterior—, que no tuve el corazón para despertarlo. Tomé el teléfono y llamé a mis padres. Por supuesto, me sentí un poco culpable contándolo, pero mis padres habían tenido un accidente automovilístico terrible un año antes y mi papá había pasado muchos meses en el hospital. Sabía que mi anuncio, con su promesa de nueva vida, les daría un gran impulso. Papá celebró con un brindis de champaña y yo celebré (en silencio) con pan tostado.

Pobre Michael. Tampoco fue el primero en saberlo cuando me embaracé por segunda vez. Nuestro hijo Griffin de dos años recibió primero la noticia.

Si eres como yo, estabas lista para gritar: "¡ESTOY EMBARAZADA!", en el momento que viste el resultado positivo.

Pero ¿cuándo es correcto compartir la noticia con familiares, amigos y compañeros de trabajo? La idea general siempre ha sido esperar al segundo trimestre, dado que la probabilidad de aborto baja significativamente después de los primeros tres meses. Pero lo cierto es que no hay una regla. Algunas mamás creen que la idea de esperar tres meses es anticuada, o peor, que estigmatiza el aborto espontáneo. Otras valoran su privacidad y prefieren esperar hasta estar oficialmente "fuera de peligro". Aun así, otras sólo quieren minimizar la cantidad de consejos no pedidos que tendrán que soportar; porque, sí, cada persona

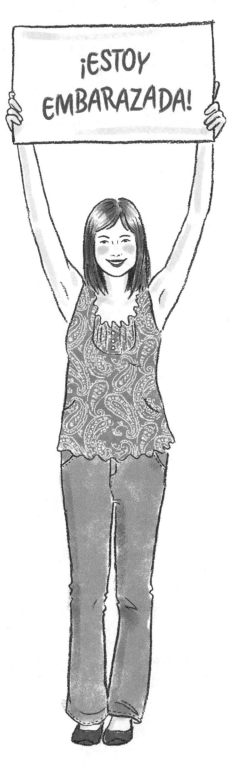

que conoces tendrá algo que decir sobre los alimentos que comes, cuánto tiempo duermes y cómo deberías criar a tu hijo. (No digas que no te lo advertí.) Sin embargo, sin importar en qué campo estés, es tu embarazo. Puedes decirle a quien quieras, cuando quieras, de la forma que quieras.

Pero si estás pensando en gritarlo desde la azotea de tu trabajo, mejor mete el freno de mano.

Como sabes, muchos lugares tienen una pésima política en lo que respecta a los derechos de maternidad. Estados Unidos, por ejemplo, es uno de los tres países desarrollados que no dan incapacidad con goce de sueldo a las mamás. Es posible que tengas algunos beneficios, así que antes de dar la noticia, infórmate sobre la política de tu empresa y, sobre todo, comprende a qué tienes derecho.

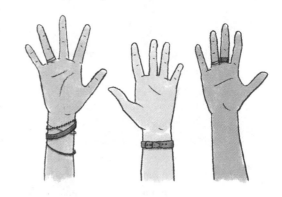

¿POR QUÉ ME HORMIGUEAN LAS MANOS?

Conforme progresa tu embarazo, pon atención a cualquier sensación de cosquilleo o adormecimiento en dedos, manos, muñecas y brazos, particularmente cuando trabajes en la computadora. Son señales de síndrome de túnel carpiano.

¿Qué tiene que ver con tu embarazo?

El túnel carpiano es un espacio pequeño en tu muñeca —un túnel por así decirlo— entre el carpo y el ligamento transverso carpiano. El nervio medial pasa exactamente por el centro de ese túnel, lo que da sensación a tus dedos. Cuando te hinchas en el embarazo —gracias a ese aumento de volumen de fluidos y sangre—, el túnel se estrecha, apretando el nervio. Hola, dolor y adormecimiento.

Lo bueno es que los síntomas de síndrome de túnel carpiano pueden desaparecer solos en las semanas posteriores al parto. Pero mientras tanto, podrías:

❖ Cambiar a un teclado ergonómico, lo que aliviará la presión en tus muñecas. (La mayoría de las empresas cubren el costo de equipo especial como éste.)

❖ Por ratos, deja de escribir en el teclado, descansando tus muñecas, manos y brazos.

❖ Considera usar una muñequera, lo que puede ayudarte para alinear tu muñeca y mantener los músculos relajados y en una posición neutral. Puedes buscar muñequeras de noche y de día; la primera es más inmovilizadora para darte un mayor alivio.

❖ Estira diariamente los músculos alrededor del nervio medial.

CONOCE TUS DERECHOS

Yo temía decirle a mi jefe. Dos de mis compañeras estaban de incapacidad, una tercera acababa de anunciar que estaba esperando y yo estaba segura de que no iba a estar, digamos, *muy emocionado* de saber que yo también tendría que dejar la oficina. Por suerte, le agradó realmente y fue muy amable; también trabajaba para una empresa con beneficios decentes. Ojalá ése fuera el caso para todas las mujeres, pero la mayoría de las que trabajamos fuera de casa no somos candidatas a muchas prestaciones. La ley federal, la ley estatal y la empresa en que trabajas determinan los beneficios que puedes esperar, y depende de la clase de trabajo que hagas.

En cuanto a las leyes federales aquí, por ejemplo...

En Estados Unidos hay dos legislaciones federales relacionadas con el embarazo en el lugar de trabajo.

ACTA DE DISCRIMINACIÓN POR EMBARAZO, 1978

Es ilegal no considerar a una mujer para una promoción, despedirla o discriminarla de alguna manera sólo porque esté embarazada. Sin embargo, es importante considerar que esta ley *no* aplica en empresas con menos de 15 empleados, ni aplica con empleados que se vuelven incapaces de hacer el trabajo para el que los contrataron.

Esa última parte es la que se pone interesante. Imagina por un momento que te rompiste un pie o te estás recuperando de una enfermedad grave. Algunas empresas ofrecen aligerar la carga de trabajo hasta que haya sanado, dando un trabajo de escritorio, por ejemplo, a un policía. De acuerdo con el Acta de Discriminación por Embarazo (ADE), tu patrón puede tratarte como lo haría con cualquier otro empleado con una discapacidad médica temporal. En otras palabras, si el patrón hace cambios por alguien con otra condición médica, pero no para algo relacionado con el embarazo, es válido quejarse. De hecho, un caso parecido —*Young versus United Parcel Service*— llegó hasta la Suprema Corte en 2015, después de que UPS evitó que una mujer embarazada trabajara porque ya no podía cargar los 30 kilos que pedían a sus choferes. (La mujer ganó el caso.) Varias veces, algunas actrices han peleado por sus derechos bajo esta ley. A mediados de la década de 1990, por ejemplo, una estrella de televisión perdió su trabajo en *Melrose Place* cuando los productores dijeron que no podía representar bien a una "seductora" estando embarazada. La actriz demandó, en parte porque el programa ya se había adaptado por el embarazo de otra actriz, y le dieron casi cinco millones de dólares por estrés emocional y sueldos caídos. La ADE no da incapacidad por maternidad o beneficios económicos, pero sí expresa cierta seguridad laboral.

ACTA DE INCAPACIDAD FAMILIAR Y MÉDICA, 1993

Esta segunda ley, la única que atiende la incapacidad por maternidad en Estados Unidos, da derecho a 12 semanas de permiso *sin goce de sueldo*, considerando que el empleado haya trabajado en esa empresa al menos un año y juntado mil 250 horas de trabajo en ese año (la empresa debe emplear al menos 50 personas en un radio de 120 kilómetros). Los papás, las parejas del mismo

LAS AMAS DE CASA TAMBIÉN CORREN RIESGOS

Puedo afirmar que quedarse en casa de tiempo completo y cuidar a un niño es un trabajo increíblemente difícil, especialmente estando embarazada. Hubo muchos días en los que, en comparación, sentarme en la oficina ocho horas sonaba *divino* (¡siempre queremos algo más!). Si eres una mamá ama de casa, no olvides que también tienes riesgos de trabajo:

- ⚜ Estar de pie durante horas.
- ⚜ Moverte mucho correteando al niño.
- ⚜ Cargar entre 10 a 20 kilos de niño o bolsas de súper.
- ⚜ Cuidar a un niño enfermo.
- ⚜ No encontrar tiempo para comer tres veces al día.

Y la lista sigue. Mamá, asegúrate de cuidarte bien. Siéntate y honra tus comidas, incluso si tu niño está haciendo berrinche. Insiste en que tu hijo camine por sí mismo, en lugar de cargarlo (en este tiempo usa una carriola si es necesario). Cuando te ofrezcan ayuda en el supermercado para cargar las bolsas, ¡acéptala! También insistiría en que duermas una siesta cuando tu hijo lo haga. Es tentador ponerte al corriente con tus correos o perderte en una novela, pero dormir es mucho más restaurador. Si tu hijo se enferma, asegúrate de mantenerte a una distancia adecuada de su nariz y boca, dado que las enfermedades pueden contagiarse como fuego. (Se dice fácil, lo sé.) También limpia tus manos con frecuencia e incrementa tu inmunidad (al igual que la de tu hijo); usa los consejos dados en la "Semana 12". Está bien ser honesta con tu hijo pequeño —en una forma adecuada a su edad— sobre cómo te sientes. Recuerdo haberle explicado a Griffin que mamá estaba más cansada porque mi cuerpo cambiaba rápidamente para crear una nueva vida. Esta clase de discusiones ayudan a mantener abiertos los canales de comunicación cuando llega el bebé.

Si vives con tu pareja, ahora es buen momento para discutir la "división de los deberes" en casa. ¿Tu pareja cambiará pañales mientras tú te encargas de alimentarlos? ¿Se dividirán la responsabilidad de preparar las comidas o dividirán el quehacer? Volverse papás *aumentará* su carga de trabajo y *disminuirá* el tiempo (¡y la energía!) que tengan para hacer las cosas. Hagan un plan para lidiar con este nuevo capítulo juntos. También es buen momento para empezar a buscar una guardería o una niñera si planeas volver a trabajar poco después de tener al bebé. Date suficiente tiempo para arreglar todo, para que puedas sentirte en calma y apoyada cuando llegue el bebé.

si tu pareja y tú trabajan para la misma empresa, quizá deban dividirse el tiempo entre ustedes. Exceptuando una complicación médica imprevista, avisa con 30 días de anticipación.

Por supuesto, leyes así no benefician si una no puede costear vivir sin sueldo ese tiempo. También podrían negar beneficios si se es un empleado de los mejor pagados y el patrón demuestra que la ausencia laboral causaría un serio daño económico a la empresa. En general, si uno no puede regresar a trabajar después del tiempo estipulado o le avisa al patrón que no planea volver, se pueden perder los beneficios y el empleo.

Así que, sí, realmente no hay muchas formas de verlo: en Estados Unidos, las leyes federales que regulan la incapacidad por maternidad no son tan buenas como en otros lugares. Ojalá se extienda la ley pronto y abarque más. Una propuesta, por ejemplo, el Acta del Seguro Familiar y la Incapacidad Médica podría ofrecer hasta 12 semanas *con* goce de sueldo, como es en otros países. Investiga la legislación de incapacidad en tu país y ciudad de residencia.

sexo y los padres adoptivos también pueden tener incapacidad por maternidad; sin embargo,

LEGISLACIÓN LOCAL

Las leyes de incapacidad por maternidad también varían dentro de un solo país. En Estados Unidos, casi la mitad de los estados extendieron la AIFM, dando bajas más largas (sin sueldo) o más cobertura para empleados en empresas pequeñas, es decir, con menos de 50 personas. Algunos lugares ofrecen seguro de discapacidad a corto plazo, el cual pueden reclamar de la misma manera que buscarían, digamos, beneficios de desempleo. Al momento en que escribo esto, en Estados Unidos sólo cuatro estados proveen incapacidad con goce de sueldo para trabajadores calificados: California, Nueva Jersey, Rhode Island y Nueva York (desde 2018). Investiga también para conocer las leyes de tu estado, contacta al Departamento del Trabajo o infórmate con asociaciones no lucrativas.

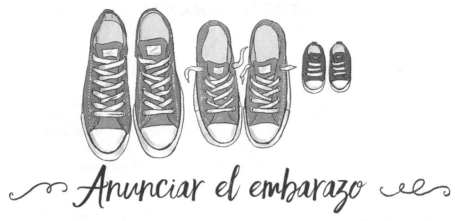

Anunciar el embarazo

En la era de Pinterest, Instagram y YouTube, anunciar un embarazo no es sólo más creativo que nunca, sino que puede ser viral. En 2015, por ejemplo, una pareja de Dallas reveló la noticia a sus padres durante un juego familiar y vieron el (totalmente adorable) video explotar en internet, llegando hasta *seis millones* de reproducciones. Ya sea que planees hacerlo en grande o muy simple, éstas son algunas ideas para encender tu creatividad.

El clásico

Una tarjeta o un imán con tu imagen y un pequeño mensaje como: "Y CON EL BEBÉ SOMOS TRES [fecha de término]", es un clásico elegante, pero no tengas miedo de agregarle un poco de humor. Uno de mis anuncios favoritos era una dulce foto de mamá y papá, con un mensaje encima de la imagen:

Papel fotográfico: $5, timbre postal: $0.41, sobre: $0.05...
TU CARA CUANDO TE DES CUENTA DE QUE SOMOS TRES EN ESTA FOTO: NO TIENE PRECIO

Los zapatos

Hay algo en lo que todos estamos de acuerdo: no hay nada más lindo que unos zapatos de bebé. Enseña un par de los más adorables que puedas encontrar o alinea los de papá, mamá y el futuro bebé por tamaños. Un bono es empatar estilos: zapatos de goma para quienes adoran navegar, botas vaqueras para los rancheros o sandalias para los amantes de la naturaleza. Me desmayo.

Los avances

Un póster que diga: "PRÓXIMAMENTE", seguro creará mucha emoción por la "primicia" de su nuevo bebé. También es como Michael y yo decidimos anunciar el nacimiento de Paloma: *Hermano mayor* con nuestro hijo Griffin en el "papel de la vida".

¿Te gustan estas ideas? Encuentra muchas más en www.mamanatural.com, incluyendo "El superhéroe amigo" (para hermanos mayores), "El jersey" (para grandes fanáticos de los deportes) y "El doble problema" para papás que esperan —adivinaste— gemelos.

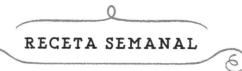
Ponche caliente (sin alcohol)

Se están desarrollando los dientes del bebé, así que asegúrate de obtener suficiente calcio al día. Por supuesto, los lácteos enteros son la mejor opción. Pero también puede ser caldo de huesos, salmón y sardinas enlatados, almendras, frijoles blancos y —apuesto a que no te lo esperabas— melaza residual (rica además en hierro, potasio y magnesio).

Prueba esta deliciosa versión de un ponche caliente (sin alcohol, claro). Dado que está repleto de calcio, te ayudará a dormir de inmediato.

INGREDIENTES

1 taza de leche orgánica (o leche de almendras)

1 cucharada de melaza residual orgánica

1 pizca de nuez moscada (opcional)

1 pizca de sal de mar

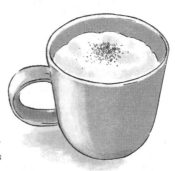

Calienta la leche en la estufa. Agrega la melaza y revuelve bien. Termina con una pizca de nuez moscada y sal de mar. Si te sientes extravagante, forma espuma en la leche endulzada con una licuadora o con el vapor de una máquina de expreso.

POLÍTICAS DE LA EMPRESA

Cuando ya sepas a qué tienes derecho legalmente, es momento de sacar el manual de la empresa para conocer la política de incapacidad por maternidad. La cuestión de la incapacidad con goce de sueldo es cada vez más politizada, y algunas empresas la han mejorado. Netflix, por ejemplo, hizo noticia nacional en 2015 cuando anunció que sus trabajadores asalariados podrían tomar hasta 12 meses de incapacidad por maternidad o paternidad —con sueldo completo— después del nacimiento o la adopción de un bebé. (¡Vaya!) Otras empresas han hecho lo mismo: Apple ofrece congelar óvulos para las mamás que no estén listas para tener un bebé. Facebook desembolsa un bono de 4 mil dólares que llama "dinero para el bebé" y ofrece cuartos de lactancia en su oficina central en California. Si, además de la ley a favor del goce de sueldo, trabajas para una empresa con políticas familiares, eres afortunada; sólo 12 por ciento de los trabajadores en Estados Unidos tiene acceso a baja pagada por parte de empleadores privados. Algunas empresas pueden pedirte que utilices tus vacaciones (pagadas), permisos por enfermedad y días personales. Por otra parte, si la ciudad donde vives no tiene seguro de discapacidad a corto plazo, algunas empresas privadas y sindicatos sí. Comprende la política de tu empresa *antes* de que hagas el anuncio.

Una vez que hayas concluido tu investigación, revisa tus finanzas y determina cuántas semanas puedes pasar en casa. Querrás equilibrar esa cifra, sea cual sea, con un plan que tenga sentido para ti. Algunas mamás, por ejemplo, eligen empezar su incapacidad una semana más o menos antes de su fecha de término; otras prefieren trabajar hasta que se rompa su fuente para maximizar la cantidad de tiempo que tendrán con su bebé.

Debes saber que quizá puedas utilizar parte de tu incapacidad *durante* el embarazo si, digamos, la hiperémesis gravídica te está ahogando o si te indican reposo. Finalmente, pasa algún tiempo pensando cómo pueden manejar tu carga de trabajo mientras no estás; tu supervisor probablemente tendrá preguntas y ser proactiva puede dar grandes resultados para calmar la preocupación de otros. Sólo recuerda: no estás pidiendo permiso para irte de incapacidad por maternidad; estás haciendo uso de tu derecho. Te lo ganaste. ¡Buena suerte, mamá!

AFIRMACIÓN

Nunca estoy sola. Estoy rodeada de gente
que me ama. Siento el amor que tienen por
mí y mi bebé. Soy agradecida.

Pendientes

● Si en la semana 10 estás mareada, incorpora un poco de sal de mar de alta calidad a tu dieta; el sodio te ayudará a aguantar el incremento de volumen de sangre. Platica con tu partera o tu médico si la presión alta es un problema.

● Revisa la ley de tu país sobre incapacidad por maternidad y la política de tu trabajo para tener claros los beneficios.

● Probablemente no te sorprenda que los papás que toman su baja de paternidad tienden a jugar un papel más activo en el cuidado del bebé. Habla con tu pareja sobre cuánto tiempo puede pasar lejos de la oficina. La baja por paternidad no sólo es buena para los bebés, es un cúmulo de beneficios para las nuevas mamás.

Cuídate

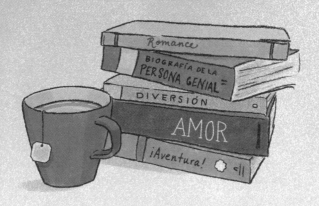

¿QUÉ PASA CON EL *bebé*?

El bebé dio un estirón esta semana; ahora mide más de 5 centímetros de la coronilla a las pompas. Se empezaron a desarrollar folículos pilosos, pero si tu bebé se parece a los míos, esos folículos no verán mucha acción hasta su primer cumpleaños. (Yo fui águila calva hasta los dos años.) También están presentes los pezones. Algo para pensar: si el sexo se determinó al momento de la concepción —y así fue, dependiendo de qué cromosoma, X o Y, heredó de su papá—, ¿por qué los bebés masculinos tienen pezones? Resulta que los embriones masculino y femenino se desarrollan más o menos igual durante esas primeras semanas en el útero. Para cuando empieza la producción de testosterona (alrededor de la semana 9), las estructuras mamarias tempranas ya se han formado. Parece que sólo es más fácil que la Madre Naturaleza los deje ahí.

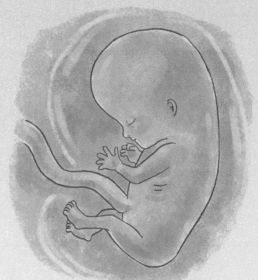

EL BEBÉ MIDE MÁS DE 5 CENTÍMETROS DE LARGO, DE LA CORONILLA HASTA LAS POMPAS.

¿QUÉ PASA CON *mamá*?

Tenía una muela infectada cuando esperaba a Griffin, y me dolía horrible. También sabía que no era bueno para mi embarazo. (Estudios han demostrado que una bacteria oral puede llegar hasta el líquido amniótico, contribuyendo a un parto prematuro.) Fui al dentista, sólo para descubrir que tenía que sacarla. Resulta que ese viejo dicho de "Gana un niño y pierde un diente" es cierto. Las hormonas elevadas pueden provocar un caos en tus encías y cómo responden al sarro. Las quejas comunes incluyen sensibilidad en los dientes, inflamación generalizada y sangrado de encías, por no mencionar la llegada de caries. Asegúrate de lavarte muy bien los dientes dos veces al día (si no lo haces después de cada comida), pasarte el hilo dental regularmente y ver a tu dentista *al menos* una vez en el embarazo. También puedes comprar un limpiador de lengua, que ayuda a eliminar bacterias dañinas de la boca. Créeme: que te hagan un trabajo dental fuerte en el embarazo no es divertido, ¡así que mantén sanos esos dientes, mamá!

Tan pronto como anuncias que estás esperando un bebé, amigos bien intencionados, familiares e incluso completos extraños te dirán lo mismo una y otra y otra vez: "Disfruta [lo que sea] mientras puedas. La vida como la conoces acabará en el *instante* en que tengas al bebé". Pensé que la advertencia era al menos parcialmente cierta. Claro que esperaba ciertas noches en vela, algunas manchas en mi ropa y todavía me sentía nerviosa sobre la decisión de utilizar pañales de tela. (¿Sólo los lavas o...?) Pero tampoco podía evitar subir los ojos porque seguro que estaban exagerando. ¿Mi mundo *realmente* iba a cambiar tan drásticamente de un día para otro? Quiero decir, todo lo que los recién nacidos hacen es comer, dormir y hacer del baño, ¿no?

Ah, cómo quisiera que alguien me hubiera sentado durante mi embarazo, me hubiera visto directo a los ojos y hubiera dicho: "Genevieve, necesitas darte tiempo para ti". Porque todos esos amigos, familiares y extraños bien intencionados tenían toda la razón.

No me malinterpretes. Tener hijos es lo mejor que he hecho en la vida. La maternidad te quita mucho, pero te da todavía más de lo que pudieras soñar.

Aun así, es normal el duelo de perder esa vida sin niños, especialmente si no estaba muy pre-

LO QUE PENSÉ ANTES DE SER MAMÁ	LO QUE SÉ AHORA
Nuestra noche de "cita" será una prioridad. Para eso existen los abuelos y las niñeras, ¿cierto?	Buena suerte encontrando niñera en el último momento.
No sólo porque sea mamá quiere decir que me tenga que vestir como una.	La mayoría de los días usarás "Eau de Toilette de Mamá", una mezcla encantadora de baba, leche materna, mocos y popó.
¡Nada de mallas de yoga o playeras holgadas!	Tu ropa "elegante" quedará hasta atrás del clóset.
Podré dormir a veces. Somos dos después de todo. Michael y yo podemos hacer relevos.	Ja ja ja ja ja ja ja ja.

parada para todo lo absorbente que sería el cambio. Por eso te doy permiso de disfrutar un poco del tan necesario —y bien merecido— apapacho. Entre más podamos apreciar estos momentos ahora, más podemos abrazar la nueva y emocionante vida que nos espera. Esto es todo lo que ojalá hubiera hecho más antes de mi bebé.

ESCUCHA MÚSICA EN VIVO

Aceptémoslo: bares, antros, conciertos y festivales no son exactamente algo *para* niños. Tampoco los ruidos fuertes, ni las multitudes, y no es fácil deslizarte hacia una periquera en un bar cuando llevas carriola, pañalera, juguetes, crema para los pezones y un tiraleche. Ahora es buen momento para ponerte tus botas altas y salir a pasear, incluso si no vas a beber.

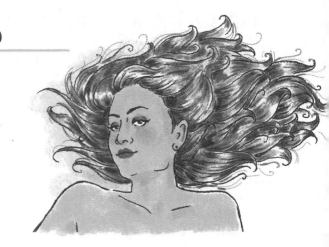

ARREGLA TU CABELLO...

Yo solía cortarme el cabello cada tres meses, ahora tengo suerte si voy al salón dos veces al año. Pero aparte del placer obvio —¿hay algo más relajante que un masaje al lavarte el cabello?—, te darás cuenta de que el embarazo es un momento *excelente* para ponerle atención a tus rizos. Los altos niveles de estrógeno prolongan la fase de crecimiento del cabello; es decir, cada pelo crecerá más largo y más fuerte antes de caerse. No te sientas sorprendida si de pronto parece que tienes el cabello de una estrella de cine. ¿Entre eso y los senos? ¡Grandioso!

... PERO NADA DE TINTES

Si estás entre el 75 por ciento de las mujeres que tiñe su cabello, debo decirte que la mayoría de los ginecobstetras y parteras recomiendan olvidar el color *al menos* hasta el segundo trimestre. No hay estudios para confirmar que sea peligroso teñir el cabello en el embarazo, pero los tintes comerciales están cargados de químicos nocivos (¡más de cinco mil!), muchos carcinógenos. (Investigaciones sugieren que los estilistas tienen un riesgo mayor de desarrollar cáncer de vejiga.) Por suerte, hay varias opciones no tóxicas disponibles si no puedes dejar pasar nueve meses sin retocar tus raíces. La henna, el mismo tinte responsable de los tatuajes cafés temporales, se ha utilizado como tinte para el cabello durante miles de años. Busca marcas completamente naturales, que no experimenten con animales, basadas en henna e índigo. Las mamás rubias que quieran aclarar su cabello pueden usar un método también de la vieja escuela: jugo de limón. Diluye un poco en agua, rocía tu cabello y déjalo secar al sol para luces naturales. ¿Quieres rayos más claros y no todo el cabello? Aplica el jugo de limón en pequeñas secciones con un cepillo de dientes. Agrega un poco de té de manzanilla o caléndula al jugo para tener un tono miel o un rubio más oscuro.

VISITA A UN MASAJISTA PROFESIONAL

Un masaje profesional es algo que consideraba para una vez en la vida. Me parecía demasiado *complaciente* como para justificar darme uno con regularidad. Luego me embaracé. Fui con un terapeuta de embarazo certificado y me sentía de maravilla cada vez que salía de su oficina. Ahora creo que un masaje es un procedimiento de salud complementario importante. De hecho, más y más parteras (¡e incluso ginecobstetras!) recomiendan la terapia de masajes para aliviar dolores y molestias asociados con el embarazo, sin mencionar que relaja, alivia el estrés, mejora la circulación, disminuye la inflamación, regula las hormonas, mejora el estado de ánimo. ¿Necesito seguir? Lo mejor de un especialista certificado es que tiene un entendimiento único sobre la fisiología prenatal; sabe cómo colocarte para evitar presión o molestias en los ligamentos, y puede identificar señales de complicaciones, como preeclampsia, una de las pocas circunstancias en que no se recomienda un masaje.

DUERME

Entre el abdomen que crece y la constante necesidad de orinar, sin mencionar cosas como síndrome de piernas inquietas, sé que dormir bien durante el embarazo puede ser difícil. (Incluso dedico toda una *semana* a dormir un poco más adelante en este libro.) Pero tómalo de alguien que ha estado donde tú: duerme hasta el mediodía. Toma siestas. Quédate leyendo en cama. Sin importar qué patrón de sueño ames seguir, *hazlo*. Hazlo *todo*. Y seguido. Decorar el cuarto del bebé y planear tu *baby shower* puede esperar.

VE BUENAS PELÍCULAS

Me gustaba ver todas las películas nominadas al Oscar y analizarlas antes de los premios; y sí, era una fanática (y muchas veces ganadora) de la quiniela de Oscar en la oficina. Estos días, la mayoría de las películas que veo son para niños y, francamente, no tan emocionantes. Así que, mamá, ve y come palomitas por mí (o lleva las tuyas, que no sepan como si un camión de sal hubiera explotado). Consejo: siéntate junto o cerca del pasillo para tener acceso rápido al baño.

¿Te gusta ver películas de acción en pantalla IMAX? No te preocupes por el ruido. Dentro del útero, flotando en un mar de líquido amniótico, el oído del bebé está bastante protegido (aun cuando sea capaz de escuchar y responder a sonidos en el tercer trimestre). El único ruido preocupante, porque se relaciona con su oído a futuro, es el prolongado, como ocho horas diarias de pie junto a una pista en el aeropuerto.

ARREGLA TUS UÑAS

Las mismas hormonas responsables de ese pelo reluciente tienden a hacer crecer tus uñas más rápido. Incluso si hacerte manicure y pedicure regularmente no es lo tuyo, considera regalártelo mientras estés embarazada. Yo me di cuenta de que tener pies bonitos aumentaba mi autoestima, incluso si no podía *verlos* por mi vientre. Elige un salón bien ventilado y agenda una cita durante una hora de poco tránsito en el día para minimizar tu exposición a cualquier humor tóxico (que además de la implicación obvia a la salud, puede ser suficiente para provocar tus ultrasensibles ganas de vomitar). Aunque arreglar las uñas es perfectamente seguro en el embarazo, me gusta llevar mi propio esmalte no tóxico. Los esmaltes comunes tienden a contener químicos como ftalato de dibutilo, vinculado con defectos de nacimiento y prohibido en la Unión Europea. Soy fan de Piggy Paint, una marca no tóxica, hipoalergénica, que no hace pruebas en animales y es completamente segura para usar en el embarazo (¡sin mencionar que es genial para las niñas que también quieren pintar sus uñas!). Incluso hacen un quitaesmalte no tóxico, libre de cosas asquerosas, como formaldehídos, acetona y BPA. Siempre puedes dejar el salón y pedirle a tu marido que te pinte las uñas de los pies.

A LO SEGURO CON TUS CUIDADOS

Estoy completamente a favor de apapacharte durante el embarazo, pero sería mejor si no te hicieras permanentes, ni alaciados. Aunque no hay evidencia concluyente de que estos procedimientos no son seguros para el bebé, tampoco hay evidencia de que *sean* seguros en el embarazo. También querrás evitar blanquearte los dientes, usar cremas blanqueadoras, sueros para las pestañas y todos los productos de cuidado personal basados en químicos. Ve a www.mamanatural. com para algunas alternativas naturales y sanas.

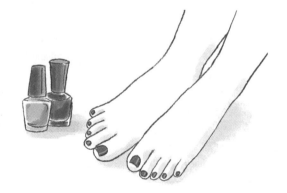

Avena de dátil (ridículamente rica)

Como nutriente, la sílice no se menciona mucho, lo que es un poco tonto cuando lo piensas, dado que literalmente la necesitamos para estar erguidos. Este importante mineral ayuda a construir huesos fuertes, así como cabello, piel y uñas sanos. Y aunque puedes aumentar tu consumo de sílice comiendo más ejotes, plátanos y arroz integral, la avena es una de las fuentes más ricas en el mundo. ¿Mi forma favorita de prepararla? Esta avena de dátil ridículamente rica.

INGREDIENTES

2 tazas de avena orgánica molida

2 cucharaditas rasas de vinagre de manzana crudo o jugo de limón

2-4 cucharadas de coco rallado

⅓ de taza de leche de coco

5-6 tazas de agua filtrada, separadas

3-4 rollitos de dátil con coco

Miel de abeja o stevia, al gusto

En una olla honda, remoja la avena en 4 tazas de agua y el vinagre durante 24 horas. En la mañana, cuela la avena y enjuágala bien. Agrega 1 o 2 tazas de agua (dependiendo de qué tan aguada te gusta la avena) y cocínala a fuego alto hasta que hierva. Baja la flama a fuego lento y cocínala con tapa 15 o 20 minutos. A la mitad del tiempo, pica tus dátiles y agrégalos a la avena. Añade el coco rallado y la leche de coco. Espera hasta que la mayor parte del líquido se haya absorbido y tengas una avena espesa, grumosa, pero que todavía puedas servir con facilidad. Sirve con miel, stevia o fruta fresca. Nueces y jarabe de maple son un acompañamiento delicioso. Rinde 4 porciones.

SAL A COMER... MUCHO

Odio decírtelo, pero los restaurantes probablemente se volverán algo del pasado, al menos por un tiempo. ¿Crees que puedes programar un lindo almuerzo en un café durante su siesta? Una vez que te hayas bañado (quizá por primera vez en días), vestido, empacado al bebé, cargado la pañalera y hayas logrado doblar la carriola, estarás muy cansada para ir o —¡sorpresa!— el bebé ya se despertó y se acabó la siesta.

DUERME

Realmente no puedo decirlo lo suficiente. Duerme en el sillón. Duerme en el auto (no mientras manejas, por supuesto). Duerme en el hombro de tu esposo. Duerme cuando y donde puedas.

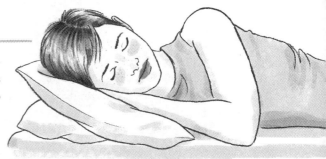

¡Duerme mientras puedas!

HAZ TIEMPO PARA TUS AMIGAS

Con la llegada del bebé, la vida empieza a estrecharse alrededor de nosotros —todo el universo de pronto cabe en las cuatro paredes de tu casa— y los días empiezan a girar alrededor de amamantar, eructar, bañar, dormir y cambiar pañales. Confía en mí, es difícil que te importe mucho el tipo guapo con el que sale tu amiga o siquiera recordar su cumpleaños cuando lo más emocionante en tu sábado es contar los pañales sucios del bebé. Socializar se volverá menos importante y tus relaciones pueden sufrirlo. Esas amistades *volverán*; muchas de tus amigas incluso pueden estar en lo mismo, así que no te preocupes. Pero valora a esos viejos amigos. Cuando el bebé esté un poco más grande estarás desesperada por reconectarte y hablar sobre lo que sea, menos popó.

LEE POR PLACER

En estos días, leer una novela es un lujo. Los libros para colorear o sobre bebés tienden a llenar tu buró. Lee las novedades. O los clásicos. Busca un club de lectura y pide recomendaciones a tus amigas o en una biblioteca cerca de ti.

AFIRMACIÓN

Mi cuerpo embarazado es milagroso y bello.
Amo estar embarazada. Me regocijo en el
milagro de la vida.

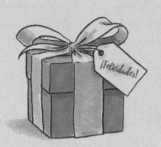
TERMINA LOS PENDIENTES EN TU CASA

La intención es consentirte, no crear una serie interminable de proyectos que drene tu energía y arruine tu tiempo. Pero terminar algunos proyectos manejables puede hacerte sentir bien. Así que, ensambla esas repisas que compraste hace tres años. Reorganiza las alacenas de la cocina. Haz tus declaraciones de impuestos. ¡Caray, sacude las persianas! La próxima vez que puedas hacer cosas así tu "bebé" ya estará en kínder.

DUERME

¿Ya lo mencioné?

SAL DE COMPRAS, Y NO EN AMAZON.COM

Pasea por una plaza. Mira los aparadores. Pruébate zapatos bonitos, bufandas o chamarras sólo porque sí. No tienes que comprar nada, pero si lo haces, compra algo bonito.

DEJA TIEMPO PARA TI

Tal vez sea una idea extraña, pero un día no muy lejano te darás cuenta de que extrañas algo… *a ti*. O al menos un poco de tiempo contigo misma. La soledad y la privacidad parecerán conceptos extraños que sólo has leído en libros. Y cuando tengas un raro y fugaz momento a solas, simplemente no vas a saber qué hacer contigo misma. ¿Bañarte? ¿Secarte el cabello? ¿Llenar ese tiempo con alguien que pueda decir oraciones completas?

Enciérrate en el baño y date el lujo de tomar un baño de tina. Maneja por tu colonia y canta tus canciones favoritas a todo pulmón. Mata dos pájaros de un tiro y ve a ver una de esas películas nominadas al Oscar tú sola. Sólo piensa qué tan feliz estarás al mirar atrás y decir: "Lo aproveché", en lugar de: "Oh, de haber sabido".

Mamá, *disfruta* esta fase.

el Pendientes

- Haz una cita con el dentista, sobre todo si no has ido recientemente.

- DUERME.

- Busca un masajista de embarazo certificado cerca de ti. Muchos ofrecen paquetes, lo que bajará el costo de cada sesión. Pero si no entra en tu presupuesto, un día a la semana pon a trabajar a tu pareja. Incluso puedes preparar tus propios aceites para masaje añadiendo gotas de aceite esencial a tu crema de cuerpo favorita; el aceite de coco solo también hace maravillas.

¿Un poco mal?

REMEDIOS NATURALES PARA

resfriado, tos y gripe

¿QUÉ PASA CON EL *bebé?*

Para este momento ya se formaron casi todos los órganos vitales del bebé y sus principales sistemas, así que los siguientes meses son de crecimiento. Pero, algunos órganos se están moviendo. Por extraño que suene, el intestino, por ejemplo, acaba de pasar las últimas semanas *afuera* del cuerpo, en el cordón umbilical, no en su abdomen, donde debe estar. Hasta ahora, simplemente no había suficiente espacio en su vientre para todos esos pliegues de tejido. Mientras tanto, los órganos reproductores —ovarios para niña, testículos para niño— hicieron su debut. Todavía es muy pronto para detectar el sexo en una ecografía (para las mamás que no hicieron la prueba de ADN de célula libre), pero algo loco: si es niña, ya tiene alrededor de dos millones de óvulos en esos ovarios. Tus futuros nietos pueden estar entre ellos. Raro, ¿no?

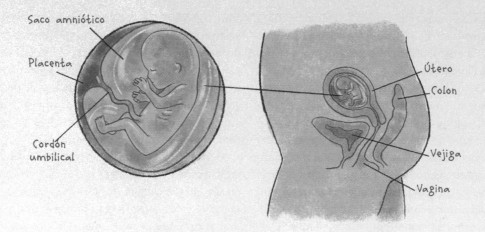

Saco amniótico

Placenta

Cordón umbilical

Útero

Colon

Vejiga

Vagina

¿QUÉ PASA CON *mamá?*

Una de las principales razones de que las mujeres dejen las vitaminas prenatales convencionales o prescritas es que pueden constipar. Y aceptémoslo, no es agradable no poder hacer del baño diario. (La progesterona elevada no ayuda mucho tampoco, pues relaja los músculos estomacales e intestinales, provocando que se desacelere la digestión.) La gente dice que debes beber suficiente agua, hacer ejercicio, comer una dieta rica en fibra y cambiar a una vitamina prenatal natural, basada en alimentos. Y es un buen consejo, pero a veces necesitas algo extra. Tomar suplementos con más magnesio es una forma, pero yo obtuve el mío en la forma de dos peras al día. Son altas en fibra y un excelente laxante natural. Puedes revisar mi receta de budín de pera y proteína en la página 233.

Vivía en Chicago, una ciudad famosa por sus inviernos brutales, cuando me enteré de que esperaba mi primer hijo. Así que cuando empecé a estornudar cerca de Navidad, pensé que era sólo la temporada. No fue sino hasta después que me di cuenta de que mi resfriado podía estar más relacionado con el hecho de que estaba recién embarazada (sin saberlo) entonces, que con el clima. Así es: como sucede con los senos delicados, las aureolas oscuras y la náusea, un resfria-do ligero bien puede ser un síntoma de embarazo. ¿Por qué? Porque tu sistema inmunológico se encuentra en una capacidad no tan buena (sobre todo para que tu cuerpo no rechace al bebé). Tristemente, eso sólo te deja más susceptible a enfermedades e infecciones, en especial durante la temporada de resfriados y gripe. ¿Qué sucede si te empieza a escurrir la nariz, toses o te duele la garganta? ¿Enfermarte durante el embarazo es... *peligroso*?

SI ESTOY ENFERMA, ¿MI BEBÉ TAMBIÉN?

Empecemos con la buena noticia: cuando se trata de un resfriado común, el virus no llega a la placenta, lo que significa que no importa qué tan mal te sientas, tu bebé no está, ni estará "enfermo". (Se cree que el virus de la gripe no penetra la placenta. Investigaciones sugieren que algunas cepas muy virulentas —como la gripe aviar— *podrían*, pero no te preocupes, sólo sucede en *muy* pocos casos.) Así que la preocupación real cuando te enfermas no es sobre el virus mismo. De lo que tienes que cuidarte es que las mujeres embarazadas tienen una posibilidad mayor de desarrollar complicaciones por enfermedades.

Aunque el riesgo es poco, es más probable que una mujer embarazada con gripe termine en el hospital. Durante mucho tiempo creímos que el sistema inmunológico suprimido hacía un pésimo trabajo al combatir la influenza. Nuevas investigaciones —sobre todo un estudio de la Escuela de Medicina de la Universidad de Stanford— sugieren que en realidad las mujeres embarazadas tienen una respuesta inusualmente *fuerte* a la gripe; experimentan una clase de hiperinflamación. Puede ser la razón de que mamás con gripe sean más susceptibles a la neumonía.

El problema del que realmente debes cuidarte en lo que respecta a la gripe es de la posibilidad de una fiebre. Arriba de 38 °C es preocupante (aunque debes avisarle a tu proveedor de salud, aun si tu fiebre es muy baja); algunos estudios indican que una fiebre alta y persistente se vincula con defectos del tubo neural, labio leporino, defectos cardiacos congénitos, autismo y parto prematuro.

ANTIHISTAMÍNICO, JARABE, DESCONGESTIONANTE: ¿QUÉ PUEDO TOMAR?

Aspirina, ibuprofeno y descongestionantes, como el ingrediente activo en productos como Sudafed (pseudoefedrina), *no* suelen considerarse seguros en el embarazo. Sin embargo, la mayoría de los médicos (y algunas parteras) recomiendan acetaminofeno (Tylenol) para fiebre y aliviar el dolor; Tamiflu, para aliviar los síntomas de la gripe; y alguna medicina común para la tos, como Robitussin. Son opciones poco atractivas para mamás naturales que intentan evitar lo más posible los mvc o las prescripciones médicas. Pero quizá tampoco sean tan seguras.

Estudios preliminares sugieren que el Tylenol en embarazos de 28 días o más está ligado con un riesgo mayor de TDAH y ciertos problemas de comportamiento y retraso en el lenguaje. Sobre el Tamiflu no hay evidencia real de que los antivirales sean dañinos, pero tampoco se han analizado a fondo en mujeres embarazadas. El Robitussin —por lo general recomendado sólo *después* del primer trimestre— puede calmar un poco tus síntomas, pero no trata, previene, ni mata el virus de la gripe. Además, toda organización importante de salud recomienda tomar

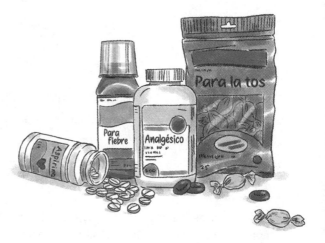

VACUNA DPT: ¿QUÉ DICES?

Además de ofrecerte una vacuna para la gripe, tu proveedor de salud también puede recomendarte la vacuna DPT. La fórmula es para tres enfermedades diferentes —tétanos, difteria y tos ferina o tos convulsa—, pero la prioridad, definitivamente, es proteger contra la tos ferina, que puede ser verdaderamente mortal en un pequeño porcentaje de infantes. (No se puede vacunar a los bebés contra la tos convulsa hasta que tengan dos meses, así que se pretende que la vacuna "llene ese vacío" y proteja al recién nacido.) Los CDC, el Colegio Americano de Obstetricia y Ginecología y el CAEP recomiendan la vacuna DPT entre las semanas 27 y 36.

Pero algunas mamás naturales no se sienten muy cómodas con esa recomendación, en parte porque no se puede probar la seguridad de las vacunas en mujeres embarazadas, gracias a un lineamiento de la FDA de 1976. También hay cierta preocupación por los insertos, la mayoría parecidos a esto:

> *No se ha establecido la seguridad ni la efectividad de esta vacuna en mujeres embarazadas. No se han realizado estudios sobre la reproducción animal con esta vacuna. No se sabe si la vacuna daña al feto cuando se administra a una mujer embarazada o si afecta su capacidad reproductiva. Esta vacuna sólo debería aplicarse a una mujer embarazada si claramente la necesita.*

La pregunta, por supuesto, es: ¿con claridad, se necesita? Y eso, amiga mía, es mejor determinarlo en una plática detallada con tu proveedor de salud. Si te interesa una alternativa más natural, también puedes buscar el remedio homeopático para la tos llamado Pertussin, que puede administrarse a un recién nacido hasta de una semana. Habla con el futuro pediatra de tu hijo o con un naturópata para más información.

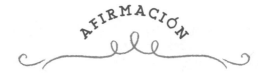

AFIRMACIÓN

Reconozco mis miedos, pero los dejo ir.
Me enfoco en cosas que son buenas,
bellas y esperanzadoras.

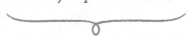

medicamentos (ya sean prescritos o MVC) con moderación; razón de más para darle una oportunidad a los remedios naturales.

Dos excepciones a la regla estricta de no medicarse: fiebre alta o persistente, y nuevas cepas o muy virulentas de gripe, pues sabemos que pueden ser muy peligrosas si no se tratan.

Como regla general, debes hablar con tu partera o médico antes de tomar *cualquier* medicamento. Pero si tu proveedor de salud te prescribe o recomienda un medicamento del que te sientes insegura, no ignores la recomendación. Pregunta sobre la dosis adecuada, la seguridad en el emba-

razo y los posibles tratamientos alternativos. Busca una segunda opinión si todavía no estás segura o habla con tu farmacéutico. Como mencioné antes: yo tomé Tylenol unos días después de que me sacaran el diente (estaba desesperada por aliviar el dolor), y aunque me preocupé como loca por las consecuencias, estaba bien.

> ### ¿PIENSAS EN LA VACUNA DE LA GRIPE?
>
> Ve a la página 88 para determinar si está bien para ti.

MÁS QUE CALDO DE POLLO: REMEDIOS NATURALES PARA RESFRIADO Y GRIPE

Casi todas las abuelas prescribían lo mismo para tratar un resfriado o la gripe: tomar muchos líquidos y dormir, tomar un poco de consomé o de caldo de pollo y aumentar el consumo de vitamina C para dar al sistema inmunológico el apoyo necesario.

Todo eso está bien y es importante como primer paso, pero también es un poco, bueno, *básico*.

Acaba rápidamente con un resfriado o gripe con los siguientes remedios sobrecargados:

VINAGRE DE MANZANA CRUDO

Sí, ¡el vinagre de manzana crudo (VMC) aparece de nuevo! (Es tan versátil, que en realidad tengo un post donde menciono 101 usos distintos en mi

¿ES RESFRIADO, GRIPE... O ALGO MÁS?

La diferencia entre resfriado y gripe es, en general, la fuerza de los síntomas. Los resfriados son más leves; el emblemático estornudo y el goteo de nariz, y raramente involucran fiebre. La gripe, por otra parte, puede caerte como una tonelada de ladrillos. Los síntomas incluyen molestias en garganta, fiebre, dolor de cabeza, tos, vómito y escalofríos, que pueden empeorar por varios días. Pero incluso si no estás oficialmente enferma, es posible que suenes así porque estornudar durante el embarazo es común.

Tu exceso de hormonas (siempre se trata de las hormonas, ¿no?) provoca inflamación en las fosas nasales, lo que puede disparar la producción de mucosidad en exceso; sí, goteo en la nariz. Si estás congestionada, puedes aliviarte:

Hidrátate

Sonarte tanto y estornudar puede resecar tus fosas nasales, así que asegúrate de beber suficiente agua. Toma un poco de limonada natural a lo largo del día para incrementar tu vitamina C, o agua de coco orgánica, alta en potasio y electrolitos; añade una pizca de sal de mar para un impulso mineral y una mejor hidratación.

Prueba Neti Pot

Entraron en escena en 2007, después de que las patrocinaran al aire Oprah Winfrey y el Dr. Oz, pero las neti pots —que parecen lámparas de Aldino— han estado ahí desde hace miles de años. ¿Cómo funcionan? Llena la tetera con agua de filtro templada, añade una pizca de sal de mar, colócala en la fosa nasal y vierte el agua. Conforme viaje por tu cavidad nasal (las neti pots también se llaman "irrigadores nasales" por una razón), la solución salina adelgaza la mucosa y limpia el pasaje nasal. Y déjame decirte, estas cosas *funcionan*. Mi marido solía tomar un medicamento para la alergia durante la temporada de fiebre, hasta que probó la Neti Pot. Lleva años sin tomar medicamentos.

Usa un humidificador

El aire frío y seco elimina la humedad de tu piel, pero puedes tener cierto alivio nasal con un humidificador. Sólo asegúrate de cambiar diario el agua, limpiar la unidad cada semana y remplazar el filtro con regularidad, pues los humidificadores pueden crear bacterias y moho.

Prueba un dilatador nasal

Otro descubrimiento de mi esposo: los dilatadores nasales son cositas de silicona que entran en tus fosas nasales y, como el nombre sugiere, las *dilata*. Probablemente no los encontrarás en tu farmacia local, pero una búsqueda rápida por Amazon te dará decenas de opciones. Michael prefiere una marca llamada WoodyKnows, que le ayuda a respirar de noche, cuando tiene resfriado o sufre alergias. Bono: disminuye los ronquidos también.

Caldo de pollo recargado

¡Bueno, tenía que incluir un caldo de pollo en algún lado! Prepáralo con el caldo de huesos casero (receta en la página 89) y obtendrás los beneficios adicionales del colágeno de la proteína. Agrega ajo por sus propiedades contra la gripe y hongos (maitake, shiitake), que también contienen propiedades antivirales.

INGREDIENTES

1-2 cucharadas de aceite de oliva

2 zanahorias medianas picadas

2 tallos de apio picados

2 chirivías picadas

2-3 dientes de ajo machacados

1 cucharada de mantequilla pasteurizada

1 taza de hongos shiitake o maitake rebanados

Sal y pimienta

2 cebollas medianas picadas

2-3 litros de caldo de huesos (si no tienes suficiente, diluye lo que tengas con agua filtrada)

1-1½ tazas de pollo asado o al horno, picado o deshebrado

Perejil fresco picado

Pimienta Cayena (opcional, pero evítala si tienes fiebre)

En una olla grande, calienta el aceite de oliva a fuego medio. Agrega cebolla, zanahoria, apio, ajo y una pizca de sal y pimienta. Cocina hasta que las verduras se suavicen (alrededor de 5 minutos). En otra sartén, calienta mantequilla a fuego medio. Añade los hongos y una pizca de sal; saltéalos hasta que se oscurezcan (alrededor de 5 minutos). Junta los hongos con las verduras. Vierte el caldo de huesos y déjalo hasta que suelte el primer hervor. Agrega pollo y perejil. Salpimenta al gusto. Para darle más sabor, añade una pizca de pimienta Cayena, un analgésico natural.

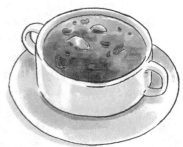

página web.) Si te sientes un poco mal, mezcla 1 o 2 cucharadas de VMC en ¼ de litro de agua o té, y bébelo dos veces al día. Puedes hacer gárgaras con una mezcla de agua caliente, VMC y sal; más efectivo para las molestias en la garganta, que sólo agua con sal. El VMC también es un remedio antiguo para bajar la temperatura. Agrega 1 taza a un baño de agua tibia o remoja un paño en una parte de VMC y dos partes de agua, y colócalo en la frente. (¡Algunas personas juran que los

UN POCO DE PREVENCIÓN

Combatir un resfriado o la gripe empieza *mucho* antes de enfermarte. Disminuye tu probabilidad de enfermarte, así como la probabilidad de que puedas necesitar un medicamento, al seguir los siguientes lineamientos:

Ten buena higiene

Lava tus manos muy seguido, sobre todo antes de las comidas, e intenta no tocar tu cara. Cuando estés en casa, lávate sólo con agua y jabón; a mí me encantan los jabones de aceite de oliva. Cuando estés en otras partes, un gel para manos de aceite de hamamelis o árbol del té es una buena opción si no tienes acceso a un lavabo. Hagas lo que hagas, aléjate de los geles de marcas comunes (como los que se encuentran en dispensadores públicos). Muchas veces contienen triclosán o triclocarbán, ingredientes prohibidos por la FDA en jabones de pasta y líquidos, por su seguridad y eficacia.

También mantén limpias las superficies y los blancos en tu casa. Usa un limpiador no tóxico y seguido cambia tus sábanas. Ventila los espacios una o dos veces por semana, incluso si está helando afuera. Estudios sugieren que la calidad del aire en el interior de la mayoría de los hogares puede empeorar significativamente más que el del exterior.

Come más ajo

Los beneficios antivirales del ajo son efectivos para tratar resfriados, pero en realidad tienen un efecto profiláctico (o preventivo). De hecho, un estudio publicado en la revista médica *Advances in Therapy* sugiere que el consumo diario de un suplemento de ajo con alicina baja drásticamente la probabilidad de 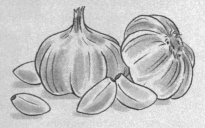 enfermarte (los participantes tuvieron 63 por ciento menos resfriados que el grupo placebo), y acorta tu tiempo de recuperación: 70 por ciento. Incorpora un diente de ajo machacado en la comida y la cena. Puedes añadir un poco de ajo crudo a tu aderezo de ensalada o pesto (ve la receta de la página 226), o úntalo en pan tostado con mantequilla, aguacate o aceite de oliva. Consejo: después de aplastarlo, espera 10 minutos para comerlo, para permitir que la potente alicina se forme por completo.

Suda

Además de los obvios beneficios —mantener un peso sano y bajar el riesgo de complicaciones en el embarazo—, el ejercicio regular estimula tu sistema inmunológico. ¿Necesitas pruebas? Un estudio de la Universidad Estatal de los Apalaches descubrió que la gente que hace ejercicio al menos cinco veces a la semana tiene menos resfriados que las sedentarias.

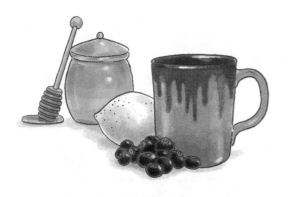

CORTEZA DE ACEITE DE COCO Y MENTA

El aceite de coco es famoso por sus propiedades antivirales, antibacterianas y antifúngicas. Para una colación dulce, mezcla 2 cucharadas de aceite de coco orgánico crudo con ⅛ de cucharadita de extracto de menta y 1 cucharada de miel de abeja y extiéndelo en una capa delgada sobre papel encerado. Congélalo 15 minutos, hasta que se endurezca. (Triplica las cantidades si quieres más.)

calcetines con VMC funciona! Intenta remojar un par en VMC diluido, exprímelos y póntelos 10 o 15 minutos).

TÉ DE MORAS AZULES, MIEL, LIMÓN Y JENGIBRE

Un té caliente es maravilloso para aliviar la garganta y la congestión, y para calmar el asco o un estómago molesto. Esta versión tiene un gran efecto en resfriados y gripes. La miel de abeja tiene propiedades antimicrobianas y antibacterianas; el limón está lleno de vitamina C; el jengibre es un antiinflamatorio potente, y las moras tienen ácido salicílico, el ingrediente activo en la aspirina (¡sin efectos secundarios!).

Para hacer una jarra, en una olla pequeña hierve 230 gramos de moras azules frescas o congeladas y ¼ de taza de jugo de limón recién exprimido, alrededor de 5 minutos (moviendo ocasionalmente). Cuela la mezcla con un colador fino, aplastando las moras para extraer todo el jugo. Mientras tanto, en una tetera u olla grande, pon 4 bolsas de té de jengibre en 8 tazas de agua. Revuélvelo con la mezcla de moras en una jarra grande y endulza con miel. Bebe 1-2 tazas al día. Puede ser frío o caliente.

JARABE DE SAÚCO (SÓLO PARA RESFRIADOS)

Muchas mamás embarazadas han logrado tratar síntomas de tos y resfriados con jarabe de saúco (por lo general disponible en la sección de orgánicos del supermercado o las tiendas naturistas), pero sería mejor que lo evitaras si tienes gripe. Se cree que el jarabe de saúco es un gran estimulante inmunológico, algo que potencialmente no necesitas, si las investigaciones más recientes sobre influenza y embarazo son correctas (es decir, que el sistema inmunológico de las mujeres embarazadas *reacciona de más* con la gripe).

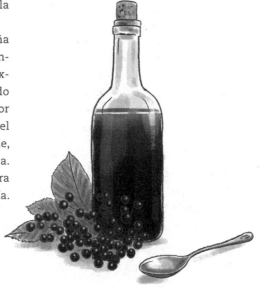

Pendientes

- Si tu resfriado es agudo, considera tomar un suplemento de vitamina C de alimentos (2 mil miligramos divididos en el día), así como un probiótico de alta calidad. Alternativamente, me gusta mezclar ½ cucharadita de polvo de camu camu en un tazón de yogurt griego. La mora camu está *cargada* de vitamina C; una porción tiene más de mil por ciento de tu consumo diario recomendado. Sólo asegúrate de añadir miel, ¡el polvo de camu camu es amargo!

- Si me sentía un poco mal o muy bien, religiosamente tomaba mi dosis de aceite de hígado de bacalao estando embarazada, dado que es alto en vitaminas A y D para estimular el sistema inmunológico. Habla con tu partera o médico sobre la dosis más adecuada para ti.

- Tu cuerpo necesita muchos más fluidos en el embarazo, lo que vuelve muy preocupante la posible deshidratación durante la temporada de gripe y resfriados. Asegúrate de tomar suficientes líquidos —agua, agua de coco, limonada natural, caldo— y limitar o eliminar tu consumo de cafeína.

Cerebro embarazado

Y

mamá distraída

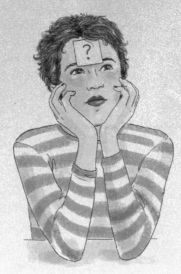

¿QUÉ PASA CON EL *bebé*?

Dentro de unos meses, el bebé se interesará *mucho* por el mundo a su alrededor. Las historias —y los ultrasonidos— hablan de bebés jalando su cordón umbilical o lamiendo (¡!) la pared del útero. También se ha visto que chupan su pulgar, pero eso puede empezar desde ahora, a las 13 semanas. Pero lo que es más interesante: algunos estudios sugieren que el pulgar que eligen chupar puede indicar su futura mano "dominante", dado que la mayoría de los bebés prefiere chupar su pulgar derecho, así como la mayoría de los adultos en el mundo es diestra. (Y sí, es más probable que los bebés que chupan su pulgar izquierdo en el útero terminen siendo zurdos.)

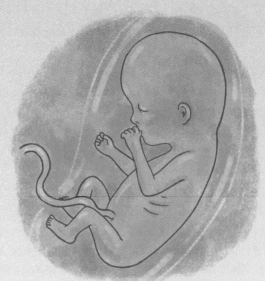

SE SABE QUE LOS BEBÉS CHUPAN SUS PULGARES DESDE LAS 13 SEMANAS.

¿QUÉ PASA CON *mamá*?

¡Qué felicidad! Ésta es la última semana de tu primer trimestre, mamá, y ya te estás preparando para entrar a un total y nuevo mundo, uno en el que la náusea matutina probablemente sea algo del pasado, que la fatiga extrema se sienta un poco menos, bueno, *extrema*, y las aversiones a sabores u olores terminen. Tu apetito está de regreso y podrás reintroducir alimentos que *solías* amar, pero no has podido comer en semanas. El segundo trimestre es, sin duda, lo mejor del embarazo; de hecho, muchas veces se le llama la "mitad mágica". Ese asco se ha ido (¡esperemos!), y todavía no estás tan grande que moverte en tu vida cotidiana se haya vuelto torpe o incómodo. Prepárate para sentirte un poco como tú otra vez. ¡Sí!

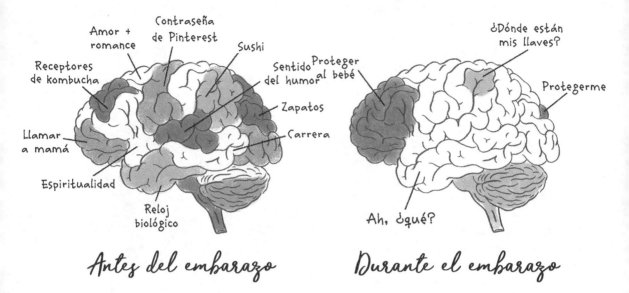

Antes del embarazo

Llamar a mamá — Receptores de kombucha — Amor + romance — Contraseña de Pinterest — Sushi — Sentido del humor — Proteger al bebé — Zapatos — Carrera — Espiritualidad — Reloj biológico

Durante el embarazo

¿Dónde están mis llaves? — Protegerme — Ah, ¿qué?

Una vez leí que cada bebé sale agarrando un tercio del cerebro de su madre. Y en mi experiencia, eso suena más o menos correcto, pues en cierto punto durante mi embarazo empecé a buscar mis lentes por todas partes cuando los tenía puestos sobre la cabeza o se me olvidaba comprar la mitad de las cosas que había pensado camino al supermercado. Sé que tampoco soy la única mamá que de pronto se siente un poco desconcertada durante el embarazo. Un cúmulo de estudios y encuestas, al hacerlos juntos, sugiere que cuatro de cada cinco mujeres embarazadas reportan lapsos de memoria o habilidad cognitiva disminuida. De hecho, hay muchos términos para este fenómeno, desde "cerebro de embarazada", "cerebro de bebé" y "mamnesia".

Es cierto que tantas hormonas afectarán tu capacidad de concentración y enfoque en las siguientes semanas, si es que no ha sucedido ya (después de todo, es difícil concentrarse estando inflamada, llorosa y fatigada). La falta de sueño de calidad haría que cualquiera se sintiera un poco confundida. Algunos estudios demuestran que las mujeres embarazadas pueden experimentar una *ligera* baja en lo que se llama "memoria potencial" (es decir, la capacidad de realizar una acción futura, planeada, como recordar una cita o tomar un medicamento a cierta hora, ¡así que no olvides tus vitaminas prenatales!). Antes pensábamos en el "cerebro de bebé" como un fenómeno exclusivamente negativo, pero nuevas investigaciones sugieren que sólo es el efecto secundario temporal de una mejora neurológica importante. Lejos de ser una discapacidad, resulta que el embarazo en realidad nos vuelve más *listas*.

CÓMO CAMBIA EL CEREBRO EN EL EMBARAZO

Como cambia el cuerpo estando embarazadas —desde los senos hasta el vientre y los pies—, quizá no debería sorprendernos que el embarazo también tenga un efecto en el cerebro. Hace 20 años, investigadores de la Escuela de Medicina del Imperial College, de Londres, descubrieron que el cerebro en realidad parece *disminuir* su tamaño —hasta 6 o 7 por ciento— en las últimas etapas del embarazo. En ese entonces se creía que esta disminución podía ser prueba de que el déficit cognitivo asociado con el "cerebro de bebé" era real (en oposición a todo en nuestra cabeza).

Ese estudio en particular fue muy pequeño: sólo se escanearon 14 cerebros de mujeres con resonancia magnética. Una investigación reciente sugiere que el cerebro *puede* encogerse en el embarazo, pero en el posparto ciertas áreas en realidad se *expanden*. El crecimiento de la amígdala, el área del cerebro que lidia con las reacciones emocionales, ayuda a la nueva mamá a volverse hipersensible a las necesidades de su bebé. (Tam-bién puede explicar ese instinto protector de mamá oso, dado que la amígdala funge como el centro de procesamiento de amenazas en el cerebro.) La amígdala también tiene una gran cantidad de receptores de oxitocina, la hormona que estimula los lazos. Con cada nueva descarga de oxitocina —producida cada vez que abraza, amamanta o incluso ve el rostro de su recién naci-do—, la amígdala puede crecer aún más; una amígdala más grande tiene todavía más receptores hormonales. De esta manera, el simple acto de adorar a su bebé produce cambios significativos en la materia gris de una madre.

Y la amígdala no es la única parte del cerebro que crece.

QUÉ DICEN OTRAS *mamás naturales*

Emily: Definitivamente, experimenté mamnesia, pero ahora que estoy embarazada de mi segundo hijo y persigo al pequeño, soy un completo desastre. Sólo la semana pasada no podía encontrar mi cartera. Juraba que la había dejado en la pañalera. No estaba. Dos horas después, busqué en la misma bolsa y ahí estaba, justo donde la había dejado. Increíble.

Brandi: Soy enfermera y una vez le dije a un paciente: "Ya vuelvo, voy a traerte la carretilla". ¡Por fortuna se dio cuenta de que quise decir silla de ruedas!

Hannah: Constantemente me sentía como Dory, de Buscando a Nemo.

Chelsea: Dejé mi celular sobre el cofre de mi auto, cerca de los limpiaparabrisas, y salió volando camino a la tienda, haciéndose pedazos. Eso habría sido suficientemente malo, pero también había dejado las llaves de mi esposo en el mismo lugar. Las buscó sin descanso durante dos semanas. Al final, fuimos a cambiarle el aceite y el mecánico le preguntó a mi pobre marido si se había dado cuenta de que había un juego de llaves bajo el cofre.

- ♡ Estudios han indicado que las mujeres hacen varias cosas a la vez mejor que los hombres, pero la diferencia es mayor por cambios en la corteza prefrontal.

- ♡ Crecimiento en el hipocampo, la región responsable de aprender y memorizar, sugiere que las nuevas mamás pueden tener mejor memoria después de dar a luz, no peor.

- ♡ Sabemos que las mamás son más capaces de reconocer rostros (particularmente de hombres) y son más capaces de interpretar emociones (sobre todo las abiertamente negativas) porque tienen una capacidad mayor para presentir el peligro.

Los cambios en el cerebro de una mamá son tan rápidos y significativos, que los investigadores consideran al embarazo un desarrollo tan importante como la pubertad.

El "cerebro de bebé", dicen las investigaciones, no deja confundida a la mamá; la hace más capaz de lidiar con los retos y demandas de la maternidad. ¿Y la mejor parte? Estos cambios no parecen desaparecer o disminuir. Al contrario, el incremento en cognición puede durar para toda la vida.

SI EL EMBARAZO ME HACE MÁS LISTA, ¿DÓNDE ESTÁN MIS LLAVES?

Durante décadas se ha advertido a las mujeres embarazadas acerca del inicio de la *mamnesia*, así que no me sorprendería si perdieras algo en tu casa o se te fuera el avión a la mitad de una conversación, creyendo que el "cerebro de bebé" tiene la culpa. Una teoría para estos episodios de abstracción es que tu cerebro está ocupado creciendo, reprocesando y remodelando. En otras palabras, tu procesador puede funcionar un poco más lento durante estos próximos meses porque tu cerebro se está actualizando a un modelo 2.0 más avanzado.

También es posible, sin embargo, que episodios ocasionales de *mamnesia* no tengan nada que ver con el embarazo, sino que estén causados por el mero poder de la sugestión.

Después de todo, si estás convencida de que tu agudeza men-

PENDIENTES:
Encontrar llaves
Entrevistar doula
Vinagre de manzana
Clase de spinning
Brasier de maternidad
Planear comidas
Recuperar contraseña de Netflix

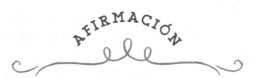

AFIRMACIÓN

Estoy agradecida por cada náusea, cada incomodidad, cada momento de malestar. Sé que estas sensaciones no son nada comparadas con la alegría que me espera del otro lado.

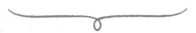

¡NO OLVIDES HIDRATARTE, MAMÁ!

Es importante beber muchos líquidos durante el embarazo, pero a veces la mamá sólo necesita algo que beber además de agua. (¿Puedo pedir un testigo?) Estas recetas te mantendrán hidratada, ayudarán a la digestión, alejarán la enfermedad, mejorarán la circulación y satisfarán tus gustos. Elige una cada mañana y bébela a lo largo del día.

Refresco cítrico

1 toronja

1 naranja

1 limón amarillo

1 limón verde

1 cucharadita de miel de abeja cruda (opcional)

1 litro de agua filtrada

1 pizca de sal de mar

Hielo (opcional)

Exprime tus cítricos y vierte los jugos en un frasco. Agrega la miel (si la usas) y deja que se disuelva por completo. Añade el agua filtrada y la sal de mar. Agrega hielo si gustas.

El mojito de mamá

4 limones verdes

1 cucharada de miel de abeja cruda (o 15 gotas de stevia líquida)

1 cucharada de vinagre de manzana crudo

6-8 hojas de menta picadas

1 litro de agua filtrada

Hielo (opcional)

Exprime tus limones y vierte el jugo en un frasco. Agrega endulzante, el vinagre y las hojas de menta. Llena el frasco con agua filtrada y mezcla bien. Agrega hielo si gustas.

The Ginger Snap

2 limones amarillos

1 cucharada de miel de abeja cruda (o 15 gotas de stevia líquida)

1 cucharada de vinagre de manzana crudo

1 cucharadita de jengibre fresco rallado

1 litro de agua filtrada

Hielo (opcional)

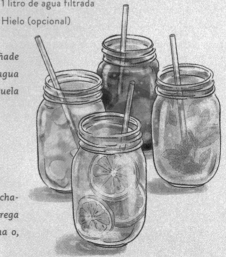

Exprime tus limones y vierte el jugo en un frasco. Añade endulzante, vinagre y jengibre. Llena el frasco con agua filtrada y mezcla bien. Déjalo reposar 15 minutos. Cuela el jengibre y añade hielo si gustas.

Agua de sandía

2 rebanadas grandes de sandía

Agua filtrada

Pica la sandía en cubos medianos, acomódalos en una charola para hielos y congélalos. Una vez congelados, agrega 8-12 cubos de sandía en un frasco y llénalo con agua o, para una delicia burbujeante, agua mineral.

Té de hojas de frambuesa

Si hablas con parteras o doulas, prácticamente te garantizo que escucharás los milagros de las hojas de frambuesa roja, un té herbal que se ha usado durante miles de años para apoyar la salud respiratoria y digestiva, así como —aquí es donde las cosas se ponen interesantes— para calmar y acortar la labor de parto.

Si suena demasiado bueno para ser verdad, *hay* estudios que apoyan estas declaraciones, incluyendo uno publicado en el *Australian College of Midwives Incorporated Journal*, el cual sugiere que las mujeres que bebieron el té eran menos propensas de necesitar fórceps, extracción o cesárea. (Otros estudios en ratas, sin embargo, fueron menos concluyentes.) Pero yo le apuesto a mi experiencia personal.

Por recomendación de mi partera, intenté beber el té de hojas de frambuesa roja durante mi primer embarazo, a principios del primer trimestre. Sentí algunos ligeros cólicos uterinos, lo que me asustó, así que dejé el té y me olvidé de él. Ya sabes cómo fue el parto de mi hijo: 27 horas de labor y una intravenosa de Pitocin.

En mi segundo embarazo decidí hacer las cosas distintas. Empecé en la semana 14 y volví el té de hojas de frambuesa —½ litro con un chorrito de leche de coco— mi ritual de la tarde. En la semana de mi fecha de término preparé uno cargado, lo bebí dos días seguidos, y ¡zas! Paloma hizo su debut tan rápido que casi no tuve tiempo de llegar al centro de maternidad. Llámame loca, pero estoy convencida de que el té fue importante para que mi segundo embarazo fuera casi indoloro y sin drama.

Ten en mente que la mayoría de los proveedores de salud te recomendarán esperar hasta el segundo trimestre; hay cierta preocupación (aunque no evidencia científica como tal) de que beber el té muy pronto puede aumentar tu riesgo de aborto. Como mencioné, sentí un poco de cólico cuando intenté beberlo en mi primer trimestre. Para el segundo trimestre, sin embargo, pude disfrutarlo (entre una y dos tazas al día) sin problemas.

El té de hojas de frambuesa sabe genial solo (como un té negro ligero), pero al final puede aburrir, día con día. Así que éstas son dos formas de mejorarlo.

Para un sabor caliente y cremoso: coloca 1 bolsa de té (o 1 cucharada de hojas de té) en ¼ de litro de agua hirviendo entre 10 y 15 minutos. Quita la bolsa de té o cuélalo, añade ¼ de taza de leche de coco y 1 cucharada de miel de abeja cruda u otro endulzante natural.

Para una bebida fría de naranja y frambuesa: pon 4 bolsas de té (o 4 cucharadas de hojas de té) en 1 litro de agua hirviendo, añade 2 cucharadas de miel de abeja cruda y refrigéralo. Añade jugo de naranja fresco (alrededor de ¼ de taza por porción) y decora con una rodaja de naranja.

tal va a sufrir, es posible que te vuelvas hiper-consciente de cada lapso de memoria o pérdida de concentración. Aunque obviamente has perdido las llaves del auto antes o has olvidado enviar una tarjeta de Navidad, ahora es mucho más posible que culpes al bebé. El concepto de *mamnesia* es tan bien conocido que puede volverse una profecía autocumplida. Así que hazte un favor y no sólo asumas que sufres un declive cognitivo si empiezas a sentirte confundida. En cambio, toma algunos pasos proactivos hacia mantenerte alerta y recuerda que el "cerebro de bebé" realmente es algo *bueno*.

Dormir más. La falta de sueño se ha asociado con muchos efectos secundarios que suenan mucho como los síntomas de amnesia: problemas de atención y memoria, problemas de juicio, tiempo de reacción más lento y desempeño visual-motor pobre. De hecho, manejar un auto mientras tienes sueño puede ser *tan* peligroso (si no es que más) como manejar ebrio.

¿No te parece interesante que el porcentaje de mujeres embarazadas que sufren desórdenes de sueño (75) sea casi igual al porcentaje que dice tener problemas de memoria (80)?

Organízate. ¿Tienes problemas para cumplir tus citas y obligaciones? Bueno, ¿quién te puede culpar? Realmente *tienes* más de qué encargarte que en otro momento, así que facilítate las cosas. Anota tus pendientes en un calendario de pared, carga una libreta con recordatorios en tu chamarra o bolsa, o empieza a utilizar el calendario de tu *smartphone* o iPad.

Consigue ayuda. No es ningún secreto que entre más ocupada y distraída estés, será más probable que las pequeñas tareas se te vayan. Así que, cuando sea posible, delega parte de tus responsabilidades. Que no te dé pena pedirles a amigos, familiares y a tu marido que ayuden cuando lo necesites.

Pendientes

- Estamos hechos bella y maravillosamente, mamá, y los cambios que está viviendo tu cuerpo (¡y tu cerebro!) sólo te prepararán *mejor* para la maternidad, no peor. Así que date un poco de espacio, descansa y no te preocupes demasiado si manejas por la colonia con un café en el techo de tu auto. Nos sucede a todas.

- ¿Necesitas un energético? Ciertos aceites esenciales pueden estimular el cerebro, en particular el sistema límbico, el cual afecta el estado de ánimo, la memoria y los sentimientos de bienestar. Algunos que puedes probar: aceite de limón, naranja, hierbabuena, clavo y eucalipto. Vierte gotas en un difusor y déjalo encendido 10 o 20 minutos.

segundo TRIMESTRE

¿Ganas de análisis?

PARTE II

REVISIONES DE SEGUNDO TRIMESTRE

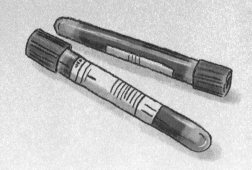

¿QUÉ PASA CON EL *bebé*?

¡Se inclinó la balanza 30 gramos esta semana! ¿Quizá es lo que ha estado comiendo? Cierto, técnicamente no "come" en el útero; consume el subproducto de lo que *tú* comes después de que tu cuerpo descompone alimentos y pasa nutrientes. Pero desde ahora puede distinguir sabores dulces, amargos y agrios en el líquido amniótico. Lo más increíble: las investigaciones indican que los alimentos que comes en el embarazo pueden afectar su gusto después. (¿Quieres que coma verduras? ¡Asegúrate de comer las tuyas!) Por supuesto, todo ese alimento tiene que ir a algún lado, así que el bebé está trabajando duro para producir meconio, una sustancia pegajosa, negra o verde oscura, como brea, compuesta de células epiteliales, bilis, mocos y lanugo (lo explicaré más adelante), que formará su primera evacuación oficial.

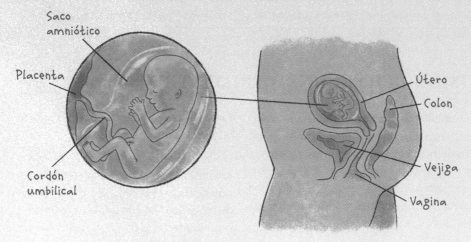

¿QUÉ PASA CON *mamá*?

Déjame preguntarte algo: ¿Qué tan *bien* se siente estar a un tercio del camino del gran día? ¡Felicidades, mamá! Oficialmente entraste en el segundo trimestre. El riesgo de aborto baja significativamente de aquí en adelante y tu útero se ha extendido por encima del hueso pélvico. ¡Voilà! Dile hola a tu pequeño vientre. Lo que hace que sea difícil usar pantalones. Guácala... *pantalones.* ¿Qué haces con los pantalones? Si tu embarazo es como fue el mío, la semana 14 es enteramente una zona gris entre la ropa normal y la de maternidad. ¿Mi solución (equivocada)? Utilizar ropa barata que no sea de maternidad, una talla o dos más grande. *No lo hagas.* Terminé viéndome más grande y ancha que nunca. Si tu ropa es ajustada o, de plano, incómoda, quizá estés lista para dar el paso, y hablaremos más sobre visitar las tiendas de maternidad en la semana 15. ¡Siéntete libre de adelantarte si estás a punto de dar el botonazo!

Una pensaría que después de todos los análisis que te ofrecieron durante el primer trimestre, ya hubiéramos terminado con las revisiones, ¿no? Quiero decir, claro, un médico o partera seguirá observando el desarrollo del bebé, pero ¿no habíamos buscado *ya* cosas como síndrome de Down? Resulta que, en lo referente a las revisiones prenatales, tu médico o partera apenas acaban de empezar.

Conforme vayas entrando al segundo trimestre, te ofrecerán toda una nueva batería de análisis, aun cuando muchos de ellos buscan las mismas condiciones que los de hacía meses. En parte porque *combinar* los resultados de los primeros dos trimestres tiende a darle a tu proveedor de salud una imagen mucho más precisa de lo que sucede en tu vientre. Esto puede ser particularmente útil si ya te alertaron de un problema potencial con la salud del bebé, pero te has sentido indecisa sobre continuar o no con un procedimiento más invasivo.

Recuerda que todos esos análisis que te ofrecieron pueden dividirse en dos tipos: revisión, los cuales determinan la posibilidad de que el bebé *pueda* tener un desorden genético o anormalidad en su desarrollo, y los de diagnóstico, que son mucho más definitivos, pero conllevan más riesgos para el bebé y para ti. Éstas son tus opciones en el segundo trimestre.

REVISIÓN DEL SEGUNDO TRIMESTRE

A veces llamada "prueba de detección cuádruple" o "dúo secuencial", esta revisión consta de cuatro análisis separados que, al mezclarlos, reflejan la probabilidad de tener un bebé con ciertas anormalidades cromosómicas o defectos de tubo neural. El análisis usualmente se hace entre las semanas 15 y 20, e incluye:

Alfafetoproteína (AFP): análisis de sangre que determina los niveles de AFP, una proteína producida por tu bebé. Los niveles altos pueden indicar un defecto en el tubo neural, y los niveles muy bajos pueden indicar una anormalidad cromosómica.

Beta hCG: sí, la misma hormona presente en tu orina para dar positivo en una prueba de embarazo; es la repetición del análisis que te hicieron en la revisión del primer trimestre.

Estriol: análisis de sangre que determina los niveles de estriol, una hormona (un tipo de estrógeno) que producen el bebé y la placenta. Los niveles fuera del rango "normal" pueden indicar un problema cromosómico.

Inhibina A: al incluir este análisis de sangre aumenta la probabilidad de detectar síndrome de Down, así que pueden pedírtelo si estás en riesgo de tener un bebé con una anormalidad cromosómica (los factores de riesgo incluyen: edad materna avanzada, historial familiar de anormalidades cromosómicas o un bebé anterior con algún defecto de nacimiento). Si no tienes estos factores de riesgo, tu médico puede dejar esta parte de la prueba y tu revisión cuádruple se llamará "revisión triple".

¿ESTE ANÁLISIS ES PARA TI?

Si hiciste la revisión del primer trimestre y tu análisis de ADN de célula libre es normal, esta prueba puede no ser una prioridad para ti. Por otra parte, los cuatro análisis de la prueba cuádruple —como habrás notado— son de sangre (es decir, no invasivos y, por completo, libres de riesgo). Sin embargo, entre 3 y 7 por ciento de las mujeres tendrán un resultado anormal. Es decir, la revisión del segundo trimestre tiene un índice de falso positivo excesivamente alto. Muchas veces es por errores de información (que el bebé en realidad es semanas más viejo o joven de lo que se pensó); un resultado anormal también podría implicar la presencia de gemelos. La revisión del segundo trimestre es más precisa cuando se combina con la información del primer trimestre.

AMNIOCENTESIS

Es una prueba de diagnóstico, no de revisión; lo que implica que es información *muy* precisa sobre la genética del bebé y su desarrollo; es la más precisa de todas las pruebas prenatales, a expensas de ser más invasiva y, por ende, conllevar un mayor riesgo. Similar a la muestra de vellosidades coriónicas, se realiza insertando una aguja en tu útero, a través de la piel del abdomen, para quitar una pequeña cantidad (como 30 mililitros) de líquido amniótico. Así como la MVC, la inserción de la aguja es guiada por ultrasonido. Puedes sentir un cólico parecido al menstrual durante o después del procedimiento, pero deberías poder realizar tus actividades normales el mismo día. Los riesgos, aunque raros, incluyen lastimarte a ti o al bebé, lastimar la placenta, sangrado, infección, aborto (en menos de 1 por ciento de los casos) y parto prematuro.

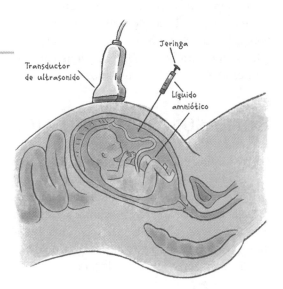

Transductor de ultrasonido

Jeringa

Líquido amniótico

AMNIOCENTESIS

¿ESTE ANÁLISIS ES PARA TI?

Técnicamente, puede hacerse en cualquier momento del embarazo, pero se solicita entre las semanas 15 y 18, después de una revisión anormal del primer o segundo trimestres. Dado que es, por mucho, la prueba más invasiva del segundo trimestre, quizá quieras esperar hasta tener los resultados del ultrasonido anatómico (menos invasivo), del que hablaremos en un momento. Considera que la ofrecen a casi todas las mujeres de 35 años, pero de ninguna manera se debería considerarlo rutinario. La prueba misma no hace nada para mejorar la salud del bebé o el resultado del parto; la información que provee es lo que puede ser útil. Mientras que la MVC no puede detectar problemas con el cerebro o la columna vertebral del bebé, la amniocentesis puede detectar defectos del tubo neural (con 99 por ciento de precisión), así como casi ciento por ciento de todas las anormalidades genéticas. Para

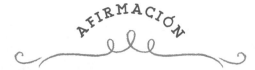
Confío en el proceso del nacimiento.
Sé que puedo hacerlo.
Mi bebé está sano y bien.

algunas mamás, saber con certeza que su hijo tendrá ciertas necesidades especiales posee sus beneficios: pueden prepararse mejor emocional y logísticamente, aunque eso implique parir en un hospital con mejores recursos o programar cuidados para las semanas y los meses después del parto. Otras creen que el análisis sólo provocará estrés y ansiedad, y por ende eligen no hacerlo.

ULTRASONIDO ANATÓMICO

Hacia la mitad del embarazo es posible detectar anormalidades genéticas y defectos congénitos con una ecografía: el ultrasonido anatómico —considerado un estándar del cuidado prenatal, ofrecido a casi todas las mujeres embarazadas— por lo general se realiza a las 20 semanas. Tu ecografista también ubicará la posición de la placenta para asegurar que no esté cerca o cubriendo el cérvix (condición de placenta previa), además de medir los niveles de líquido amniótico. Si no elegiste un análisis de ADN de célula libre, también ahora puedes saber el sexo del bebé. El ultrasonido se hace en el abdomen (pasando el aparato sobre el vientre), pero no necesitarás tener la vejiga llena. Depende de la habilidad del ecografista —y qué tanto coopera el bebé—, pero el procedimiento suele tomar 30 minutos.

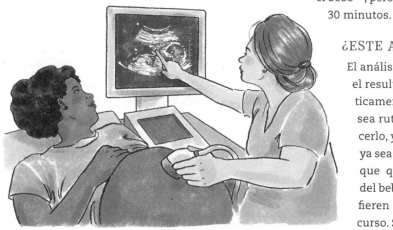

¿ESTE ANÁLISIS ES PARA TI?

El análisis no es obligatorio, ni mejora el resultado materno o fetal, estadísticamente hablando. No sólo porque sea rutinario significa que *debas* hacerlo, y algunas mamás no lo hacen, ya sea por cuestiones religiosas, porque quieren limitar la exposición del bebé a la radiación o porque prefieren que la naturaleza siga su curso. Si estás intentando limitar los

¿PEQUEÑO? ¿PODRÍA SER RCIU?

Con todos los aparatos modernos y análisis de sangre sofisticados a su disposición, ¿te has preguntado por qué tu partera o médico utiliza una simple cinta métrica para medir tu vientre? Está observando tu altura uterina, es decir, la distancia (en cm) de tu hueso púbico a la cima de tu útero, y es una forma relativa de medir el crecimiento de tu bebé. No se necesita tecnología del siglo XXI.

No te alarmes si tienes una medida pequeña —o un poco grande— en cualquier semana, pues las futuras mamás muchas veces experimentan fluctuaciones y brotes de crecimiento. Sin embargo, si las mediciones permanecen de manera consistente en el espectro de pequeñez, podría indicar que tu bebé tiene restricción de crecimiento intrauterino (RCIU). En casi 2 o 3 por ciento de los embarazos, los bebés con RCIU se consideran "pequeños para su edad gestacional", con un peso estimado menor al 10° percentil. Aunque la genética puede ser un factor —cuando la mamá y el papá son de baja estatura, el crecimiento de su bebé puede serlo también—, la RCIU a veces indica una anormalidad cromosómica, un problema en la placenta o alguna otra cuestión de salud. Si tu partera o médico sospecha que tienes RCIU, debe ordenar pruebas adicionales y observar el progreso de tu embarazo. La restricción de crecimiento intrauterino puede ser severa (e incluso llevar a muerte fetal). Pero ¿cuál es la buena noticia? La mayoría de estos pequeños bebés alcanzan a sus iguales para cuando llegan a la primera infancia.

ultrasonidos, pero quieres *uno* para revisar el crecimiento y desarrollo del bebé, sería bueno. Ten en mente que *hay* un punto débil sobre cuándo hacer el procedimiento. Muy pronto, es posible que los órganos del bebé no se hayan desarrollado lo suficiente (o sean lo suficientemente visibles) para evaluarse de manera adecuada, así que será necesario hacer otro algunas semanas después. Demasiado tarde, se volverá difícil medir bien el crecimiento del bebé.

Por eso, mi partera me recomendó posponer el ultrasonido hasta la semana 22. Verás que la mayoría de los proveedores de salud no tienen ningún problema con esto.

Algunos proveedores de salud solicitan una prueba de orina en cada cita prenatal (para observar señales de preeclampsia, diabetes gestacional y bacterias); otros, pueden revisar tu orina sólo de manera ocasional. De cualquier manera, ¡prepárate para orinar seguido!

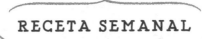
Kvas de betabel

Despierta algunas papilas gustativas del bebé para lo amargo (y evita ese gusto futuro por lo dulce) con un sorprendente elixir llamado kvas de betabel. Admito que el betabel es como el cilantro —la gente lo ama o lo odia—, pero está cargado con folato, hierro y betaína, así como bacterias buenas y enzimas (fermentado) para apoyar la digestión. Se dice que el betabel incluso limpia la sangre, y si haces kvas, parecerá que estás bebiendo sangre... pero me estoy desviando. Así se prepara:

INGREDIENTES

3 betabeles orgánicos medianos

2 cucharaditas de sal de mar alta en minerales

Agua filtrada

Lava (pero no peles) los betabeles. Pícalos en cubos y guárdalos en un frasco de dos litros. Añade sal, llena el frasco con agua filtrada o de manantial, tápalo y déjalo reposar tres días en un lugar oscuro y fresco. Una vez que tu kvas termine de "destilarse", cuélalo y déjalo en refrigeración durante algunas horas antes de beber. Toma una porción de 120 mililitros en la mañana y en la noche; si el sabor es muy fuerte, rebájalo con un poco de jugo de naranja recién exprimido. La receta rinde para 16 porciones.

¿Odias el betabel? Otros alimentos amargos que puedes incluir esta semana son pepinillos lactofermentados, chucrut y limonada.

ANÁLISIS DE SANGRE

Así como te hiciste un análisis de sangre rutinario en tu primera cita prenatal, tendrás otro de "conteo sanguíneo completo", o csc, en el segundo trimestre, por lo general entre las semanas 24 y 28. Compararán tus resultados con la base establecida por tu csc del primer trimestre.

¿ESTE ANÁLISIS ES PARA TI?

Definitivamente. Como sucede con los análisis de sangre, es por completo no invasivo y, por tanto, libre de riesgo. Tu proveedor verá señales de anemia, infección o baja función tiroidea mientras observa tus niveles de plaquetas (dado que las plaquetas se utilizan en la coagulación, un conteo muy bajo podría llevar a sangrado excesivo en el parto o cesárea). En otras palabras, todo es información necesaria.

PRUEBA DE GLUCOSA

A veces se llama el "reto de la glucosa" o —coloquialmente— la "pruebas de la diabetes". El análisis de tolerancia a la glucosa es una forma de determinar si la mamá desarrolló diabetes gestacional. Entre las semanas 24 y 28, tu proveedor de salud puede pedirte que tomes una "bebida" alta en azúcar, bastante desagradable, a la que llaman glucosa. Una hora después te tomarán una muestra de sangre para medir tu respuesta al azúcar. Las mamás que resulten positivas después de este análisis tendrán que hacer la versión de tres horas, considerada de diagnóstico (en oposición a la de una hora).

No es necesario ayunar antes del análisis. De hecho, ayunar y luego tomar una bebida azucarada con el estómago vacío disparará tu glucosa (que de forma potencial dará un falso positivo), por lo que algunas parteras recomiendan incrementar tu consumo de carbohidratos dos o tres días antes del análisis para que tu cuerpo se acostumbre a procesar el exceso de azúcar. Esto puede ser especialmente de ayuda para mujeres que comen una dieta muy sana, con alimentos reales, baja en azúcar o paleo. Los efectos secundarios potenciales de este análisis incluyen sentirte mareada, nerviosa o con náuseas.

¿ESTE ANÁLISIS ES PARA TI?

Puedes rechazarlo, como cualquier análisis prenatal durante tu embarazo, pero la diabetes gestacional es una condición que no quieres dejar pasar desapercibida. Las mujeres con diabetes gestacional son mucho más propensas a tener bebés grandes, lo que puede dificultar un parto vaginal (las complicaciones incluyen distocia de hombro, que ocurre cuando el bebé se atora en el canal de parto); también experimentan índices más altos de cesárea y son más propensas a desarrollar diabetes tipo 2 más adelante. Los bebés de mujeres con diabetes gestacional pueden tener un conteo peligrosamente bajo de glucosa o problemas para regularla después del parto; también están en mayor riesgo de obesidad. Revisar que no haya diabetes gestacional es

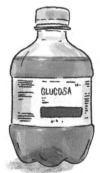

Bebida de glucosa

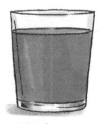

Jugo de naranja

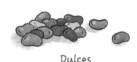

Dulces

AYUDA CON LOS DOLORES DE CABEZA

No es inusual que las mamás embarazadas desarrollen dolores de cabeza espantosos en el segundo y tercer trimestres. Suelen ser resultado de niveles elevados de hormonas o mala postura por el peso del bebé. (Por supuesto, también pueden ser resultado de presión en los senos nasales o incluso infección, así que asegúrate de leer la página 127). ¿Qué puede hacer una mamá natural? Primero, prueba con hielo para calmar el dolor. Hielo en la frente o en el cuello siempre me ayudó. Un baño caliente es otra opción. El mejor remedio es estar en una habitación oscura y acostarte a descansar. Ten en mente que los dolores de cabeza en el embarazo pasarán (incluso si sientes que te explota la cabeza). Ahora más que nunca, asegúrate de comer balanceado y colaciones con proteína, grasa y carbohidratos saludables para que tu glucosa permanezca estable. También sería bueno abstenerte de alimentos viejos o altos en sulfatos o histaminas, que pueden provocar dolor de cabeza. Si el dolor persiste más allá de unos días o parece empeorar, contacta a tu partera o médico, pues algunos dolores de cabeza son señal de preeclampsia o toxemia.

importante para mujeres con los siguientes factores de riesgo:

♡ Tienes 25 años o más.

♡ Tenías sobrepeso antes de embarazarte.

♡ Un historial familiar de diabetes.

♡ Eres de origen hispánico, afroamericano, nativo americano, asiático o de las islas del Pacífico.

♡ Tienes un historial de niveles anormales de glucosa o tuviste diabetes gestacional en un embarazo anterior.

Dicho lo cual, yo tengo grandes problemas con la bebida de glucosa. En primer lugar, está cargada de colorantes y aditivos químicos, almidón modificado (puede contener gluten), aceite vegetal bromado (se prohibió en Europa y Japón) y dextrosa (azúcar de maíz con OGM), exactamente lo que por lo general intentas *evitar* en el embarazo, si no *todo el tiempo*.

Por fortuna, hay alternativas. Las parteras están un poco más dispuestas a revisar la diabetes gestacional con alimentos; jugo de naranja, dátiles y dulces naturales son suplentes comunes para la glucosa. Los productores de esa glucosa tienen una versión sin colorantes que puedes solicitar. También puedes preguntar por una "revisión de sangrado", en la que tu proveedor revisa tu sangre con una gota que te toman pinchando un dedo. Esta clase de análisis alternativos se ha utilizado durante años, aunque cabe mencionar que todavía es inconcluso, desde el punto de vista de una prueba al azar y a gran escala, que sea *tan* efectivo como tomar la glucosa.

Si no te decides sobre el análisis de tolerancia a la glucosa, quizá quieras considerar lo que sucedería si resulta positivo. El tratamiento para la diabetes gestacional siempre incluye modificar la dieta y hacer ejercicio (en un pequeño porcentaje de casos también se necesitarán inyecciones de insulina). Si ya ingieres una dieta baja en azúcar, con alimentos reales, y haces ejercicio con regularidad, quizá no tengas que cambiar mucho tu estilo de vida y seas una candidata excelente para la prueba alternativa. Si, en cambio, comes muchos alimentos procesados, tienes un estilo de vida sedentario y varios factores de riesgo, será mejor empezar a enfocarte en mejorar tu salud *ahora*; no esperes a que la prueba te dé malas noticias.

Pendientes

- Incluso si no has seguido una dieta modelo en el embarazo, no es demasiado tarde para mejorar tus hábitos alimenticios. Recuerda, comer alimentos nutritivos, enteros, no *sólo* baja tu riesgo de complicaciones; afecta las preferencias futuras del bebé. Estudios han demostrado que los bebés que "comen" una dieta más variada en el útero son más propensos a aventurarse con la comida **cuando pasan a sólidos.**

- De las pruebas prenatales, el ultrasonido anatómico es lo que sueles ver en televisión y películas. El bebé ya es suficientemente grande para verse bien y probablemente podrás descubrir el sexo. Así que, si tu pareja no te ha acompañado al consultorio de la partera o médico, sería bueno que fuera ahora. ¡Es impresionante ser capaz de dar un vistazo dentro del vientre!

- ¿No estás segura de querer el análisis de tolerancia a la glucosa? Platica con tu proveedor sobre opciones alternativas, así como tu perfil personal de riesgo. De esa manera tendrás suficiente tiempo para tomar una decisión informada. No esperes hasta que la bebida de glucosa esté en tu mano.

Viste por dos

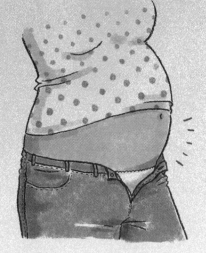

¿QUÉ PASA CON EL *bebé*?

Si hicieras un acercamiento del bebé en el útero, verías que su piel es tan delgada que es casi translúcida. Debajo de la superficie, una red densa de venas y arterias trabaja duro para circular la sangre a lo largo de su pequeño cuerpo. Y *sobre* esa piel encontrarías una capa suave de vello llamada lanugo. Ésta lo mantendrá caliente durante los siguientes meses, pues no empezará a comer grasa —la responsable de esos deliciosos y esponjosos muslos y cachetes— hasta las últimas semanas del embarazo. Para entonces, casi todo su lanugo se habrá caído (recordarás que el lanugo es uno de los principales componentes del meconio), aunque algunos bebés todavía tienen parte al nacer. Sobre el cabello, ¿has notado el patrón circular de cre-

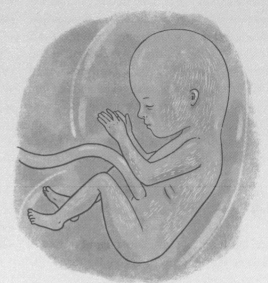

EL LANUGO DEL BEBÉ LO MANTENDRÁ CALIENTE LOS SIGUIENTES MESES.

cimiento del cabello atrás de la cabeza? Eso se llama el "remolino capilar parietal" y también se forma ahora, porque la piel delgada del cuero cabelludo del bebé se está jalando y estirando para acomodar el rápido crecimiento de su cerebro.

¿QUÉ PASA CON *mamá*?

Para la semana 15, la mayoría de las mamás ya subió cerca de 2 kilos. El bebé crece rápidamente —pesaba cerca de 30 gramos la semana pasada y ya está cerca de 60 en ésta—, así que también entrarás en un brote de crecimiento. Aunque cada mujer aumentará de peso a su propio paso, se recomienda que las futuras mamás suban en promedio 250 gramos a la semana, cada semana, de ahora en adelante. Es posible que estés lista para aumentar tu consumo alimenticio (300 calorías al día, de acuerdo con la opinión popular), pero recuerda: es mucho más importante contar nutrientes.

En la semana 15 me enfrenté a la realidad: ya no podía abrocharme los pantalones. No me sentía lista para la ropa de maternidad —todavía no se me veía vientre—, pero tenía que hacer *algo*, así que salí y compré los pantalones más baratos que pude encontrar, dos tallas más grandes. Gran error. Claro, cubrían mi cintura, pero también me veía más grande de todas partes: mis muslos se veían grandes, mis pompas se veían grandes, mis brazos se veían grandes. Me sentía gorda y mal arreglada; de hecho, como un costal humano. Nadé en esa ropa horrible por las siguientes semanas, hasta que ya no pude soportarlo.

Me fui a la tienda de maternidad más cercana y, déjame decirte, ¡qué revelación!

Muchas mamás dudan sobre dar el salto a la ropa de maternidad muy pronto. ¿Realmente estoy tan grande como para esto? ¿No puedo aguantar con mi guardarropa normal? ¿La ropa de maternidad no me hará ver como una ballena? El ajuste, sin embargo, es el aspecto más importante de la ropa, aun no estando embarazada y —por obvio que parezca en retrospectiva— la ropa de maternidad está *hecha* para ajustar un cuerpo embarazado. Te da espacio donde lo necesitas (busto y vientre, principalmente), sin dejar espacio de sobra donde no (brazos, piernas y pompas). Cuando estuve en el vestidor, admirando mi nueva forma, me encantó la diferencia. En realidad me gustó cómo me veía, ¡con todo y vientre! Me sentí segura por primera vez en semanas. Así que no cometas el mismo error que yo. Al minuto en que tu ropa no te quede bien, evita ahogarte en *pants* guangos y ve directo a la sección de maternidad.

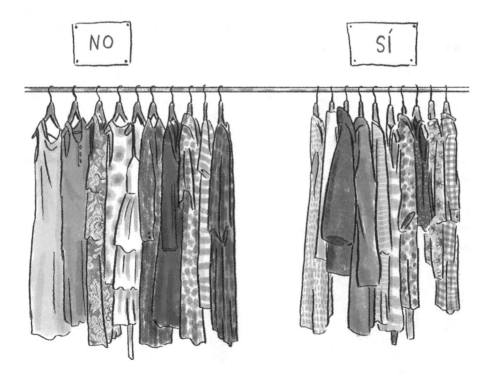

RECORRER LA ZONA DE MATERNIDAD

Solía pensar en la "maternidad" y la "moda" de la misma manera en que pensaba en "nuggets de pollo" y "comida sana", es decir, dos conceptos aislados que no se mezclan. Pero la ropa de maternidad ha cambiado mucho desde que nuestras madres se embarazaron. Ahora es posible verse no sólo linda y cómoda cuando estás esperando, sino genuinamente a la moda. Dicho lo cual, la zona de maternidad puede ser abrumadora, especialmente si es tu primera vez. ¿Qué debes comprar? ¿Cuánto debes comprar? ¿Qué tan grande te pondrás?

Empieza haciendo un inventario de las cosas en tu clóset que podrías seguir utilizando conforme crezca tu vientre. Cualquier cosa elástica (pantalones de yoga, *leggins*) o larga y holgada (blusas y vestidos amplios), por lo general, es buen elemento de maternidad. Abrigos, chamarras, sacos e incluso algunos suéteres abiertos pueden utilizarse desabrochados hasta el parto. Luego, busca un artículo muy ingenioso llamado Belly Band, que es un tipo de cinturón elástico. Mantendrá tus pantalones en su lugar, aun desabrochados, así que puedes jugar un poco con tu ropa normal por algunas semanas más, antes y después del parto.

Seré honesta: nunca me gustó la idea de caminar con mis pantalones desbrochados, pero a algunas mamás les funcionó muy bien.

Cuando estés lista para comprar nuevas prendas, considera que la ropa de maternidad casi siempre se mide como la ropa normal. En otras palabras, si normalmente eres talla mediana u 8, busca tallas medianas u 8 en maternidad. Ten en mente que cada mujer aumenta de peso de forma diferente. Si te das cuenta de que necesitas aumentar una talla o dos, conforme pasan los meses, no te sorprendas.

ELIGE LA TELA ADECUADA

Haz todo para evitar materiales sintéticos (poliéster, rayón), pues atrapan el calor. Es común que las mujeres embarazadas se sientan más calientes de lo normal, pero imagina cargar 10 o 15 kilos más en medio del verano. Asco. También cualquier cosa que se sienta rasposa, dura, molesta o irritante. Elige ropa ligera, que respire, de fibras naturales cuando sea posible (ciento por ciento algodón, jersey o lino). Y aunque las mujeres embarazadas no quieren pasar tiempo planchando —tacha eso; *ninguna* persona quiere pasar tiempo planchando, *nunca*—, aléjate de cualquier cosa etiquetada "sin arrugas" o "planchado permanente". Es ropa tratada con químicos (por lo general, formaldehído), así que no son para el embarazo. A pesar de lo que compres, lava siempre todo antes de usarlo, pues elimina o reduce algunos de esos compuestos tóxicos.

PON ATENCIÓN A LA FORMA

No es necesario abandonar tu estilo sólo porque estás embarazada, pero algunas formas son universalmente favorecedoras. Considera:

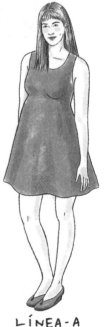

LÍNEA-A

♡ *Línea* A. Como dice su nombre, blusas, faldas y vestidos con línea A son más angostos de la cintura y holgados en la cadera, simulando la letra A. Este vestido versátil puede acompañarte del verano al otoño, añadiendo mallas, botas y una chamarra o bufanda.

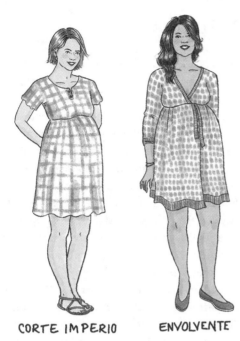

CORTE IMPERIO   ENVOLVENTE

♡ *Corte imperio.* Los vestidos y blusas corte imperio son ajustados bajo el busto (que pronto será tu parte más pequeña) y caen holgados. Un corte imperio con cuello en V alargará tu cuerpo (para que te veas menos cuadrada) y quitará la atención del vientre.

♡ *Envolvente.* Este vestido —popularizado en la década de 1970 por la diseñadora Diane von Furstenberg— es una pieza atemporal que no pasa de moda. Es muy útil en el embarazo porque puedes ajustar el cinturón conforme crece tu vientre.

♡ *Abrigo.* Muchas mujeres sobreviven el otoño e invierno sin un abrigo de maternidad. Vestir capas y usar tu abrigo normal (desabrochado) es una opción; comprar un abrigo de talla normal en un estilo más amplio es otra. Las gabardinas, los abrigos marineros y los cruzados pueden cubrir mejor un vientre en aumento.

TÓMALO CON CALMA

Por un lado, creo que al principio es buena idea comprar ropa de maternidad. Así es menos probable que no te quede otra opción más que comprar algo caro o feo (o ambas) sólo porque necesitas *algo* que ponerte. (Por cierto, muchas tiendas de maternidad ofrecen vientres de bebé falsos; ponte uno y ve cómo te quedaría la ropa cuando crezca tu vientre.) Por otro, no querrás gastar todo tu dinero en el cuarto mes de embarazo, sólo para que ya nada te quede en la semana 32. Es casi imposible anticipar con exactitud cuánto crecerá tu vientre o cómo se distribuirá el peso en tu cuerpo. Algunas mujeres parecen acumular peso sólo en el vientre, mientras que otras parecen guardarlo, bueno, *en todas partes* (como yo). Pero no es necesario comprar un guardarropa completo. Empieza con unas cuantas piezas básicas y compra cosas adicionales conforme las vayas necesitando. Ten en mente que puedes reutilizar esta ropa en otros embarazos.

QUÉ COMPRAR Y QUÉ NO: CURSO BÁSICO
DE MATERNIDAD ELEMENTAL

¿La forma más fácil de agrandar un guardarropa? ¡Accesorios! Un vestido recto en un color neutral puede ser más formal con un saco y botas; y menos, con una bufanda y sandalias; o adecuado para la oficina con un suéter abierto y un collar grueso. ¡Tarán! Tres atuendos diferentes con los mismos elementos que probablemente tenías en tu clóset antes del embarazo. Te sorprendería la cantidad de atuendos que puedes crear ¡con sólo unas cuantas piezas de maternidad! Ésta es una idea de qué comprar —y qué no— en el departamento de maternidad:

Brasieres y calzones. Habrás escuchado que la mayoría de las mujeres usa la talla incorrecta de brasier, entre 60 y 85 por ciento, de hecho, dependiendo de la fuente que cites. No es de sorprender que un brasier que te quede bien sea todavía más importante para una futura mamá, dado que el peso extra de tus senos implica más tensión en los ligamentos. Pero es muy difícil de comprar.

Vamos, ¿qué tanto van a crecer tu "par de chicas"?

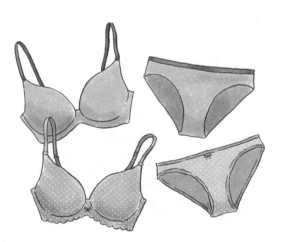

Hay dos tipos de brasieres para las futuras mamás: de maternidad y de lactancia. Los primeros son básicamente brasieres comunes con esteroides: tienen tirantes más anchos, copas más suaves y muchas líneas de ganchitos para tu cada vez más grande caja torácica. Tampoco suelen tener varillas, pues brasieres más apretados pueden bloquear un ducto de leche o crear problemas de drenaje linfático. Los de lactancia tienen todas estas características y copas que se abren o se mueven a un lado para tener acceso fácilmente al pezón.

La mayoría de las mujeres necesitará aumentar de talla al menos una vez en su embarazo, si no es que dos o incluso tres. Por este motivo, es buena idea comprar un brasier de maternidad que no sea caro, dado que quizá no lo uses mucho. Sin embargo, no compres un brasier demasiado grande que "luego te quedará". No te quedará bien, se verá abultado bajo tu ropa y no te dará el soporte que necesitas. Considera también que tus senos pueden expandirse primero (tan pronto como en el primer trimestre), seguido de la expansión de tu caja torácica; en este momento es cuando un brasier con muchos broches o una extensión es muy útil.

Algunas mujeres eligen saltarse los brasieres de maternidad y pasar directo a los de lactancia, incluso meses antes de dar a luz. Pero tus senos probablemente seguirán creciendo, incluso *después* de que tengas a tu bebé. (Pasan varios días antes de que te llegue la leche y varias semanas para que tus senos se ajusten al patrón de alimentación del bebé.) Por este motivo, los expertos recomiendan mandarte hacer un brasier para lactancia en el octavo mes de embarazo, pues es un aproximado de lo que medirán tus senos, más o menos, cuatro semanas después del parto.

Ya sea que uses brasieres de lactancia o te quedes con los de maternidad hasta el gran día, asegúrate de comprar al menos uno de lactancia *antes* de que llegue el bebé. Confía en mí, no te sentirás con ganas de ir a comprar ropa interior después del parto, cuando estás exhausta, emocionada y todavía sanando.

En cuanto a los calzones, sólo es cuestión de gusto personal. Puedes elegir casi cualquier es-

tilo, aunque quizá tengas que aumentar una talla o dos. Sin embargo, asegúrate de elegir telas que respiren, con una entrepierna ciento por ciento de algodón. Las mujeres embarazadas tienden a ser más propensas a infecciones vaginales, así que usa tela natural que absorba la humedad y evite el crecimiento de levaduras y bacterias. Puedes usar calzones de maternidad si te sientes

RECETA SEMANAL

Ensalada de lentejas

¿Tienes más hambre en el segundo trimestre? Las lentejas son un alimento excelente y una fuente barata de proteína y fibra, lo que te ayuda a estar más llena durante más tiempo. Prepara una cantidad mayor de ensalada y tendrás una colación (o una guarnición) sana por días. ¡Rico!

INGREDIENTES

450 gramos de lentejas secas (5 tazas cocidas)

3 zanahorias medianas picadas

1 pimiento rojo picado

½ cebolla mediana picada

¼ de taza de eneldo fresco picado finamente

½ cucharadita de sal de mar

⅓ de taza de pasas (opcional)

Queso parmesano

VINAGRETA

4 cucharadas de vinagre de manzana crudo

1 cucharada de aceite de oliva

1½ cucharadas de mostaza Dijon

2 dientes de ajo picados finamente

1 pizca de sal de mar

Pimienta negra recién molida, al gusto

Pon las lentejas en una olla grande y cúbrelas con mucha agua. Agrega un poco de vinagre de manzana. Déjalas remojar una noche. En la mañana, cuela, enjuaga y devuelve las lentejas a la olla. Añade suficiente agua filtrada para cubrirlas 2 centímetros. Cocínalas hasta que estén suaves, pero firmes (alrededor de 20 minutos). Cuela y refrigera.

Prepara la vinagreta revolviendo todos los ingredientes. Cuando las lentejas estén frías, añade las verduras picadas, el eneldo, la sal y las pasas. Vierte la vinagreta encima y revuelve. Sirve fría con un poco de queso parmesano rallado encima. Rinde 6-8 porciones.

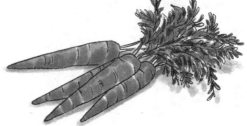

más cómoda o con más soporte con ropa interior que cubra el vientre.

Pijamas. Claro que no necesitas un juego de pijamas completo para todo el embarazo, pero sería bueno pensar con qué te gustaría dormir. ¿Eres la clase de chica que usa una playera grande y bóxer? ¿Te gustan los camisones de satén? Lo que sea que prefieras, asegúrate de tener algo cómodo a la mano. En el octavo o noveno mes vale la pena también considerar qué usarás cuando llegue el

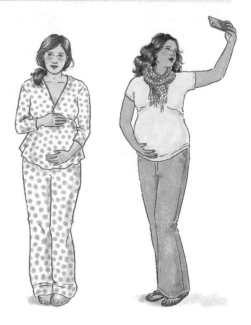

bebé. Un camisón de lactancia muy sencillo o una playera de lactancia con el pantalón de cualquier pijama puede hacer que alimentarlo a media noche sea pan comido (en lugar de sacar una playera por tu cabeza con una mano mientras llora el bebé). Los camisones normales (no de maternidad) y las playeras con botones o escotes también funcionan, y muchas veces son más baratos.

Mezclilla de maternidad. Si eres como muchas mujeres, *vivirás* en tus jeans de maternidad, así que compra uno (¡o dos!) que te encante. Tampoco temas probar diferentes estilos. Incluso si no eres fan de los jeans pegaditos en tu vida normal, una pierna delgada, torneada, junto con un vientre grande puede ser en realidad muy favorecedor (en mi humilde opinión de moda).

Pantalones. Cuántos necesitas dependerá mucho de tu estilo de vida. Las mamás en casa, por ejemplo, pueden estar bien con pantalones de yoga y un vestido tejido o dos, mientras que una mujer que trabaja tiempo completo en un ambiente corporativo necesita invertir en un traje decente de maternidad. De cualquier manera, planea comprar al menos dos pantalones de maternidad —¡los *leggins* cuentan!— en un color neutro (negro, gris, caqui).

Blusas y playeras. Son una forma fácil de agregar un poco de color a tu guardarropa de embarazada, y es agradable tener algunas formas y tamaños diferentes para variar: una blusa holgada, una blusa corte imperio, una de botones, además de algunas playeras. Pero si planeas tener más hijos en el futuro, las blusas y playeras de maternidad probablemente se mancharán o pasarán de moda en uno o dos años, así que compra con descuento y poco a poco.

Vestidos. No a todas les gustan los vestidos, pero son una maravilla y, por lo general, muy cómo-

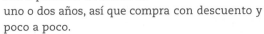

dos. También crecen contigo, pueden ser elegantes o casuales, pasar de estación en estación y te permiten el necesario flujo de aire. Considera comprar al menos uno de algodón o de jersey que puedas usar una y otra vez en distintos ensambles.

Zapatos. Tu vientre y senos no son los únicos que crecen. Relaxina, la hormona responsable de relajar los ligamentos en tu pelvis para el parto también tiene la culpa de que crezcan tus pies. Las investigaciones indican que casi la mitad de las mujeres embarazadas terminará con los pies más grandes *permanentemente*. (Lo sé, ¡por lo que tenemos que pasar las mamás!) Así que no compres nada ni remotamente caro hasta al menos unos meses después del parto. Sin embargo, compra un par de zapatos amplios y cómodos con gran soporte de arco. Será mejor si compras algo que puedas ponerte sin agujetas o broches; para el octavo o noveno mes ¡quizá ya no sepas cómo se siente agacharte!

Pendientes

- Intenta experimentar con accesorios esta semana. Busca en internet formas de amarrar una bufanda o combinar tus aretes. Si estás comprando, recuerda que los accesorios no necesitan ser del tamaño de tu vientre, lo que implica que seguirán siendo parte de tu guardarropa incluso *después* de que nazca el bebé.

- Antes de que llegue el bebé, asegúrate de tener: al menos un brasier de lactancia o cómodo, una pijama cómoda para dormir y amamantar, y algunos calzones de abuelita realmente grandes, cómodos y baratos (necesitarás espacio para una toalla sanitaria gigante porque estarás sangrando después del parto). Mientras tanto, minimiza el uso de ropa interior "delicada", pues las fibras sintéticas y las tangas pueden aumentar tu riesgo de infecciones vaginales.

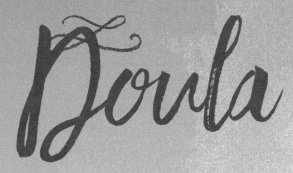

Doula

CONOCE AL ÁNGEL
DEL PARTO

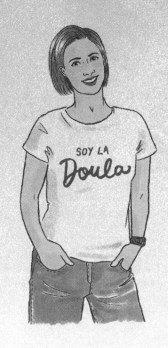

¿QUÉ PASA CON EL *bebé*?

El bebé está desarrollando un montón de pequeños detalles esta semana, incluyendo montes en las palmas de sus manos y su propio y único conjunto de huellas digitales. Otra cosa que se desarrolla ahora: su oído. Primero, la mayoría de lo que el bebé escucha en el útero son sonidos originados en tu cuerpo: tu corazón, tu estómago, el aire que entra y sale de los pulmones. Pero pronto también será capaz de detectar el sonido de tu voz. Y para cuando nazca, podrá *reconocerla*. ¿No me crees? En un estudio de investigadores de la Universidad de Columbia, a recién nacidos de un día se les dieron chupones conectados con grabadoras; basado en su patrón de succión, los chupones encendían ya fuera una grabadora con la voz de mamá o la voz de un bebé. En 10 o 20 minutos, los bebés empezaron a ajustar su ritmo de succión, indicando una preferencia por el tono tranquilo de mamá. Así que no te sientas rara hablándole, cantando o leyendo directamente a tu estómago. ¡El bebé puede oírte!

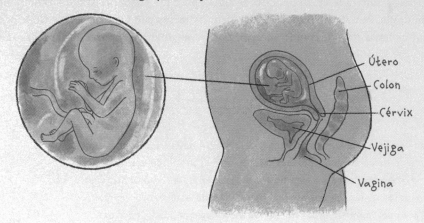

¿QUÉ PASA CON *mamá*?

¿Ya te ha dicho alguien que "brillas", mamá? No es sólo un cumplido aislado; el brillo del embarazo es algo muy real. Conforme aumenta tu volumen de sangre —hasta 50 por ciento, en su punto máximo a las 32 semanas—, más sangre llega a tu piel. Además, tus hormonas en aumento pueden incrementar la producción de sebo, dando a tu rostro un color radiante e hidratado. En algunas mujeres mucho sebo puede provocar acné en el embarazo; así que, si ves un brote como si fueras adolescente, es normal. Un efecto secundario *interesante* que podrás notar en cualquier momento es (aunque muchas veces tiene su clímax en el tercer trimestre) un aumento en las secreciones vaginales. Puedes agradecer al estrógeno elevado este lindo cambio, pero debes saber que sucede por una razón: ayuda a limpiar la vagina, manteniendo las bacterias dañinas fuera de tu cuerpo y lejos de tu bebé. Mientras no tengas un aumento *repentino* de secreción, un olor desagradable o un color amarillento o verdoso, todo está funcionando como debe.

A lo largo de la historia, las mamás han tenido bebés con la guía y ayuda de otras mujeres, parteras experimentadas entrenadas en ofrecer apoyo físico y emocional (si no médico). Hoy en día llamamos a estas sabias mujeres *doulas*, y en mi primer parto tuve la suerte de tener no a una, sino a *dos* de ellas.

No es que lo hubiera planeado.

Entré en labor de parto un viernes en la noche y las primeras horas fueron bastante tranquilas; en realidad pasé mucho tiempo sola en el baño con tal de que mi esposo pudiera descansar un poco para el día siguiente. Alrededor de las dos de la mañana, las contracciones empezaron rápidas y fuertes, y supe que era momento de hablarle a mi doula, Pam. Sugirió que me diera un baño largo caliente (lo que ayudó mucho, por cierto, y pude al fin dormir un poco). Pero para las 8:00 a.m., cuando ya estaba lista para una ayuda más directa, ya iba camino al hospital. Verás, mi doula, la reina de las doulas, es también educadora de parto y tenía una clase el sábado en la mañana. Así que envió a su doula de repuesto.

La doula #2, Karen, me ayudó en la labor en casa hasta casi las dos y luego nos acompañó a Michael y a mí al centro de maternidad. Para entonces la clase de Pam ya había terminado y Karen pudo haberse ido. Me dijo que se estaba "divirtiendo tanto", que no quería irse. Por supuesto, yo me estaba divirtiendo mucho; estaba en la hora 18 de lo que sería un parto de 27 horas, pero me gusta pensar que Dios sabía que necesitaría ayuda extra ese día. De hecho, no puedo imaginar pasar por todo el proceso sin estas mu-

¿DOULAS EN EMBARAZOS DE RIESGO?
DE LA ENFERMERA/DOULA *Maura*

Desde caseros, hasta en agua y cesáreas programadas, las doulas pueden ayudar en *toda* clase de partos. ¡Realmente! El punto de contratar una doula, después de todo, es sentir apoyo en tu embarazo, labor de parto y posparto. *Todas* las mujeres se benefician de este tipo de cuidados completamente neutro, libre de juicio y personalizado, pero no siempre lo reciben de otras personas. Tu pareja, por ejemplo, se enfrentará a su propia respuesta emocional, mientras que amigos y familiares —sin importar qué tan amorosos y dedicados sean— muchas veces traen consigo lastres y consejos no pedidos.

Sobre todo, para las mujeres en un embarazo de alto riesgo las doulas pueden dar una clase única de consuelo. Las intervenciones pueden dar miedo, pero una doula te preparará (y a tu pareja) para cómo serán y cómo se sentirán. (Sé que mientras puedas *necesitar* pocas intervenciones, no necesariamente tienes una imagen clara de toda la gama.) También puede ayudar a explicar las complicaciones que surjan durante la agonía del parto y ayudarte a desarrollar preguntas qué hacerle a tu principal proveedor de salud. También te dará apoyo y seguridad si las cosas no van de acuerdo a lo planeado.

jeres. La palabra *doula* proviene del griego antiguo; una traducción muy básica es "mujer sirviente" o "mujer que sirve". Pero me gusta pensar en ellas como ángeles en el parto.

¿QUÉ ES UNA DOULA?

A diferencia de un médico o una partera —cuya preocupación es el parto seguro del bebé—, las doulas son especialistas en dar cuidados *no* médicos a las mujeres embarazadas. Éstos pueden ser desde un masaje para aliviar el dolor de espalda y calmar los músculos cansados, hasta darle a la mamá el valor que necesita para mantenerse enfocada y en calma. Podrá asegurarse de que tengas suficiente alimento y bebida para mantenerte fuerte, o mostrarle a tu pareja cómo apoyar mejor en la labor de parto. Lo más probable es que tu doula te dé una mezcla de *todos* estos servicios —y muchos más—, pero la gama de su cuidado se limita al apoyo físico, emocional e informativo. Todo su enfoque es ser una clase de madre para la madre.

Pero una doula es mucho más que una porrista glorificada. De hecho, los partos con doulas se asocian con mejores resultados comprobados.

Montañas de investigaciones, incluyendo estudios publicados en el *Journal of Perinatal Education*, el *British Journal of Obstetrics and Gynecology*, y la *Revisión Cochrane*, han demostrado que las mujeres con esta clase de cuidado y compañerismo durante la labor son:

♡ Más probables de tener labor natural.

♡ Menos probables de necesitar una epidural (60 por ciento menos, ¡si puedes creerlo!).

♡ Menos probables de necesitar extracción por vacío o fórceps.

♡ Menos probabilidad de cesárea.

♡ Menos probabilidad de sentimientos negativos respecto al parto.

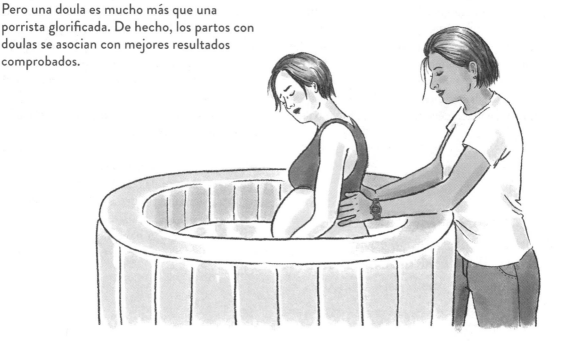

Aún más, los bebés que nacen bajo el cuidado de una doula son más propensos a llegar a término y tienen mejor calificación en el Apgar. Estudios han demostrado que parir en un ambiente clínico —como el área de maternidad de un hospital— mina la confianza de la mamá para dar a luz naturalmente. Las doulas pueden devolver esa confianza a la madre.

Incluso el Colegio Americano de Obstetricia y Ginecología reconoce que el cuidado de la doula es "una herramienta efectiva para mejorar el resultado de labor y parto".

Las ventajas de contratar a una doula, sin embargo, empiezan mucho antes de llegar al parto. Aunque puedes (y debes) siempre llamar a tu partera y médico con alguna duda médica, las doulas son fuentes sorprendentes cuando se trata de comprender los aspectos fisiológicos del parto. Ella es la persona perfecta para describir lo que puedes esperar *físicamente* el gran día, así como ayudar a prepararte mental y espiritualmente. También puede explicar procedimientos comunes utilizados por parteras y médicos, y compartir su experiencia. Cuando llegue el día, tu doula —a diferencia de tu partera o médico— estará contigo desde el principio; puedes llamarla desde que sientas tu primera contracción. Juntas, pueden decidir cuándo es tiempo de que

llegue a tu casa para apoyarte desde el principio del parto. Y juntas pueden decidir cuándo es tiempo de ir al hospital o centro de maternidad, o cuándo llamar a la partera, si planeas parir en casa. (Confía en mí: esto es clave. Las mamás primerizas son conocidas por llegar al hospital *muy* pronto, ¡mucho antes de tener un parto activo!)

Conforme te acercas al parto, tu doula puede sugerir posiciones de parto que sean más cómodas y efectivas, y ejercicios de respiración y relajación para mitigar el dolor. Muchas doulas se especializan en masajes de acupresión, masajes de reflexología y aromaterapia con aceites esenciales, entre muchas otras técnicas (¡naturales!). Mientras que tu partera o médico tendrán ciertas tareas clínicas que hacer —y otros pacientes que atender—, tu doula *siempre* estará contigo. (Caso en cuestión: mi partera tuvo que salir de la habitación 12 veces durante mi labor de parto. Aparentemente, ¡fue una noche loca!) También les ayudará a tu pareja y a ti para hablar más con el personal sobre tu plan de parto; por eso, las doulas son clave cuando estás pariendo ¡en un hospital de alta especialidad! En caso de que las intervenciones sí sean necesarias, una doula puede apoyar emocionalmente a la mamá para asegurarse de que todavía tenga una experiencia positiva, a pesar de cualquier complicación o cambio en el plan de parto.

Las doulas también ayudan después del parto. Muchas están entrenadas como consultoras de lactancia, así que pueden ayudarte a iniciar una relación de lactancia sana y estimular el vínculo mamá-hijo. Las doulas también dan cuidados en los días y semanas siguientes al parto (podemos llamarlas doulas de posparto) para que tengas a alguien a la mano si tienes dudas sobre el cuidado de un recién nacido o cómo ajustarte a la vida como mamá.

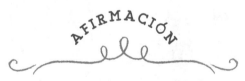

Sé que puedo tener al bebé naturalmente. Confío en mi instinto. Confío en la sabiduría de mi cuerpo. Creo que puedo, así que podré.

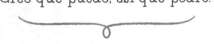

Megan: No contraté una doula, pero terminé teniendo una porque me volví de alto riesgo cuando se me rompió la fuente (mostrando meconio). Mi partera mandó una doula al hospital para apoyarme y ella es la razón de que pudiera soportar 18 horas de parto —y tres horas de empuje— sin analgésicos, desgarres, ¡ni episiotomía!

Sally: Tenía planeado un parto natural, pero no estaba preparada para la realidad del parto. Terminé necesitando varias intervenciones, incluyendo Pitocin y una epidural. Tener una doula ahí para calmar mi decepción me hizo más fácil la labor de parto.

Geneviève D.: Mi primer parto fue largo y nuestra doula nos dio muchos consejos y apoyo. Mi segundo parto fue tan rápido que el papel principal de la doula fue ¡llevarme al hospital! Pero nos vimos mucho durante el embarazo y su apoyo significó mucho. Yo recomendaría una doula a cada familia, pero especialmente a los padres primerizos.

ENCUENTRA A TU DOULA

Varias organizaciones certifican y entrenan doulas en Estados Unidos, incluyendo: DONA Internacional, Pro-Doula, toLabor, la Asociación de Profesionales de Parto y Posparto (CAPPA, por sus siglas en inglés) y Childbirth International (CBI, por sus siglas en inglés). Aunque el proceso de certificación difiere un poco en distintas partes del mundo, todas las doulas certificadas reciben educación de parto y lactancia, se adhieren a un código ético y ciertos estándares de práctica, y deben asistir a cierta cantidad de partos antes de ser acreditadas. Algunas doulas tienen historial médico —la doula Maura, por ejemplo, es enfermera registrada y estudia para partera—, pero la mayoría no. Recuerda, las doulas no diagnostican condiciones médicas, no prescriben ni administran medicamentos, ni realizan procedimientos clínicos.

El costo de una doula varía. En Estados Unidos es entre 450 y 2 mil 500 dólares, dependiendo de la zona y la experiencia que tenga la doula. Muchas establecen un plan de pagos, pero el seguro puede cubrir el costo. El cuidado de doula muchas veces se considera preventivo porque su

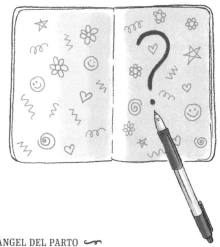

presencia puede bajar tu riesgo de intervenciones, incluyendo cesárea.

Para encontrar una doula:

♡ Busca en internet para bancos de datos de doulas que trabajen en tu país. ¡Es un poco como buscar pareja en internet!

♡ Busca organizaciones certificadas que también tengan bases de datos que puedas consultar. Así como las mencionadas en Estados Unidos, habrá asociaciones, centros de entrenamiento, diplomados y otras organizaciones profesionales donde puedas encontrar una doula.

♡ ¡Pregunta! Tu partera o médico, así como tus amigos y familiares, (siempre) son un gran recurso.

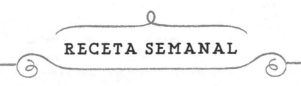

RECETA SEMANAL

Pan de plátano y almendra

¿Sabías que los niveles bajos de vitamina B_{12} y folato se vinculan con la pérdida del oído? (En serio, ¿qué es lo que el folato *no hace*?) Esta semana apoyaremos el desarrollo del sistema auditivo del bebé con un pan de plátano y almendras; ambos son ricos en folato y tienen un impulso mayor de B_{12} con el huevo. Su textura dulce es similar al flan y ¡no tiene granos ni gluten!

INGREDIENTES

3 plátanos maduros

½ taza de mantequilla de almendra cremosa

¼ de taza de mantequilla o aceite de coco derretido

3 cucharadas de miel de abeja cruda o jarabe de maple orgánico

1 cucharadita de extracto de vainilla

¼ de cucharadita de canela

¼ de cucharadita de nuez moscada

5 huevos orgánicos

⅓ de taza de chispas de chocolate amargo (opcional)

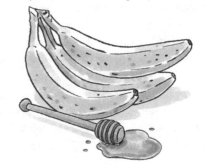

Precalienta el horno a 150 °C. Pasa los ingredientes a la licuadora o procesador de alimentos. Muele en alta velocidad hasta que la mezcla esté suave. Pasa a un molde engrasado de 18 centímetros. Hornea 90 minutos o hasta que insertes un palillo en medio y salga limpio. Espera a que se enfríe, rebana y decora con una cucharada de crema batida.

PAPÁ Y DOULA:
PAPÁ Y DOULA: EL MEJOR EQUIPO EN EL PARTO

Papá Natural, ofreceré unas palabras sobre dónde tienen cabida los maridos y las parejas en todo esto. Admito que estaba un poco confundido cuando Genevieve me dijo que quería contratar una doula. ¡Pensé que *yo* sería su apoyo durante el parto! Pero pronto aprendí que las doulas no toman el lugar de los papás. De hecho, tener una doula me liberó para poder ser más útil. No tuve que preocuparme de ayudar a Genevieve de la forma "correcta" porque ella estaba ahí para mostrarnos las técnicas más suaves y efectivas. No tuve que preocuparme cuando Genevieve gemía como un jabalí (lo siento, cariño) porque sabía por el asentimiento de nuestra doula que era perfectamente normal. A decir verdad, el mejor regalo fue saber que no estaba solo. El parto es difícil de asimilar y puedes sentirte de cierta manera inútil viendo a tu querida pareja hacer todo el trabajo duro. Fue reconfortante compartir estos momentos con otro "extraño", sabiendo que lo superaríamos juntos. Al recordarlo, es gracioso pensar que dudé. Me sentí mucho mejor con ella en la habitación.

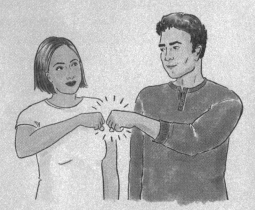

Pendientes

- Las doulas con una herramienta efectiva para la labor, pero de acuerdo con el Colegio Americano de Obstetricia y Ginecología, "no se utilizan lo suficiente". No es broma. Sólo de 3 a 6 por ciento de las mamás utilizan este recurso increíble. ¿Mi consejo? ¡Asegúrate de ser una! El cuidado de una doula es una inversión, pero hasta ahora no conozco a nadie que se arrepienta de haber contratado una.

- Considera llevar a tu pareja contigo cuando entrevistes doulas potenciales, de cierta manera, trabajará mucho más de cerca con tu doula que *tú*.

¿Viajes?

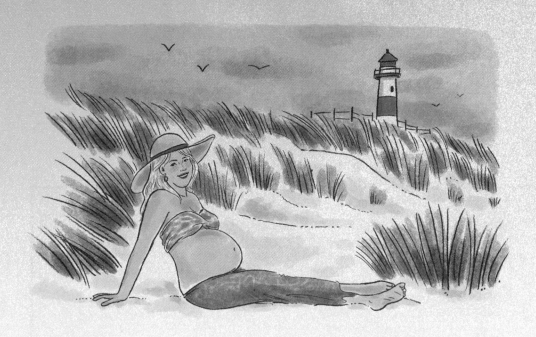

¿QUÉ PASA CON EL *bebé?*

Hasta ahora, el esqueleto del bebé era más que nada cartílago, pero ya empieza a endurecerse como hueso: alrededor de 300 huesos, contra sólo 206 de un esqueleto adulto. Éstos seguirán creciendo y endureciéndose, fusionándose unos con otros en un proceso llamado osificación, hasta que el bebé alcance su madurez. Ahora, son suaves y maleables; el cráneo de un feto, por ejemplo, está hecho de varias placas que cambiarán y se amoldarán cuando salga a través de tu pelvis. (La suavidad también les permite hacer esos famosos movimientos tipo Cirque du Soleil, como chuparse el dedo gordo del pie.) Para desarrollar un esqueleto sano y fuerte, el bebé necesita suficiente calcio, así que asegúrate de comer lácteos y otros alimentos ricos en él. Sorprendentemente, muchos complejos prenatales son bajos en este nutriente fundamental.

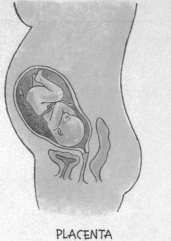 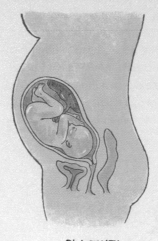

PLACENTA
ANTERIOR

PLACENTA
POSTERIOR

¿QUÉ PASA CON *mamá?*

¿Has sentido un aleteo en tu vientre, mamá? El fenómeno se conoce como "avivamiento", y aunque muchas mujeres lo confunden con gases o nervios, en realidad es tu bambino moviendo el bote. Si no lo sientes todavía, ¡no tengas miedo! Ese avivamiento puede no empezar hasta que estés cerca de la semana 20; yo sentí a mi hijo Griffin por primera vez justo alrededor de la semana 18. La posición de tu placenta puede afectar cuándo y cómo sientes a tu bebé moverse. Una "placenta anterior", una colocada hacia la pared frontal, en oposición de la pared trasera de tu útero, puede provocar que los movimientos del bebé se opaquen más.

x

Nadie lo sabe con seguridad, pero parece que el término "luna de bebé" es creación de la autora y partidaria del parto natural Sheila Kitzinger en su libro *The Year after Childbirth,* de 1996. Así como la fase de luna de miel en una relación se refiere a ese periodo de enamoramiento tremendo después de una boda, la luna de bebé (al menos para Kitzinger) es el tiempo de vinculación privada que se da entre los padres y el niño en el primer mes posparto. Sin embargo, en estos días —más bien en algún punto de los últimos cuatro o cinco años— la definición ha cambiado. La asociamos principalmente con las últimas vacaciones, un viaje que haces con tu pareja *antes* de que el bebé llegue (cuando viajar no requiere empacar pañalera, asiento de coche, cuna plegable, juguetes, mantas o una carriola, sin mencionar al bebé).

No podría decirte exactamente qué hubo detrás del cambio, pero sí que Michael y yo tomamos una soleada luna de bebé en Puerto Rico antes de que naciera nuestro hijo, y fue fantástico. Nuestro viaje tuvo tal éxito (regresamos a casa reconectados, llenos de energía y descansados), que he llegado a pensar en las lunas de bebé como una parte importante del proceso de preparación para el parto. Y el segundo trimestre es el tiempo perfecto para una: lo más probable es que te dejen subirte a un avión si es que el viaje es lejos. Además de que no estás tan grande que ir a pasear o bucear o ir de compras te robará cada gramo de energía.

No tienes que gastar toneladas de dinero o viajar a una isla desierta para tener ese descanso tan deseado. ¡Ni siquiera necesitas dejar tu ciudad!

Así que empaca, mamá. Es tiempo de planear una mega (o mini) vacación.

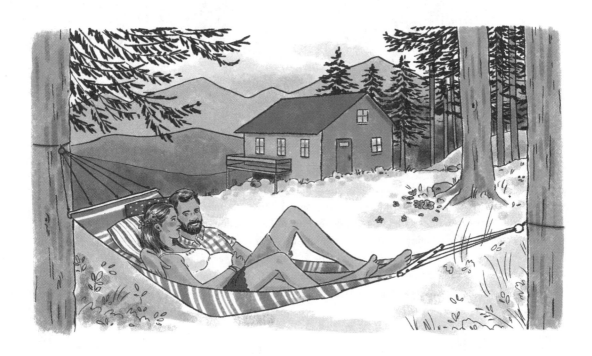

VOLAR EMBARAZADA:
¿ES MUY TARDE?

Para la mayoría de las mujeres embarazadas, viajar en el primer y segundo trimestres no es problema. Viajar por aire en el tercer trimestre, sin embargo, se vuelve más complicado. No hay un riesgo de seguridad explícito asociado con volar; en sí mismo, no induce labor de parto, ni pone en riesgo la salud de tu bebé (aunque ciertas condiciones, como preeclampsia, pueden exacerbarse con la altitud). En cambio, la preocupación de abordar un avión en las semanas antes de tu fecha de término es obvia: si entras en labor de parto, estarás a kilómetros de distancia de tu casa, así como lejos del cuidado de tu partera o médico. Y eso asumiendo que no estés ¡a 10 mil metros de altura!

La mayoría de los proveedores de salud aceptará que las mujeres de bajo riesgo vuelen, hasta la semana 36, pero deberías discutir tu viaje con tu equipo prenatal con mucha anticipación, ya sea que los planes involucren subir a un avión o no. Mejor aún: lleva una carta de tu médico diciendo que puedes viajar. Algunas aerolíneas *piden* una para las mamás que via-

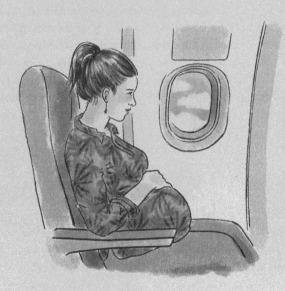

jan más o menos un mes antes de su fecha de término; algunas aerolíneas restringen viajar en el tercer trimestre por completo. Asegúrate de llamar antes y reconfirmar su política *antes* de que reserves tu vuelo.

¿Planeas, en cambio, un viaje por tierra (en especial uno tarde, en el tercer trimestre)? Debes seguir los mismos lineamientos que en un viaje por aire: que te dé luz verde tu partera o médico, y asegúrate de tener su información de emergencia contigo cuando te vayas. Si vas a salir de tu ciudad, también sería bueno que hicieras una lista de hospitales locales.

CUATRO RAZONES PARA VIAJAR

No se puede negar que las lunas de bebé se han vuelto más populares entre las celebridades, pero es una tendencia que *no* es sólo para los ricos y famosos.

DUERME

He insistido mucho en acumular sueño porque, aun si la paternidad es transformativa y te llena de vida, también es *extenuante*. ¿El beneficio de una luna de bebé? Muchos de nosotros tenemos el mejor sueño y el más restaurador estando de vacaciones. Es posible que quieras incluir mucho "descanso y relajación" cuando planeas tu viaje, pues lo último que necesitas es regresar a casa sintiendo que necesitas ¡unas vacaciones *de* tus vacaciones! Si eso implica empacar tapones para los oídos o un antifaz, ¡hazlo, mamá!

REAVIVAR EL ROMANCE

Lo voy a decir como va: después de tener hijos, tu vida sexual cambiará drásticamente, sobre todo durante los primeros tres meses después del parto. Una luna de bebé, sin embargo, es una gran forma de juntar suficiente cariño para que sobrevivan los meses de abstinencia. Por supuesto, el romance no es sólo sobre sexo, y la intimidad y el tiempo juntos en una luna de bebé sólo fortalecerá su relación. Michael y yo amamos poder estar toda una semana juntos.

ESTABLEZCAN SUS METAS COMO PADRES

Nuestra luna de bebé fue una gran oportunidad para el descanso y el romance, pero también nos dio a Michael y a mí un tiempo para reflexionar sobre nuestro próximo papel de padres. ¿Cómo criaríamos a nuestro hijo? ¿Qué valores querríamos infundirle? ¿Cuál queríamos que fuera nuestro legado como padres? Al recordarlo, creo que el viaje nos enfocó más en la crianza de nuestro primer hijo. No dejamos que el embarazo nos pasara desapercibido. En cambio, tomamos el tiem-

¿AL TRÓPICO? MEJOR NO

Puede ser tentador hacer un viaje exótico, pero deberías reconsiderar esa estrategia. Los viajes internacionales en algunos casos pueden ser un riesgo de envenenamiento por comida, enfermedades transmitidas por mosquitos, como malaria o Zika, o encontrar bacterias extrañas que tu cuerpo desconoce (y para las que no tiene defensas). Sobre el Zika, el virus puede pasar de la mamá al bebé en el útero y provocar defectos de nacimiento, como microcefalia y discapacidad cerebral severa. Busca en internet las asociaciones reguladoras y revisa las listas de lugares turísticos seguros si te gustaría salir del país. Dado que el Zika puede transmitirse sexualmente, sería ideal que tu pareja tampoco visitara las zonas infectadas. Nosotros en realidad cancelamos un viaje a Guatemala cuando supe que estaba embarazada de Griffin; no creo poder dejar un país de Centro o Sudamérica sin un caso de, eh, molestias estomacales.

QUÉ DICEN OTRAS *mamás naturales*

Mariska: Fuimos a Berlín cuando tenía 21 semanas de embarazo, y resultó ser el momento perfecto para una luna de bebé. Sabía que el bebé estaba saludable (sólo tenía mi ultrasonido de 20 semanas), yo no estaba enorme todavía y tenía energía. ¡Fue genial!

Samantha: Mi esposo y yo no tuvimos exactamente una luna de bebé, pero celebramos nuestro décimo aniversario de matrimonio en mi tercer embarazo haciendo un "tour de comida" por nuestra ciudad. Probamos un montón de platillos únicos y deliciosos, y fue muy lindo pasar tiempo de calidad juntos antes de que el bebé llegara.

Shandy: Hicimos un último viaje antes de que empezáramos intentar embarazarnos; ¡quería ser capaz de disfrutar por completo unas vacaciones (con alcohol y todo)! Fuimos a Cancún y fue maravilloso. Ahora que tenemos un niño, me siento todavía más feliz de haber ido. Es más difícil hacer tiempo ahora para estar en pareja.

Claudia: No tuvimos una luna de bebé, pero nuestra doula nos dijo que tomáramos un poco de tiempo libre las últimas semanas antes del parto, y estoy muy agradecida por su consejo. Fue una bendición reconectarnos antes de que esta personita se uniera a nuestra vida.

AFIRMACIÓN

Elijo disfrutar mi parto. Sin importar
cómo me sienta en cualquier momento,
elijo abrazar el milagro.

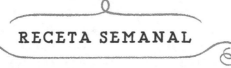
Mezcla de nueces, moras y chocolate

Al viajar, puede ser difícil comer sano. (¿Has intentado comer saludable en el aeropuerto, o peor, en una gasolinera?) Empaca un poco de nueces y siempre tendrás acceso a un alimento real con un buen equilibrio de grasa, proteína y carbohidratos. Sin importar qué tanto se retrase tu vuelo o qué tan mal esté el tránsito, no tendrás que preocuparte por *morir de hambre.*

INGREDIENTES

¾ de taza de almendras crudas*

¾ de taza de nueces de nogal crudas*

½ taza de dátiles secos

¼ de taza de pasas sin azúcar

¼ de taza de moras secas sin azúcar

½ taza de semillas de calabaza crudas*

½ taza de semillas de girasol crudas*

¼ de taza de chispas de chocolate amargo de alta calidad

1 pizca de sal de mar

Mezcla todos los ingredientes y guárdalos en un frasco o bolsa de tela. Come, come, come.

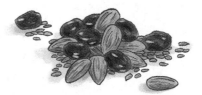

* Es mejor utilizar nueces y semillas remojadas o germinadas. Ve la página 29 para más detalles.

po de celebrar la ocasión de estar más presentes y conscientes —sin mencionar agradecidos— por los cambios que se iban a dar.

¿LA MEJOR RAZÓN? PORQUE PUEDES

Si todavía no tienes hijos, eres libre como el viento. Claro, puedes estar ocupada. Puedes incluso estar abrumada o sentir que no tienes tiempo o dinero para irte de vacaciones. Pero, confía en mí. Su vida está a punto de cambiar radicalmente y es probable que no sean capaces de viajar de improviso sólo los dos en muchos, muchos años. ¡Así que, aprovecha esta libertad!

Si un viaje largo no te agrada o tus finanzas no te lo permiten (es comprensible; prepararse para un bebé ¡ya requiere hacer un buen gasto!), no dejes de lado la idea de la luna de bebé. Puedes tener todos los beneficios eligiendo un lugar mucho, mucho más cerca de casa. Un viaje por la ciudad, un fin de semana en un hotel, una tarde en un spa (masaje de parejas) o incluso más noches de citas con tu pareja son alternativas excelentes (¡y más baratas!) frente a viajes más extravagantes.

Las lunas de bebé no son sólo para los padres primerizos.

Si ya tienes hijos, intenta buscar niñera —eh, ¿abuelos?—, incluso si es sólo por una noche. Reserva un hotel. Desconéctate. Pide comida al cuarto. Tomen un baño de burbujas. Duerman hasta tarde.

Todavía no conozco a la mamá que se arrepienta de tomar tiempo libre antes de un bebé.

el Pendientes

- ¿Planeas volar? Que te dé permiso tu partera o médico, y revisa la política de la aerolínea antes de comprar tu boleto. . Cuando estés lista para comprar, elige un asiento en el pasillo; hará que los viajes frecuentes al baño sean mucho, mucho más fáciles.

- Un poco de tiempo libre es igual de importante para las parejas que ya tienen hijos. Si no te sientes cómoda viajando lejos de casa, contrata una niñera y reserva un cuarto de hotel, incluso si es sólo por una noche.

- ¡Las mamás solteras también pueden tomar lunas de bebé! Si viajar sola no es lo tuyo, considera un viaje de amigas o un fin de semana con familia o amigos.

LISTA DE
compras del bebé

¿QUÉ PASA CON EL *bebé?*

Quizá pasaste gran parte del primer trimestre tambaleándote, exhausta y con ojos hinchados, como un extra de *The Walking Dead*, pero las imágenes de tu ecografía muestran que ahora bosteza el *bebé*. ¿Quiere decir que está cansado? Improbable. Para el segundo trimestre los bebés empiezan a desarrollar un horario de sueño y vigilia, pero la mayoría del tiempo están en una clase de sueño profundo: ya sea sueño "activo" (en el que puede patear y moverse) o sueño MOR, caracterizado por el mismo movimiento de ojos que experimentan los adultos. (Algunos científicos creen que los bebés pueden soñar al final de tercer trimestre.) Parece que una serie de factores conspiran para mantener al bebé en un estado de sedación semiconsciente. El vientre es tan bajo en oxígeno, que es un poco como estar en una gran altitud; los investigadores llaman al fenómeno el "Monte Everest en el útero". La placenta también produce una serie de hormonas inductoras de sueño. Entonces, ¿por qué los bebés bostezan en el útero? La verdad es que no sabemos. Hay señales de que el bostezo fetal es un emblema del desarrollo saludable. ¡Dulces sueños, bebé!

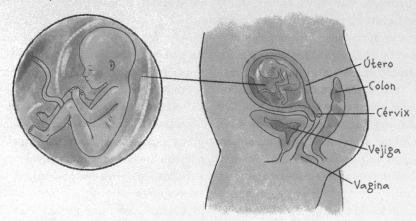

¿QUÉ PASA CON *mamá?*

Tu útero antes del embarazo solía ser del tamaño de una ciruela, pero para la semana 18 es casi del tamaño de un melón. ¡Las cosas se están poniendo reales, mamá! ¿Algo más que se puede poner real? El dolor de espalda. El peso extra que estás cargando, mezclado con los cambios en tu postura, implica molestias, dolores y tirones comunes en esta etapa del embarazo. Para sentir un poco de alivio, podrías programar una cita con un quiropráctico certificado en técnica Webster. No te preocupes, no será el típico ajuste de chas, crac, pop. La técnica Webster se enfoca específicamente en la alineación pélvica y reduce la presión en los ligamentos que apoyan tu útero, y en realidad está recomendado por la Asociación Americana del Embarazo. Pide referencias a tu partera o busca en internet las asociaciones internacionales de quiroprácticos para encontrar un practicante.

Ah, el *baby shower*. Un minuto estás anticipando una tarde divertida con familia y amigas, y al minuto siguiente estás parada en una tienda de bebés armada con un lector de código de barras, sudando frío al darte cuenta de que una cosa es *hacer* un bebé y otra muy distinta *criar* uno.

¿Elegirás pañales de tela o desechables?

¿Una carriola o un canguro?

¿Una cuna o un colecho?

¿Necesitas el calentador de toallitas?

¿Un apilador de pañales?

¿Un móvil para la cuna?

¿Y qué es un bote de basura para pañales?

Cuando finalmente me di cuenta de todo lo que necesitaba o no, hice una lista para futuras mamás. Así que, esta semana se trata de *simplificación, enfocarte en lo que realmente utilizas* para mantener cómodo y seguro a un bebé durante sus primeros meses, y por supuesto, lo mantuve tan natural como fuera posible.

EMPIEZA AQUÍ: COSAS CARAS

Sé que muchas mamás se sienten incómodas registrando artículos *muy* caros. Quiero decir, ¿no es de mal gusto "pedirles" a tus amigos y familiares que compren una cuna o un cambiador carísimos? Pero hay algunas razones por las que tiene sentido considerarlo: la familia cercana, por un lado, muchas veces se inclina por artículos de bebé caros (léase esenciales). Los amigos pueden elegir unir recursos para comprar algo grande juntos, en lugar de darte un millón de baberos, osos de peluche y mantas. Lo más importante: un montón de empresas —incluyendo Amazon y tiendas departamentales— ofrecen "descuentos de término", lo que significa que cualquier elemento que haya en tu registro automáticamente tiene descuento conforme se acerca tu fecha de término. Así que, si terminas comprando lo grande tú, un descuento de 10 o 15 por ciento en la cuna o la carriola puede significar mucho. (En particular, me gusta el servicio de Amazon. Es un registro universal, lo que significa que puedes añadir elementos de *cualquier* tienda

en línea y el envío es gratis para miembros Prime de Amazon.) Empecemos.

LA CUNA

Lo que estás buscando: Cuando se trata de los muebles en el cuarto del bebé (hablaremos más sobre *decorar* un cuarto natural en la "Semana 25"), la mayoría de las cunas, los cambiadores y las mecedoras están hechas de aglomerado, triplay y materiales compuestos, e implica que probablemente viene con compuestos orgánicos volátiles (COV) —es decir, químicos dañinos que se evaporan en el aire incluso a temperatura ambiente—, así como formaldehido (está en el

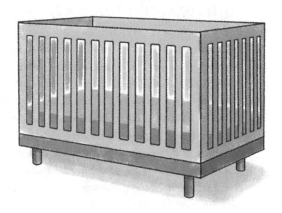

pegamento). No son buenas sustancias para tener cerca como adultos obviamente, pero en especial son problemáticas para bebés, dado que son más vulnerables a los efectos de químicos nocivos. Los niños pequeños muerden todo lo que encuentran, incluyendo los barrotes de su cuna. Los muebles más seguros se hacen de madera sólida, sustentable, como "abedul sólido" o "arce sólido". Si compras un mueble sin tratar, con la madera en crudo, puedes pintarlo tú misma con una pintura o tinta no tóxica. Asimismo, si vas a usar una cuna de colecho, que sea de materiales naturales.

¿Quieres comprar una cuna usada? Hazlo con cuidado. Muchas cunas viejas no pasan las regulaciones de seguridad actuales. Las de barrotes abatibles ya no se venden legalmente (aunque se ven en mercados de antigüedades y ventas de garaje de vez en cuando). Revisa las actualizaciones de los lineamientos de la Comisión de Seguridad de Productos del Consumidor (onsafety. cpsc.gov) antes de comprar cualquier cosa hecha antes de 2011. Las cunas portátiles son una opción si los muebles nuevos se salen de tu presupuesto.

CÓMO ENCONTRAR COSAS DE PRIMERA

Comprar artículos seguros, ecológicos, se convierte rápidamente en un trabajo de tiempo completo. ¿Cómo *puedes* elegir de manera correcta entre siete mil carriolas distintas? Puedes reducir tus opciones eligiendo productos que tengan la certificación de cumplir (o de preferencia exceder) ciertas especificaciones de seguridad. Algunas de las organizaciones a las que le dimos más crédito incluyen:

El *Instituto Ambiental Greenguard*, el cual es una organización de industria independiente enfocada en mejorar la calidad del aire en exteriores al reducir la exposición a cov. El grupo ofrece dos niveles de certificación; los productos certificados Greenguard Gold deben cumplir estándares estrictos de emisión, pues son para el uso de niños en hogares, escuelas y guarderías. Busca el sello Greenguard Gold o visita www.greenguard.org para encontrar productos certificados en su base de datos.

La *Asociación de Fabricantes de Productos Juveniles* (JPMA, por sus siglas en inglés) es una organización de ventas que certifica productos con los estándares de seguridad de ASTM internacional. (Los gobiernos locales, estatales y federales muchas veces adoptan estos estándares. La legislación que prohibió las cunas abatibles, por ejemplo, se inspiró en ellas.) Busca el sello de certificado de la JPMA o visita www.jpma.org para ver su base de datos.

La *Comisión de Seguridad de Productos de Consumo* es la agencia federal en Estados Unidos que establece estándares de seguridad obligatorios y voluntarios para fabricantes. No ofrece certificaciones, pero es una fuente excelente de noticias sobre productos que se eliminan del mercado y alertas de seguridad.

Lo que nosotros compramos: Cuna Oeuf Classic; un derroche, pero en mi opinión valió la pena. Sus cunas tienen el certificado Greenguard Gold, son ecológicas y tienen la certificación de seguridad para niños y escuelas. La nuestra también está pegada al suelo, lo que la hace más firme. Y está el hecho de que se convierte en una cama para niño.

Land of Nod y Room & Board también son opciones de pocas toxinas. IKEA, mientras tanto, ofrece cunas no tóxicas por poco dinero (benditos sean).

Para familias que planean dormir en colecho (compartir una cama con su recién nacido), una cuna como que puede ser innecesaria. Los padres de colecho que se sientan *más* inclinados a la seguridad pueden buscar un producto llamado Snuggle Me Organic. Es un colchón diseñado especialmente que le da al bebé su propio espacio para dormir en la cama familiar.

LA CARRIOLA

Lo que estás buscando: Muchas mamás naturales no tienen una carriola; eligen "usar" a sus bebés con rebozo o portabebés, pero a mí me pareció que sí hay ocasiones en las que definitivamente necesitas ruedas. En los primeros seis meses de Griffin, mi esposo y yo utilizamos una carriola a la que le poníamos el asiento del coche; comprar cualquier cosa más elaborada nos pareció muy estresante. ¡Tantas opciones! ¿Queríamos llantas todo terreno o una carriola de ciudad? ¿Una compacta y ligera, o con mucho espacio para guardar cosas?

Si planeas usar carriola de inmediato, las carriolas para recién nacidos *deben* ser: 1) compatibles con un asiento para auto o bambineto, o 2) totalmente reclinables. Los bebés no tienen fuerza en cabeza o cuello para sentarse erguidos en una carriola de niño. Puedes elegir un sistema multiusos que incluya asiento para el auto, la

base del asiento y una carriola compatible. Tienden a ser más caras, pero sí crecen con tu hijo. Lo que sea que elijas, cómprala de fibras naturales, no tratadas. La mayoría de las carriolas en el mercado están tratadas con retardantes —la mayoría de los cuales tienen conocidos efectos endocrinos—, así como ftalatos, BPA y PVC. Evita las carriolas con telas impermeables, que repelen manchas o "antibacterianas", pues también son tratadas con químicos.

Lo que escogimos: Eventualmente, Michael se topó con el Bumbleride Indie, que nos encantó. Se reclina completamente, es compatible con muchos asientos de auto, también es carriola para correr, relativamente ligera (alrededor de 9 kilos) y tiene llantas todo terreno. ¿Lo mejor? Sus carriolas están hechas de materiales ecológicos, incluyendo bambú y PET reciclado (es decir, botellas de agua recicladas). También son libres de PVC, ftalatos y retardantes. Son muy resistentes; después de seis años, seguimos usando la nuestra.

Orbit Baby y UPPAbaby hacen carriolas funcionales y ecológicas (pero bonitas). Para ahorrar

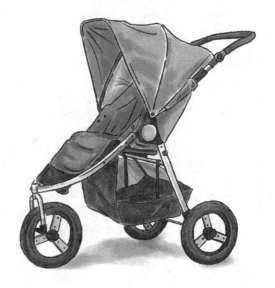

dinero, puedes considerar comprar una carriola ligeramente usada, la cual probablemente ya no tendrá emisiones de humores.

EL ASIENTO DEL COCHE

Lo que estás buscando: Será un largo viaje del hospital o el centro de maternidad a la casa si no tienes un asiento para el auto, así que asegúrate de comprar uno —e instalarlo— mucho antes de tu fecha de término. Varias semanas antes, mínimo. Los asientos son complicados para los primerizos; quizá es la razón de que alrededor de 80 por ciento lo coloquen mal. Y eso es aterrador, dado que su instalación es la clave para la seguridad del bebé.

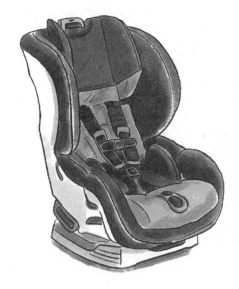

Cuando estés lista para comprarlo, elige entre tres tipos distintos. Los asientos de infantes por lo general vienen con un transporte que se conecta a la base en la parte trasera del asiento; en lugar de atar y desatar al bebé al asiento, sacarás todo el transporte de la base (algo muy cómodo cuando transportas un bebé dormido). Si tienes muchos autos, puedes comprar varias bases, así que no tendrás que reinstalar el asiento cada vez que quieras salir de casa. El transportador también cabe dentro de una carriola compatible o el armazón. Los asientos de niño deben remplazar los de bebé en su primer cumpleaños, no antes.

La opción dos es un asiento convertible: empieza como asiento viendo hacia atrás y se convierte en uno que ve hacia adelante (no cambiarás hasta que el bebé cumpla dos años). Los pros son que los asientos convertibles duran más, hasta que el bebé sobrepasa el límite de peso. Los contras son que los niños no siempre caben bien dentro de los asientos convertibles (un problema de seguridad). Sé de mamás que tuvieron que salir corriendo a comprar un asiento de infante para el auto porque el suyo no pasó la revisión de seguridad del hospital.

La opción tres es comprar un asiento todo en uno: se convierte de un asiento viendo hacia atrás hasta un asiento elevado para niños. Los pros y contras son iguales, aunque los sistemas todo en uno son más anchos y caros, y no siempre son la elección más segura en *cada* etapa de la vida del niño.

Todos los asientos de auto deben cumplir un mínimo de seguridad antes de llegar al mercado, y se recomienda que inspeccionen tu labor de instalación. Pregunta donde lo compres si hay algún inspector.

Considera que los asientos de auto son los únicos que *debes* comprar nuevos. Tienen una vida corta —¡en realidad vienen con fechas de caducidad!— porque el plástico con el que están hechos se vuelve frágil con el tiempo. Nunca uses un asiento de auto viejo, expirado o que sacarán del mercado.

Lo que escogimos: Los asientos de auto son una compra complicada para las mamás naturales porque legalmente deben contener alguna clase de retardante. En realidad, nosotros compramos (sin saberlo) uno de los asientos más tóxicos, de acuerdo con un informe reciente del Centro Ecológico. (¡Qué miedo!) La buena noticia: UPPAbaby ofrece el primer asiento de auto que pasa los requerimientos de seguridad y no usa retardantes tradicionales. Sin embargo, es caro. También puedes elegir Britax. No usan retardantes halogenados, que son de los más dañinos.

BABY CLOTHES

Lo que estás buscando: Muchas personas te van a decir que no te molestes en registrar ropa de bebé para el *baby shower*, y tienen razón; a la gente le *encanta* comprar hermosos trajecitos como regalos; y no importa qué registres, terminarás con vestidos y trajes de marinerito y mamelucos que parecen esmoquin, en tallas desde 0 a 3 meses, y hasta lo que usará en su primer día en el kínder. Aun así, no es mala idea elegir sólo algunos artículos básicos y prácticos. Busca fibras naturales y telas ecológicas lo más posible, como ciento por ciento algodón, bambú y muselina. Evita los materiales sintéticos, pues no respiran tan bien como los naturales y pueden irritar la suave piel del bebé. Lava *todo* (con un detergente sin químicos, sin suavizante) antes de llenar el clóset del bebé. Y recuerda, a los recién nacidos muchas veces les queda ropa de bebés más grandes, así que elige una *amplia* gama de tallas.

Lo que escogimos:

<u>Dos gorros elásticos</u>. Mantener un gorro puesto en un recién nacido es como mantener una corbata en un chimpancé. Nuestros favoritos eran del centro de maternidad; toma cuantos quieras, ¡que no te dé pena! Los gorros mantienen calientes a los recién nacidos (no regulan su temperatura corporal), así que son útiles cuando estén en exteriores o duerman solos en cuna. Sólo asegúrate de que le quede bien para que no se caiga, ni cubra su cara.

<u>De 4 a 6 playeras de botón lateral</u>. Meter una playera por la cabeza de un bebé no es más fácil que dejarle un gorro, pero las laterales son fáciles. Son buenas para usar varias capas. Las de manga larga son mejores en invierno.

<u>De 4 a 6 playeras de mameluco blancas</u>. Sin duda, recibirás algunas de regalo; probablemente con frases adorables, pero yo utilizo mamelucos blancos sencillos diario para taparlo más. También son geniales para contener el, eh, *estallido* del pañal.

<u>De 3 a 4 pantalones</u>. Los pantalones suaves, cómodos, con cintura elástica son básicos. Utilicé marcas orgánicas de algodón, incluyendo DorDor & GorGor y Kushies.

<u>De 4 a 6 mamelucos completos</u>. Dado que los bebés pasan sus primeros tres meses durmiendo, de siesta o arrullándose en los brazos de alguien,

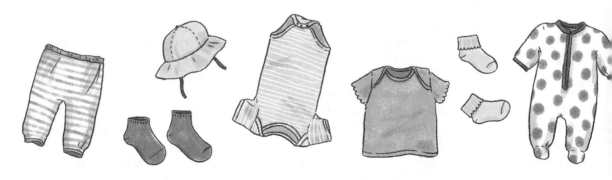

vas a necesitar muchas pijamas. Consigue una mezcla de manga corta y manga larga, dependiendo del clima. Me encantaron las pijamas de Under the Nile, hechas con materiales orgánicos ecológicos.

<u>De 4 a 6 playeras de mameluco</u>. Ponlas encima de un mameluco sencillo, agrega unos pantaloncitos y ¡listo!

<u>De 4 a 6 pares de calcetines</u>. Olvídate de perder calcetines en la lavadora o secadora; los calcetines de bebé se pierden cuando *los tiene puestos*. Busca marcas etiquetadas "a prueba de patadas". Los calcetines Trumpette que parecen zapatos de correa o tenis eran mis favoritos.

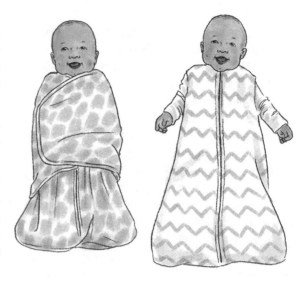

LAS COLCHAS DEL BEBÉ

Lo que estás buscando: Camina en las tiendas para bebé y verás blancos para cuna *elaborados*: edredones, colchitas suaves y rodapiés, todos en más o menos un millón de temas: patos, pollos, puntos, moños. Aquí hay algo: el bebé en realidad no puede dormir en *nada* de eso. Todos esos adorables animales de peluche y pequeñas almohadas son problemas de seguridad. Y para los protectores de cuna no hay evidencia de que hagan algo para prevenir una lesión; sin embargo, sí están asociados con mayores índices de sofocación y síndrome de muerte súbita del lactante (SMSL). Todo lo que un bebé necesita realmente es un colchón, un cubre colchón, una sábana ajustable y quizá una manta para envolver. Por supuesto, puedes tener un cuarto de bebé hermosamente decorado si gustas, pero no pongas nada en la cuna del bebé.

Lo que escogimos:
<u>Colchón</u>. Los bebés necesitan un colchón firme; cualquier cosa suave o esponjosa es un riesgo de sofocación. Tampoco que esté hecho de materiales tóxicos. Los bebés y niños pasan más de la mitad de su vida durmiendo, pero muchos colchones —así como carriolas y asientos de auto— son de materiales sintéticos y tratados con retardantes tóxicos. Nosotros elegimos un Moonlight Slumber, libre de vinilo, polietileno, PVC, plomo y ftalatos. Alternativamente, los colchones Naturepedic no contienen retardantes, adhesivos, pegamentos, PFC, tratamiento antibacteriano o biocidas, y usan telas y fibras sin OGM. Essentia también hace muy buenos colchones orgánicos de cuna.

<u>Dos cubrecamas impermeables</u>. Esta compra se trata de evitar "accidentes" y habrá bastantes en los primeros años. Compra dos para que siempre tengas uno limpio a la mano. A mí me encantan las cubiertas orgánicas de American Baby Company.

<u>Dos sábanas ajustables</u>. Las sábanas son un riesgo de sofocación; usa sólo ajustables, de fibras orgánicas o ciento por ciento algodón. Las de Under the Nile son particularmente suaves.

Dos capullos y dos mantas envolventes. Colchas, mantas y edredones sueltos presuponen riesgos de sofocación porque los bebés no pueden levantar y girar su cabeza. Por supuesto, tampoco quieres que el bebé pase frío, así que los capullos y mantas envolventes —al menos en mi opinión— son esenciales, sobre todo si vives en una zona fría. A los recién nacidos, en particular, les gusta la sensación de estar envueltos; es un poco como estar en el vientre. (Me gusta la manta ajustable orgánica de verano de SwaddleMe porque no se desenrolla; aden + anais y la Manta Milagrosa Envolvente también son buenas opciones.) Los bebés que ya tengan edad suficiente para salirse del envoltorio o voltearse boca abajo están listos para graduarse y usar capullo, que es parecido a un *sleeping bag* que le deja libres los brazos al bebé. Mi favorito es el capullo de algodón orgánico HALO, que respira y dura mucho.

Máquina de ruido blanco. Para muchas mamás —incluyéndome—, la máquina de ruido blanco es el mejor regalo porque enmascara ruidos que pueden despertar a un bebé dormido (podadoras, timbres, la televisión) mientras imita los sonidos opacos que escuchaba en el útero. Nosotros elegimos el Cadillac de las máquinas de ruido blanco: el Acondicionador Original de Sonido, de Marpac Dohm. Algunas mamás dicen que la aplicación Sleep Genius Baby, desarrollada por expertos en neurociencia, sueño y sonido, tiene tecnología celebrada por la NASA. (Sí, *esa* NASA.) Sólo debes saber que las máquinas de ruido y los *smartphones* ¡nunca deben estar *en* la cuna del bebé o junto a su cabeza!

PAÑALES

Lo que estás buscando: ¿Realmente deberías registrar los pañales? En una palabra, sí. Un niño promedio necesita cambio de pañal entre 4 mil y 8 mil veces antes de que esté listo para una bacinica, así que sirve tener ventaja en ese departamento. Por supuesto, esto significa que necesitas responder la pregunta de toda la vida: ¿pañales de tela o desechables?

Estaría mintiendo si dijera que no tuve miedo (está bien, *terror*) por la idea de los pañales de tela, pero ahora soy una conversa. Los padres usan un estimado de 27.4 miles de millones de pañales desechables al año, y terminan en basureros. Añade la cubierta plástica con base de petróleo, los químicos utilizados en el proceso de producción y la transportación por el mundo, y la huella ambiental de los pañales desechables es impactante. Si eso no te convence para usar tela, considera los beneficios monetarios. En Estados Unidos se gastan cerca de 2 mil 500 dólares en pañales hasta que el bebé cumple dos y medio años. Los pañales de tela cuestan una fracción de eso. Para mí era obvio.

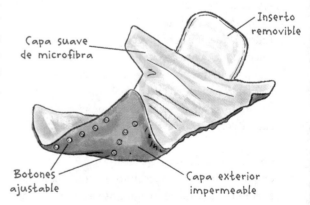

Inserto removible

Capa suave de microfibra

Botones ajustable

Capa exterior impermeable

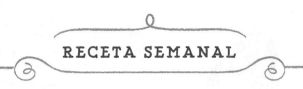
Budín de chía

Dales amor a los huesos de tu bebé en esta semana. La chía tiene más calcio que la leche, y cuando se remoja toda la noche, se convierte en un budín gelatinoso glorioso. También es una fuente excelente, aunque suave, de fibra soluble e insoluble, lo que mantendrá todo, ya sabes, *moviéndose*. ¡Genial!

INGREDIENTES

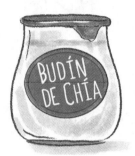

2 tazas de leche orgánica fresca o leche de almendra fortificada

⅔ de taza de semillas de chía orgánica

1 cucharadita de extracto de vainilla

½ cucharadita de canela

3 cucharadas de jarabe de maple orgánico o miel de abeja cruda, o 45 gotas de stevia

½ taza de pasas orgánicas (opcional)

Mezcla todos los ingredientes en un tazón mediano, tápalo bien y refrigéralo toda la noche. En la mañana, tu budín estará listo para el desayuno. Rico.

Lo que escogimos:

Veinticuatro pañales de tela. Cuando la gente piensa en pañales de tela imagina un pañuelo gigante que se ajusta con seguros. (Caso en cuestión: mi mamá me compró seguros como regalo en el *baby shower*.) Pero los pañales de tela han mejorado mucho y hay un montón de opciones: planos, predoblados, todo en uno, rellenables. Nosotros elegimos pañales rellenables de bumGenius y AppleCheeks, que vienen con un forro (la parte externa de un pañal) y un inserto (la parte que metes en el bolsillo para absorbencia), y 24 resultó ser la cantidad perfecta, dado que lavábamos cada tres días. Esperar más tiempo de eso sería un riesgo de tener pañales mohosos. Asco. Ten en mente que hay muchas otras marcas; incluso puedes comprar algunos ligeramente usados (¡y esterilizados!) en www.diaperswappers.com y www.clothdiapertrader.com.

Cubo de pañales y dos forros. Elegimos un cubo manos libres —el que tiene un pedal para levantar la tapa— junto con una bolsa para lavandería de EcoAble; los pañales húmedos van directamente al cubo. Cuando es tiempo de lavar, ponle la bolsa para lavandería.

La regadera. Oh, si tan sólo cada pañal tuviera pipí *nada más*. Ahí entra la regadera de pañal, que es como una pequeña regadera de teléfono, sólo que se adhiere a un costado de tu inodoro. La instalación es muy simple, ¡no necesitas un plomero! Usa la regadera para quitar la materia fecal y deja el pañal en el cubo hasta que estés lista para lavar.

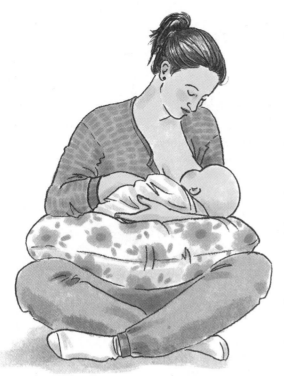

Un paquete de pañales desechables ecológicos. Incluso si planeas usar pañales de tela, los desechables son geniales para viajes largos o vacaciones (a menos de que planees lavar en un hotel). Los desechables también son mejores para los primeros días de la vida de un bebé, cuando todavía elimina meconio. Mi marca favorita es Bambo Nature, pero Earth's Best y Naty son muy buenas también. Sin importar qué marca elijas, que sea un pañal libre de colorantes, ftalatos y fragancias, sobre todo si vas a utilizar desechables todo el tiempo.

Un paquete de toallitas ecológicas para bebé (o toallitas de tela reutilizables). Yo utilizaba toallitas desechabas *con mucho tiento*. Si vas a hacerlo, asegúrate de comprar toallitas sin lociones añadidas, fragancias o ingredientes innecesarios. A mí me gustan WaterWipes, hechas con agua y extracto de toronja. Earth's Best también es buena opción. Las toallitas reutilizables, por otro lado, se van a la lavadora *con* los pañales.

MAMILAS, BABEROS, TRAPOS, ¡AH!

Lo que estás buscando: Es fácil engancharte con esos adorables trajecitos y accesorios para bebé, ¡pero no olvides que se acumula todo lo que necesitas para limpiar, bañar y jugar con el bebé!

Lo que escogimos:
Baberos. Yo usé baberos de silicón porque se limpian fácilmente y aminoran el relajo en la comida. (Los de tela necesitan lavarse, ¿y quién necesita más ropa que lavar?) Asegúrate de tener algunos a la mano para cuando el bebé esté listo para sólidos.

Trapos para eructar. Escupir es algo diario durante los primeros meses, y a menos de que quieras esa delatadora mancha en tu hombro, necesitas usar un trapo para ayudar a eructar al bebé. Quédate con los orgánicos y baratos, fáciles de lavar y secar. Dos o cuatro deben de ser suficientes, a menos de que tengas un escupidor tremendo.

Toallas y trapos. Olvida las toallas bonitas; una toalla o dos (de preferencia con gorro) y dos trapos de calidad son todo lo que necesitas. (Los trapos para eructar sirven también para bañarlo, mientras estén recién lavados.)

Jabón y loción. Los bebés no necesitan bañarse diario, ni enjabonarse de pies a cabeza, ya que seca su piel delicada y elimina sus bacterias beneficiosas. Yo usé un jabón sencillo de aceite

TU LISTA DE *compras*

Cosas caras

- Cuna, colecho o almohada
- Carriola
- Asiento de auto

Ropa

- 2 gorros de recién nacido
- 2-4 playeras laterales
- 4-6 mamelucos blancos simples
- 3-4 pantalones de pijama
- 4-6 mamelucos completos de pijama
- 2-4 palyeras de broche lateral
- 4-6 pares de calcetines

Blancos

- Colchón de cuna
- 2 cubrecamas impermeables
- 2 sábanas ajustables
- 2 capullos
- 2 mantas envolventes
- Máquina de ruido blanco (opcional)

Equipo de pañales de tela

- 24 pañales de tela
- Cubo de pañales
- 2 forros de pañal
- Regadera de pañal
- Pañales desechables ecológicos
- Toallitas de bebé ecológicas

Biberones, baberos, trapos para eructar y accesorios

- 2 baberos de silicón
- 2-4 trapos para eructar
- 2 toallas con gorro
- 2 trapos
- 1 paquete de mamilas de vidrio
- Chupones de silicón
- Termómetro digital para el oído
- Tina
- Almohada para lactancia
- Columpio
- Tapete de actividades
- Portabebés

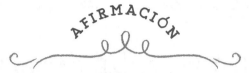
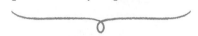

Me mantengo activa y fuerte. Amo estar
en mi cuerpo embarazado. Yo nutro mi
cuerpo, mente y espíritu cada día.

de oliva y sólo en pies, manos, axilas y pompis. Si es necesario, el aceite de coco orgánico extravirgen es un humectante fantástico y sirve también para rozaduras.

Mamilas de vidrio. El BPA se prohibió en mamilas y vasitos entrenadores desde 2012, pero investigaciones demuestran que los plásticos sin BPA también tienen químicos. Me gustan las de vidrio Lifefactory. Uno de sus paquetes es suficiente si te quedas en casa o trabajas medio tiempo; compra más si trabajas fuera de casa tiempo completo.

Chupones de silicón o goma natural. Como mamá lactante quería mantener el uso de chupón al mínimo, pero fueron muy útiles para llantos de alarma y largos viajes en el auto.

Termómetro digital para oído. Ten uno a la mano. Son menos precisos que los termómetros rectales, pero te alertarán de una fiebre sin tener que, bueno, meterlo.

Tina de bebé. No estaba segura si realmente necesitaba una, pero me pareció invaluable. Primo hace una que es extragrande y lujosa.

Almohada para lactancia. Ayuda a mantener una posición ergonómica para el bebé durante la lactancia, y tu espalda y brazos te lo agradecerán, confía en mí. A mí me gusta Blessed Nest o Boppy Nursing Pillow con una cubierta de algodón orgánico.

Columpio. El mejor invento del mundo. Cuando necesitas darte un respiro y el bebé está de mal humor se vuelve un salvavidas. Yo elegí uno de Fisher-Price, un eterno *bestseller*, ¡porque fue gratis! (Tuvimos la suerte de conseguir uno usado.) Si hubiera comprado uno nuevo, sin embargo, hubiera elegido el musical de Fisher-Price, que vibra y rockea, la mejor combinación. También estimula al bebé a descansar con una ligera inclinación, lo que puede ser útil para combatir los cólicos, la indigestión y el reflujo. También es libre de retardantes.

Tapete de actividades. No sólo es genial para entretener al bebé; la estimulación y el juego es vital para su desarrollo cerebral. Nos encantó el gimnasio de piano de Fisher-Price (¡hola, Mozart bebé!).

Portabebés. Ninguna mamá alternativa está completa sin traer a su bebé encima. Los rebozos y portabebés dejan tus manos libres, son magnífi-

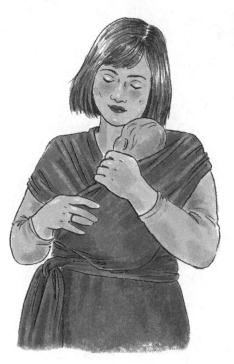

cos para contacto piel con piel y facilitan la lactancia cuando sales. Para recién nacidos, una tela es lo mejor. Cuando mi bebé cumplió tres meses, amé mi Ergobaby; ¡adiós, dolor de espalda!

Pendientes

- No sé tú, pero sólo pensar en ir a una tienda para bebés es suficiente para hacerme sudar. Los registros en internet eliminan las piernas cansadas —sin mencionar la ansiedad— de las compras.

- ¿Quieres ver pañales de tela en acción? Entra a www.mamanatural.com para información, recursos y videos. (No te preocupes, usamos un bebé de plástico y pañales *limpios* en todas las demostraciones.)

- Aunque un asiento para auto es algo que quieres comprar tú misma, es mejor elegir uno pronto, dado que puede afectar tu elección de carriola y viceversa. Muchas tiendas te permiten probar la instalación de un asiento para ver cómo entra en tu auto antes de hacer la compra. Revisa tu instalación con un inspector y tendrás menos en qué pensar cuando llegue el gran día.

Duerme un poco

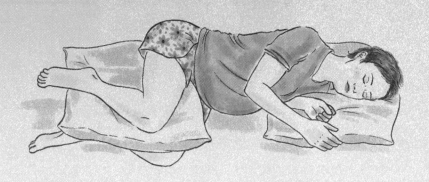

¿QUÉ PASA CON EL *bebé*?

¿Te has preguntado por qué un caballo camina a pocas horas después de nacer y a un bebé humano le toma hasta un año? Tiene que ver con un proceso llamado *mielinización*. Desde la semana 19, una capa grasosa de aislamiento (mielina) empieza a formarse alrededor de algunas fibras nerviosas en el cerebro del bebé. La mielina permite que las fibras nerviosas transmitan señales eléctricas rápido y bien. A corto plazo, le da al bebé más control sobre su función motora, así que puedes sentir más movimiento, ¡sin mencionar patadas más *fuertes*! Pero el proceso continuará después del parto. De hecho, el cerebro humano no madura por completo hasta los 25 años. (¡No es raro que los adolescentes y adultos jóvenes sean impulsivos!) Y es la razón de que un bebé no pueda caminar de inmediato: las zonas adecuadas del cerebro todavía no están mielinizadas.

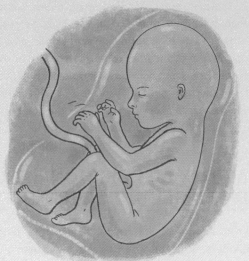

LOS MOVIMIENTOS DEL BEBÉ AHORA SON FLUIDOS Y DELIBERADOS.

¿QUÉ PASA CON *mamá*?

Tu cuerpo sigue E-S-T-I-R-Á-N-D-O-S-E y quizá *ya* lo sientas. Literalmente. Recuerdo una vez en el segundo trimestre de mi segundo embarazo que me estiré para bajar algo del clóset y sentí un jalón intenso en mi ingle. Resultó ser "dolor de ligamentos redondos"; normal, pero nada cómodo. Pero ¿qué lo provocó? El útero está arriba y apoyado por varios ligamentos gruesos, uno de los cuales se llama —apuesto a que lo adivinas— ligamento redondo. Conforme crece tu bebé, el ligamento se adelgaza y se alarga, haciendo que sea más susceptible a tirones, especialmente si haces movimientos repentinos. La sensación de molestia también es común. Por fortuna, puedes calmar este dolor con descanso, ejercicios ligeros y el uso de una faja de apoyo. Ya sabes, como la que suelen usar los que levantan pesas. ¡Qué fuerte!

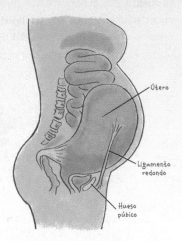

Útero

Ligamento redondo

Hueso púbico

El oso grizzli es mi animal espiritual. Amo la miel de abeja. Doy los mejores abrazos. Podría dormir todo… el… invierno.

Está bien, quizá mi animal espiritual es menos "oso grizzli" y más "Winnie Pooh", pero mi capacidad de hibernar puede ser la razón de que durmiera profundamente a lo largo de mis dos embarazos. La mayoría de las mamás no tienen tanta suerte; el peso del bebé, el dolor de espalda y la constante necesidad de orinar pueden hacer que un sueño de calidad sea elusivo. De hecho, 75 por ciento de mujeres embarazadas sufre algún desorden de sueño. Y es más que un mero inconveniente. La falta de sueño aumenta tu presión sanguínea, debilita tu inmunidad y, por supuesto, te deja fatigada tanto mental como físicamente. Esta semana tengo un montón de consejos que te ayudarán a asegurar un sueño profundo.

Por cierto, lo que dije antes sobre dormir profundamente los nueve meses… No me odies. Quizá descansaba bien, pero roncaba como camionero ¡y tuve que usar tiras en la nariz!

ASUME LA POSICIÓN: DORMIR SEGURA EN LA SEGUNDA MITAD DEL EMBARAZO

En el momento que crezca tu vientre, puedes olvidarte de dormir sobre tu estómago, pero quizá ya escuchaste que tampoco es seguro dormir sobre la espalda. ¿Qué tal? La preocupación sobre dormir mucho tiempo en decúbito supino tiene que ver con la vena cava; ésta es la vena más grande de tu cuerpo y lleva sangre de las extremidades inferiores de vuelta al corazón. Demasiada presión en esa vena (provocada, por supuesto, por el peso de tu bambino) puede provocar náusea o mareo en algunas mujeres, sin mencionar la restricción del flujo sanguíneo al útero. También hay preocupaciones de que dormir sobre tu espalda puede aumentar el riesgo de coágulos o llevar a sufrimiento fetal.

Así que, por la abundancia de preocupaciones, te queda dormir de lado.

Tradicionalmente, parteras y médicos recomendaban dormir del lado izquierdo por varias razones similares: la vena cava corre justo del lado derecho de la columna, así que acostarte del lado izquierdo permite una mejor circulación. (Una mejor circulación también puede ayudarte a reducir la inflamación de pies y tobillos.) Pero seamos honestos. Dormir sobre una cadera noche tras noche durante 20 semanas no es muy cómodo. Y cuando finalmente te acomodas en una posición, ¡no estás lo suficientemente consciente para saber de qué lado estás! Algunas mamás pueden obsesionarse tanto sobre dormir "correctamente" que terminan despiertas toda la noche, invadidas por el insomnio. Y eso no te va a hacer ningún favor, ni a tu bebé.

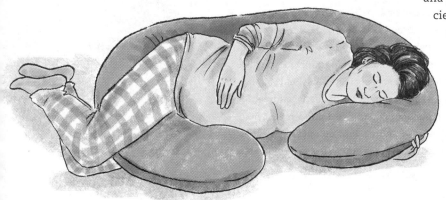

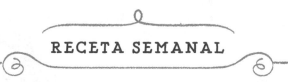

Bomba de cereza agria

¿Sabías que la cereza agria es una de las fuentes más ricas de melatonina? Al menos un pequeño estudio sugiere que el jugo de cereza agria puede aumentar el tiempo de sueño al menos *90 minutos en la noche.* Yo lo probé con mi hijo de tres años (un conocido madrugador) para poder dormir más, ¡y funcionó! Las cerezas agrias también reducen inflamación, dolores corporales e hinchazón; efectos secundarios comunes del embarazo. Para obtener sus beneficios, pruébalo de dos maneras:

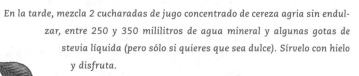

En la tarde, mezcla 2 cucharadas de jugo concentrado de cereza agria sin endulzar, entre 250 y 350 mililitros de agua mineral y algunas gotas de stevia líquida (pero sólo si quieres que sea dulce). Sírvelo con hielo y disfruta.

Alrededor de las 8:00 p.m., mezcla 2 cucharadas de jugo concentrado, 250 mililitros de kéfir natural y stevia líquida al gusto.

También está bien dormir un poco sobre tu lado derecho; sólo intenta favorecer el lado izquierdo si puedes.

Tampoco hay necesidad de pánico si despiertas a la mitad de la noche y estás viendo el techo. La mayoría de las mamás instintivamente cambiarán de posición si llegan a estar sobre su espalda en algún momento; yo lo hice. Conforme entras en tu tercer trimestre, podrás notar que el bebé te da una patada en las costillas como un recordatorio no tan amable.

Si dormir de lado no es tu posición natural, intenta que tu cuerpo se acostumbre tan pronto como sea posible. Si no te sientes cómoda, usa

almohadas. Muchas. En verdad, pueden salvar tu noche.

Colocar una almohada entre tus rodillas mantendrá alineada la cadera, lo que puede aliviar el dolor de espalda. Abrazar una almohada elevará tu brazo, mejorando la alineación de hombros y disminuyendo la presión en el cuello. Incluso es posible que consideres la mejor de todas las cosas para dormir: la almohada de cuerpo. Las venden de todos tamaños y formas, incluyendo la C (que puedes meter entre tus piernas y descansar tu cabeza encima), la U (dormir con tu cabeza al final de la curva y la almohada te acunará), y el *frijol*, que eventualmente puedes utilizar también como almohada de lactancia.

LIDIAR CON EL INSOMNIO

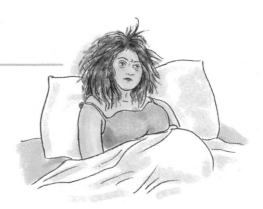

Tienes tus almohadas y estás haciendo lo mejor que puedes para estar cómoda en tu lado izquierdo, pero cada vez que te acuestas sientes que hay un pastor alemán sentado en tu vientre. O quizá empiezas involuntariamente a patear y moverte por la cama —síntomas de síndrome de piernas inquietas (otro efecto secundario común en el

DULCES SUEÑOS, ¿O PESADILLAS POR EL BEBÉ?

¿Los sueños locos te mantienen despierta? ¿Los recuerdos vívidos de esos sueños te acosan en las horas de vigilia? Si es así, no estás sola. (Recuerdo soñar que estaba en un campo de batalla, al estilo Rambo, disparando a todo lo que veía. ¿Qué es eso?) Los estudios demuestran que las mujeres embarazadas sí sueñan más. Bueno, *parece* que sí al menos. (En realidad, las mujeres embarazadas sólo son más capaces de recordar esos sueños al despertar.) Seguido, estas ficciones nocturnas tienen que ver con la salud y seguridad del bebé: sueños de perder al bebé, olvidarlo, muerte accidental o dar a luz un objeto inanimado son comunes. De hecho, las investigaciones sugieren que las pesadillas, en particular, pueden volverse más frecuentes en los días y semanas *después* de dar a luz. Pero ¿qué significan? ¿Son una señal de que algo está mal con tu embarazo? ¿Una premonición de que les espera un destino terrible a ti y a tu hijo?

Para nada.

Mientras que los sueños en el embarazo pueden ser en parte oleadas hormonales, es probable que todo ese movimiento, sin mencionar los viajes al baño a media noche, interrumpan tu sueño profundo. Y sobre lo que estás soñando, la mayoría de los expertos cree que es tu subconsciente trabajando a través de la ansiedad asociada con convertirte en madre y proteger una nueva vida (de ahí mis arranques de Rambo). En otras palabras, es la forma de tu cerebro de adaptarse a un cambio monumental de estilo de vida.

Si sueños perturbadores afectan tu sueño —o peor, hacen que te dé miedo dormir—, sé todavía más diligente para reducir tu exposición a la luz azul antes de dormir. Aumenta tu consumo de magnesio. Adopta un ritual nocturno. Y no dudes en llamar a tu partera o médico. Aunque algunas mamás se benefician al ver a un terapeuta (tu proveedor de salud puede recomendarte uno), algunas veces una plática con tu partera puede normalizar la experiencia y hacer que te sientas menos, bueno, loca.

embarazo). Es una cruel ironía que sólo cuando necesitas más sueño —como justo antes de llevar a casa un recién nacido—, tu cuerpo parece determinado a mantenerte despierta. Un mejor sueño, sin embargo, empieza *mucho* antes de apagar las luces. Si tienes problemas para dormir, asegúrate de:

Hacer más ejercicio. No es física cuántica, pero dormirías mejor de noche si estás físicamente cansada. Sería bueno que hicieras ejercicio temprano si notas que un impulso de adrenalina y endorfinas en la noche te dificulta calmarte. Incluso un poco de estiramiento ligero antes de dormir puede liberar tensión en los músculos y promover la relajación. Sobre los músculos, puedes pedirle a tu pareja que te dé un masaje de pies. Seguro puede no contar como "ejercicio" (al menos no para *ti*), pero un masaje de pies puede mejorar la circulación, bajar la inflamación y se siente tan, tan bien.

¿Tomar una siesta o no tomar una siesta? La respuesta corta: depende. Muchas mamás se dan cuenta de que no pueden llegar al final del día sin un sueñito en el sillón, y está bien. Sin embargo, si luchas por dormir en la noche, limita esas siestas a sólo 20 minutos. Asimismo, que no sea en total oscuridad porque puede alterar tu ritmo de sueño y vigilia. Puedes eliminar las siestas por completo y mover tu hora de acostarte una hora o dos.

Tu hora de comer. Comer justo antes de dormir provoca indigestión y acidez, y te mantendrán despierta; prueba no comer nada después de las

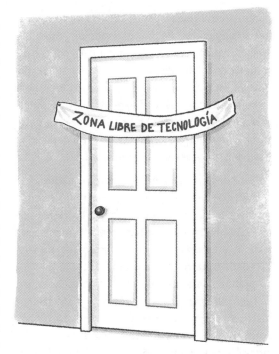

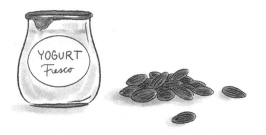

8:00 p.m. (Si te mueres de hambre para las 10:00, una *pequeña* porción de grasa saludable —media taza de yogurt entero o una cucharada de mantequilla de almendra— puede saciarte.) Si sufres de acidez a mitad de la noche, intenta elevarte con más almohadas para reducir el reflujo. Bebe una cucharadita de vinagre de manzana crudo (diluido en unos cuantos mililitros de agua) antes de cada comida; puede ayudar con la digestión. Evita las bebidas con cafeína y el chocolate después de la comida; pueden mantenerte despierta en la noche.

Convierte tu habitación en un santuario. Por años los expertos del sueño han dicho que la cama es para dos cosas, sexo y dormir; sin embargo, muchos hemos convertido nuestra recámara en verdaderos centros de entretenimiento. Vemos televisión hasta tarde, jugamos videojuegos o buscamos en internet en nuestro *smartphone*, *laptop*, creando estaciones de trabajo pequeñas. Todos estos electrónicos, sin embargo, actúan como estimulantes: despiertan al cerebro cuando debería apagarse. Películas de acción, videojuegos e incluso correos del trabajo pueden estimular tus hormonas de estrés. La luz azul que emiten estos dispositivos engaña al cuerpo para hacerle creer que es de día, retrasando la liberación de la hormona inductora del sueño, melatonina. La radiación EMF afecta nuestra capacidad para dormir, y permanecer dormidos.

Dormirías mucho mejor si eliminaras los electrónicos de tu recámara, apagaras tu Wi-Fi en la noche y cambiaras tu celular por una alarma de pilas. También debes aumentar el aire acondicionado o abrir una ventana. Nuestro cuerpo está diseñado para dormir en temperaturas frescas, de preferencia entre 15 y 20 °C. Prueba oscurecer tu recámara tanto como puedas; los antifaces y las cortinas gruesas son dos formas fáciles de controlar la luz de los faroles. Finalmente, considera comprar una máquina de ruido blanco. No sólo son para los bebés; hacen maravillas para ahogar el ruido de los camiones, los ruidos de la casa o los murmullos de una habitación

contigua. Alternativamente, prueba la aplicación Sleep Genius.

Adopta un ritual nocturno. Mantener una agenda constante —acostarte y levantarte a una misma hora siempre— es importante para desarrollar hábitos sanos de descanso. Un ritual de sueño más *elaborado realmente* le da la señal a tu cuerpo (¡y a tu cerebro!) de que es hora de empezar a roncar. Por eso, alrededor de las ocho de la noche, me pongo unos lentes color ámbar baratos que compré en Amazon. Por supuesto, se ven muy mal. (Imagina que Bono se encuentra con un albañil o un maestro de taller.) También bloquean la luz azul emitida por la televisión y las palabras de computadora, estimulando la producción natural de melatonina del cuerpo. Yo apago las luces del techo y también enciendo una lámpara de mesa en las noches, e intento apagar *todos* los electrónicos a las nueve.

Por supuesto, si estás acostumbrada a quedarte dormida con la televisión, la ausencia de todos los estímulos electrónicos puede sonar menos atractiva. ¿Qué hacer con todo ese tiempo libre? Prueba esto:

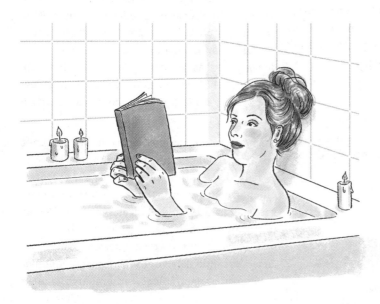

♡ Toma un baño caliente (no hirviendo) en tina o regadera; el agua relajará tus músculos, y la disminución rápida de temperatura después de secarte indicará a tu cuerpo que es tiempo de dormir.

♡ Cepilla tus dientes y usa el hilo dental; ya terminaste de comer.

♡ Bebe té de manzanilla o lavanda; ambas hierbas relajan el cuerpo y lo preparan para dormir.

♡ Haz estiramientos ligeros o yoga de baja intensidad; no lo suficiente para sudar, pero sí para liberar tensión. Enfócate en respirar profundamente para ayudarte aún más a despejar tu mente.

♡ Acuéstate con un buen libro. De acuerdo con un estudio del Reino Unido, leer en la noche es más efectivo para promover el sueño que escuchar música, salir a caminar o tomar té caliente. Sólo 6 minutos de lectura ¡reducen los niveles de estrés 68 por ciento!

Prueba un remedio natural. En la "Semana 7" dije que muchas personas tienen deficiencia de magnesio. Incrementar tus reservas con aceite de magnesio tópico o un suplemento puede calmar los síntomas de la náusea matutina. Pero resulta que el magnesio puede ser una clase de cura general para las noches inquietas porque el mag-

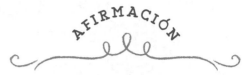

AFIRMACIÓN

En la quietud, encuentro mi fuerza. Mi trabajo es respirar, relajarme y trabajar con mi cuerpo.

nesio afecta el funcionamiento de nuestros receptores GABA, un poderoso neurotransmisor responsable de "apagar" el cerebro en la noche. (Al respecto, también el alcohol, el Valium y el Xanax afectan los receptores GABA.) Habla con tu médico o partera sobre los suplementos.

Pendientes

- Algunas futuras mamás tienen más problemas para dormir (y seguir dormidas) que otras; sin importar qué tan inquieta o cansada te sientas, resiste la necesidad de tomar pastillas para dormir. Hay *muy* poca evidencia de que esta ayuda sea segura en el embarazo, y hay montañas de investigaciones que sugieren una posible adicción. También producen una miríada de efectos secundarios.

- "Lentes de sol en la noche" es una canción ochentera, pero suena como una forma tonta de mejorar el sueño, ¿no es así? Y los estudios demuestran que los "bloqueadores de luz azul" *realmente* funcionan. De hecho, mejoran tu estado de ánimo. Yo uso Uvex Skyper Safety Eyewear, que es muy barato en Amazon.

- ¿El ligamento redondo y el dolor pélvico te tienen mal? Considera comprar una faja de maternidad. Aunque puedan parecer una muy mala decisión de moda, en realidad son sorprendentemente populares; ¡quizá porque funcionan! Hay montones de opciones en el mercado, pero podrías probar BellyBra, Belly Band y Prenatal Cradle. También visita a un quiropráctico con certificación Webster si puedes.

Hagámoslo

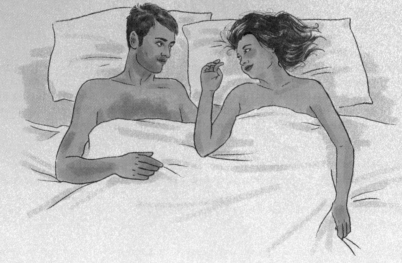

¿QUÉ PASA CON EL *bebé*?

¿Adónde se va el tiempo, mamá? Oficialmente llegaste a la mitad de tu embarazo. ¡Que qué! ¡FELICIDADES! Es adecuado, entonces, entonces, que el bebé ahora mida un poco más de 30 centímetros (de la coronilla hasta las pompas) y pese un poco más de 250 gramos. Está inclinando la balanza entre 255 y 280 gramos. El punto medio del embarazo tiene otros acontecimientos excitantes: por primera vez puedes ser capaz de escuchar el latido del bebé con un fetoscopio, lo que es una gran noticia si has estado postergando el Doppler. También es posible que vayas por tu primer y único ultrasonido esta semana. Si puedes, sin embargo, deja el ultrasonido anatómico hasta la semana 22; esperar un poco más disminuye la probabilidad de que tengas que repetirlo para obtener una imagen más precisa.

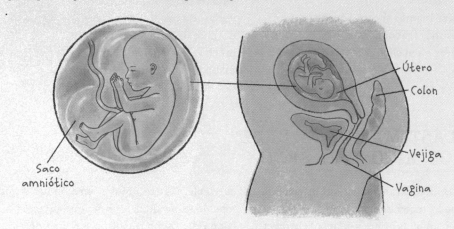

Saco amniótico

Útero

Colon

Vejiga

Vagina

¿QUÉ PASA CON *mamá*?

Mira tu ombligo. ¿Ya no está adentro, sino afuera? Si no es así, probablemente lo será; la rápida expansión del útero causa que la mayoría de los ombligos "broten" alrededor de la mitad del embarazo (aunque el tuyo debería volver a su estado original algunas semanas o meses después de parto). Si no te gusta cómo se ve debajo de una playera ajustada, busca un producto llamado Popper Stopper. Son pequeños parches que detienen el ombligo y evitan que se vea a través de tu ropa. Al respecto, ¿alguna vez te has preguntado por qué algunas personas *tienen* el ombligo salido? Todos los ombligos son esencialmente cicatrices que se forman cuando el cordón umbilical se seca y se cae algunos días o semanas después del parto. En algunos casos, una pequeña hernia umbilical o una infección leve en la base de cordón puede provocar que salga, pero todos son básicamente exceso de tejido cicatrizado.

Estar embarazada fue la única vez en mi vida que me identifiqué con un adolescente. Porque llegando a las 20 semanas más o menos, de pronto era insaciable. Quiero decir que quería sexo... todo... el... tiempo. Sentirme lujuriosa todo el día no era algo que esperara, pero después de la náusea y la fatiga, aquí estaba un efecto secundario del embarazo que ¡incluso mi marido podía apoyar!

Tu deseo sexual indudablemente fluctuará a lo largo de tu embarazo; es normal sentirte un poco más interesada, totalmente *des*interesada o en medio de las dos.

Pero muchas mamás sí dicen tener encuentros más frecuentes y más satisfactorios en el segundo semestre.

¿Por qué este aumento de libido? Las hormonas son parcialmente responsables. El aumento de flujo sanguíneo incrementa la sensibilidad de las zonas erógenas. Y gracias al cabello de estrella de cine y el escote masivo, algunas mujeres tienen una mejor imagen de sí mismas estando embarazadas. Así que, aprovecha, mamá, porque el sexo durante el embarazo tiene muchos beneficios. Esta semana repasaremos todo lo que necesitas saber para hacerlo.

¿Y SI LASTIMAMOS AL BEBÉ? Y OTROS MITOS DEL SEXO

Hay algunas circunstancias en que tu partera o médico pueda recomendarte que te abstengas de hacer el amor (si tienes placenta previa o insuficiencia cervical, por ejemplo, o si tienes un gran riesgo de parto prematuro). Sin embargo, en la gran mayoría de los casos, el sexo durante el embarazo es perfectamente seguro. Pero no ayuda que haya tantos mitos circulando por ahí. Así que empecemos por desmentir unos cuantos, ¿zas?

MITO #1: EL SEXO TE HACE ABORTAR

Muchas mujeres sienten que un fiero instinto de mamá oso se enciende *mucho* antes del parto, así que es natural estar preocupada por la seguridad del bebé. Pero casi 60 por ciento de los abortos espontáneos son resultado de una anormalidad cromosómica, terminando un embarazo que no es viable. Desequilibrios hormonales o problemas de salud de la madre, implantación inadecuada del óvulo o ciertos factores de estilo de vida (beber y consumir drogas) también se asocian con índices más altos de aborto. Pero ninguno de estos factores, claramente, tiene algo que ver con el sexo.

De hecho, *no* hay evidencia de que el sexo lastime la salud del bebé, asumiendo que tienes un embarazo de bajo riesgo.

Ten en mente que un poco de sangrado o goteo después del sexo es un tanto común. Es sólo un efecto secundario del aumento de tu volumen de sangre; los pequeños vasos sanguíneos en tu vagina y alrededor del cérvix se rompen fácilmente. Si notas un poco de sangre, deberías llamar a tu partera o médico (cualquier sangrado, sin importar cuánto sea, puede ser síntoma de un problema mayor), pero no es necesario entrar en pánico. Unas gotas después del sexo suelen ser algo inofensivo.

MITO #2: EL SEXO SACUDE AL BEBÉ

A lo largo del embarazo, el bebé está suspendido en un mar de líquido amniótico. Está todavía más protegido por el saco amniótico mismo y las paredes musculares del útero. Es más, un tapón grueso de mucosidad (exactamente como suena, por cierto) sella el vientre, protegiendo a tu bebé de bacterias, patógenos y, sí, incluso semen. Pero aun sin todas estas barreras, el pene no penetra el cérvix, ni el útero en el sexo, así que no es posible picar al bebé, zafarlo o interferir con su desarrollo de alguna forma, sin importar qué tan bien dotado esté tu pareja.

.

Un día, tu vientre se ve inmenso; al siguiente parece que se encogió. ¿Qué pasa? El bebé aún es bastante pequeño (apenas como un plátano), lo que significa que tiene mucho espacio para moverse. Depende de su posición que cambien el tamaño y la forma de tu vientre de un día para otro. Para el sexto o séptimo mes, te verás —¡y te sentirás!— bastante grande *todo el tiempo*, así que disfruta este juego de escondidas mientras dure.

MITO #3: EL BEBÉ "SIENTE" LA PENETRACIÓN

Este mito en realidad es mitad cierto. Después de todo, es posible que el bebé sienta... un *empujón*

¿EL SEXO ORAL ES SEGURO?

Sí, vamos a hablar de esto. Y sí, mientras ni tu pareja ni tú tengan una enfermedad de transmisión sexual, también dar y recibir sexo oral durante el embarazo es seguro. Sin embargo, si consultas una serie de importantes organizaciones de salud —desde la Clínica Mayo hasta la Fundación March of Dimes—, recibirás la misma advertencia un poco extraña: el sexo oral está bien, pero *nunca* permitas que tu pareja eche aire directamente en tu vagina.

Seré honesta. Mi primer pensamiento al escuchar esta advertencia fue: ¿*Quién hace esto?* ¿*De dónde salió una advertencia tan rara?* La respuesta viene de la literatura médica. Verás, forzar aire hacia la vagina puede provocar una embolia; básicamente, una burbuja de aire que se absorbe hacia el torrente sanguíneo, bloqueando una vena o arteria. (El riesgo de embolia aumenta en el embarazo porque los vasos sanguíneos son más grandes para manejar el mayor volumen de sangre.) Y lo creas o no, varios estudios a gran escala han identificado 17 o 18 fatalidades de embolia de aire en el último siglo, más o menos. Es una condición increíblemente rara, cierto, pero una lo suficientemente peligrosa para merecer una advertencia. Así que, nada de echar aire, ¿está bien?

¿INFECCIÓN VAGINAL? REMEDIOS NATURALES

El sexo no suele provocar infecciones por levaduras (el culpable más común es un aumento de estrógeno, el cual desequilibra el pH natural de la vagina), pero es posible pasar una infección de levadura a tu pareja y viceversa. Así que, prevenir es la clave. Mantener tus genitales limpios y secos, usar calzones de algodón y dejar de usar tangas son buenas maneras de disminuir el riesgo. Pero si notas cualquier sensación de comezón, ardor o secreción blanca y espesa, algo probablemente no está bien en tus partes femeninas.

Antes de diagnosticar y tratar una infección de levadura por tu cuenta, habla con tu partera o médico; los síntomas a veces se confunden con otros problemas, sobre todo ITS (infecciones de transmisión sexual) y vaginosis bacteriana (otra infección común), o incluso IVU (infección en vías urinarias) (más sobre eso a continuación). Si te dicen que sí pruebes un remedio natural, observa tus síntomas. La buena noticia es que las infecciones de levadura no son peligrosas para ti, ni para tu bebé, sólo son incómodas. Pero es importante tratarlas adecuadamente; es posible pasar una infección de levadura durante el parto. Las infecciones vaginales de levadura en la mamá pueden volverse infecciones orales en el bebé, llamadas candidiasis.

Vinagre de manzana crudo

Para tratar una infección de levadura, añade 1 taza a un baño caliente y quédate ahí 20 minutos. Se cree que el vinagre ayuda a reequilibrar el pH de la vagina.

Ajo

El ajo tiene propiedades antifúngicas y antibacterianas, y claramente no puede hacerte daño incorporar más ajo fresco y crudo a tu dieta. (¿Pesto, alguien?) Pero el método más efectivo para tratar una infección de levadura es un supositorio de ajo. Suena loco, lo sé, pero muchas mamás y parteras en realidad recomiendan la práctica. Pela un ajo (quita con cuidado la cáscara delgada) y deslízalo directamente en la vagina antes de acostarte, luego sácalo en la mañana.

Probióticos

Las bacterias buenas mantienen a raya a la levadura, así que los probióticos se utilizan desde hace mucho para restaurar el equilibrio de la vagina. Incorpora más yogurt entero orgánico o kéfir a tu dieta, o habla con tu partera o médico sobre tomar un suplemento acidófilo. También sería bueno que limitaras más de lo usual la cantidad de azúcar que comes. La levadura se alimenta de azúcar y algunos estudios sugieren una relación entre la glucosa alta y las infecciones recurrentes de levadura.

pequeño durante el sexo. (No por el pene, sino por todo el movimiento.) Puede sentir un ligero apretón cuando el útero se contrae durante el orgasmo, y así como el clímax te da una oleada de adrenalina y endorfinas, la evidencia sugiere que el bebé también siente esas hormonas de bienestar después del sexo.

Es importante señalar, sin embargo, que el bebé no *comprende* nada de esto ni puede ver qué está pasando. (Ni siquiera abrirá sus ojos antes del tercer trimestre, y estará viendo una enorme pared de todas formas, el cérvix.)

MITO #4: EL SEXO CAUSA PARTO PREMATURO

El sexo puede ser una de las mejores formas (naturales) de inducir el parto porque el semen contiene prostaglandina, una sustancia parecida a las hormonas que suavizan o "rompen" el cérvix. (Las formas sintéticas de la prostaglandina, como Cervidil, a veces se usan cuando una mamá ya se pasó de término y el cérvix no se rompe.) Pero el sexo no provocará la *dilatación* cervical. Igualmente, los cólicos uterinos en un orgasmo no son de ninguna manera tan fuertes como para sacar al bebé. Mientras no estés en riesgo de parto prematuro, hacer el amor no provocará uno.

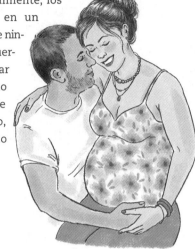

¡SEXO PARA GANAR!

El sexo en el embarazo es *seguro* para la mayoría y trae una horda de efectos secundarios beneficiosos: por un lado, es una forma de ejercicio, así como un gran alivio para el estrés (¡también reduce la presión!). El sexo regular puede llevar a un parto más fácil y una más rápida recuperación,

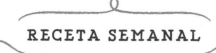

Kombucha

¿Puedes creer que ya vamos a la mitad? Si todavía no, toma un momento para apreciar este avance de 20 semanas. De hecho, celebremos con un brindis ¡y un poco de burbujas! No, no de champaña. . Estoy hablando de una bebida burbujeante diferente: el kombucha.

Hecho con té negro endulzado y fermentado con un cultivo de bacterias y levaduras, el kombucha contiene rastros de alcohol, pero en general se considera seguro para beber en el embarazo si ya lo probaste antes sin ninguna reacción adversa. Cantidades pequeñas: no más de 250 mililitros al día, en dosis divididas. En cuanto a los beneficios, hay muchos: el kombucha es rico en polifenoles, electrolitos, enzimas y probióticos. Algunas mamás aseguran que quita la náusea matutina (sobre todo si es de jengibre).

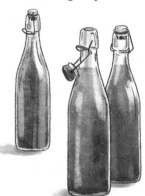

¿No te gusta? Prueba una mamamosa (partes iguales de jugo de naranja recién exprimido y agua mineral) o una bomba de cereza agria (página 195). Sólo asegúrate de tomar tu coctel falso en una copa, ¡estamos celebrando!

SÓLO PARA PAPÁS:
CÓMO CAMBIA EL SEXO EN EL EMBARAZO

Con tanta atención en los cambios maternos de mente y cuerpo, es fácil olvidar que maridos y parejas también tienen cambios en el embarazo. Por un lado, ella no sólo tiene las hormonas enloquecidas, sino que los papás experimentan una baja en testosterona cuando su pareja está embarazada, lo que puede crear una serie de efectos secundarios. (Has escuchado del aumento de peso en solidaridad, ¿cierto?) En lo que respecta al sexo, una libido en el suelo o un deseo sexual que está al tope es tan común para los hombres como para las mujeres. Y muchos futuros padres tienen los mismos miedos y preocupaciones sobre herir al bebé durante el sexo que las madres. Es por eso que ahora la comunicación es tan importante.

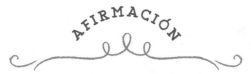

AFIRMACIÓN

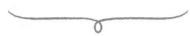

Aprecio a mi pareja. Nuestro bebé es la expresión del amor y la unión que compartimos. Juntos estamos trayendo una nueva vida al mundo.

dado que los orgasmos se parecen a minientrenamientos musculares de pelvis. Hacerlo puede aumentar tu inmunidad. De acuerdo con un estudio de la Universidad Wilkes, en Pensilvania, el sexo aumenta un anticuerpo llamado inmunoglobulina A, que protege contra el resfriado común.

Dicho lo cual, hacerlo se volverá más difícil e incluso cómico conforme crezca tu vientre.

Para mediados del segundo trimestre, el sexo de misionero ya no es cómodo para la mayoría de las mujeres. Estar arriba o "cabalgar" puede ser una gran alternativa dado que no pone ninguna presión en el estómago, pero algunas mujeres pueden sentirse poco… ágiles. Probablemente necesitarán experimentar para descubrir posiciones que les agraden a ambos; te darás cuenta de que un poco de creatividad en la habitación añade todo un nivel de sabor a tu rutina usual. Sin embargo, si se sienten atorados, prueben esto:

CUCHARITA

Acostados de lado (tú enfrente, dándole la espalda) no estás sobre tu espalda, ni aguantas el peso de tu vientre. Intenta flexionar y elevar la rodilla de la pierna que está arriba para mejor, eh, *acceso*; apoyar la rodilla en una almohada puede hacer que estés todavía más cómoda.

BORDE DE LA CAMA

Desliza tu cuerpo hasta el borde de la cama y mete una almohada bajo tu lado izquierdo (para reducir la presión en la vena cava). Depende de la altura de la cama, pero tu pareja puede estar de pie o arrodillado, sosteniendo tus piernas como equilibrio e impulso.

A CUATRO PATAS (DE PERRITO)

Quizá no te parezca la elección más obvia, pero una posición de entrada trasera evita que tu pareja tenga que sortear tu vientre creciente. Intenta subirte a la cama, descansar sobre tus codos y rodillas, y apoyar el abdomen sobre una pila de almohadas, o estar de pie, con los dos pies firmes en el suelo, y bajar tu torso hacia el colchón.

ABRAZO DE FRENTE

Es importante recordar que la intimidad sexual no tiene que culminar en una penetración. Si ésta es incómoda o te recomendaron abstinencia, busca otras maneras de satisfacerse uno a otro. Muchas caricias y contacto deben ser estimulantes, ¡y no sólo en los lugares obvios! Los masajes sensuales, el sexo oral, la masturbación mutua y sólo el contacto piel con piel son grandes maneras de aumentar la cercanía y la intimidad.

¿ES INFECCIÓN VAGINAL O URINARIA?

DE LA ENFERMERA/DOULA *Maura*

No debes confundir una infección de levadura (provocada por un sobre-crecimiento de levadura) con las infecciones de vías urinarias (IVU), pro-vocadas por una bacteria que llegó hasta ahí. Las infecciones son más comunes en la vejiga, pero pueden estar en cualquier parte, desde los riñones hasta el uréter (que conecta los riñones con la vejiga) y la uretra (por donde sale la orina). Las infecciones de levadura y las IVU no están directamente relacionadas, pero sí comparten muchos síntomas, incluyendo incomodidad al orinar. Una orina oscura o parda, una necesidad constante de orinar (incluso si no puedes sacar más de una gota o dos), dolor abdominal y una fiebre baja también son características de una IVU. Escalofríos y vómito, mientras tanto, podrían indicar que la infección llegó a los riñones.

Aunque los hombres pueden tener IVU, son mucho más comunes entre las mujeres por-que nuestra uretra es más corta y las bacterias pueden migrar hacia la vejiga con facilidad.

Algo es seguro: no quieres dejar una IVU sin tratar. La infección puede llegar a los riñones y, en algunos casos, provocar un daño permanente del órgano o incluso sepsis. Las IVU sin tratar también pueden provocar un peso bajo del bebé y parto prematuro.

Los antibióticos son el tratamiento más común y, por lo general, se consideran segu-ros durante el embarazo. Sin embargo, es comprensible que las mamás naturales se sientan inseguras de tomarlos.

Para tratar una infección menor (una reciente, que no involucra fiebre, vómito ni dolor localizado en el abdomen, y no ha llegado a los riñones), podrías preguntarle a tu partera o médico sobre D-manosa. Quizá escuchaste que el jugo de arándano es un tratamiento efectivo para la IVU. Aunque en parte es cierto (los arándanos contienen un compuesto natural que previene la adherencia de ciertos tipos de bacterias en las paredes de la vejiga), las investi-gaciones son imprecisas. Los estudios indican que tendrías que tomar *un montón* de jugo de arándano para tener una dosis efectiva de D-manosa (el "ingrediente activo" en los arándanos). Los suplementos de D-manosa son mucho más potentes y estudios iniciales sugieren que son una forma efectiva de tratamiento y prevención. Sólo ten en mente que la D-manosa puede no ser efectiva contra *todas* las formas de bacterias. A pesar de cómo trates la IVU, también deberías reabastecer la cantidad de bacterias buenas en tu sistema. (Los antibióticos, en par-ticular, pueden matar demasiadas bacterias buenas, provocando una infección de levadura.)

Cuando se trata de prevenir las IVU, asegúrate de tener una higiene excelente (siempre límpiate de adelante hacia atrás), hidrátate bien, orina cuando tengas ganas (¡no te aguantes!) y baja tu consumo de azúcar. También deberías orinar *siempre* después del sexo; esto ayuda a eliminar cualquier bacteria del tracto urinario.

¿SEXO DESPUÉS DEL BEBÉ?

En los primeros días y semanas después del parto, probablemente no pensarás mucho en sexo; tu preocupación principal girará en torno a dormir (es decir, el hecho de que no estás durmiendo), aprender a cuidar de tu recién nacido, visitar amigos y familiares, y dormir (¿ya lo mencioné?). Eventualmente, sin embargo, estarás lista para retomar la intimidad con tu pareja. Así que, ¿cuándo *puedes* esperar sentirte fogosa?

La mayoría de los médicos y parteras sugieren abstenerse cuatro o seis semanas después del parto. La espera es por razones obvias: ya fuera parto vaginal o por cesárea, tu cuerpo necesita tiempo para recuperarse. Se necesita un rato para que tu cérvix se cierre y tu pared uterina (donde estaba adherida la placenta) sane. La lentitud y eventual fin de los loquios —la secreción y el sangrado que ocurre en las semanas posteriores al parto— señala que esta curación casi termina. Si no tuviste desgarres y los loquios se detuvieron antes de seis semanas, posiblemente te den una autorización temprana para retomar el coito. Si tuviste un desgarre grande o una episiotomía, o si todavía estás sangrando, proba-

blemente debas esperar como mínimo a tu cita posparto de seis semanas para confirmar que las laceraciones sanaron de manera adecuada.

Sin importar cuándo te den luz verde, considera que muchas mujeres no están listas para tener sexo de inmediato. Es completamente normal si no te sientes lista para la intimidad. El estrés y el cansancio que vienen con un recién nacido, más la constante lactancia, pueden eliminar tu libido. Algunas mamás sólo necesitan sentir que su cuerpo es suyo un tiempo. Habla con tu pareja sobre cómo te sientes e intenta cubrir las necesidades de ambos de otras formas durante algunas semanas más.

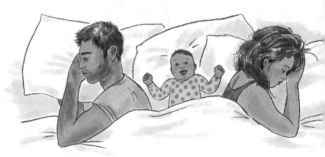

Pendientes

- El sexo es una parte natural de la vida, así como la expresión sana del amor y la intimidad. No hay necesidad de sentirte rara o culpable por querer taclear a tu pareja y hacerlo. No lastimarás al bebé y tampoco lo "dañarás de por vida". De hecho, muchas mujeres embarazadas dijeron que los orgasmos parecían calmar a los bebés en el útero.

- Date tiempo para conectarte con tu pareja, incluso si no haces el amor. Abrazarse, tocarse, besarse y acariciarse son grandes formas de incrementar su intimidad.

Infórmate

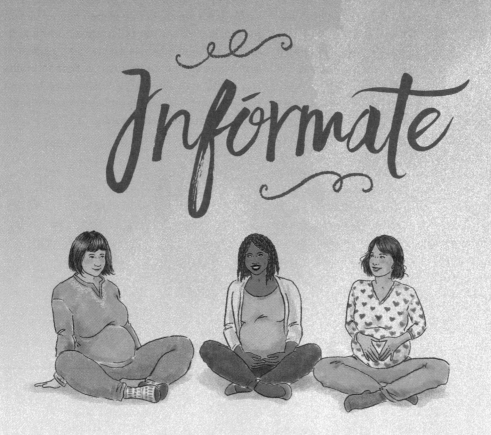

¿QUÉ PASA CON EL *bebé*?

Es una semana un tanto tranquila en el útero. Ya se formaron todos los órganos y sistemas más importantes del bebé, aunque seguirán creciendo, por supuesto, y madurando. Su médula espinal ya empezó a producir células sanguíneas (quitando esa labor al hígado y el bazo). Y mientras la placenta cubre la mayoría de sus necesidades nutricionales, también obtiene un pequeño estímulo calórico del líquido amniótico. Ya empezó a tragarlo, lo cual le ayuda con la formación de sus pulmones y el futuro desarrollo de sus riñones y sistema digestivo. Mencioné antes que el bebé orina directamente hacia en el saco amniótico, así que, sí, en esencia bebe su propia orina. Por asqueroso que suene, su orina es más que nada agua; la placenta (no sus riñones) filtra la mayoría de los desechos. ¡Fiu!

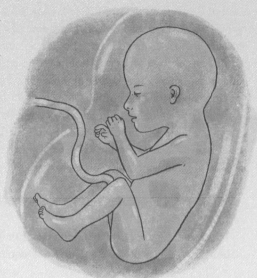

YA SE FORMARON TODOS LOS ÓRGANOS Y SISTEMAS MÁS IMPORTANTES DEL BEBÉ.

¿QUÉ PASA CON *mamá*?

La semana pasada se trató de tu ombligo saliéndose. Esta semana tu vientre tuvo un nuevo desarrollo: estrías. Bueno, *una* estría. ¿Has notado una delgada línea café que va hacia arriba, hasta el centro de tu estómago? Es la *linea nigra*; "línea negra" en latín. Completamente normal y temporal; 75 por ciento de las mamás la experimentan como un efecto secundario común en el embarazo. Pero ¿qué pasaría si te dijera que *siempre* has tenido esa línea ahí, sólo que usualmente se llama *alba* (línea blanca)? Seguro, es probable que no la hayas notado antes, pero ahí está, una línea fibrosa de cartílago que separa los abdominales. En realidad, es la misma línea vertical o pliegue que ves en el centro cuando se tienen cuadritos definidos. Los estímulos hormonales son los responsables del cambio de color, pero la línea negra puede no ser la única clase de hiperpigmentación que ahora veas en tu cuerpo. También son comunes las manchas oscuras en tu rostro (conocidas como cloasma, melasma o "máscara del embarazo"). Hablaremos más sobre los problemas de la piel, incluyendo el cloasma, en la "Semana 24".

Nueve meses es una vieja película de la década de 1990, con Julianne Moore (como una mujer que debe lidiar con un embarazo no planeado) y Hugh Grant (el reticente futuro papá), la cual termina con la escena más encantadoramente ridícula de parto de toda la historia del cine. No diré mucho, excepto que Robin Williams se roba la película como el doctor Kosevich. Este nervioso obstetra ruso confunde "epidural" con "enema" y se ve obligado a recibir dos bebés al mismo tiempo. Es inaudita y exagerada; en un momento dado, se necesitan sales para reanimar no sólo al papá, sino al *doctor*. Es extrañamente adorable.

Sin embargo, no es una recreación realista de un parto.

Tristemente, gran parte de lo que las mujeres "saben" sobre tener bebés viene de Hollywood, y las películas *siempre* muestran a una mujer histérica, gritando, por lo general con los pies en estribos y encima de una mesa de metal. ¿No me crees?

En *Ligeramente embarazada*, una enfermera le pide a Katherine Heigl que se calle porque sus gritos ensordecedores y groserías podrían "asustar a las otras mujeres embarazadas".

En *El plan B*, Jennifer López asiste a un parto casero en agua digno de estremecerse, se desmaya del shock y cae en la tina de parto.

Déjame decirte, los partos no tienen que ser así. No *deberían* ser así, y si tu médico te ofrece un enema para aliviar el dolor, *corre*. Ésta es una mejor manera de prepararte para el gran día: sólo desempolva un cuaderno, saca punta a tus lápices del número 2 e inscríbete en un curso de parto natural.

¿POR QUÉ UN CURSO?

No te culparía si tomar clases de parto te parece exagerado. Vamos, ¡estás leyendo este libro! ¿Cuánta información necesita una mamá? Las clases interactivas, sin embargo, te ofrecen el conocimiento empírico que no puedes sacar de un libro, incluyendo:

♡ Una mayor comprensión de los retos fisiológicos que tendrá tu cuerpo, así como un sentido del ritmo de la labor de parto.

♡ La capacidad de hacer preguntas y hablar sobre tus miedos con la instructora, así como con otras parejas.

♡ La oportunidad de que las parejas se informen y empoderen para que puedan apoyar mejor.

♡ Conocer a otras mamás naturales que pueden volverse amigas de toda la vida.

Entre mejor comprendas la fisiología del parto, menos temerosa estarás cuando llegue el gran día.

Si planeas un parto en casa, los cursos de educación sobre parto generalmente son un *prerrequisito* con muchos médicos y parteras.

Aunque hay una advertencia: si es posible, inscríbete en un curso de parto *fuera del hospital*. Mientras que las clases en hospital pueden ser muy informativas, muchas enseñan a la mamá cómo ser una buena *paciente* (en lugar de ser su propia defensora). También tienden a durar menos y proveer mucha menos instrucción o apoyo en términos de partos sin medicamentos y lactancia a largo plazo.

¿QUÉ CURSO DE PARTO NATURAL ES PARA TI?

Por suerte, hay *muchos* cursos de parto natural, cada uno con su propia filosofía, duración y costo. Debes encontrar el mejor para ti, para tu personalidad, tus metas en el parto y tu estilo de aprendizaje. Además de clases presenciales, muchos métodos ofrecen cursos en línea, paquetes de estudio en casa o un libro correspondiente en el que se basan las clases. También ten en mente que la calidad de las clases puede variar por la capacidad del instructor, así que no dudes en buscar.

LAMAZE INTERNACIONAL

Es el curso de parto "natural" más viejo y mejor conocido que hay: Lamaze es famoso por su estilo de respiración asistida. El patrón de respiración "ih, ih, uh, uh" generó controversia en las décadas de 1970 y 1980 porque hizo que algunas mujeres se hiperventilaran (algo pésimo en el parto). En los últimos años, Lamaze modificó y modernizó su técnica. Más allá del trabajo de respiración, las clases se enfocan en preparar a las futuras mamás con seis pasos en la labor y el parto. Las clases también informan sobre los pros y contras de *todas* las formas de parto para que los padres puedan tomar decisiones conscientes. Algunas mujeres, sin embargo, han criticado el programa por apoyar demasiado las intervenciones.

Duración: alrededor de 12 horas de instrucción divididas en seis clases de 2 horas o un curso intensivo de fin de semana.

Costo: varía por la locación. El promedio es 110 dólares.

Pros: es costeable.

Contras: es anticuado, no hay suficiente énfasis en el parto *natural*.

¡UF! ES MI SEGUNDO HIJO, NO NECESITO UN CURSO

Es usual que las mamás de dos (tres, cinco) piensen que no necesitan un curso de educación para parto. Probablemente tomaron uno antes de su primer parto y *ya* tienen experiencia con el parto, así que ¿qué pueden aprender? Mucho, en realidad. Ningún parto es igual a otro. Quizá no experimentaste un parto estancado la primera vez, por ejemplo, pero sí en el segundo. Tomar un curso también es una gran forma para recordar, dado que quizá ya pasaron algunos años desde que expulsaste al bebé. Fue una sorpresa agradable ver que más de 40 por ciento de las mamás que se inscribieron en el curso de parto natural de Mamá Natural ya eran mamás. Resulta que muchas de ellas tuvieron un primer parto difícil y querían hacer las cosas de otra manera en esta segunda ocasión.

Fudge de coco y chocolate

¿Has controlado el antojo de chocolate porque te preocupa que no sea bueno para el bebé? ¡Detente! De hecho, *disfrútalo*. Investigadores finlandeses descubrieron que las mamás que comen chocolate con regularidad en el embarazo tienen bebés más felices y vivaces. ¿Quizá se deba a que el chocolate contiene feniletilamina, la cual libera endorfinas? ¿O quizá sea sólo que las mamás noqueadas por el éxtasis del chocolate *perciben* a sus bebés más felices? De cualquier manera, ahora tienes pruebas científicas de que un poco de lo dulce es algo bueno. (Por cierto, de nada.)

Para un aumento de antioxidantes, asegúrate de elegir chocolate orgánico, con un alto contenido de cacao (de preferencia más de 70 por ciento) porque no tendrás muchos beneficios al comer, digamos, un Snickers. O prueba este delicioso *fudge* de coco; está hecho con chocolate amargo rico en antioxidantes y aceite de coco, el cual es rico en grasas nutritivas. Sólo intenta no comerte todo, pues el chocolate sí tiene cafeína. Recuerda, todo con moderación.

INGREDIENTES

1 lata de 420 mililitros de leche de coco entera

¼ de taza de miel de abeja

1½ tazas de chispas de chocolate oscuro (me gustan las de Enjoy Life)

2 cucharadas de aceite de coco

½ taza de coco rallado

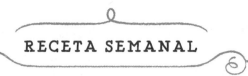

En una olla mediana vacía el contenido de la lata. Hiérvelo y baja la flama a media-baja. Agrega miel y revuelve bien. Deja que la mezcla se reduzca a la mitad, moviendo ocasionalmente. (Tomará entre 20 y 30 minutos.) Con el fuego lento, añade chispas de chocolate y aceite de coco. Una vez que se hayan derretido, agrega coco rallado y revuelve bien. Vierte el fudge *en un molde mediano para hornear, tápalo y guárdalo en refrigeración hasta que se endurezca. Corta cuadritos y disfruta. Rinde entre 16 y 24 porciones.*

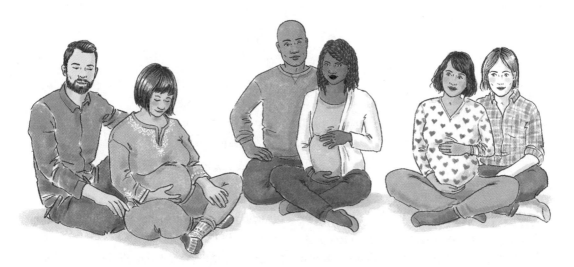

MÉTODO BRADLEY

Basado en el libro *Husband-Coached Childbirth*, del doctor Robert A. Bradley (1965), el curso se enfoca en un parto sin medicamentos, aunque también se ven temas como ejercicio, cuidado de posparto y nutrición prenatal. El método Bradley apoya la dieta Brewer, así que prepárate para escuchar mucho sobre los beneficios de comer 100 gramos de proteína al día. El doctor Bradley también hizo énfasis en el papel del padre como ayudante en el parto, en lugar de una doula. Algunas parejas pueden apreciarlo y otras quizá lo vean anticuado o demasiado tradicional.

Duración: 12 clases de 2 horas a lo largo de un periodo de 3 meses.

Costo: De 200 a 500 dólares.

Pros: natural, basado en evidencia.

Contras: anticuado y *largo*.

PARTO HIPNÓTICO INTERNACIONAL (MÉTODO MONGAN)

En lugar de "manejar" el dolor, el Parto Hipnótico enseña a las mamás a evitar el ciclo de miedo-tensión-dolor con autohipnosis. La filosofía es que el parto puede y *debe* ser cómodo. Pero ¿funciona? Quizá. Un estudio de tres años del Instituto Nacional de Gran Bretaña para la Investigación de Salud encontró que hacía poca diferencia en la cantidad de mujeres que finalmente pidieron un alivio para el dolor en el parto, pero que sí calmó el miedo al parto.

Duración: cinco clases de 2 horas y media (sin incluir el tiempo de "práctica").

Costo: De 200 a 400 dólares, por la localización.

Pros: puede ayudar a las mujeres a aliviar el miedo al parto.

Contras: la hipnosis no le agrada a nadie y sólo se ha demostrado una efectividad moderada.

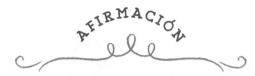
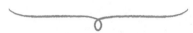

Estoy lista y segura. Mi bebé y
yo trabajamos juntos. Mi cuerpo tiene
todo lo que necesita para dar a luz.

BEBÉ HIPNÓTICO

El *parto* hipnótico enfatiza una relajación y visualización guiada. El *bebé* hipnótico se enfoca en "hipnostesia" pesada (que a veces se ofrece en escenarios médicos a pacientes alérgicos a los analgésicos). Las clases incluyen información general del parto, que quizá sea la razón de que las mamás lo consideren más completo. De cualquier modo, algunos consideran Bebé Hipnótico un poco demasiado *New Age*.

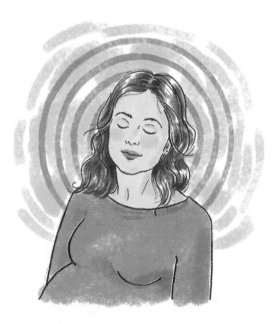

<u>Duración</u>: seis semanas de clases de 3 horas (sin incluir el tiempo de "práctica").

<u>Costo</u>: De 200 a 500 dólares, clases presenciales.

<u>Pros</u>: puede ser más completo que Parto Hipnótico.

<u>Contras</u>: de nuevo, la hipnosis no les atrae a todos y sólo se ha demostrado moderadamente efectiva.

PARTO INTERIOR

El énfasis es que el parto es un momento de autodescubrimiento, y las clases se adaptan a las necesidades individuales de la mujer o la pareja. Al incorporar diarios, arte y otros desfogues de expresión creativa, Parto Interior espera minimizar la dificultad emocional. Es quizá el más alternativo o "hippie" de todos los cursos de parto, y el mejor para personas creativas y de espíritu libre.

<u>Duración</u>: cinco a seis semanas de clases de 2 o 3 horas, o un fin de semana intensivo.

<u>Costo</u>: De 200 a 400 dólares.

<u>Pros</u>: acercamiento personalizado, enfoque natural.

<u>Contras</u>: poca disponibilidad, puede ser un poco "extraño" para algunas mamás.

CURSO DE PARTO DE MAMÁ NATURAL

Dirigido por tu servidora y la enfermera/doula Maura, este curso de ocho partes está diseñado para educar, empoderar e inspirar a la mamá y al papá para dar a luz naturalmente. (Me motivó mi propia experiencia académica sobre parto. Después de un largo día de trabajo, sufría por tener que atravesar la ciudad ¡y sentarme a escuchar por tres horas!) Las clases te llevan por todo el proceso de preparación y de experiencia del parto. También incluimos módulos de las primeras semanas de posparto (incluyendo una clase dedicada a la lactancia), así como segmentos extra de nutrición, remedios naturales para malestares comunes y sesiones semanales de práctica. Incluso tenemos un foro de discusión para los papás. Los estudiantes del curso de parto de Mamá Natural se juntan en grupos privados de Facebook para tener un sentido de comunidad. Dono 10 por ciento de las ganancias a asociaciones libres de lucro que apoyan la salud y el bienestar materno e infantil.

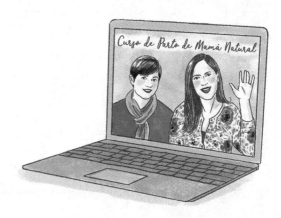

Duración: 10 horas de contenido dividido en ocho clases.

Costo: A partir de 275 dólares.

Pros: en línea y con disponibilidad para que vayas a tu paso, siguiendo _tu_ agenda. Acceso a una comunidad de apoyo y toneladas de recursos. Garantía de devolución para asegurar que cada mamá esté satisfecha.

Contras: sólo es por internet, un posible inconveniente para algunas mamás.

Pendientes

- Muchos —aunque por supuesto no todos— cursos de parto buscan incluir a la pareja para asegurar su apoyo. También es un gran momento para considerar qué clase de apoyo quieres en el cuarto de parto: ¿eres una mujer que necesita toda la ayuda posible? ¿O eres la clase de chica "si me tocas, te mato"? Si eres mamá soltera, por otra parte, no necesitas tomar las clases sola si no quieres. Considera preguntar a tu mamá, una amiga o un miembro de la familia que te acompañe.

- Cierto, soy un poco parcial sobre el Curso de Parto de Mamá Natural. Pero si estás decidiendo qué curso de parto es para ti, asegúrate de revisar algunos de los videos de mamanaturalbirth.com.

Embarazos de riesgo

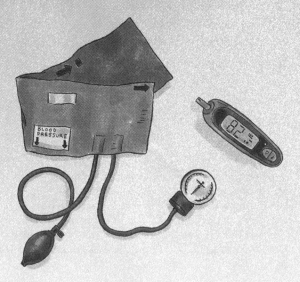

¿QUÉ PASA CON EL *bebé*?

Cada semana, las facciones del bebé se vuelven más y más bonitas, ¡y la semana 22 no es la excepción! Su nariz, labios y ojos son más pronunciados. Tiene párpados y cejas, un poco de cabello en su cabeza y, por supuesto, esa fina capa de lanugo. Pero por un tiempo también será tan pálido como un fantasma; no hay pigmento en ese pelo (ni siquiera en el de su cabeza); es completamente blanco. Tampoco hay pigmentación en el iris, la parte de color del ojo. ¿Por qué? En el útero, los bebés no producen mucha melanina, el pigmento natural responsable del color final de nuestro cabello, ojos y piel. Así que, al nacer, quizá tenga ojos azules o grises, incluso si es de ascendencia africana o asiática. Pero cambiará. El color de ojos no se "fija" sino hasta uno o dos años después. Y muchos genes contribuyen al color del ojo, así que es posible que dos padres con los ojos cafés tengan un hijo de ojos verdes o azules. De hecho, ¡conozco algunos!

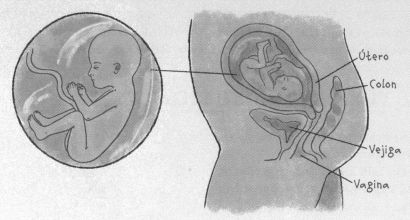

Útero
Colon
Vejiga
Vagina

¿QUÉ PASA CON *mamá*?

A las 22 semanas tu vientre empezará a interferir con tu vida cotidiana, desde la forma en que te sientas hasta la forma en que te pones los zapatos (¡olvídate de las agujetas!); incluso cómo manejas. No hay un límite para manejar estando embarazada, por cierto; puedes hacerlo tanto como quieras, mientras quepas detrás del volante. Las mamás embarazadas tienden a estar más cansadas de lo usual, por no mencionar cargadas de hormonas, así que sé consciente de cómo te sientes antes de salir del estacionamiento. Y sí, usar cinturón de seguridad puede volverse cada vez más incómodo, pero siempre úsalo por tu seguridad y la de tu hijo. La correa horizontal debe ir bajo tu estómago y sobre tu cadera, no a lo largo del vientre. La correa del hombro debe descansar entre tus senos y hacia el costado de tu estómago.

Tan pronto como mi esposo y yo nos casamos, mucha gente —y con decir mucha "gente" me refiero a *mi madre*— empezó a acosarnos acerca de cuándo íbamos a sentar cabeza y tener hijos. Por supuesto, sentir la presión de subirse al tren de la maternidad es común para muchas recién casadas, pero en mi caso pensé que había una preocupación particular en juego: mi edad. Para cuando me casé ya estaba en mis treinta. (¡Irónico que mi madre estuviera tan impaciente dado que *ella* nació cuando su madre, mi abuela, cumplió 40!)

Las mujeres de hoy viven bombardeadas con mensajes sobre lo difícil que puede ser embarazarse o lo complicado de un embarazo cuando son de "edad materna avanzada". Este término suena *geriátrico*, aun cuando empieza a los 35;

exactamente mi edad cuando tuve a Griffin. A pesar de comer una dieta de alimentos reales, llevar una cuenta clara de mi salud y tener un estilo de vida activo, aparentemente era tan vieja que mi embarazo se clasificó como de "alto riesgo".

Es importante señalar que la comunidad médica califica *muchos* embarazos así. La etiqueta de ninguna manera garantiza que algo saldrá mal, sólo es un indicador de que *puedes* desarrollar una complicación. La gran mayoría de los embarazos —incluso los de "riesgo"— resultan bien. El mío fue así, aun cuando tuve a mi segundo hijo a los 39. (¡Horror!) Las mamás de alto riesgo son más susceptibles a las intervenciones, así que esta semana abordará todo sobre mejorar tus posibilidades de un parto natural, incluso si caes en la categoría de alto riesgo. Qué temeraria eres.

¿QUÉ LO VUELVE DE "ALTO RIESGO"?

No es exactamente un término científico, pero el embarazo es de alto resigo por:

Tu edad. Tener un bebé más allá de los 35 años no es algo nuevo. Mencioné ya que mi abuela tuvo a mi madre a los 40 años, y ése ni siquiera fue su último bebé; tuvo otro, su séptimo, dos meses antes de cumplir 43. Mi abuela paterna tuvo a su último hijo a los 41 años. La abuela de Michael tuvo a su bebé después de cumplir 39. Y no fue sólo en nuestras familias: muchas veces los médicos les daban un nombre (medianamente ofensivo, por no decir impreciso) a los niños nacidos de mujeres "mayores": bebés de menopausia. Esperar más para empezar una familia en estos días, sin embargo, es mucho más común. La cantidad de mujeres que tienen a su primer hijo entre los 35 y 39 años ha ido en aumento constantemente desde 1970. Y aunque la cantidad de mujeres que tienen a su primer bebé entre los 40 y 44 años es más del doble desde

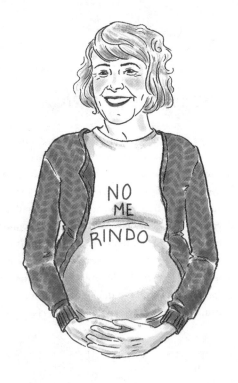

1990. ¿Algunos de estos embarazos realmente pudieron ser de alto riesgo?

Probablemente no. Resulta que la idea de que una mujer mayor de 35 enfrenta una batalla hasta para *embarazarse* se basa en un estudio francés de nacimiento de 1670 al siglo XIX. No es lo que llamaría un hallazgo reciente. Éste es un cuadro de fertilidad más verídico: de las mujeres que intentan embarazarse entre 35 y 39 años, 82 por ciento concebirá en un año, comparado con 86 por ciento de las mujeres entre 27 y 34, de acuerdo con un estudio publicado en *Obstetrics & Gynecology*. Aun cuando la probabilidad de tener un bebé con síndrome de Down o aborto espontáneo sí aumentan con la edad, así como el riesgo de preeclampsia, diabetes gestacional y labor extensa. Un estudio de la Universidad de Washington en San Luis descubrió que las mujeres mayores de 35 en realidad tienen una probabilidad mucho menor de tener un bebé con un defecto *congénito* serio; 40 por ciento menor, de hecho.

¿CUÁNDO VER A UN ESPECIALISTA?

Hay una cantidad de razones por las que una mamá debe ver a un especialista. Una diabética, por ejemplo, puede ver a su partera o ginecobstetra y un endocrinólogo. Una mujer con una condición cardiaca puede añadir un cardiólogo a su equipo de parto. Una mujer obesa puede consultar con un nutriólogo registrado. Sin embargo, es probable que *todas* estas mujeres acudan con un especialista de medicina materno-fetal (MMF) —también llamado perinatólogo—, un ginecobstetra que al menos tiene tres años más de entrenamiento en el diagnóstico y manejo de embarazos de alto riesgo.

Cómo trabajará exactamente un especialista MMF contigo variará en cada caso. En algunos, es posible que sólo tengas una cita con el especialista antes de regresar con tu médico habitual. (Algunas veces los ginecobstetras y parteras ordenan una consulta para aminorar su responsabilidad o por cuestión del seguro.) En otros casos, *sólo* te verá el especialista y él recibirá a tu bebé. Sin importar qué circunstancias te lleven a la categoría de alto riesgo, siempre tienen una elección sobre qué tratamiento recibirás, y es completamente adecuado "buscar" un médico MMF. Haz las mismas preguntas que harías al elegir una partera o ginecobstetra, como la cobertura del seguro, el manejo del dolor y la inducción de parto. Un buen especialista *siempre* trabajará en conjunto con los miembros de tu equipo de parto para asegurarse de que tu cuidado es completo y que nada "se le está yendo de entre las manos". Así que pregunta cómo —y qué tan seguido— pretende colaborar con tu médico regular. No sólo porque te hayan calificado de alto riesgo significa que debas dejar de lado tu plan. Una doula también puede proveer mucha información y apoyo; ¡no sólo son para las mamás de bajo riesgo!

También hay otros beneficios de una "edad materna avanzada": las mamás tienden a ser más educadas y más estables económicamente, y tener un fuerte sentido de seguridad emocional para la maternidad.

Un estudio de la Escuela de Medicina de la Universidad de Boston encontró que las mujeres que tuvieron a su último hijo más grandes (sin tratamientos de fertilidad) vivían más que las mujeres que tuvieron al último a los 29.

Está bien, de acuerdo. Eso último es quizá más correlación que causa; no es como si retrasar un embarazo fuera a añadir años a tu vida. Pero conforme van dejando claro las investigaciones, la idea de que las futuras mamás más viejas son flores delicadas es en gran medida un mito. Si tu edad es la única razón de que se te eleve al estatus de "alto riesgo", puedes respirar de alivio. Por sí misma sólo es la categoría menos riesgosa de todas las de alto riesgo.

Tu historial médico. En tu primera revisión prenatal, tu proveedor probablemente le dio una mirada a tu historial médico, y con buena razón. Las condiciones crónicas como diabetes, enfermedad cardiaca, obesidad, epilepsia, desórdenes autoinmunes o presión alta pueden hacer un embarazo de rutina inherentemente más complicado. Qué *tan* complicado, por supuesto, sólo puede determinarse en una cuestión personalizada. Las mamás con diabetes, ejemplo, pue-

QUÉ DICEN OTRAS *mamás naturales*

Jana: Mi embarazo se volvió de alto riesgo a las 35 semanas, cuando me diagnosticaron polihidramnios (exceso de líquido amniótico). Fui con un médico que sugirió una inducción a las 38 semanas por mayor riesgo de prolapso de cordón, pero investigué los riesgos, encontré un nuevo médico ¡y tuve un parto natural en un hospital a las 42 semanas!

Cassandra: Después de que uno de mis hijos naciera con enfermedad cardiaca, tuve un riesgo mayor de la media de tener otro hijo con el mismo problema, así que mi partera y yo decidimos que un hospital era el lugar más seguro para que pariera. Mis deseos de un parto natural se respetaron al máximo ¡y pude parir sin intervenciones!

Alexandria: Me diagnosticaron hipertensión gestacional en mis dos embarazos. En el primero, progresé a preeclampsia y tuve que salir del cuarto de mi partera en el hospital, lo que fue decepcionante. Sin embargo, me sentí muy contenta con nuestra elección de hospital. Todos fueron extremadamente pacientes y parecieron estar dispuestos a trabajar para un parto vaginal. Yo elegí una epidural, aunque no hubo absolutamente ninguna presión de aplicarme una (después de una labor de parto de 14 horas, todavía con la posibilidad de una cesárea, decidí que el mejor plan era calmar el dolor y descansar antes de terminar). Y todo resultó como había esperado, ¡con un parto vaginal normal!

den ser capaces de mitigar parte de ese riesgo cambiando su dieta, manteniendo su glucosa estrictamente controlada y haciendo más ejercicio. En cualquier caso, los médicos observarán tu embarazo con más cuidado que el de una mamá de bajo riesgo.

La progresión de tu embarazo. Las mamás mayores y las que tienen mala salud o una condición médica crónica tienen más riesgo de desarrollar complicaciones relacionadas con el embarazo: diabetes

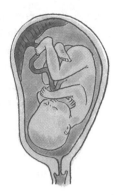
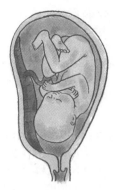
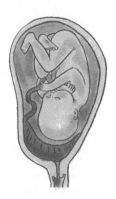

Placenta normal

Placenta previa marginal

Placenta previa completa

gestacional y preeclampsia son las dos principales, aunque hay otras, claro. Pero incluso las mamás jóvenes que empezaron con una salud buena pueden entrar en la categoría de alto riesgo. Mientras que muchas de estas complicaciones pueden tratarse o incluso revertirse con un cuidado adecuado, todas tienen el potencial de convertirse en *muy* serias, por lo que en estos casos es tan importante una observación minuciosa de tu partera y médico.

La posición de tu placenta. En el embarazo, la placenta —ese órgano vital que nutre a tu bebé— no permanece estática. A principios del primer trimestre, probablemente se posiciona abajo del vientre, pero conforme tu útero se estrecha y crece, se moverá cerca de la parte superior,

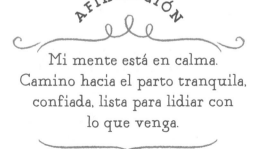

AFIRMACIÓN

Mi mente está en calma. Camino hacia el parto tranquila, confiada, lista para lidiar con lo que venga.

a tiempo para el parto. En algunos casos, sin embargo, la placenta no se mueve como debiera y puede cubrir parte o todo el cérvix. Y ése es un problema. La placenta previa, como se llama a esta condición, puede provocar un sangrado severo durante el parto, así como provocar un parto prematuro. Depende de la severidad, pero puede requerir una cesárea, que es por lo que tu ecografista revisará la placenta en tu ultrasonido anatómico.

Pero ten en mente que el diagnóstico de placenta previa a la mitad del embarazo *no* significa que estés destinada a una cesárea. En un estudio de 1990 publicado en la revista médica *Lancet*, de las 250 mujeres que diagnosticaron entre las semanas 16 y 20, sólo cuatro tuvieron esa condición en el parto. En otras palabras, hay una alta probabilidad de que tu placenta se reacomode para el tercer trimestre. Se suele ofrecer a las mujeres un segundo ultrasonido cerca del parto, así que no tengas miedo por esto ahora.

La cantidad de bebés que estás cargando. Aunque quizá no te sorprenda, los riesgos asociados con el embarazo y el parto aumentan significativamente cuando cargas más de un bebé a la vez. El parto prematuro y el bajo peso en el parto son preocupaciones comunes; casi 60 por ciento de los gemelos nace antes de tiempo, y 90 por ciento de los trillizos nace antes. Los embarazos múltiples también se asocian con índices más elevados de preeclampsia, diabetes gestacional y problemas de placenta. También el tipo de múltiple que tengas hace bastante diferencia. Por ejemplo:

Los gemelos monoamnióticos —también llamados mono-mono— son idénticos y comparten el mismo saco amniótico y la placenta (cada bebé, sin embargo, tiene su propio cordón umbilical). De todos los embarazos múltiples, son los más raros y riesgosos, en gran parte por la preocupación de cordones enredados y la posibilidad de síndrome de transfusión gemelo a gemelo

(TTTS, por sus siglas en inglés), en el que un bebé recibe más nutrientes que otro. Los trillizos o cuatrillizos monoamnióticos también son posibles, pero *extremadamente* raros.

Los gemelos monocoriónicos-diamnióticos o mono-di son idénticos y comparten la misma placenta, pero cada uno crece en su propio saco. También el TTTS es una preocupación en los embarazos mo-di.

Los gemelos dicoriónicos diamnióticos (di-di) pueden ser idénticos (dos bebés del mismo óvulo) o fraternos (dos óvulos distintos), pero cada uno tiene su propio saco amniótico y placenta. Los gemelos di-di son los menos riesgosos de todos los embarazos múltiples.

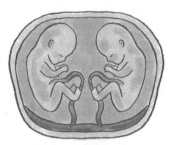 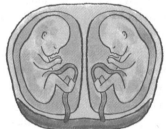 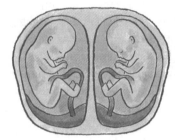

Gemelos
monoamnióticos

Gemelos
monocoriónicos-diamnióticos

Gemelos
dicoriónicos-diamnióticos

ES DE ALTO RIESGO, ¿Y AHORA?

Dado que no hay una clara definición de embarazo de alto riesgo, las circunstancias (y el tratamiento) variarán mucho de mamá a mamá. Una mujer con epilepsia que espere gemelos mono-mono y se le haya diagnosticado preeclampsia se consideraría de mayor riesgo que una mujer con diabetes gestacional leve, que pueda tratar la condición cuidando su dieta. Todas las mamás de alto riesgo, sin embargo, pueden esperar una observación más de cerca que las mujeres de bajo riesgo, así que espera más citas prenatales.

Las mamás de alto riesgo también son significativamente más propensas a recibir intervenciones en el parto.

En algunos casos, estas intervenciones no sólo son necesarias; son potencialmente vitales.

Es un tiempo en que podemos maravillarnos de la medicina moderna; ¡qué afortunadas somos de vivir en esta época! Algunas veces, sin

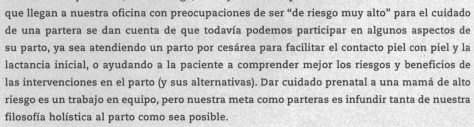
embargo, tales intervenciones no son necesarias. Por razones que no son totalmente claras, la probabilidad de parir por cesárea aumenta significativamente con la edad, incluso cuando la mamá no tiene otros factores de riesgo y no desarrolla complicaciones en el embarazo..

Tu capacidad de tener parto natural, por supuesto, dependerá de las circunstancias del embarazo, pero tus probabilidades aumentan dramáticamente con base en el tipo de cuidado que recibas de ahora en adelante. Si se te ha dicho que eres de alto riesgo, asegúrate de:

Hablar con tu partera o médico. Aclara con exactitud por qué tu proveedor de salud te metió en la categoría de alto riesgo y qué puedes esperar de

ahora en adelante. Si te recomendaron con un especialista materno-fetal, pregunta a tu médico cómo espera colaborar con él sobre la marcha. Si no te recomendaron a un especialista, pregunta si puedes considerar añadir otro médico a tu equipo de parto. Discute qué clase de pruebas pueden ofrecerse de aquí en adelante. Las mamás con muy alto riesgo pueden tener un montón de ultrasonidos. Pregunta qué buscará específicamente el ecografista durante estos escaneos. (Por ejemplo, si se observa al bebé por un posible defecto de nacimiento o hay preocupaciones de que el bebé pueda estar bajo estrés por una complicación con el embarazo.) Cuando se trata de amniocentesis o MCV, considera que esta clase de pruebas diagnostican condiciones genéticas

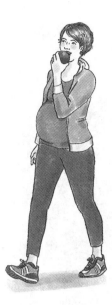

y anormalidades en el desarrollo, así que puedes elegir no hacerlas, incluso si eres de alto riesgo. Ten toda la información que puedas para que tomes decisiones informadas sobre tu salud y tu parto.

Procura tener un estilo de vida sano. No puedo decirlo lo suficiente: los alimentos que comes y el ejercicio que haces (asumiendo que te han dado luz verde para hacer ejercicio) importan más que nunca con las mamás de alto riesgo.

Cuidarte también puede *evitar* que surjan complicaciones desde un principio. Sé diligente para tomar tus vitaminas prenatales, aléjate de sustancias dañinas (incluyendo alcohol, cigarros y toxinas ambientales) y haz lo mejor que puedas para dormir bien.

Si se te diagnosticó diabetes gestacional, puedes esperar recibir un plan alimentario especializado y se te pedirá medir a diario tu glucosa. Quizá también quieras consultar con un nutriólogo certificado. Comer proteína y grasa en cada comida, elegir alimentos enteros y eliminar las bebidas endulzadas artificialmente y los "jugos" también puede ayudar a mantener tu glucosa estable.

RECETA SEMANAL

Pesto de pistache

Las mamás con alto riesgo necesitan poner más atención a su salud, y esta semana estimularemos el sistema inmunológico con una dosis de ajo crudo. Es un ingrediente importante en esta receta: es alto en vitamina B_6, vitamina C y manganeso, y puede ser de ayuda para la presión alta. (¡Toma eso, preeclampsia!)

INGREDIENTES

5 tazas de albahaca orgánica

⅓ de taza de queso parmesano rallado

⅓ de taza de pistaches (puedes sustituir con piñones o nueces si quieres)

2-3 dientes de ajo

⅓ de taza de aceite de oliva

Sal de mar, al gusto

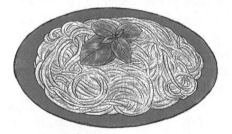

Lava y seca la albahaca, pasa todos los ingredientes menos el aceite de oliva y la sal al procesador de alimentos. Pulsa hasta mezclar. Con el procesador encendido, lentamente vierte el aceite de oliva y espera a que se forme un puré suave. Agrega sal al gusto y sirve sobre pasta caliente, espagueti a la calabaza o tallarines con calabacita. El pesto también es delicioso con huevo o en un pan. Durará de tres a cinco días en refrigeración, o puedes congelarlo. La receta rinde 4 a 6 porciones.

Se les dice a casi todas las mamás con riesgo de preeclampsia que bajen su consumo de sal, pero habla con tu partera o médico sobre los beneficios potenciales de la dieta Brewer (véase la página 32). Hay investigaciones (aunque controversiales) que indican que también las vitaminas C y E eliminan la preeclampsia, pero quédate con fuentes alimentarias, *sobre* todo en el caso de la vitamina E. Hay excelentes opciones (para todas las mamás) que incluyen semillas de girasol, almendras, espinacas y verduras de hoja verde, aguacate, calabaza, mantequilla y mariscos.

Si tienes anemia, las fuentes alimentarias de hierro de alta calidad incluyen carne roja, hígado de res y melaza (puedes usarla como endulzante natural, encima de verduras horneadas o como aderezo de ensalada); la vitamina C puede aumentar la absorción de hierro de fuentes vegetales.

Identifica las alarmas. Pregunta a tu médico o partera los síntomas que debes observar y cuáles pueden indicar la necesidad de cuidados de emergencia. El sangrado vaginal a finales del tercer trimestre, por ejemplo, algunas veces puede ser señal de placenta previa o abrupción de placenta; dolores de cabeza severos y persistentes, inflamación extrema y cambios de visión a veces puede indicar preeclampsia. Otros ejemplos incluyen dolor o cólicos en el abdomen, menos actividad fetal, secreciones vaginales excesivas y contracciones tempranas.

Calma tu miedo. Recibir la noticia de alto riesgo es suficiente para que cualquier mamá se sienta ansiosa, lo que irónicamente provoca sus propios problemas. Igualmente, es comprensible que las mamás de alto riesgo teman sus citas prenatales, entre otras razones porque están aterradas de recibir (más) malas noticias. ¿Mamá? Combate esos sentimientos. Enfrenta el problema y habla con tu proveedor de salud sobre formas de calmar tu miedo. Si puedes hacer ejercicio, el yoga prenatal o los aeróbics acuáticos pueden incrementar tus endorfinas y aliviar el estrés. Meditación, oración y visualización tienen beneficios *demostrados* y te ayudarán a ser positiva y serenarte.

el Pendientes

- Si te sientes ansiosa o preocupada porque te clasificaron de "alto riesgo", habla con tu médico sobre formas de mejorar tu estado mental. Quizá sea incluso capaz de recomendarte con un grupo de apoyo para alto riesgo.

- Muchas mamás de alto riesgo todavía pueden tener un parto natural. A veces, sin embargo, un parto vaginal natural simplemente no es posible. Puede ser decepcionante —incluso devastador—, pero no es nada de lo que debas avergonzarte. Hablaremos de más formas de naturalizar el parto en hospital e incluso una cesárea en las siguientes semanas.

¿Trabaja tu... pelvis?

PREPARA TU CUERPO PARA EL PARTO

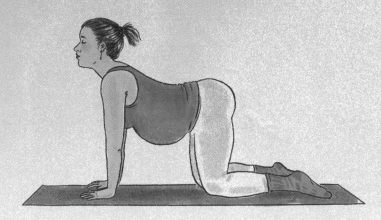

¿QUÉ PASA CON EL *bebé*?

Las patadas, giros y golpes (¡au!) se volverán más frecuentes porque el Bebé Natural está peleando por espacio en tu útero. Pronto verás sus pequeñas manos o pies sobresaliendo en la piel de tu vientre, como algo salido de una película de invasión alienígena. ¿Algo más que pase? Caminar. Es decir, usar sus pies para empujar las paredes del vientre. Esta "caminata" es quizá la forma de prepararse para lactar. Resulta que los recién nacidos —es decir, bebés que sólo tienen una *hora* o dos— pueden arrastrarse instintivamente por el vientre de mamá, estilo comando, para encontrar (y aferrarse) el seno por su propia cuenta. ¿Cómo es posible? Se cree que los infan-

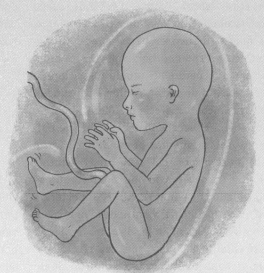

¡EL BEBÉ NATURAL SE MUEVE ESTA SEMANA!

tes están guiados por el olor, dado que los senos y pezones huelen similar al fluido amniótico. Hay incluso un nombre para esta maniobra sobrecogedora: "arrastre al pecho", y hay videos increíbles en internet, por si te interesa verlo. ¡Sólo busca en Google!

¿QUÉ PASA CON *mamá*?

Probablemente has escuchado que las futuras mamás no deberían cargar mucho desde el momento de concebir hasta el momento de parir a su bebé. Pero ¿las advertencias son ciertas? Pues, sí y no. No hay evidencia de que cargar una caja o un objeto pesado puede dañar al *bebé* —¡no es como que el estrés o el esfuerzo reventará tu vientre como un globo!—, pero sí hay suficiente evidencia de que las futuras mamás son, *más* de lo normal, propensas a los accidentes y las lesiones. Tanto tu equilibrio como tu centro de gravedad cambiaron; además de que tus ligamentos y tendones están relajados (espera relaxina en toda esa etapa), así que la probabilidad de lastimarte o caerte sube en el embarazo, y eso es lo preocupante. El consejo general, entonces, es reducir 25 por ciento tu "carga máxima de peso" más o menos; pero ¿quién sabe cuál es su carga máxima de peso? Una mejor idea: no levantes objetos pesados si no tienes que hacerlo (y eso incluye a niños pequeños fuertes). Por suerte, cuando se trata de mover cosas pesadas, el embarazo es uno de esos momentos mágicos en que parejas, amigos, familiares —¡caray, incluso extraños!— estarán felices de hacer el trabajo por ti. ¡Así que, déjalos!

Cuando se trata del posicionamiento del bebé en el útero, yo no tenía ni idea en mi primer embarazo. Quiero decir, sabía que el bebé debía salir *primero con la cabeza*... pero eso era todo. Luego terminé teniendo una labor de parto muy larga, que al final se detuvo, en parte porque mi hijo se atoró de cierta manera bajo mi pelvis. Cuando por fin salió, recuerdo qué rápido mi partera le puso esa gorrita de recién nacido. Su pequeña cabeza era un cono, ¡parecía un alienígena!

Todos hemos escuchado de los bebés de nalgas, pero ¿sabías que hay otras clasificaciones para la presentación del bebé en el vientre? Puede estar transverso, lo que significa que se acostó de lado en tu útero. Podría ser posterior, que ve hacia delante del vientre de la mamá (en oposición a la posición preferida anterior, viendo hacia su columna). En retrospectiva, sé que Griffin era probablemente posterior y favorecía mi lado derecho, lo que pudo haber contribuido a los problemas que experimenté en la labor de parto.

Pero ¿es sólo mala suerte tener un bebé mal posicionado? Bien, sí y no. Verás, las características de la vida moderna pueden contribuir a la forma en que el bebé se acomoda en el útero. Después de todo:

♡ Estamos sentadas en un escritorio todo el día (jorobadas).

♡ Pasamos horas manejando detrás del volante.

♡ Nos reclinamos en sillones cómodos en la noche.

Estas posturas comprimen la pelvis, reduciendo el paso por donde el bebé al final viajará para conocerte. También provocan una alineación inadecuada, lo que puede provocar que un parto natural no sólo sea difícil y más doloroso, sino incluso imposible.

Así que en esta semana veremos lo que puedes hacer hoy para beneficiar tu parto cuando llegue el momento.

Enfocarte en la alineación adecuada de tu pelvis puede hacer que el bebé se acomode (al final) en una excelente posición para el parto. No pretenderé que este tema no es controversial. La investigación sobre la efectividad de los ejercicios prenatales en relación con la posición en el útero no es concluyente. Pero me parece lógico (también a muchos quiroprácticos, doulas y entrenadores) que si tu pelvis se abre y alinea, tendrás un parto más fácil.

Yo hice regularmente los siguientes movimientos en mi segundo embarazo porque estaba desesperada por tener un mejor parto que el anterior. Ya sabes cómo resultó: Paloma debutó después de 20 minutos de labor activa.

Incorpora los siguientes movimientos a tu rutina de ejercicio normal:

Estás en tu rutina normal, sin molestar a nadie, cuando de pronto sientes que te "abofetearon" o incluso golpearon en la vagina. ¡Qué grosero! Es un fenómeno conocido como *punzadas en la vagina* y es muy real y muy común. Resulta que hay unas cuantas terminaciones nerviosas en el útero y la región pélvica, y con toda esa presión añadida por el bebé, tu sistema nervioso puede reaccionar ocasionalmente dándote una punzada o jalón en la parte baja de los genitales. (Estos espasmos pueden ser más frecuentes en las mamás que desarrollaron venas varicosas en el área vaginal.) Por incómodo que sea, sin embargo, no es algo serio ni nada de lo que necesites preocuparte. ¡Fiu!

#1 SENTARTE

Seguro puedes decir que sentarse no es realmente un "ejercicio", pero no estoy de acuerdo. En algunos meses estarás cargando alrededor de 10 kilos de peso extra en tu sección media, así que la forma en que te sientas, en realidad, fortalece tu abdomen y estabiliza la pelvis. La clave es resistir el hábito de recostarte en enormes sillones, mecedoras y camas, aun cuando estar en un reposet es *exactamente* lo que prefieres hacer casi todo el embarazo.

Reclinarte no sólo comprime la pelvis, pone presión en algunos nervios y vasos sanguíneos importantes en la espalda, lo que puede causar dolor en la labor de parto y quitar oxígeno al bebé (por no mencionar dejarte mareada). Echarte en una silla también hace que el bebé se vaya hacia atrás de tu útero, poniendo presión en tu columna. En cambio, quieres que la espalda del bebé, la parte más pesada de su pequeño cuerpo, descanse contra tu pancita. La mejor manera de estimularlo es sentarte con la pelvis un poco hacia afuera y tu cadera elevada por encima de las rodillas.

Una pelota de ejercicio, a veces llamada pelota de parto, es genial para esto y un sustituto excelente de una silla tradicional de oficina si pasas mucho tiempo sentada frente a una computadora. Querrás una que sea firme y alta para

que tu cadera quede por encima de las rodillas. Otra opción es sentarte con las piernas cruzadas, lo que saca tu cadera, estira las piernas y abre la pelvis. (Yo pasé mucho tiempo sentada así, con mi espalda recargada en el colchón, ¡la posición perfecta para un masaje de espalda!) Cuando realmente necesites sentirte cómoda, prueba acostarte de lado, con tu cadera de arriba hacia adelante y tu rodilla en una almohada. El punto es evitar echarte hacia atrás, especialmente al entrar al tercer trimestre.

#2 EJERCICIO

Mencioné los beneficios de caminar para hacer ejercicio cardiovascular, pero poner un pie frente a otro es una gran forma de hacer lo mismo con tu pelvis. Mantiene el área caliente y relajada, en lugar de cerrada y en tensión. Intenta levantarte y moverte cada 20 o 30 minutos, una rápida ida al baño cuenta (lo que harás frecuentemente cuando el bebé empiece a apretar tu vejiga). Nadar, yoga y estiramiento también son excelentes para mantenerte ágil.

#3 INCLINARTE

Hay una vieja idea de que una mujer que pasa la tarde sobre manos y rodillas tallando pisos podía voltear a un bebé posterior. Por supuesto, prefiero usar un trapeador, pero hay una lección importante, y no necesita una cubeta de jabón o un trapo sucio. Al inclinarte hacia adelante —sobre una bola de ejercicio, una silla, tu pareja o lo que esté a la mano—, estás trabajando con la gravedad para empujar al bebé hacia tu vientre

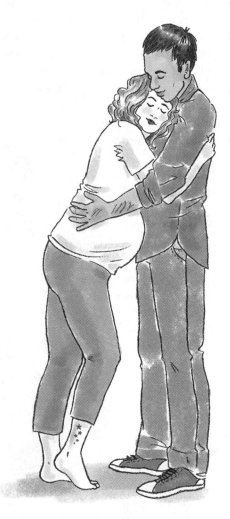

(en lugar de hacer que se mueva hacia atrás y se alinee con tu columna).

#4 DE PERRITO

¡El nombre de esta posición es adorable! Puede hacer que la pesada espalda del bebé se mueva hacia enfrente de tu vientre (o mantenerlo en una posición de occipucio anterior). Empieza poniéndote sobre manos y rodillas. Éstas deben estar alineadas con tu cadera (o más abiertas si es necesario). Camina con tus manos hacia adelante manteniendo las espinillas firmes sobre el suelo. Presiona tus palmas en el suelo. Echa la cadera hacia atrás para estirarte y descansa tu frente en el piso. Mantén el abdomen firme para que tu vientre no caiga contra el suelo. Quédate en esa posición alrededor de 30 segundos. Esta posición puede ser contraindicada para las mujeres con presión alta o cólicos uterinos, así que siempre pregunta a tu partera o médico.

#5 DE GAVIOTA

Es excelente para las mamás lidiando con dolor de espala baja o problemas de ciática. Ponte sobre manos y rodillas. Lentamente desliza tu rodilla derecha hacia adelante, entre tus manos, y estira la pierna izquierda atrás. Descansa sobre tu cadera. Para un estiramiento mayor, lentamente trae tu pie derecho hacia delante de tu cadera izquierda y déjala alineada a la cadera. Puedes ir hacia adelante y descansar brazos y frente en el suelo. Quédate así 30 segundos, luego cambia de lado.

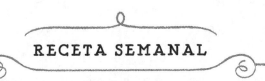

Budín de proteína y pera

La constipación tiende a ir y venir en el embarazo, así que no te preocupes mucho si tus evacuaciones se sienten un poro raras de vez en cuando. Pero cuando sí te sientas, bueno, *atorada* mi budín de proteína y pera es una garantía de que empiece la fiesta.

INGREDIENTES

1½ tazas de agua filtrada

2 cucharadas de miel de abeja cruda

12 gotas de stevia (opcional)

Comino, canela y clavo, al gusto (opcional)

6 peras maduras, lavadas y picadas (¡no quites la cáscara!)

6 cucharadas de grenetina con proteína en polvo (me gusta Vital Proteins)

2 cucharadas de aceite de coco

En una olla grande, revuelve ½ taza de agua, miel, stevia, las especias y las peras. Cocina a fuego medio entre 10 y 15 minutos, o hasta que las peras se suavicen. Hazlas puré con un bastón de inmersión o en un procesador de alimentos. Devuelve la mezcla a la olla y mantenla caliente en el fuego más bajo posible. En un pequeño tazón, mezcla 1 taza de agua y la grenetina, moviendo constantemente para que la grenetina no se cuaje. Añade aceite de coco y espera a que se derrita y se mezcle bien. Apaga la flama y deja que la mezcla enfríe. Viértela en frascos de 1 taza y tápalos. Refrigéralos varias horas, hasta que se cuajen. Consejo: me gusta dejarlos 15 minutos afuera del refrigerador antes de comerlos para que el budín se ablande un poco. Rinde 6 porciones.

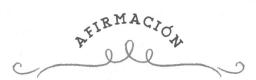

AFIRMACIÓN

Mi cuerpo está diseñado para hacer esto.
Confío en el proceso y el ritmo del parto.
Cada contracción me acerca más a mi bebé..

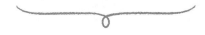

¡PRUEBA ESTA POSE PÉLVICA!

Hasta hace poco, las mamás embarazadas debían realizar ejercicios de Kegel para fortalecer la pared pélvica y prepararse para el parto (también para prevenir la incontinencia urinaria ¡y que no te orines cuando estornudes!). El problema con los Kegel, sin embargo, es que están muy dirigidos a *ciertos* músculos pélvicos. Para ser más efectivos, necesitas apretar el abdomen, los muslos e incluso tus glúteos. Y la mejor manera para hacerlo involucra sentarte y respirar.

Suena fácil, ¿cierto?

La llamo la Posición *Pélvica de* Energía. Se hace así:

Siéntate en tu pelota, asegurándote de que la pelvis esté más arriba de tus rodillas. (Si no es así, necesitas inflar más la pelota o conseguir una más grande.)

Abre tus piernas y dirige tus rodillas y pies un poco hacia afuera, para el equilibrio.

Asegúrate de que tu columna está derecha. (¿No sabes cómo hacerlo? Intenta imaginar que tienes una cola saliendo de tu coxis. ¡No te sientes en tu cola imaginaria! En cambio, empuja tu coxis hacia afuera para que estés sentada sobre tus pompas carnosas. Tus hombros deben estar relajados, no hacia atrás o hiperextendidos.)

Coloca tus manos en tu vientre.

Ahora, enfócate en tu respiración. Inhala y exhala lentamente a través de la nariz. (Empieza inhalando durante tres segundos, luego exhalando cinco segundos, hasta lo que se sienta cómodo.) Conforme inhalas, aprieta tu abdomen bajo, tu vientre debe expandirse, lo que jala los músculos de la pelvis. Al exhalar, tus músculos pélvicos deben levantarse y tu vientre debe aplanarse (eh, debe aplanarse un poco). Pon atención a tus hombros; no deberían elevarse o caerse mientras respiras. Practica 10 minutos cada vez, hasta tres veces al día.

¿Quieres subir la intensidad? Añade sentadillas con una pared como soporte. Párate con la espalda en la pared. Tus piernas deben estar abiertas a la altura de la cadera y 60 centímetros lejos de la pared. Evita meter tu coxis; tu trasero debe deslizarse arriba y abajo, lenta e intencionalmente, hasta que tus rodillas estén en un ángulo de 90°. Mantén derecha tu espalda y tu vientre firmes. Intenta hacerlo durante cinco minutos, hasta tres veces al día.

#6 DE MARIPOSA

Otra posición que abre tu pelvis y mantiene flexible la espalda baja. Siéntate en tus pompas y junta las plantas de los pies. Toma tus tobillos y suavemente sube y baja tus piernas hasta que sientas el estiramiento. Para quienes son muy flexibles, pueden incluso pedir a sus parejas que pongan un poco más de resistencia (¡suave!) para un estiramiento mayor.

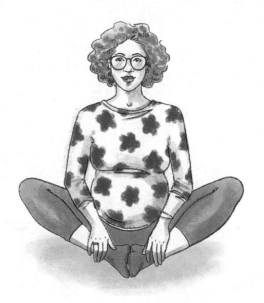

#7 MECER

Recárgate en manos y rodillas, con tu espalda plana y paralela al suelo. Luego, mete tu barbilla al pecho y arquea tu espalda (formando una C), sostén unos minutos y regresa a la posición neutral.

Pendientes

- Habla con tu partera o médico y asegúrate de que te dejen empezar tus ejercicios de alineación pélvica, en particular el de perrito.

- ¿Ves televisión en la noche? Pasa tiempo fuera del sillón y en el piso, sentada con las piernas cruzadas o inclinándote sobre una pelota de ejercicio. Tu descanso es una gran oportunidad para hacer algunas mariposas o mecerte, o practicar tu posición pélvica de energía.

- ¿Quieres aprender más sobre el "arrastre al pecho"? Entra a breastcrawl.org para información, fotos y videos.

Ama tu piel

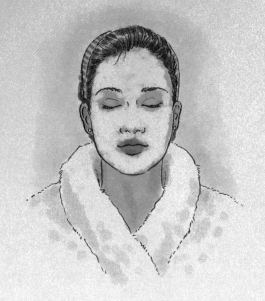

¿QUÉ PASA CON EL *bebé?*

¿Adónde se va el tiempo, mamá? De alguna manera llegamos al sexto mes de tu embarazo y el bebé oficialmente cruzó el umbral del medio kilo. ¡PUM! Si te estás preguntando qué tan alto es, imagina media baguette. En otras palabras, mide más o menos 30 centímetros de largo. Lo sé, lo sé. Es increíble, ¿cierto? (¿Recuerdas cuando tenía el tamaño de un chícharo?) Y sólo piensa: le faltan otros dos o tres kilos, y 20 centímetros más. Esto es algo que quizá te estés preguntando: si das a luz un bebé más grande al promedio, ¿crecerá más que un adulto promedio? La respuesta: no necesariamente. Mientras que una buena nutrición puede jugar un papel definitivamente, la altura se determina en su mayoría por la genética y puede haber poca o ninguna correlación entre su altura en el futuro y su altura al nacer.

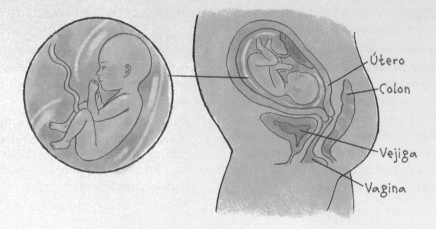

¿QUÉ PASA CON *mamá?*

Para ahora, la mayoría de las mamás ya subieron alrededor de 7 kilos; poco más de la mitad de lo que se espera para cuando den a luz. Espera un minuto. Si ahora el bebé sólo pesa medio kilo y probablemente pesará entre 2.5 y 3.5 kilos para el Día D, ¿por qué debes subir esos 10 o 20? Todo ese peso extra es... ¿grasa? ¡No! Para cuando des a luz, sólo dos de esos kilos pueden atribuirse a grasa (así como proteína y nutrientes), lo que necesitarás durante la lactancia. El resto es el aumento de tu volumen de sangre y fluidos (otros 4 kilos más o menos), el líquido amniótico (como 1 kilo), la placenta y el útero (otro medio kilo o uno, por cada uno), y tejido adicional en el pecho (otro kilo o kilo y medio). Revisa la tabla en la página 241 para ver la proporción.

Algunas veces, el embarazo tiene sus ventajas.

Mejores lugares de estacionamiento. Más masajes de espalda y de pies. Comidas a domicilio. Cabello que crece más largo y fuerte. Un escote que podría sonrojar a una modelo de Victoria's Secret. Y para muchas mujeres, un brillo luminoso y etéreo.

¿Para otras? No tanto.

Las mismas hormonas responsables por esos rizos y complexión brillante *también* pueden crear un caos en tu piel de formas que son predecibles (como un grano inmenso) y no tanto (¿has escuchado de algo llamado PUPPP?). Así que en esta semana abordaremos todo para aliviarlo, porque a veces los efectos secundarios del embarazo pueden erizarte la piel.

ACNÉ

Dijeron que tendrías un hermoso brillo en el embarazo; nadie dijo *nada* sobre tener granos. El acné de embarazo es casi tan común como el de adolescentes. Los niveles elevados de progesterona hacen que las glándulas produzcan más aceite (sebo) y puede tapar los poros. La retención de líquidos puede provocar que las bacterias se queden en la piel, mezclándose con sebo y células muertas, y entonces, barro monstruoso.

Si el embarazo te tiene viendo puntos, puedes tomar un acercamiento doble: tratar los granos de adentro hacia afuera y también de afuera hacia adentro. Así puedes empezar:

CAMBIANDO TU DIETA

Por años se nos dijo que la comida no se refleja en la cara. La evidencia sugiere que no es cierto. Los alimentos que tienen un índice glucémico alto (como azúcares refinados y granos) aumentan la insulina, haciendo que la piel produzca más aceite. Papá Natural es prueba de ello: después de atacar las bolsas de dulces de los niños cada Halloween, su piel suele sacar pequeños granos rojos. Los productos lácteos convencionales provocan una respuesta similar de insulina; también contienen sus propias hormonas (de la vaca). Las investigaciones indican que la mayoría de las personas comen demasiados ácidos grasos omega-6

(que son proinflamatorios y empeoran los brotes) y muy pocos omega-3 (que son antiinflamatorios). Puedes evitar tus brotes así:

♡ Come una dieta baja en azúcar. Evita alimentos procesados, azúcares refinados (incluyendo jugo de fruta) y granos refinados (pan blanco, arroz blanco, pasta), pues todos éstos aumentan la glucosa.

♡ Cambia a lácteos orgánicos. Los productos lácteos cultivados, como yogurt entero, kéfir, suero de leche y algunos quesos se fermentan con probióticos, lo que puede disminuir la inflamación intestinal.

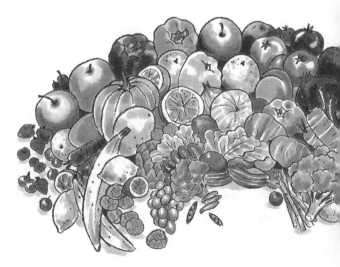

- ♡ Come más omega-3. Evita los aceites de semillas (como girasol) y aumenta tu consumo de chía, sardinas y salmón.
- ♡ Come más zinc. El zinc es un antiinflamatorio y antibacteriano natural, y los estudios demuestran un vínculo entre el acné y los niveles bajos de zinc. Come fuentes alimentarias, como carne roja, mariscos (sobre todo almejas) y semillas de calabaza remojadas o germinadas.

Una vez que hayas limpiado tu dieta, podrías:

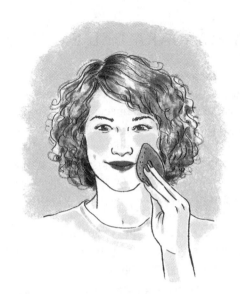

DEJAR LOS LIMPIADORES IRRITANTES

Suena contraproducente, pero limpiar tu cara con aceite *disminuye* la grasa. (¿Has escuchado la frase "una prueba de su propio chocolate"?) También limpiarás células muertas, exceso de sebo y mugre, hidratando naturalmente la piel. Usar limpiadores que secan en exceso puede agravar el acné. Para piel grasosa, usa un limpiador natural de una parte de aceite de ricino y otra de aceite de jojoba. Para piel seca usa aceite de ricino y de aguacate. Y para una piel neutra, aceite de ricino y de semillas de girasol en partes iguales. Aplica generosamente sobre el rostro y deja que se absorba unos minutos, luego enjuaga con agua caliente (usa una toalla para mayor exfoliación). ¡*Voilà*! Limpia la piel que no esté irritada o descarapelada. La miel de abeja cruda también es un limpiador excelente por sus propiedades antibacterianas naturales (mezcla una cucharadita con un poco de agua caliente y date un masaje en cara y cuello). Alternativamente, puedes probar una esponja konjac. Está hecha de raíces vegetales, y limpia y exfolia suavemente la piel *sin* necesitar jabón o limpiadores (¡en serio!).

Para un tónico relajante antibacteriano, mezcla una parte de vinagre de manzana y dos o tres partes de agua filtrada, y pásalo por tu rostro limpio.

Para un alivio inmediato, aplica un poco de aceite de árbol del té en los granos necios.

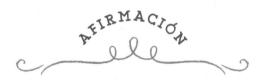

AFIRMACIÓN

Me amo y me acepto completamente. Mi cuerpo es increíble y funciona como nunca antes. Estoy muy agradecida hoy.

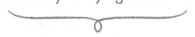

LA MÁSCARA DEL EMBARAZO: CLOASMA

¿Has notado pequeños puntos o manchas de piel oscura en tus mejillas, labio superior o frente? ¿Se ven como pequeñas manchas de tinta o pecas condensadas? Entonces probablemente desarrollaste cloasma (también llamado melasma o la "máscara del embarazo"), provocado por una combinación del exceso de estrógeno, progesterona y exposición al sol. Fuera de quedarte en la sombra, no hay mucho que puedas hacer para prevenir el cloasma y que ya se desarrolló, pero hay algunos pasos que puedes dar para ayudar a desaparecer las manchas.

Jugo de limón. Mezcla partes iguales de jugo de limón recién exprimido y peróxido de hidrógeno al 3 por ciento (o jugo de pepino). Con una botella con atomizador, rocía tu cara durante el día y deja que se seque.

Leche de cúrcuma. Algunos estudios sugieren que la cúrcuma previene el daño ocasionado por la radiación UV, y detiene la formación de melanina, el pigmento responsable de las manchas. Mezcla una cucharadita de cúrcuma en polvo con un poco de leche cruda hasta formar una pasta. Aplícala en las manchas y déjala 10 minutos; luego enjuaga.

Leche de magnesia. Seré honesta contigo, no sé por qué funciona, pero así es. Incluso la he usado para aclarar algunas pecas que se oscurecen mucho durante el verano. Antes de dormir, aplica generosamente con un algodón para limpiar la piel seca. Déjalo cuando duermas y lávalo en la mañana.

Mascarilla de miel y avena. La avena es un exfoliante suave y la miel contiene enzimas que descomponen el pigmento. Cocina un poco de avena troceada, espera a que se enfríe ligeramente, luego mezcla un poco de miel hasta formar una pasta. Aplícala a la piel, déjala 10 minutos y enjuaga con agua fría.

PUPPP: GRANITOS RAROS

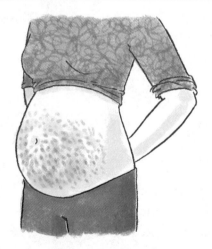

ERUPCIÓN DE PUPPP

Algunas mamás tendrán un sarpullido potencialmente doloroso y molesto en el vientre, conocido como pápulas y placas pruriginosas y urticariformes del embarazo, PUPPP (por sus siglas en inglés).

No me extraña que hayan acortado el nombre, por cierto. ¡Qué trabalenguas!

El PUPPP empieza como algo inocente: pequeñas protuberancias rojas que te dan comezón alrededor del ombligo, sobre todo en y alrededor de las estrías del abdomen. Estas protuberancias pueden agrandarse, volviéndose parches que se extiendan por piernas y glúteos, hasta brazos y pecho. Para algunas mujeres, casi todo su cuerpo estará cubierto de una erupción como eczema

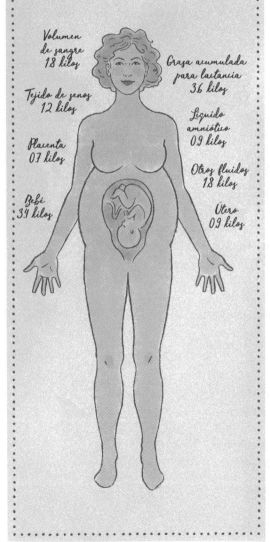
para cuando lleguen a su fecha de término. La buena noticia es que el PUPPP no es contagioso, no te hará daño, ni a tu bebé, y se irá solo.

¿La mala noticia? No sabemos exactamente qué causa el PUPPP y no hay cura conocida que no sea parir. La erupción puede ser resultado de estrés en el tejido conectivo de la piel por un estiramiento abdominal rápido. O puede ser señal de que tu hígado y riñones están sobrepasados. Estos órganos filtradores trabajan tiempo extra en el embarazo. El PUPPP puede incluso ser un problema inmunológico: las investigaciones indican que las células fetales pueden cruzar la placenta y migrar a diferentes áreas del cuerpo de la madre, incluyendo su piel. Es posible que esta migración dé protección contra ciertas enfermedades (incluyendo Alzheimer y cáncer de mama). Por otro lado, también es posible que tu cuerpo pueda confundir estas células con "invasores extraños", provocando una respuesta inmunológica y, por ende, la erupción.

Sobre el tratamiento, los métodos convencionales tienden a enfocarse en manejar los síntomas, en lugar de atender la causa de raíz. Muchas veces se usan esteroides tópicos y orales para aliviar la comezón, mientras que se prescriben antihistamínicos para tratar la inflamación. No está muy claro qué tan seguros o efectivos son estos métodos durante el embarazo. Es mejor ir por la ruta natural e intentar lo siguiente:

JUGO DE VERDURAS

Aunque no hay evidencia clínica para sustentar la teoría de que el jugo de verduras aliviará la erupción de PUPPP, muchas mamás *juran* que sí sirve. (Se cree que el jugo tiene un efecto desintoxicante para el hígado.) Si haces tus propios jugos, busca una mezcla de productos frescos con una variedad de colores: zanahoria, betabel, jengibre, hinojo, manzana, limón, apio, pepino y hojas verdes (espinaca, lechuga romana, lechuga mantequilla). Si compras un producto prensado en frío, elige una mezcla baja en azúcar, baja en sodio y asegúrate de que esté pasteurizado.

TÉ DE DIENTE DE LEÓN Y ORTIGA

No todas las hierbas son iguales, ni todas son seguras en el embarazo. Siempre debes hablar con tu partera o médico antes de probar cualquier remedio herbal. Las parteras y herbolarias han usado raíz de diente de león y ortiga durante años para tratar el PUPPP. (Se cree que la raíz de diente de león ayuda a nutrir y desintoxicar el hígado, mientras que la ortiga es un antihistamínico natural y antiinflamatorio.) Para prepararlo, infusiona una bolsita de té de cada uno en 1 taza de agua hirviendo al menos 10 minutos (hasta una hora). Disfrútalo caliente o frío.

JABÓN DE ALQUITRÁN DE PINO

Disponible en internet, este jabón es otro remedio natural especialmente popular en los blogs. (No está claro exactamente por qué funciona, pero puede resecar, lo que para algunos parece calmar la comezón.) Úsalo en tu baño normal, pero evita bañarte con agua muy caliente, pues el calor excesivo puede agravar la erupción y ser dañino estando embarazada. Sécate con toquecitos (¡no talles!) y aplica un bálsamo o crema relajante (prueba mi receta de mantequilla para el vientre, aquí abajo).

CREMA DE MAMÁ NATURAL

Disfruto hacer mis propios productos de cuidado personal ¡porque puedo controlar lo que incluyen! Esto es particularmente importante para mí en el embarazo. Mi receta no contiene parabenos, ftalatos, ni fragancias artificiales. Aplica este bálsamo relajante dos o tres veces al día en vientre, senos y cualquier irritación de la piel.

INGREDIENTES

½ taza de mantequilla de cacao crudo

¼ de taza de mantequilla de karité crudo

¼ de taza de aceite de coco extravirgen

1 cucharadita de aceite de vitamina E

2 cucharadas de aceite de rosa mosqueta

2 cucharadas de aceite de almendras dulces

20 gotas de aceite esencial de geranio, lavanda o franquincienso

A baño María, derrite poco a poco la mantequilla de cacao, la de karité y el aceite de coco. Pásalo a un contenedor de vidrio y déjalo enfriar a temperatura ambiente. Añade los demás ingredientes y revuelve. Refrigéralo hasta que empiece a solidificarse (una hora). Bátelo con un bastón de inmersión hasta que su textura sea similar a la crema batida. Pásalo a un contenedor de vidrio, ciérralo bien y guárdalo en un lugar oscuro y fresco. (La crema se endurecerá más.) Aplica en vientre, senos y cuerpo, donde la necesites.

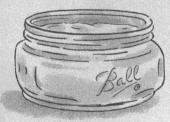

QUÉ HACER CON LAS HEMORROIDES

¡Sí! El tema favorito de todos: ¡las hemorroides!

Bueno, tal vez no. Pero las hemorroides en el embarazo son muy comunes. Conforme aumenta tu volumen de sangre, hay más y más presión en las venas de tu recto y ano, haciendo que se inflamen. De hecho, eso son las hemorroides: venas inflamadas o hinchadas. Otra forma de verlo: tener hemorroides es un poco como tener venas varicosas en tu trasero. ¡Sí! La constipación también puede provocar y exacerbar las hemorroides por todo el, eh, *esfuerzo*. La presión de tu útero creciente puede hacer que las hemorroides se enciendan. Y si crees que ésa es demasiada información, aquí hay más: en realidad hay dos tipos diferentes de hemorroides, internas y externas. Las hemorroides internas se localizan dentro del recto; no puedes verlas y muchas veces tampoco sentirlas, aunque puede causar presión y notarás una pequeña cantidad de sangre cuando te limpies después de una evacuación. Las hemorroides externas, por otra parte, se ven como pequeños bultos rosas o color carne por fuera del ano (como un globito). Pueden dar muchísima comezón, arder y sangrar, así que son un dolor en... bueno, *tú sabes*. Las hemorroides suelen aparecer en el tercer trimestre o durante el parto (el esfuerzo de pujar para sacar al bebé no es distinto del esfuerzo para tener una evacuación masiva), pero pueden "aparecer" en cualquier momento.

¿Qué puedes hacer? Primero, intenta llenar tu tina con 5 o 7 centímetros de agua templada, añade una media taza de vinagre de manzana crudo y remójalas 10 o 15 minutos. Esto limpiará el área inflamada, además de calmar la irritación. Luego, aplica un poco de aceite de coco extravirgen directamente en las hemorroides. (El aceite de coco es antibacteriano, antiinflamatorio y antifúngico, lo que puede hacer mucho por aliviar el dolor y la inflamación.) Finalmente, remoja un algodón en un poco de hamamelis, congélalo y aplícalo en las hemorroides para sentir un alivio frío. También puedes invertir en algo llamado Squatty Potty, que es una clase de banco que cabe alrededor de tu inodoro. Sentarte para evacuar —o peor, inclinarte hacia adelante— pellizca el intestino y pone más presión en el recto. Hacer una sentadilla, sin embargo, relaja los músculos involucrados al evacuar y no exacerba las hemorroides. También es probablemente más cercano a cómo eliminábamos en los días antes de la plomería.

Los remedios naturales usualmente curan las hemorroides en algunos días. Sin embargo, si los síntomas persisten, si ves más que un poco de sangre en tu papel higiénico o si tienes dolor rectal, llama a tu partera o médico.

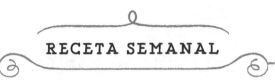
Hombres de goma saludables

¿Sabías que la molécula de colágeno es muy grande para penetrar la piel cuando se aplica tópicamente? Por eso las cremas caras con colágeno no se comparan con la grenetina. Me gusta hacer un montón de estos hombres de goma. Son muy nutritivos, se hacen rapidísimo y son buenos para llevar contigo. Además, mis hijos los *aman*.

INGREDIENTES

3 tazas de jugo natural frío (prefiero jugo de naranja recién exprimido)

½ taza de grenetina con proteína de libre pastoreo en polvo (me gusta la marca Vital Proteins; asegúrate de que tu grenetina no sea soluble en agua fría, ¡o no se cuajarán!)

¼ de taza de miel de abeja cruda o 60 gotas de stevia líquida

Mezcla el jugo y la grenetina en una olla pequeña y permite que se asiente unos minutos, hasta que la grenetina se expanda. Luego, caliéntala a fuego medio-bajo hasta que se disuelva por completo. Deja que se enfríe ligeramente y añade la miel. Revuelve bien y prueba que esté dulce. (Los sabores disminuirán cuando se cuaje, así que está bien si la mezcla sabe demasiado dulce en este punto.) Luego, pasa la mezcla a una taza medidora para líquidos (para tener precisión) y llena un molde de silicón. (Yo utilizo un molde de Wilton Silicone de 24 hombres de jengibre pequeños porque me parece que las formas son lindas, pero cualquier diseño está bien.) Deja que las gomitas se asienten (toma alrededor de 10 minutos) y luego refrigéralas al menos una hora o congélalas 10 minutos. ¡Come y disfruta! La receta rinde aproximadamente 50 hombres de gomita.

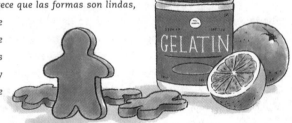

ESTRÍAS

Así que tu vientre está creciendo… y creciendo… y si todavía no tienes, pronto desarrollarás lo que me gusta llamar "marcas de mamá", es decir, estrías. El rápido aumento de peso provoca que las fibras elásticas de la piel se rompan, formando cicatrices rojas, rosas, cafés, blancas o grises. Es más probable que aparezcan en vientre y senos (las dos áreas que se expanden más rápidamente) y son muy comunes; alrededor de 90 por ciento de las mujeres no se escapa del embarazo sin unas cuantas.

Personalmente pienso que las marcas de mamá son bellas. Te las ganaste ¡nutriendo una vida en tu vientre! Pero sé que no todas las mujeres se sienten así, y cuando llega la temporada de trajes de baño, muchas mamás prefieren *no* mostrarlas.

Sin embargo, con mucha frecuencia el enfoque para tratar las estrías es tópico, con cremas y mantequillas corporales. Mientras que alivian la resequedad y la tensión, no llegan adonde empiezan las estrías —muy dentro de la dermis—, por lo que es tan importante nutrir la piel internamente. ¿Cómo hacerlo? Come más grenetina. La grenetina (de animales de libre pastoreo) contiene los aminoácidos glicina y prolina, dos bases fundamentales del colágeno y la elastina, las proteínas que le dan a tu piel su fuerza y elasticidad. El caldo de huesos es una fuente excelente de grenetina (puedes encontrar la receta en la página 89), al igual que la receta de esta semana.

Por supuesto, también sería bueno que añadieras un tratamiento tópico a tu rutina: las cremas sólidas y líquidas no ayudan en la producción de colágeno y elastina igual que la grenetina, pero pueden dar alivio a la piel tensa y seca. Además, hay evidencia clínica de que los aceites tópicos de vitamina E y rosa mosqueta, en particular, pueden ser efectivos para reducir la aparición de estrías a largo plazo. Ve la página 242 para mi crema favorita.

Pendientes

- ¿El mejor tratamiento para molestias en el embarazo? Una dieta de alimentos reales. Los alimentos orgánicos, densos en nutrientes, reducen acidez, acné y erupciones; disminuyen la aparición de estrías y mantienen al sistema inmunológico en forma. Aunque los tratamientos tópicos alivian los síntomas, siempre es más efectivo enfocarte en la salud del cuerpo y cuidarte de dentro hacia afuera.

- El análisis de tolerancia a la glucosa está cerca. ¿Ya discutiste tus opciones con tu partera o médico?

- Que no te dé pena hablarle a tu vientre. Las investigaciones indican que en el tercer trimestre el ritmo cardiaco fetal se vuelve más lento cuando mamá habla, lo que sugiere que el bebé no sólo te escucha, sino que lo tranquilizas.

Decorar el cuarto natural

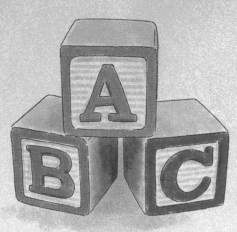

¿QUÉ PASA CON EL *bebé*?

Para la semana 25, el bebé pesa alrededor de 700 gramos, y quizá por primera vez durante el embarazo su crecimiento puede sobrepasar la velocidad del tuyo. (¿Puedo oír un aleluya?) Tu útero, mientras tanto, se ha expandido considerablemente: ahora se asemeja al tamaño y la forma de una pelota de futbol. Algo más que puedas notar: pequeños "brincos" en tu vientre con sorprendente regularidad rítmica. ¿Qué es eso? Mamá, es hipo (¡oh!), y es una señal de que todo se desarrolla como debe. El hipo, verás, es un reflejo provocado por contracciones involuntarias repentinas del diafragma (el músculo que separa el pecho del abdomen). En los adultos puede provocarse por tragar mucho aire, comer muy rápido o tomar bebidas con gas. Pero en el útero,

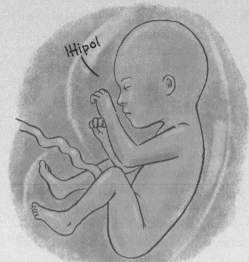

¡Hipo!

EL HIPO ES SEÑAL DE QUE TODO ESTÁ BIEN CON EL BEBÉ.

puede ser una manera de "practicar" para la vida fuera del vientre. Algunos investigadores creen que el hipo ayuda a los mamíferos lactantes a sacar aire del estómago y está relacionado con el reflejo de succión.

¿QUÉ PASA CON *mamá*?

Una vez que el bebé llega a la marca de 500 o 700 gramos, las cosas empiezan a estar un poco, bueno, *apretadas* en esa pancita tuya. Así que, si antes podías notar sus golpes y patadas, ahora pueden volverse un tanto incómodas —a veces incluso dolorosas— conforme progresa tu embarazo. (¡Sólo pregúntale a cualquier mamá con un codazo en las costillas!) Si un repentino movimiento en el útero te está volviendo loca, prueba cambiar de posición; un ligero ajuste puede ser suficiente para hacer que el bebé se calme. ¿Todavía no sientes mucho movimiento? No entres en pánico, pero habla con tu proveedor de salud si estás preocupada. Cada embarazo es diferente, y algunas mamás no experimentan punzadas —esos primeros aleteos y punzadas— hasta la semana 26. Recuerda también que la posición de la placenta puede afectar cuánto movimiento del bebé puedes sentir. Yo tuve una placenta anterior durante mi segundo embarazo y sentí bien a mi hija hasta la semana 30.

Fuera de recorrer tiendas con cajas y cosas grandes, nada me provoca más ansiedad como la idea de tener que decorar el cuarto del bebé. Sé que muchas mamás no tienen problema canalizando a su decoradora interna, pero yo sólo veo opción tras opción tras opción, hasta que me mareo en un vórtice de pánico, indecisión y miedo. Claramente fue un privilegio tener este problema, pero fue uno que estaba determinada a resolver llegado el momento de acomodar el cuarto de mi hijo.

Hasta que hablé con mi esposo. Un amigo de Michael acababa de tener un bebé y sugirió que no nos molestáramos con un cuarto para el bebé *en lo absoluto*. Resulta que su esposa y él invirtieron toneladas de tiempo y bastante dinero en una recámara que ni siquiera usaban, pues su bebé terminó durmiendo en su habitación los primeros siete meses.

Era un buen punto.

Es cierto que los bebés no *necesitan* un cuarto salido de Pinterest.

Algunas mamás alternativas los olvidan porque una habitación como tal para el bebé no es exactamente necesaria si planeas usar un colecho. Pero incluso si eres una devota seguidora del movimiento "crianza con apego", todavía creo que es una buena idea que el bebé tenga su propio espacio designado, si es posible: para su siesta, jugar y lactar en el día, así como para guardar ropa, juguetes y pañales. Y, a decir verdad, yo *quería* un cuarto adorable, con nubes o trenes o animales, pero no estaba segura de cómo empezar.

También quería terminar rápido. Había escuchado historias de pesadilla sobre muebles que llegaban tarde, se tenían que devolver o no estaban a tiempo para el nacimiento del bebé, y las mamás intentaban amamantar en una dura silla de cocina mientras calmaban los gritos de su recién nacido. ¡No, gracias!

Así que, cuando llegué a los seis meses, nos aventamos. Esto es todo lo que descubrí sobre arreglar un cuarto para bebé y mantenerlo natural.

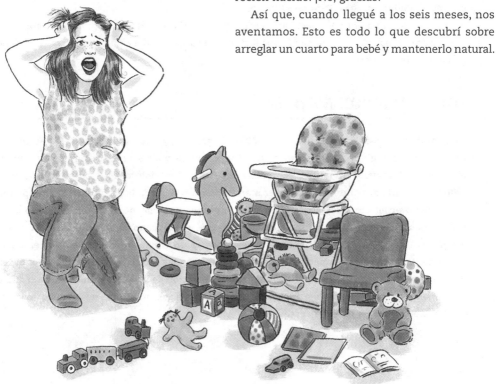

¡PINTA EL CUARTO DE ROJO! (¿O AZUL, O ROSA, O QUIZÁ AMARILLO...?)

Para la mayoría de las mamás, lo primero que piensan cuando cierran sus ojos y ven el cuarto del bebé en el futuro es el color: rosa pastel o azul cielo, o quizá algo más práctico y de género neutro, como el amarillo.

Cuenta tus planes de pintar el cuarto de amarillo y te toparás con una censura rápida. ¿Por qué? Aparentemente es un "hecho" "científicamente comprobado" y "conocido" que los bebés lloran más en los cuartos amarillos. Esa idea ha estado circulando al menos desde 1980 y por todo el internet la encontrarás mencionada una y otra vez en blogs de diseñadores y páginas *web* para padres. (Vale la pena mencionar que a pesar de muchas referencias a "estudios científicos", no he encontrado uno que la apoye.) Éste es el problema: aunque la psicología del color es real —sabemos la forma en que el color puede alterar y afectar el estado de ánimo en los adultos—, los recién nacidos no ven bien el color.

Los bebés no son daltónicos al nacer, pero se cree que no pueden distinguir bien los colores hasta los cuatro o cinco meses. Los recién nacidos, en particular, pueden discernir mejor patrones de alto contraste (rayas blancas y negras) y reconocen los colores primarios fuertes (en lugar de los pasteles). Es por eso que muchos libros, juguetes y accesorios para niños vienen en tonos brillantes y saturados. También es la razón de que por cada artículo advirtiéndote de no hacer demasiado vibrante el cuarto del bebé (¡tu bebé llorará más en un cuarto amarillo!), descubrirás otro sugiriendo que los colores brillantes proveen un estímulo visual y mental necesario.

¿Entonces? ¿Colores fuertes y vivos, o un santuario de paz? ¿Patrones atrevidos o relajantes?

Esto es suficiente para volver loca a cualquier mujer. Los bebés que crecen en un ambiente amoroso tendrán suficiente estímulo del mundo a su alrededor, de juguetes, libros y música, y lo más importante, de ti. Tus besos, abrazos, risas y canto, y las horas que pases viendo su dulce rostro le darán suficiente entretenimiento al bebé. En lo que respecta al cuarto, los colores y accesorios que elijas realmente son para *tu* beneficio, no del bebé. Así que, por qué no mejor pensamos más sobre el *tipo* de pintura.

La pintura está cargada con formaldehídos, metales pesados y compuestos orgánicos volátiles (cov), químicos que liberan gases años después de que se secó la última capa. La Organización Mundial de la Salud estima que los pintores y decoradores profesionales son hasta 40 por ciento más propensos a desarrollar cáncer pulmonar por la exposición. El único producto de consumo culpable de más cov en nuestra atmósfera es el auto.

Tal vez estás pensando que es un problema fácil. Finalmente, la pintura baja en o sin cov ha estado ahí por años, y regulaciones gubernamentales más estrictas implican que los niveles de cov bajan todo el tiempo. Pero no todas las pinturas ecológicas son iguales. Las regulaciones existentes permiten que la pintura con bajos niveles

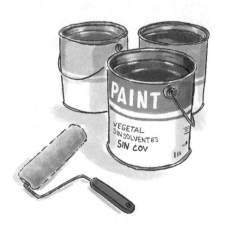

¿EL INSTINTO HOGAREÑO ES REAL?

Pregúntale a cualquier mamá y seguro escucharás algunas historias locas sobre el llamado instinto hogareño: planchar todo lo que hay de ropa en la casa (incluyendo playeras y pants), tallar los pisos con cepillos de dientes, acomodar, reacomodar y *volver a reacomodar* los mamelucos, las mantas y los pañales durante horas...

Pero ¿el instinto hogareño es *real* o está en nuestra cabeza?

Aunque un deseo compulsivo de acomodar y limpiar todo para el bebé se ha observado y documentado en una gran variedad de animales —incluyendo perros, gatos, conejos y pájaros—, no ha habido una gran cantidad de investigación sobre el instinto en los humanos. Sin embargo, un estudio reciente publicado en *Evolution and Human Behavior* confirmó lo que muchas mamás han sabido por años: el instinto hogareño es absolutamente real y tiende a aumentar en el tercer trimestre. De acuerdo con la investigación, organizar y clasificar son actividades más comunes que limpiar, y cuando el instinto llega, las mamás parecen no poder controlarse. Incluso una tarea que es ridícula en sí misma (el estudio mencionó a una mamá que quitó las manijas de sus alacenas para poder desinfectar los *tornillos*) puede parecer de gran importancia. Brotes repentinos de energía también son característicos del instinto.

Está claro que el instinto hogareño no sólo es real, sino primitivo: las mamás llegan al extremo increíble (gracioso) de tener todo ordenado antes de que llegue el bebé.

En cuanto a *por qué*, está el componente hormonal: la oxitocina, progesterona y prolactina se asocian con el vínculo entre mamá y bebé. Quizá haya un vínculo entre el comportamiento hogareño y un instinto protector desarrollado (las ratas y conejos que interrumpen cuando están haciendo su nido no resultan tan buenos padres). Algunos investigadores también creen que el instinto hogareño incluye un elemento de supervivencia. Para los ancestros era más seguro quedarse cerca de casa (lejos de depredadores) en las semanas posteriores al parto, lo que explica por qué las mamás modernas a veces se vuelven hogareñas.

Vale la pena mencionar que no todas las mamás experimentan estos impulsos, así que no tengas miedo si no te llega el intenso deseo de etiquetar todo en la cocina. (En los humanos, ¡no hacer nido *no* es reflejo de la clase de madre que serás!) Pero si llega, sólo ten cuidado de no cansarte. Evita dar vueltas con cajas pesadas o reacomodar muebles. No trabajes con limpiadores nocivos y resiste empezar proyecto demasiado ambiguo (como la remodelación completa del baño tres días antes de tu fecha de término). Y si empiezas una limpieza general, asegúrate de tomar suficientes ratos libres para descansar, rehidratarte y comer.

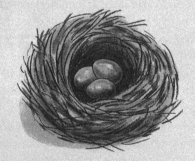

de cov (menos de 5 gramos por litro) se etiqueten como "cero cov". Muchas pinturas bajas en cov se tintan con colorantes altos en cov. Además, las empresas no están obligadas a indicar todos los químicos que utilizan en la producción de pintura (algunos ingredientes pueden etiquetarse como "patentado"). Esto significa que en el momento de aplicar tu pintura sin cov puede venir con una carga tóxica considerable.

Para un cuarto seguro y saludable, tu mejor opción es una pintura vegetal sin solventes. Las pinturas realmente ecológicas usan materiales naturales, en lugar de solventes de petróleo, bio-cidas y metales pesados. Entre las mejores marcas se encuentran ECOS Paint, Unearthed Paints y Old Fashioned Milk Paint. Alternativamente, busca una pintura de látex sin cov, tintada con un colorante sin cov: prueba Mythic Paint, Sherwin-Williams Emerald o Benjamin Moore Natura.

Incluso si eliges los productos más seguros y económicos en el mercado, ten en mente que sigue siendo mejor si *alguien más* pinta el cuarto. Aun así, toma todas las precauciones: abre las ventanas, pon ventiladores o filtros de aire, y no entres al cuarto en varios días.

¿SÍ SON NECESARIOS LOS CAMBIADORES? Y OTRAS PREGUNTAS URGENTES SOBRE LOS MUEBLES DEL BEBÉ

Hablamos sobre las cunas (así como los colchones y las cobijas para la cuna) en la "Semana 18", si es que necesitas un repaso, pero hay algunos otros elementos entre los muebles del cuarto que no hemos mencionado, y es necesario. Estoy hablando del cambiador y la mecedora.

En lo que respecta al cambiador, la pregunta que más hacen las mamás es fácil de adivinar: ¿Realmente tengo que comprar uno? Muchas mujeres te dirán que no. Los cambiadores casi siempre terminan siendo el único mueble que *no* uses mucho, a menos de que planees estar entrando y saliendo del cuarto del bebé 50 veces al día. Al contrario, estarás cambiando pañales en todos los rincones de la casa. Por otro lado, algunas mamás sienten que un lugar elevado para cambiarlo no sólo es más higiénico, sino que evita las molestias en la espalda.

Entonces, ¿cuál es la solución? En mi opinión, tus mejores opciones son dejar los cambiadores tradicionales por completo o elegir una cajonera normal que pueda fungir temporalmente como ambos. (Cubre la cajonera con un tapete acolchado para cambiar, no tóxico, colócalo bien y *voilà*: cambiador instantáneo.) Claro, muchos cambiadores modernos crecen con tu hijo. Están diseñados como vestidores normales con una bandeja removible para cambiarlo, lo que vuelve la pieza considerablemente más versátil. Lo malo es que la mayoría de los nuevos cambiadores en el

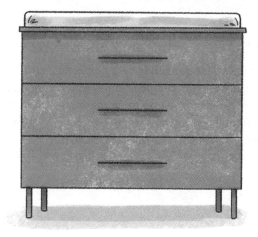

¡Bombas de grasa!

Incluso antes de embarazarme, era un poco como Big Ben. Estaba sentada en mi escritorio, en mi vieja y sofocante oficina, el reloj daba las tres y 3-2-1 venía un bostezo gigante, seguido de un estiramiento de cuerpo completo. ¡El bajón de la tarde es real, mamá! Y no fue menos intenso cuando dejé el mundo corporativo y empecé a tener hijos. Desde correr hasta las citas prenatales y corretear a un niño, las mamás embarazadas necesitan energía para sobrevivir el día.

En lugar de colaciones ricas en azúcar, busca grasas saludables; te darán emergía a largo plazo sin el bajón. ¿Uno de mis impulsos de media tarde? Las llamo bombas de grasa. Nombre chistoso, lo sé, pero lo popularizó la gente de la dieta cetogénica. Sin embargo, todos las pueden disfrutar. Siéntete libre para jugar con la receta (añade distintas especias o experimenta con aceite de coco o mantequilla de avellana). La clave es la grasa.

INGREDIENTES

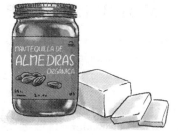

½ taza de mantequilla orgánica sin sal

½ taza de mantequilla de almendras cruda (puedes usar tahini si no comes nueces)

2 cucharadas de miel de abeja cruda o 30 gotas de stevia pura

1 cucharadita de canela

½ cucharadita de extracto de vainilla

A fuego bajo, derrite las mantequillas en una olla. Revuelve bien, quita la olla del fuego, deja que se enfríe y agrega miel y las especias. Pásalo a moldes pequeños de silicón (los moldes para hombres de gomita en la página 244 sirven) y refrigéralos 2 horas. ¡Disfruta unos cuantos en la tarde con tu té te hojas de frambuesa!

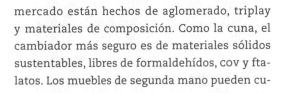

mercado están hechos de aglomerado, triplay y materiales de composición. Como la cuna, el cambiador más seguro es de materiales sólidos sustentables, libres de formaldehídos, cov y ftalatos. Los muebles de segunda mano pueden cubrirse fácilmente con una capa de pintura o tinta no tóxica. Mientras tanto, un mueble más viejo de aglomerado en realidad es más seguro para el bebé que uno nuevo, dado que probablemente ya no desprenda humores tóxicos.

MECEDORAS

Aunque el cambiador pueda ser una pieza opcional para el cuarto, te reto a que encuentres una mamá que no *ame* su mecedora. Es porque amamantar y mecer a un bebé es prácticamente un trabajo de tiempo completo, así que necesitas estar lo más cómoda posible. Determinar qué clase comprar en realidad sólo se trata de preferencias personales. Las mecedoras que se deslizan, por lo general, ofrecen un movimiento más suave y libre de esfuerzo (aunque a algunas mamás les parece que provocan náusea). Las mecedoras tradicionales, por otro lado, son clásicas y eternas, pero quizá empiecen a tronar con el tiempo y puedan necesitar un cojín o una almohada para no lastimar la espalda. Vale la pena una visita a tu tienda local de cosas para bebé, para que puedas probar algunos modelos distintos. Una vez que te haya gustado un estilo, busca una silla hecha con materiales ecológicos, de preferencia libre de ftalatos, formaldehídos y retardantes. (Monte Design y Pottery Barn tienen de estos tipos.) Las mecedoras de madera de segunda mano son grandes opciones que no te dejarán pobre.

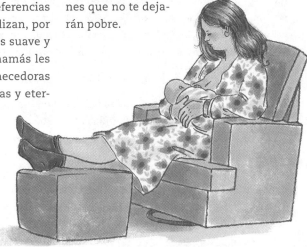

¿CUÁL ES ESTA HISTORIA DE JUGUETES?
(LA HISTORIA QUE HAY DETRÁS)

Ahora que tienes pintura no tóxica en tus paredes, asegúrate de que también los juguetes que lleguen al cuarto sean seguros. Los peluches deben estar hechos de telas orgánicas y ecológicas, como algodón o lana. Ten cuidado con juguetes antiguos e importados, sobre todo hechos en China, India y Taiwán, los cuales pueden contener altos niveles de ftalatos, arsénico o mercurio, tener detalles con pinturas de plomo. ¡Horror! (Un estudio de 2013 de Greenpeace-IPEN analizó más de 500 productos para niños fabricados en China y encontró que un tercio tenía *al menos* un metal tóxico ¡en niveles considerados dañinos para los niños!) Para evitar estos contaminantes, quédate con juguetes hechos en Estados Unidos o el norte de Europa, y compra en tiendas éticas. Y recuerda: no hay necesidad de gastar mucho. Algunos juguetes de calidad son suficientes para los recién nacidos, que preferirían morder una cuchara de madera.

¿EL COLECHO ES SEGURO?

Aunque me rompió el corazón, sabía que el colecho (técnicamente compartir la cama) no era para nuestra familia, por dos razones. Una, tengo el sueño profundo. Al crecer, mi familia solía bromear diciendo que nada —tormenta, explosión o invasión alienígena como en *Día de la Independencia*— podría despertarme. Y dos, mi marido tiene el sueño muy ligero. Mientras que a veces lucho por levantarme en la mañana, Michael lucha por dormir en la noche. Dados nuestros problemas respectivos para dormir, pensé que invitar a un bebé a nuestra cama no era una forma particularmente buena de conservar nuestra cordura. En cambio, usamos un bambineto de colecho (es decir, un bambineto que se conecta con el lado de la cama) en los primeros meses antes de pasar a cada uno de nuestros hijos a una cuna en su cuarto.

Por otra parte, conozco varias parejas que compartieron la cama y les encantó.

Por supuesto, compartir la cama facilita alimentarlo a media noche y simplifica la rutina a la hora de acostarse. Muchas familias creen que el colecho o la "cama familiar" promueve un mejor vínculo y cercanía. En algunos círculos se cree que construye autoestima y estimula la independencia, y es un principio central del movimiento de "crianza con apego".

Sin embargo, no es una práctica popular, al menos no en Estados Unidos. Fuera de la comunidad alternativa, el colecho a veces se ve con duda, burla y algunas advertencias muy serias. ¿Cuál es la principal advertencia? Simplemente no es seguro.

Pero ¿eso es cierto?

La respuesta depende de cómo definas "colecho". El término muchas veces se utiliza también para compartir la cama (una práctica que la Academia Americana de Pediatría *no* recomienda, sobre todo por evidencia —algunos dirían que evidencia muy controversial— de que compartir la cama aumenta el riesgo de SMSL. Pero el colecho es mucho más que un término general; hace referencia no sólo a compartir la cama, sino el cuarto, una práctica que no es peligrosa ni controversial. De hecho, la AAP *recomienda* compartir el cuarto porque parece disminuir el riesgo de SMSL.

¿Ya te confundí?

Cuando se trata de compartir la cama, sobre todo, no es la práctica misma la que no es segura —UNICEF y la Liga Internacional La Leche, por ejemplo, en realidad apoyan el compartir cama—, sino la *forma* en que se hace. En otras palabras, claro que hay una forma incorrecta de hacerlo, cuando se hace mal, dormir junto a un infante puede ser muy peligroso. Desafortunadamente, nuestra tendencia a agrupar las formas *seguras* con las *inseguras* les da una connotación negativa a *todas*. Esto evita que los padres hablen abiertamente sobre colecho y compartir la cama, o de buscar guía sobre cómo hacerlo con seguridad. Y eso es un problema.

$\longrightarrow$

Ya sea que pienses compartir cama, cuarto o dormir a tu bebé en su cuarto, creo que es importante señalar que el colecho no tiene que ser un absoluto. Incluso los partidarios más acérrimos de compartir cama pueden elegir no hacerlo *todas* las noches. Si tomaste algunas copas de vino, por ejemplo, puede ser más seguro dejar al bebé en su propio espacio (otra razón por la que creo que es buena idea tener el cuarto listo si es posible). Cuando mis bebés eran pequeños, yo compartí la cama cuando ellos —y quiero decir *nosotros*— tomaban su siesta. Prueba diferentes esquemas para dormir y haz lo que le funcione mejor a tu familia. Algunos padres compran "colchoncitos" especialmente diseñados que caben encima del colchón para que el bebé tenga su propio espacio seguro para dormir. Si quieres probar el colecho, es importante tomar en cuenta los siguientes lineamientos:

- Los bebés *siempre* deben dormir sobre su espalda, en un colchón firme, con sábanas ajustables, lejos de almohadas, colchas y peluches. No debería haber espacio entre el colchón y la pared o el marco hacia el que el bebé pueda rodar y caer o atorarse. Los bebés no deben dormir entre la mamá y el papá, sino entre la mamá y el borde de la cama. Los bebés *nunca* deben dormir o hacer colecho en sillones, reposets o sillas.

- Los padres que hayan consumido alcohol o drogas, tomado medicamentos que provoquen sueño, que sean obesos, duerman muy profundamente o sean sonámbulos, deberían considerar un arreglo de colecho con cuna. Los padres que fumen también deben evitar compartir la cama con un infante.

- Los bebés que se alimenten sólo de mamila deberían dormir en una cuna aparte o un colecho de cuna. (Se cree que la lactancia hace que la mamá y el bebé sean más sensibles a los movimientos del otro, y las mamás que amamantan y comparten cama se despiertan más y duermen menos profundamente, lo que reduce el riesgo de que se ruede.)

- Los bebés que comparten cama con su cuidador no deben estar envueltos.

- Los bebés menores de un año no deberían dormir junto a otros niños.

En 2016 la Academia Americana de Pediatría actualizó sus lineamientos de seguridad: la evidencia sugiere que compartir habitación con tu bebé —al menos los primeros seis meses, y de preferencia el primer año— disminuye el riesgo de SMSL ¡hasta 50 por ciento!

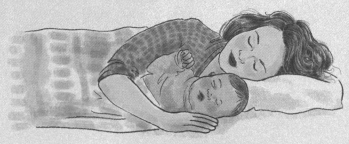

SEGURIDAD

Aunque es cierto que un bebé aún no gatea, los accidentes al rodarse son terriblemente comunes: caerse de un mueble resulta en más de 25 mil lesiones al año en Estados Unidos. En 2016 Ikea recogió voluntariamente 29 millones de baúles y cambiadores después de la muerte de al menos seis niños. Así que asegúrate de revisar la mesa y los cambiadores, libreros y centros de entretenimiento por toda tu casa para firmeza y estabilidad. Ten en mente que incluso los muebles pesados pueden ladearse cuando los cajones están afuera (esto cambia su centro de gravedad hacia adelante). Los muebles o los aparatos electrónicos (como tu televisión) que pudieran voltearse necesitan estar anclados a la pared con tiras de seguridad o ménsulas. Colocar topes en los cajones para que los niños no puedan abrirlos por completo (lo que muchas veces hacen para poder escalar) puede aumentar la seguridad. Tampoco guardes objetos particularmente atractivos, como peluches o juguetes, encima de muebles que un niño pueda escalar.

Evita colgar cualquier cosa pesada en las paredes arriba de la cuna del bebé, como espejos, repisas o marcos elaborados. Las fotos deben colgar al menos 45 centímetros por encima del riel de la cuna, lejos del alcance de su brazo. (Las calcomanías de pared y los cuadros sin marco son grandes alternativas frente a cuadros con marco porque no llevan vidrio.) Los móviles de la cuna deben ir *al menos* 30 centímetros lejos de su cara. Los cordones nunca deberían colgar *hacia* la cuna, y los móviles deben quitarse tan pronto como el bebé pueda levantarse en manos y rodillas. Ten cuidado de los móviles desmontables (podrían caerse y volverse un riesgo de sofocación), así como los móviles viejos o antiguos que no pasen las inspecciones actuales de seguridad. Yo preferí colgar mi móvil sobre la mecedora porque daba al bebé algo que mirar mientras lactaba. También podrías colgar uno sobre el cambiador para distraerlo mientras lo limpias.

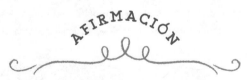

AFIRMACIÓN

Abrazo el profundo regalo de la maternidad. Estoy bendecida por la increíble oportunidad de criar a un ciudadano del mundo amable y compasivo.

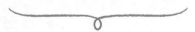

DECORACIÓN Y JUGUETES

Es tentador comprar cada juguete, peluche, libro y sonaja que puedas encontrar, sobre todo si es la primera vez que eres mamá, pero una caja de juguetes llena es un desperdicio de tiempo, dinero y espacio; después de todo, los niños se aburren rápidamente y es sabido que los niños pequeños ¡se enamoran más de la caja en la que viene un juguete que con el juguete mismo! Otro factor importante a considerar: el tiradero. Entre más cositas y juguetes guardes en su cuarto, será más probable que te tropieces o pises todo en medio de la noche. (¡Los golpes en los dedos duelen!) Si te regalan suficientes juguetes en tu *baby shower* como para llenar una juguetería, considera empacar la mayor parte por ahora. Rota los juguetes periódicamente y extenderás la vida de cada objeto por años.

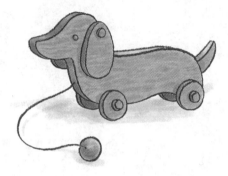

Pendientes

- Puede haber un montón de cobijas, juguetes y peluches adorables entre los que puedes elegir, pero los bebés no necesitan un montón de *cosas* y tampoco tienen un ojo particularmente exigente cuando se trata de diseño de interiores. Así que, al crear su cuarto, recuerda mantenerlo simple, querida. Diviértete, hazlo funcional, pero no sudes por las cosas pequeñas.

- La verdadera pintura de leche es una de las más ecológicas y no tóxicas del mercado, pero no provee mucha consistencia de color; es famosa por dar a los muebles una imagen moteada, "de viejo mundo". Busca imágenes en Google y Pinterest de "pintura de leche" y encontrarás un montón de tutoriales hermosamente estresantes que puedes hacer tú misma. ¿Quién sabe? Quizá te inspire para hacer un diseño completamente distinto.

- Para más consejos sobre el colecho seguro y compartir la cama, ve el Laboratorio de Comportamiento de Sueño de la Madre y el Bebé de la Universidad de Notre Dame (cosleeping.nd.edu).

PARTO

NATURAL DESPUÉS DE CESÁREA

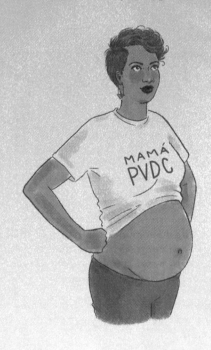

¿QUÉ PASA CON EL *bebé?*

¿Has visto un esquema de los pulmones humanos? Dentro de cada uno hay una densa red de vías respiratorias (bronquiolos) que parecen ramas extremadamente intrincadas. Al final de cada rama hay un cúmulo de sacos de aire (alveolos), como racimos de uvas. Cada vez que respiramos, el aire pasa a través de los bronquiolos, inflando los alveolos; nuestra sangre toma el oxígeno de estas pequeñas bolsas de aire. Pero estando en el útero, los pulmones del bebé están llenos de líquido amniótico. Esto hace que los alveolos estén pegados, dificultando que se inflen al momento de nacer. Y es por eso que la semana 26 es una etapa vital en el desarrollo del bebé. Ahora mismo, sus pulmones cambian de la fase "canalicular" a la "sacular", y producen una sustancia jabonosa llamada surfactante. Así como el jabón de trastes rompe la tensión superficial del agua (agrega una cucharada de jabón para trastes y una gota perfectamente redonda se aplanará), el surfactante jabonoso rompe la tensión superficial del líquido en los alveolos. Esto permite que los pulmones del bebé se drenen y se llenen de aire; también previene que los sacos de aire se colapsen cada vez que exhala. Todo en preparación de esos enormes y dulces gritos.

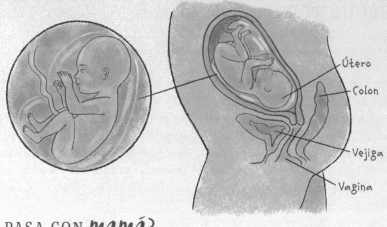

¿QUÉ PASA CON *mamá?*

En cuanto al *aire*, hay algo que habrás notado: gases. Sí. La desaceleración de tu digestión significa que hay más tiempo para que se formen gases en tu intestino y sólo hay dos formas de que salgan: eructos o pedos. Conforme crece y crece el bebé, los órganos de tu sistema digestivo sólo se comprimen más. La relajación de tus músculos provocada por la progesterona hace que seas menos capaz de... *apretar*. ¿La relajación? ¡Bombazos! No te preocupes, mamá. La flatulencia es común en el embarazo, por vergonzosa que sea. Sin embargo, si un caso de gases te tiene molesta, intenta eliminar las bebidas con gas y los alimentos fritos de tu dieta, dado que pueden provocar malestares gastrointestinales. Tomar una enzima digestiva con las comidas puede ayudar también. Y si todo falla, siempre puedes culpar al bebé.

Solía ser un estándar médico: "Una vez que hay cesárea, siempre cesárea". En otras palabras, una vez que una mamá dio a luz por cesárea, nunca más podía experimentar un parto vaginal. En estos días, sin embargo, más y más mujeres están intentando un parto vaginal después de cesárea (PVDC). Y estadísticamente hablando, las probabilidades definitivamente están a su favor.

Entre 60 y 80 por ciento de las mujeres que dan a luz a su primer hijo por cesárea e intentan un PVDC tendrán éxito.

Algunas prácticas de partería (y de obstetras de visión natural) tienen índices de éxito de PVDC de 90 por ciento. Incluso el Colegio Americano de Obstetricia y Ginecología recomienda la práctica para ciertas clases de mujeres de bajo riesgo. Pero éste no es el mensaje de esperanza que recibirás de la *mayoría* de los ginecobstetras. De hecho, muchos médicos intentarán disuadirte, asumiendo que el hospital en que darás a luz no tenga una prohibición de PVDC. ¿Qué pasa?

BREVE RECUENTO DEL PVDC

Aunque pueda ser una sorpresa, la cesárea es un procedimiento antiguo. La primera cesárea con éxito que se hizo en América fue a finales del siglo XVIII, pero hay referencias de la cirugía en la mitología y el folclor egipcios, griegos y romanos, así como en antiguos textos chinos. El nombre mismo, cesárea, se creía que había surgido del nacimiento de Julio César en el primer siglo antes de Cristo, aunque es cuestión de debate, dado que la madre de César aparentemente vivió lo suficiente para ver a su hijo ser adulto. Porque ésa es la cuestión con las cesáreas de la vieja escuela: no sólo eran peligrosas, eran mortales. De hecho, se hacían *sólo* para salvar la vida del bebé cuando la madre tenía una muerte segura en el parto. (*Qué triste.*)

Lo que solía ser una operación grotesca, cambió dramáticamente gracias al milagro de la medicina moderna. El desarrollo de la anestesia local (contra la general), el descubrimiento de antibióticos para tratar infecciones y el avance de las técnicas quirúrgicas (el notable corte transversal de un lado a otro, en lugar del vertical) volvieron a las cesáreas increíblemente seguras para muchas las mujeres. Es comprensible que los médicos empezaran a apoyarse más en esta forma de parto segura, sobre todo en el caso de bebés de nalgas y como una forma de evitar la asistencia de fórceps (que en su momento tenía un alto índice de lesión para la mamá y el bebé).

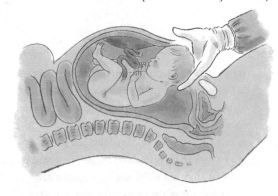

PARTO POR CESÁREA

La creciente popularidad del monitoreo fetal y la ayuda en la labor, como el Pitocin, impulsaron el índice de cesárea todavía más. Algo que había sido relativamente raro antes —sólo 5 por ciento de los partos terminaban en cesárea en 1970—, de pronto se había vuelto terriblemente más común. Para 1980 el índice subió a 16 por ciento. Hacia finales de la década, casi un cuarto de todos los partos era quirúrgico. Cuando le sumas que cualquier mujer con cesárea ya estaba condenada a otra —recuerda, una vez cesárea, siempre cesárea—, los partos quirúrgicos se dispararon.

Esto provocó una crisis de salud pública. Los PVDC —comunes en Europa y virtualmente desconocidos en Estados Unidos hasta 1950— estaban disponibles otra vez. Varios estudios a gran escala confirmaron su relativa seguridad, y para la década de 1990 la posición oficial del Colegio Americano de Obstetricia y Ginecología era que una prueba de labor después de cesárea (TOLAC) era adecuada para la mayoría de las mujeres. Así,

QUÉ DICEN OTRAS *mamás naturales*

Ashley: Después de mi cesárea, quería probarme a mí misma que podía parir a mi hijo y que mi cuerpo no estaba roto. Mi PVDC fue hermoso y sanador, ¡un éxito increíble!

Vanessa: La mañana después de mi PVDC, le dije a mi esposo que me había atropellado un camión, pero también sentí que podía lanzar un camión. Fui con la confianza de que mi cuerpo podía hacerlo y nadie podía hacerme cambiar de opinión. Toda la experiencia fue extremadamente empoderadora.

Hanna: Quería hacer un PVDC hasta que el ritmo cardiaco de mi hija cayó y no tuve opción más que hacer otra cesárea. Soy una persona muy activa, pero la recuperación tomó mucho más de lo esperado.

Kelly: Con mi segundo embarazo quise probar un PVDC. Llegué a 42 semanas y todos estaban nerviosos. Pero a través de la fe, la oración y la preparación, mi hija nació fácil y tranquilamente. ¡Fue el parto más increíble!

Kimberly: Había dudas y preocupaciones de la gente a mi alrededor, ¡pero mi esposo y yo insistimos! Leíamos y leíamos, e investigamos e investigamos, y la hermosa guía de una gran partera nos ayudó a sentir que podíamos lograrlo. Ahora he tenido tres PVDC y fue maravilloso ser capaz de lograrlo de la manera natural.

el número de PVDC subió dramáticamente y el número de cesáreas empezó a bajar.

Eso pudo haber sido el final de nuestra historia. Pero, adivina qué pasó...

Los PVDC empezaron a tratarse como partos naturales. Se inducía a más y más mujeres intentando tener un PVDC, aun si las investigaciones mostraban que la inducción aumentaba el riesgo de complicaciones. ¿También preocupante? El Colegio informó sobre compañías de seguros que intentaban volver la TOLAC *obligatoria*, en lugar de determinarlo caso por caso después de una discusión entre paciente y doctor. (¿Por qué? Porque un parto vaginal es más barato que una cesárea.)

No sorprende que los médicos vieran un aumento en el índice de lesiones y e incluso muerte fetal después de que el PVDC saliera mal. (También les llegaron bastantes demandas.) Para 1999 el Colegio había revertido el curso; los nuevos lineamientos dijeron que tanto un médico como un anestesiólogo debían estar a la mano en todas las TOLAC "por si acaso". El índice de seguros por negligencia médica llegó al cielo. Hoy, a pesar del apoyo para la TOLAC de parte del Colegio Americano de Enfermeras-Parteras y el Colegio de Obstetras y Ginecólogos (que atenuó sus lineamientos nuevamente en 2010), casi la mitad de los hospitales en Estados Unidos obligaron a aplicar prohibiciones de PVDC. El parto vaginal después de cesárea se considera riesgoso, peligroso y definitivamente controversial. ¿Y el índice de cesáreas? En 33 por ciento, y es el más alto que ha habido.

SOBRE LOS RIESGOS...

¿Exactamente qué es "riesgoso" en el PVDC?

La preocupación número uno sobre el PVDC es el potencial de ruptura uterina, una separación o ruptura del útero, en el lugar de la previa incisión (la cicatriz). Aunque es extremadamente rara, la ruptura uterina es posible durante *cualquier* parto, ya sea que hayas tenido una cesárea antes o no. La "ruptura uterina" también es una clase de término general, englobando varios tipos distintos de complicaciones. En las circunstancias más serias —una "ruptura catastrófica"—, el útero se rasga en el lugar de la cicatriz, el saco amniótico se rompe y el bebé es empujado hacia la cavidad abdominal. Como el nombre sugiere, una ruptura catastrófica es algo muy serio. Requiere una intervención quirúrgica inmediata y, en 6 por ciento de los caos, el resultado es la muerte fetal.

El otro tipo de ruptura —una ruptura incompleta— es mucho menos seria, en tanto que la cicatriz sólo se adelgaza o estira, pero el útero y el saco amniótico siguen intactos.

Además del potencial de ruptura uterina, hay otros riesgos asociados con la placenta adherida, una condición en que los vasos sanguíneos de la

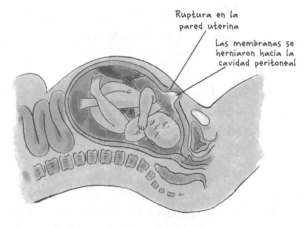

Ruptura en la pared uterina

Las membranas se herniaron hacia la cavidad peritoneal

RUPTURA UTERINA

placenta se adhieren demasiado a la pared uterina. La placenta adherida no es *provocada* por el PVDC; la condición misma se desarrolla mucho antes del parto. Es, sin embargo, una emergencia muy seria, potencialmente mortal. Que la placenta no se desprenda del útero puede provocar una hemorragia masiva. Entonces, la placenta debe eliminarse quirúrgicamente, algunas veces a través de una histerectomía. La placenta adherida tiene un índice de muerte materna alto (7 por ciento).

Licuado de jengibre y moras azules

Apoya el crecimiento pulmonar del bebé con una explosión de antioxidantes. Estos maravillosos agentes son excelentes para la salud bronquial y capilar, y proveen un montón de beneficios más. Los alimentos que son especialmente altos en antioxidantes incluyen moras goji, frambuesas, chocolate amargo, cúrcuma y ajo, pero este licuado refrescante lleva moras, uvas y jengibre. La proteína el polvo, además, le agrega más energía.

INGREDIENTES

1 taza de moras azules orgánicas congeladas

1 taza de uvas rojas orgánicas congeladas

1½ tazas de agua de coco sin endulzar

1 cucharadita de jengibre fresco rallado

1 cucharada de miel de abeja cruda

2 cucharadas de proteína en polvo (opcional)

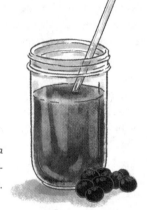

Echa todo en una licuadora (añade hielo si es necesario) y licua. Para mantener tu glucosa estable, bébelo acompañando con un par de huevos en la mañana o un puñado de nueces como colación de la tarde. Rinde 2 porciones.

DADO EL RIESGO, ¿POR QUÉ ALGUIEN LO INTENTARÍA?

Admito que sólo escribir sobre ruptura uterina y placenta adherida me da miedo, y es comprensible que las mujeres estén temerosas de los riesgos asociados con el PVDC. Quiero decir, ¿por qué *alguien* lo intentaría? Y aún más al respecto, ¿por qué lo recomendaría una asociación médica?

La respuesta es muy simple: los riesgos asociados con el PVDC son *menores* que los asociados con la repetición de una cesárea.

Te daré un minuto para que se te pase la sorpresa.

Verás, entre las mujeres que tuvieron cesárea y tienen una cicatriz transversa baja (una incisión de lado a lado o de "bikini"), el riesgo de ruptura uterina en un PVDC es menos de 1 por ciento. De acuerdo con algunos estudios puede ser tan bajo como 0.2 por ciento, o 1 de cada 500. Esto significa que, dependiendo de qué estadística cites, el riesgo de ruptura uterina es comparable con —o incluso menor— el riesgo de aborto espontáneo en una amniocentesis (procedimiento, cabe señalar, que los médicos recomiendan con regularidad).

En el caso de placenta adherida, el riesgo no aumenta por el PVDC, sino con la *cesárea*. La probabilidad de desarrollar adherencias aumenta con cada cirugía que tengas (así como tu riesgo de infección, sangrado o hemorragia, lesión de vejiga o intestino, y problemas con la cicatriz). El riesgo de placenta adherida después de sólo dos cesáreas es *mayor* que el riesgo de ruptura uterina durante un PVDC programado no inducido.

¿No te parece interesante que tu proveedor de salud te comente los riesgos del PVDC, pero quizá no diga nada sobre los riesgos de repetir una cirugía abdominal?

Si asumimos que eres candidata para un PVDC, hay toneladas de beneficios con la ruta vaginal: menos complicaciones, estadía más corta en el hospital, recuperación más rápida. Obtendrás un estímulo hormonal asociado con la labor, sobre todo de oxitocina, que ayuda a aliviar el dolor, promueve el vínculo mama-bebé y encoge el útero después del parto. El bebé también obtiene beneficios de un parto vaginal: pasar a través del canal de parto lo obliga a sacar el líquido amniótico de los pulmones, reduciendo su riesgo de desarrollar alergias y asma. También lo expone a una plétora de bacterias beneficiosas que pueden disminuir su riesgo de desarrollar enfermedades inflamatorias, como la enfermedad de Crohn.

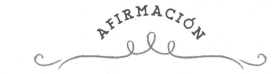

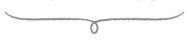

Soy mi propia defensora. Estoy rodeada de gente que me apoya. Tomo decisiones perfectas para el bebé y para mí.

¿ERES BUENA CANDIDATA?

Aunque la mayoría de las mujeres con cesárea —más de 90 por ciento, de acuerdo con la Asociación Americana del Embarazo— son candidatas, el PVDC no es para todas. Debes discutir los pros y contras, y las especificaciones de tu embarazo con tu proveedor. Pero en general, las mujeres que no tienen problemas médicos importantes no han tenido previas rupturas uterinas y su bebé tiene la cabeza abajo, pueden esperar un buen resultado. (Las mujeres que han experimentado un parto vaginal previo tienen índices particu-larmente altos de éxito en el PVDC.) Además, las mamás que esperan tener un PVDC tendrán una mayor oportunidad de éxito si cumplen con los siguientes criterios:

♡ Tu embarazo es de bajo riesgo y subiste una cantidad adecuada de peso. Las mujeres con sobrepeso u obesas, o que subieron más de 18 kilos en el embarazo, tienen menor probabilidad de éxito en el PVDC.

♡ No has tenido más de dos cesáreas anteriores.

- ♡ Tuviste una incisión transversal baja en tu cesárea. Las mujeres con cicatrices verticales o en forma de T en general no son candidatas para el PVDC porque es mucho más probable que esas incisiones se abran.

- ♡ Tu cesárea anterior fue resultado de un incidente aislado (por ejemplo, una presentación de nalgas) que no se repitió en tu actual embarazo.

- ♡ Tu placenta no cubre tu cicatriz de cesárea (lo que aumentaría tu riesgo de placenta adherida).

- ♡ Tu bebé no tiene más de una semana fuera de término.

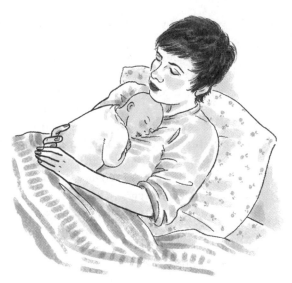

PREPARARTE PARA ELLO

¿Quieres aumentar tus probabilidades de un parto vaginal exitoso? Entonces necesitas:

- ♡ Junta tu historial médico. Es la única manera de estar segura del tipo de cicatriz que tienes; en realidad, es posible tener una incisión de lado a lado *por fuera* y una incisión vertical *por dentro*. También serás capaz de conocer exactamente qué factores contribuyeron a tu cesárea anterior.

- ♡ Encuentra un proveedor que considere el PVDC. Incluso si tu médico es pro PVDC, el hospital donde trabaja tal vez no. Conoce la política oficial sobre el PVDC en el lugar donde planeas dar a luz, y ten en mente que estar con una partera puede mejorar significativamente tus probabilidades. Si no te sientes cómoda con tu proveedor, ¡cambia a otro!

- ♡ Contrata una doula calificada. Su apoyo y experiencia serán invaluables en el parto. Las doulas también pueden ayudar a calmar y empoderar a los padres nerviosos.

- ♡ Escribe un plan de parto. La verdad es que todo parto es único e impredecible, pero escribir tus preferencias te ayudará a prepararte para cualquier sorpresa o complicación que pueda surgir. Hablaremos más al respecto en la siguiente semana.

- ♡ Aclara tu mente. Así como te comprometiste con un embarazo y un parto natural, es importante comprometerte con la TOLAC; es muy fácil sentirte descorazonada o influida si no vas con una visión positiva y determinada. Busca ayuda de grupos de apoyo de PVDC, escucha afirmaciones de parto, lee historias empoderadoras de parto (tenemos miles en www.mamanatural.com) y visualízate dando a luz con un parto vaginal exitoso. Si tu marido o pareja se resiste a la idea, considera hacer una cita con tu partera para que ambos puedan discutir sus preocupaciones.

- ♡ Cuídate. Lo más importante que puedes hacer para aumentar tu probabilidad de un PVDC exitoso es comer sano, hacer ejercicio con regularidad y dormir bien. Volver tu salud una prioridad disminuye tu riesgo de complicaciones que puedan llevarte a la categoría de alto riesgo. También reduce la probabilidad de que necesites intervenciones durante el parto; todo lo que puede ser el éxito o la ruina de un PVDC.

♡ Haz tus posiciones pélvicas. Una pelvis alineada ayudará a que te sientas mejor en el embarazo y podría implicar un parto más fácil. Asegúrate de hacer tus ejercicios a diario (ve la "Semana 23") y considera el cuidado habitual de un quiropráctico Webster. No olvides la posición pélvica de energía en la página 234; ayuda a fortalecer tu pared pélvica y practica respiración profunda, ambas cosas son esenciales para los partos vaginales no medicados.

el Pendientes

- La Red Internacional de Concientización sobre la Cesárea (ICAN) es una fuente fenomenal para mamás con cesárea que necesitan apoyo o buscan un PVDC. Los grupos ofrecen reuniones semanales o mensuales, y la página web (ican-online. org) está llena de información invaluable.

- El PVDC puede ser una opción todavía, incluso si no cumples todos los criterios dados en las páginas 265-266. Por ejemplo, la inducción durante un PVDC no queda totalmente fuera, sólo necesita hacerse con bastante cuidado. Habla con tu proveedor de salud sobre las características de tu embarazo y no dudes en buscar una segunda opinión.

- ¿Ya fuiste al dentista? ¿No? Bueno, no es demasiado tarde para una limpieza de rutina. Recuerda, el aumento de hormonas asociado con el embarazo puede provocar inflamación, acumulación de placa y contribuir a las caries, además de que el desgaste dental se ha vinculado con el parto prematuro.

¿Deberías escribir un plan de parto?

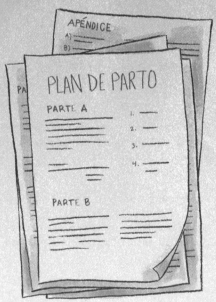

¿QUÉ PASA CON EL *bebé?*

Cualquiera que haya visto un parto real —ya sea real en videos de YouTube o *reality shows*—, sabe que los recién nacidos no salen del vientre perfectamente limpios y rosados. Pero ¿sabías que su apariencia resbalosa y viscosa no sólo es por la sangre y los fluidos corporales? Muchos bebés salen del vientre con una capa cremosa y aceitosa que huele como leche materna y se ve como queso feta. Se llama *vérnix caseosa* (lo que, aunque no lo creas, es latín para "barniz de queso"). Y a las 27 semanas, tu bebé la empieza a producir. ¿Por qué? La *vérnix* funciona como impermeable, en tanto que previene que los bebés se arruguen después de flotar en líquido amniótico nueve meses. Los protege de bacterias y patógenos por dentro y por

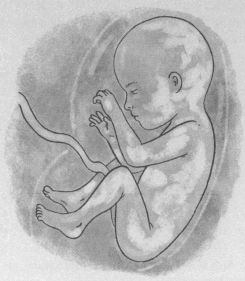

A LAS 27 SEMANAS, EL BEBÉ EMPIEZA A PRODUCIR VÉRNIX.

fuera del vientre (la *vérnix* tiene proteínas inmunológicas similares a las de la leche materna). De la misma manera, lo protege de la exposición al meconio y es quizá el mejor humectante del mundo. Pero, si somos honestos, la *vérnix* también se ve un poco asquerosa, que es por lo que muchas enfermeras corren por una toalla para quitarlo. ¿Mamá? No dejes que lo hagan. Además de tener una miríada de beneficios para la salud, los estudios muestran que retrasar el primer baño del bebé —de preferencia 24 horas— mejora significativamente la lactancia. Incluso la Organización Mundial de la Salud recomienda dejar la *vérnix*. No laves este magnífico regalo de la naturaleza. Úntalo.

¿QUÉ PASA CON *mamá?*

Durante mi primer embarazo, una querida amiga mía me advirtió algo: no esperes para terminar proyectos ambiciosos como decorar el cuarto del bebé, dijo, porque estarás demasiado grande y demasiado cansada para hacer casi nada una vez que llegues a la semana 34. Algunas mujeres se sienten tristes desde el primer mes hasta el último, mientras que otras se mantienen sorprendentemente activas hasta que se rompe su fuente. Pero una cosa es cierta, conforme llegas al tercer trimestre, las cosas empiezan a cambiar, ¡y rápido! Así que, si todavía no has tomado tu clase de educación para el parto, planeado tu *baby shower* o tomado decisiones sobre dónde comerá el bebé, dónde dormirá y dónde lo cambiarás, ahora es el momento.

Un secreto que la mayoría de los médicos y enfermeras no te dicen: a nadie le importa tu plan de parto.

Lo siento. Sé que suena rudo, pero es cierto; los planes de parto se han convertido en un chiste entre las enfermeras de labor y parto. Un refrán muy popular en las áreas de maternidad por todo el país dice: "Entre más detallado es el plan de parto, más probable es la cesárea". De hecho, incluso puedes encontrar una serie de parodias para los planes de parto por todo el internet. (Uno de los más graciosos, publicado en la revista literaria *McSweeney's*, comenta las demandas molestas y exageradas de los padres ficticios Jeff y Jamie: "Cuando aparezca la corona del bebé, por favor apaguen la música porque Jeff estará leyendo en voz alta de *Be Here Now*, de Ram Dass".)

¿De dónde sale toda esta crítica contra los planes de parto?

Los planes de parto —inexistentes antes de 1980— surgieron como una forma de facilitar la comunicación entre los futuros padres y sus proveedores de salud. También se suponía que evitarían tomar decisiones médicas importantes a la mera hora. Son documentos que incluyen tus preferencias sobre el parto. Mencionan todo, desde medicamentos para el dolor hasta el uso de intervenciones, e incluso notas sobre la música que te gustaría escuchar y la luz que prefieres. Suena inofensivo, ¿cierto? En algún punto del camino, sin embargo, los planes de parto empezaron a adquirir un tono de "nosotros contra ellos". En lugar de una lista de *preferencias*, se volvió una lista de *demandas*. En lugar de ser documentos evolutivos, se volvieron cada vez más rígidos e inflexibles. El personal del hospital empezó a percibir a las mujeres que escribían manuales de instrucciones elaboradas en varias páginas como controladoras, mal informadas y quisquillosas.

La gran ironía es que el miedo de que sus deseos no sean respetados en la sala de parto es, en primer lugar, la propia razón de que muchas mujeres escriban planes de parto tan rígidos.

La cosa es así: los planes de parto *son* útiles y *son* importantes, especialmente si buscas un parto natural sin medicamentos. El proceso de escribir uno es una gran manera de informarte sobre las opciones que tendrás en la labor y el parto. También te da la oportunidad de pensar sobre lo que podrías querer para manejar una complicación. Pero hay una forma útil —y una no tan útil— de empezar a escribir uno.

ENTENDER LO QUE ES Y LO QUE NO

Consulta cualquier libro de bebés o una página web sobre paternidad y muchos dirán que un plan de parto es un mapa o guía para realizar tu visión de un parto ideal. Aun si esto es parcialmente cierto, no es toda la historia; de hecho, el término "plan de parto" puede malinterpretarse. Como cualquiera con experiencia te diría, lo único sobre lo que puedes planear es que cada parto es único e impredecible. Entonces un documento que escribes semanas o incluso meses por adelantado es posible que necesite ajustes menores (si no es que mayores) llegando el gran día. Una vez que entren esas contracciones, por ejemplo, quizá te des cuenta de que sí quieres esa epidural. O puedes descubrir que realmente sí necesitas esa cesárea. Es por eso es que un buen plan no debería sólo describir tu mejor escenario, sino incluir tus preferencias en caso de que las cosas *no* salgan como las planeaste.

Ten en mente que quizá no estés lista para empezar a escribir tu plan hasta dentro de varias semanas, y está bien. Porque antes de que empieces a poner las cosas en papel, hay algunas que necesitas comprender:

Conoce tus prioridades. En años recientes han aparecido en internet un montón de planes de parto para descargar, del estilo que sólo llenas. Aunque pueden ser de ayuda para empezar, muchos tienen páginas y páginas, o contienen información médica irrelevante y obsoleta. (Los enemas y rasurar el vello púbico, por ejemplo, ya no son rutinarios en la mayoría de los hospitales, pero te darás cuenta de que están listados en casi todos los planes de parto prediseñados.) Lo que es más preocupante: los planes de parto generados en internet rara vez vienen con instrucciones, así que los padres primerizos muchas veces sólo empiezan a marcar cosas por ocurrencia o porque "suena" bien.

Por ejemplo, puedes decidir que te gustaría dar a luz en cualquier posición en la que te sientas más cómoda —en una pelota, sobre manos y rodillas, etcétera—, pero si señalas que *también* quieres un monitor fetal electrónico continuo, probablemente estarás confinada a una cama y no podrás moverte libremente. Estas dos preferencias, entonces, son en esencia incompatibles. O puedes especificar que no quieres "solución salina" o "heparina" bajo ninguna circunstancia, pero si eliges una epidural, *debes* tener una. El punto es que necesitas comprender todo lo que incluyas en un plan de parto y ser muy honesta sobre lo que quieres. No escribas nada sólo porque sientes que *deberías*. Los planes de parto son muy íntimos y personalizados. Deberían reflejar tus puntos de vista, no los de alguien más.

Conoce tus opciones. Tu experiencia de parto ideal puede incluir una tina de hidromasaje y velas, pero si estás planeando parir en un hospital ultraconservador —donde las mujeres en parto activo no reciben comida, están conectadas a un monitor fetal y sobre su espalda—, puedes olvidarte de todo eso. (Es más, te reto a que encuentres *cualquier* hospital que te permita prender velas; ¡tremendo riesgo de incendio!)

Por eso es tan importante tener claras las políticas de tu hospital o centro de maternidad *mucho* antes del día de parto.

De la misma manera, comenta tu plan de parto completo con tu proveedor de salud mucho antes de entrar en labor. Y si en algún momento te das cuenta de que tus planes y el practicante que elegiste no son compatibles, considera incluso cambiar de proveedor.

Aprende qué sucede. Yo ya sabía mucho antes de embarazarme que quería un parto vaginal, pero

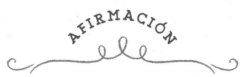

Visualizo un parto natural y pacífico. El embarazo no es una condición médica. Es una parte hermosa, pero completamente común de la vida.

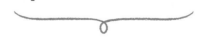

ATERRIZA TU PLAN DE PARTO

DE LA ENFERMERA/DOULA *Maura*

He asistido más de 150 partos y *nunca* he visto que un plan de parto sea útil en el cuarto de parto. Eso puede sonar sorprendente, pero la verdad es que ningún plan de parto, sin importar lo meticulosamente escrito que esté, puede protegerte de una dificultad en el parto o de complicaciones inesperadas en el gran día.

¿Eso significa que no deberías molestarte en escribir uno? ¡De ninguna manera! He visto cosas maravillosas surgir de un plan de parto, aunque los beneficios a veces se dan mucho antes del cumpleaños del bebé. Me viene a la mente una clienta en particular. Esta mamá estaba *preparada*: tomó un curso de educación de parto natural, leyó todos los libros sobre parto y lactancia, contrató una doula y buscó en internet información basada en evidencias. Su marido y ella tenían claro y estaban seguros de cómo querían que todo se diera. Pero cuando trajeron su plan de parto en su revisión de 36 semanas, su proveedor de salud descartó sus deseos.

Mi clienta había planeado un monitoreo intermitente con Doppler; resultó que la política del hospital dictaba el uso continuo de un monitor fetal electrónico.

Mi clienta quería evitar los fluidos intravenosos durante el parto; su proveedor insistió en que no era negociable.

Mi clienta había esperado que su fuente se rompiera sola; su proveedor le dijo que era una práctica estándar romper el saco al admitirla.

¿Qué hizo esta mujer? Tomó su plan de parto y salió *corriendo*. Con sólo unas cuantas semanas antes del parto, cambió a la práctica de partería y terminó teniendo el parto que quería. ¿La mejor parte? Cada aspecto de su plan de parto se siguió tan bien, que ni siquiera tuvo que sacarlo durante el parto.

Sólo porque un plan de parto no sea de mucha ayuda cuando ya estás con contracciones, no significa que escribir uno no sea útil. Un plan es una maravillosa herramienta educativa para tu pareja y tú. Puede incluso enfrentarte a la realidad, tan necesario a la mera hora. Ojalá que hayas estado discutiendo tus preferencias con tu partera o médico desde el principio, pero presentar un plan de parto te ayudará a determinar si tus deseos y los estándares de cuidado de tu proveedor de salud realmente son compatibles.

también sabía que siempre había la posibilidad de una cesárea. Es por eso que mi primer plan de parto incluía mis preferencias en caso de terminar en un quirófano. (¿Mi primera prioridad? Contacto inmediato piel con piel y lactancia inmediata si fuera posible.) Nadie *quiere* pensar sobre todas las cosas que pueden salir mal en un parto, por supuesto, pero tampoco quieres estar tomando decisiones importantes entre contracciones (¡por razones obvias!). Revisa el capítulo "Cesárea delicada" ("Semana 38") para formas de naturalizar un parto quirúrgico si resulta necesario. Imagina todas las posibilidades ahora y te sentirás más segura de tus decisiones en el cumpleaños del bebé.

Piensa también en lo que sucede después *del parto.* Las futuras mamás (¡y los papás!) tienen muchas decisiones que tomar sobre la labor y el parto, pero la toma de decisiones no se detiene cuando dejas de pujar. Por el contrario, sólo comienza. ¿Amamantarás al bebé o le darás mamila? ¿Circuncidarás a tu hijo (y si es así, cuándo)? ¿Conservarás o donarás el cordón umbilical? Aunque cada plan de parto sea diferente, la siguiente lista contiene tópicos en los que debes empezar a pensar. (Y no te preocupes si no conoces estos términos. Los veremos en el resto del libro.)

DURANTE EL PARTO

Monitor fetal electrónico (MFE). ¿Continuo o intermitente?

Libertad de movimiento. ¿Te gustaría estar de pie y caminar durante la labor de parto? ¿Que permitan el uso de una pelota, barra o banco? ¿Te gustaría elegir la posición en que des a luz?

Comer y beber. ¿Te gustaría poder comer algo durante el parto? ¿Administrar fluidos intravenosos? ¿Preferirías evitar la intravenosa de rutina?

Analgésicos. ¿Te gustaría que hubiera analgésicos a tu disposición? ¿Te gustaría que te dijeran el momento en que seas candidata para una epidural?

Inducción y aumento de labor de parto. ¿Preferirías evitar el uso de Pitocin, si es posible? ¿Qué te rompan la fuente artificialmente o permitir una ruptura natural?

Método de parto. ¿Planeas un parto vaginal, por cesárea, PVDC o en agua?

DESPUÉS DEL PARTO

Vínculo mamá-bebé. ¿El contacto inmediato piel con piel es importante para ti? ¿Te gustaría retrasar los exámenes de rutina del bebé, menos el Apgar?

Lactancia. ¿Te gustaría empezar a amamantarlo de inmediato? ¿Te gustaría ver a una consultora de lactancia? ¿Te gustaría evitar los chupones, la fórmula, las pezoneras y los suplementos?

Cordón umbilical. ¿Te gustaría retrasar el corte del cordón umbilical? ¿Planeas guardar o donar el cordón umbilical?

Placenta. ¿Planeas conservar la placenta?

Exámenes de rutina. ¿Te gustaría retrasar o rechazar alguno de los siguientes exámenes de rutina: punción de talón, ungüento de ojos, de vitamina K, hepatitis B?

Baño del recién nacido. ¿Te gustaría retrasar específicamente el primer baño del bebé? ¿Que sólo lo hagas tú o tu pareja?

¿DEBO INVITAR A MIS OTROS HIJOS AL PARTO?

Otros niños han sido testigos de la llegada de sus hermanos durante siglos. Y así como ver a alguien amamantar desmitifica la práctica, lo mismo puede decirse del pato natural. Habla con tu proveedor si estás pensando tener a tus hijos presentes en el parto, porque muchos hospitales no permiten niños en el cuarto de parto. Los centros de maternidad tienen políticas variadas. (Si vas a parir en casa, por supuesto, esto no es un problema.)

Si decides hacerlo, habla con tus hijos ahora sobre el proceso del parto, si es que no lo has hecho. Considera ver algunos videos de partos empoderadores (y *bien seleccionados*), o leer historias juntos sobre el desarrollo del bebé en el útero. Esta preparación es importante, dado que es difícil anticipar cómo responderá un niño al verte pasar por una experiencia tan intensa. Ten en mente que no sabes cómo responderás *tú* tampoco.

Algunas mamás son capaces de enfocarse en sus contracciones con los niños en el cuarto, pero otras tienen problemas apagando la parte "maternal" de su cerebro, lo que puede parar la labor. (Yo le pedí a mi mamá que cuidara a Griffin cuando empezaron mis contracciones, dado que no quería dividir mi atención. La doula Maura, por otra parte, tuvo presente a su hija en el parto de su hijo. Algunas mujeres pueden necesitar que sus hijos salgan durante la fase de transición e invitarlos después, cuando estén pujando.)

Debes saber también que necesitas designar a alguien —abuelo, amigo o niñera— para cuidar a tus hijos. Esta cuidadora te ayudará a mantener el ambiente relajado, entretener a los niños y sacarlos del cuarto de parto si es necesario, así que es mejor que esta persona *no* sea tu pareja.

Circuncisión. ¿Sí o no?

SI EL PARTO ES POR CESÁREA (PLANEADA O INESPERADA)

Visitas. Si es posible, ¿te gustaría tener a tu pareja y a tu doula en la cirugía?

Cortina quirúrgica. Si es posible, ¿prefieres una cortina transparente o un espejo para ver nacer al bebé? Alternativamente, ¿prefieres que bajen la cortina —o levanten al bebé— para que puedas verlo tan pronto como sea posible?

Estilo de incisión y sutura. ¿Te gustaría una incisión transversal baja? ¿Sutura sencilla o doble del útero?

Muestra vaginal. ¿Te gustaría que tomaran una muestra vaginal y la untaran en la piel del bebé después del parto?

Vínculo mamá-bebé. ¿Te gustaría que el ECG o los monitores estuvieran en áreas que no entorpezcan tu vínculo con el bebé? ¿Te gustaría tener contacto piel con piel de inmediato? En caso de que no estés consciente (por ejemplo, que necesites anestesia general), ¿prefieres que tu pareja pueda tomar al bebé piel con piel inmediatamente después del parto, fuera de cualquier complicación médica?

Amamantar. Si es posible, ¿te gustaría empezar a amamantar inmediatamente (estando todavía en el quirófano)?

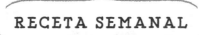
Chucrut

Cuando el bebé salga por el canal de parto (cubierto de *vérnix*) recogerá bacterias beneficiosas que lo ayudarán a establecer un microbioma saludable. En esta semana demos un impulso a tu ecosistema interno. La forma más fácil (y barata) es comer alimentos fermentados, ricos en bacterias que producen ácido láctico. Desafortunadamente, la mayoría de los alimentos "fermentados" en el mercado no están fermentados "naturalmente", así que no ofrecen mucho en cuanto a probióticos. Por fortuna, puedes preparar los tuyos. Me encanta esta receta de chucrut clásico.

INGREDIENTES

1 col verde orgánica pequeña

1 cucharada de sal de mar celta de grano fino

1 cucharada de semillas de comino

Agua filtrada

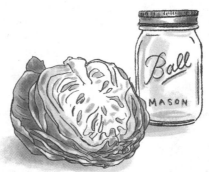

Pica finamente la col, lávala y espera que se seque una hora, más o menos. Pásala a un tazón de vidrio grande. Añade sal y comino, y revuelve con las manos limpias. Deja que se marine 10 o 15 minutos. Usa tus manos o un pasapurés para aplastar la col, liberando tanto líquido como sea posible; esto servirá como salmuera. (Si tienes problemas para extraer mucho líquido, añade hasta ¼ de taza de agua filtrada.) Presiona y mezcla hasta que tengas más o menos ½ taza de líquido en tu tazón. Pasa el contenido a un frasco de boca ancha de 2 litros. La salmuera debe cubrir la col para protegerla del moho. Deja al menos 3 centímetros de espacio hasta la boca del frasco para que se expanda. Tapa con plástico o un trapo, y déjalo a temperatura ambiente al menos tres días. Prueba con un tenedor limpio (no lo vuelvas a meter) hasta que el sabor agrio sea de tu agrado. La col debe estar suave y tener un sabor fuerte. Sírvelo como condimento con huevos, granos enteros, hamburguesas o lo que gustes. La receta rinde alrededor de 30 porciones, y debería durar más o menos un mes en refrigeración.

MI PLAN DE PARTO NATURAL

DURANTE LA LABOR DE PARTO

ANALGÉSICOS
NO

MOVIMIENTO
LIBRE

RUPTURA
NATURAL DE FUENTE

MONITOREO
INTERMITENTE

A MEDIA LUZ

PARTO
EN AGUA

EPISIOTOMÍA
NO

EXÁMENES
CERVICALES
LIMITADOS

DESPUÉS DEL PARTO

PIEL CON PIEL
DE INMEDIATO

RETRASO DE
CORTE DE CORDÓN

GUARDAR
PLACENTA

QUE LA PAREJA
CORTE EL CORDÓN

LACTANCIA
INMEDIATA

NADA DE
VITAMINA K

NADA DE
HEPATITIS B

NADA DE
UNGÜENTO
EN OJOS

SIN BAÑO

RETRASAR LOS
EXÁMENES POR
EL VÍNCULO

UNIRLO TODO: ESQUEMA DE UNA PÁGINA

Entonces, ya investigaste todas tus opciones, ya pensaste cuáles son los mejores y peores escenarios, y ahora estás lista para armarlo todo. Pero ¿cómo hacerlo adecuadamente? Por supuesto, podrías sólo escribir tus preferencias en viñetas, pero seamos honestos, ¿quién quiere leer todo eso? Una larga lista de instrucciones, especialmente una que tiene varias páginas, es tediosa para el lector. En el día del parto, las enfermeras y los médicos están tan ocupados que no tienen tiempo de leer páginas y páginas de información. ¿Qué puede hacer una madre?

Haz un plan visual que sea de una sola hoja, como el de la página opuesta. Es sencillo, respetuoso y claro; provee información a simple vista, y es perfecto para que se cumplan tus deseos de parto sin ninguna resistencia.

Cuando estés lista, puedes encontrar una versión de este plan de parto que puedes personalizar e imprimir —con estos iconos y muchos más— en www.mamanatural.com. (Sé que te advertí sobre los planes de parto en internet, pero éste no tiene espacio que llenar ni contiene información médica obsoleta. Tú decides qué poner y qué no, ¡así que será sólo tuyo!) Entonces, una vez que hayas creado tu plan, asegúrate de revisarlo con cuidado con tu proveedor de salud. También podrías compartirlo con todos los que vayan a estar contigo en el cuarto de parto, incluyendo familiares y tu doula.

Pendientes

- Que tu plan de parto sea corto y amable. Sentir la necesidad de escribir un plan de parto desde una postura defensiva o escribir uno muy largo puede ser señal de que no has elegido el proveedor o el lugar correctos. Si ése es el caso, piensa en un cambio. ¡No es demasiado tarde!

- Una vez que tu partera o médico firmen tu plan de parto, debería añadirse a tu historial médico. Sin embargo, no olvides llevar varias copias el gran día, en caso de que haya un cambio de enfermeras. Consejo: añade algunas mentas o chocolates como agradecimiento; la amabilidad mueve montañas. Compártelo con las asistentes cuando entres al hospital o centro de maternidad, y asegúrate de que todos los que cuiden de ti estén en el mismo canal.

- Complicaciones pueden hacer que parte de tu plan sea irrelevante, así que prepárate para ser flexible en el Día D. Recuerda: la salud de tu bebé y tú es la prioridad número uno para todos.

tercer TRIMESTRE

¿Ganas de análisis?

PARTE III

REVISIONES DE TERCER TRIMESTRE

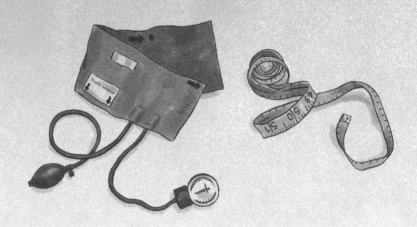

¿QUÉ PASA CON EL *bebé*?

¡Sí! Oficialmente entramos en el tercer trimestre, que es lo mismo que decir el último. El Bebé Natural sigue creciendo como una hierba. Ahora pesa un poco más de 1 kilo y mide entre 38 y 41 centímetros. Pero crecer no es lo único que está haciendo esta semana: también empieza a mover esas hermosas pestañas para ti, el coqueto. Así es. Por primera vez está abriendo sus ojos, dando un vistazo al útero y parpadeando. Cierto, en realidad todavía no puede *ver* mucho (no sólo por lo oscuro que está, sino porque su visión es bastante pobre). En algún punto de la semana 33, sin embargo, sus pupilas empezarán a contraerse y dilatarse, lo que significa que puede ser capaz de distinguir algunas formas básicas, como su mano frente a su cara o la curva del cordón umbilical.

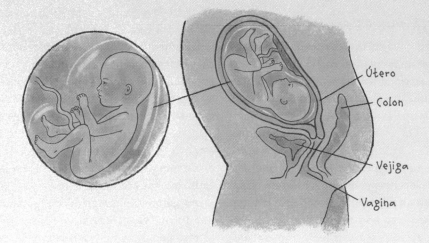

¿QUÉ PASA CON *mamá*?

Oye, mamá. Hace *calor* aquí... ¿o soy yo? Como calor del Valle de la Muerte. Incluso puedes sentir que estás en la menopausia; lo que es raro, considerando que, de hecho, estás embarazada. ¿Qué pasa con estos bochornos? Resulta que sentirte como un caos sudoroso es otro efecto secundario del embarazo, provocado por —¿qué otra cosa?— tus hormonas. De hecho, tu temperatura corporal se eleva todo un grado en el embarazo. Usar fibras naturales ayuda (pues los materiales sintéticos atrapan el calor), así como vestirte en capas. También puedes evitar la cafeína, pues los bochornos pueden ser provocados por ansiedad, estrés y picos de glucosa. Reduce la tentación de dejar tu entrenamiento cotidiano; algunos estudios sugieren que sudar con el ejercicio puede *prevenir* los bochornos. Finalmente, deja que tu pareja sepa que la persona embarazada en esa relación tiene el control del termostato. Estoy casi segura de que es una ley.

Dado el desgaste en tu cuerpo —¡y tu cerebro!— en el tercer trimestre, es un regalo que tengas muchas menos decisiones que tomar sobre las pruebas prenatales de ahora en adelante. De hecho, es probable que ni siquiera te ofrezcan muchos de los siguientes análisis, a menos de que tu embarazo sea de alto riesgo o ya hayas pasado tu fecha de término. Éste es un resumen pequeño de los exámenes más comunes de los últimos tres meses.

ULTRASONIDO DEL TERCER TRIMESTRE

No hay nada especial en la forma en que se hacen los ultrasonidos en esta etapa; pero se puede ver significativamente *menos* de tu bebé en la pantalla ¡ahora que está tan grande!

¿ESTE ANÁLISIS ES PARA TI?

Si asumimos que estás sana, eres de bajo riesgo y no has tenido problemas con el embarazo, no hay gran necesidad de hacer un ultrasonido en el tercer trimestre. No son de rutina y si tienes un proveedor de salud más holístico, probablemente no te ofrecerán uno. En algunos casos, sin embargo, un ultrasonido al final *podría* darte luz verde para proceder con el parto vaginal. Por ejemplo, la placenta previa —muchas veces diagnosticada en un ultrasonido anatómico a mitad del embarazo— es una condición que, dado el tiempo, casi siempre se corrige sola. (Como el útero sigue creciendo y estirándose, una placenta baja muchas veces se reposiciona más arriba del vientre, lejos del cérvix.) Confirmar que tu placenta ya se recolocó con un ultrasonido puede eliminar la necesidad de una cesárea.

Sin embargo, si tu médico sólo quiere confirmar que tu bebé no haya "crecido demasiado", podrías negar el escáner adicional. Los ginecobstetras a veces prefieren que los bebés "macrosómicos" (bebés grandes, que pesen más de 4 kilos) nazcan por cesárea, aun cuando no es necesario médicamente. El Colegio Americano de Obstetricia y Ginecología no recomienda una cesárea por el tamaño, a menos de que el bebé pese *mínimo* 5 kilos, o 4.5 kilos si la mamá tiene diabetes gestacional; incluso entonces, la cesárea es sólo una opción. ¿Algo que lo complica todavía más? El estimado del peso del bebé en el ultrasonido puede estar mal hasta por medio o un kilo, así que el estimado que recibas quizá no sea preciso.

Asegúrate de comprender exactamente por qué tu proveedor de salud quiere ordenar un ultrasonido. Y recuerda que siempre puedes negociar qué tan detallado será el procedimiento. Si tu médico o partera sólo quiere volver a revisar que el bebé esté de cabeza, por ejemplo, puede echar un vistazo rápido, en lugar de mandarte para una revisión más larga.

PRUEBA DE ESTRÉS

La prueba de estrés es una forma de confirmar el bienestar del bebé en el útero al monitorear su ritmo cardiaco a lo largo de un periodo de 20 o 30 minutos. Para hacerlo, se colocan dos monitores en tu vientre, uno que detecta las contracciones (la frecuencia de ellas, no la fuerza) y otro que detecta el latido del bebé. En realidad, es el mismo ensamble que experimentarás si decides utilizar un monitor fetal electrónico continuo una vez que estés en labor de parto. Juntos, los monito-

Col rizada crujiente

Ahora que el bebé parpadea y guiña el ojo, apoyemos su salud ocular con una dosis fuerte de luteína y zeaxantina. ¿De qué? Bien, en *lenguaje humano*, estos carotenoides son algunas de las vitaminas más importantes para conservar la buena salud. De hecho, algunos estudios sugieren que pueden proteger contra cataratas y enfermedades oculares relacionadas con la edad, incluyendo la degeneración macular. La col rizada, muchas veces llamada la reina de las hojas verdes, está cargada con luteína y zeaxantina (por no mencionar folato, hierro, potasio y vitaminas A, C y K). Y para los que aman comer algo crujiente, estas hojas de col son fáciles de preparar y una gran alternativa a, bueno, casi cualquier papa frita del mercado.

INGREDIENTES

1 kilo de col rizada (las hojas salen más crujientes que con col berza)

1 cucharada de aceite de oliva

Sal y pimienta, al gusto

Aderezos opcionales:

    ¼ de taza de parmesano rallado

    ¼ de taza de hojuelas de levadura nutricional

    Hojuelas de chile rojo

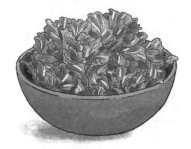

Precalienta el horno a 135 °C. Quita los tallos, lava y seca bien las hojas, córtalas en trozos pequeños. Acomódala en un tazón con los ingredientes restantes. Masajea las hojas para impregnar el aceite y las especias. Acomoda los trozos en una sola capa o dos en una charola para hornear con papel encerado. Hornea entre 20 y 30 minutos, o hasta que los trozos estén crujientes. Déjalos enfriar y disfruta. Guárdalos en un contenedor hermético.

res harán un "rastreo", es decir, una impresión (parecida al resultado de un minidetector de mentiras si me lo preguntas). Esto permite a tu partera o médico ver el patrón del ritmo cardiaco y determinar qué tan bien responde el ritmo cardiaco del bebé a las contracciones, asumiendo que tengas. Lo que tu proveedor de salud *quiere* ver es mucha variabilidad en el ritmo cardiaco, lo que indica que el bebé está bien y en buena salud. Las desaceleraciones o disminuciones en el ritmo cardiaco, por otra parte, sugieren que el bebé quizá no esté tan bien, y el parto —ya sea por inducción o cesárea— puede ser una buena opción. Basado en los resultados de tu análisis,

¿DEBO GUARDAR LA SANGRE DEL CORDÓN?

En la última década más o menos, conservar o "guardar" la sangre del cordón umbilical se ha convertido en una práctica sorprendentemente común entre los nuevos padres. Pero... ¿por qué? Y, sobre todo, ¿por qué deberías?

La sangre del cordón está llena de células madre, capaces de convertirse en células especializadas del cuerpo humano (cerebrales, sanguíneas, nerviosas, etcétera). Esta habilidad de convertirse en casi cualquier tipo de tejido saludable las vuelve ideales para tratar una variedad de desórdenes sanguíneos, ciertos cánceres y deficiencias inmunológicas. De hecho, los trasplantes de sangre de cordón ya se utilizan para tratar más de 70 enfermedades, y la terapia de células madre es un campo dentro de la investigación médica. Razón por la que muchas personas piden guardarlos: en el remoto caso de que tu hijo desarrolle una enfermedad mortal, su sangre del cordón podría darle la cura.

Pero guardar la sangre del cordón no es barato. Tampoco carece de controversia. Por un lado, hay muchos bancos privados en Estados Unidos, pero la industria está poco regulada, así que no todos tienen la misma reputación. (Un informe de investigación de 2014 en el *Wall Street Journal* desenterró instancias de muestras contaminadas o degradadas, condiciones de almacenamiento sucias y bancos que cerraban.) Las probabilidades de que la uses también son increíblemente bajas. Las enfermedades que pueden tratarse con sangre de cordón son muy raras. Ciertas condiciones genéticas no se tratan con sangre de cordón (porque la sangre misma contiene el defecto). También es posible que no haya *suficiente* sangre, dado que sólo se extraen unos cuantos mililitros, lo que puede ser una cantidad inadecuada de células para trasplante. Y sobre el costo, espera algo entre mil y 2 mil dólares de adelanto (por recolección y registro), y otros 100 o 200 al año por almacenamiento. Por estas y otras razones, la Academia Americana de Pediatría y el Colegio Americano de Obstetricia y Ginecología, en realidad, no rechazan el resguardo privado de la sangre del cordón cuando se utiliza como "seguro biológico": en otras palabras, "por si acaso". Los mejores candidatos y más adecuados para el resguardo privado son los que tienen una historia familiar de enfermedad que pueda requerir un trasplante de célula madre (digamos, un familiar con leucemia) o minorías étnicas, que puedan tener problemas para encontrar un donador en un banco público.

Sí, donador, el resguardo privado no es tu única opción. También hay bancos públicos a los que puedes *donar* la sangre del cordón de tu hijo (que es gratis), pero no hay garantía de que puedas tener acceso a la sangre que necesites. Sin embargo, no guardarlo en un banco privado no quiere decir que tu hijo no tendrá esperanza de trasplante si necesita uno, considerando que podría encontrar un donador. En contraste al banco privado, la mayoría de las asociaciones médica son partidarias del almacenamiento público.

Si estás interesada en donar la sangre de tu cordón umbilical, busca asociaciones de donadores de médula o revisa una lista de los hospitales en tu país que recolecten la sangre de los cordones. Si tu hospital participa, puede contactar el banco público con que están afi-

$\longrightarrow$

liados directamente. Te recomiendo hacerlo entre las semanas 28 y 34 de tu embarazo. Si estás interesada en el almacenamiento privado, investiga en internet qué instalaciones acreditadas hay cerca de ti.

¿Qué hicimos nosotros? Bueno, Michael y yo no tenemos una historia familiar que indique la necesidad de un trasplante de células madre, así que decidimos no olvidamos de almacenarla. Elegimos retrasar el corte del cordón, lo que tiene sus propios beneficios. Puedes leer más al respecto en las páginas 434-435.

el bebé se clasificará como "reactivo" o "no reactivo". Un resultado no reactivo puede indicar la necesidad de más análisis, en particular un perfil biofísico (más sobre ello después).

¿ESTE ANÁLISIS ES PARA TI?

Para las mujeres de bajo riesgo, la razón más común para no hacer un análisis de estrés es que ya pasaron la fecha de término. Muchos proveedores recomendarán repetir el análisis —una o dos veces a la semana— al llegar a la 40 o 41. Algunas mamás, sin embargo, pueden empezar a hacer la prueba un poco antes si tienen diabetes gestacional o preeclampsia y son mayores de 35 años, o si se detectó una anormalidad en el ultrasonido.

Dado que los bebés activos suelen tener más variabilidad y aceleraciones en su ritmo cardiaco —que es lo que *queremos* ver—, es una buena idea comer y beber un poco justo antes de hacer el procedimiento para despertarlo. Tardará más sacar una lectura precisa si el bebé está durmiendo.

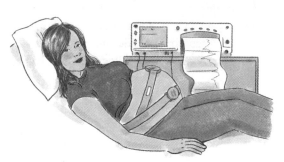

PRUEBA DE ESTRÉS

PERFIL BIOFÍSICO

En realidad, un perfil biofísico consiste en dos análisis separados: 1) un análisis de estrés, la misma versión descrita en páginas anteriores, después de que el bebé reciba una clasificación "reactiva" o "no reactiva", y 2) un ultrasonido. Durante esta última parte, se medirán y evaluarán el movimiento, la respiración, la tonicidad muscular y el nivel de líquido amniótico para una calificación máxima de 10. Cualquier cosa entre 8 y 10 sugiere que el bebé está bien; una calificación de 6 o menos, sin embargo, puede indicar cierto nivel de sufrimiento fetal. En estos casos, tu partera o médico puede ordenar otro perfil biofísico en 24 horas o puede inducirte, dependiendo de qué tan avanzado esté tu embarazo.

¿ESTE ANÁLISIS ES PARA TI?

Como la prueba de estrés, el perfil biofísico se pide comúnmente para las mujeres con bajo riesgo cuando ya pasaron su fecha de término. También lo pueden pedir para las mamás con embarazo múltiple que tuvieron una muerte fetal previa, problemas médicos o esperan un bebé con una anormalidad genética o congénita. Sería bueno que comieras y bebieras un poco justo antes del procedimiento; de nuevo, así como en la de estrés. También podrías beber mucha agua en las 24 horas anteriores al análisis porque la deshidratación puede disminuir el líquido amniótico en el vientre. Los niveles bajos de fluidos pueden ser la razón de inducir un parto. Sin embargo, si el nivel de líquido amniótico es lo único bajo en el análisis, puedes considerar pedir que repitan el procedimiento después de 24 horas de haberte hidratado adecuadamente (por ejemplo, beber dos litros de líquidos). Al hacerlo, puedes evitar la inducción.

ESTREPTOCOCO GRUPO B

El estreptococo de grupo B (GBS) es un tipo de bacteria que existe naturalmente (e inofensivamente) en casi 25 por ciento de las mujeres, pero (en casos raros) puede provocar infección y complicaciones serias si llega al bebé. Es por lo que analizan a todas las mujeres en Estados Unidos —con muestra vaginal o anal— antes del embarazo, entre las semanas 35 y 37. (A veces, el GBS se detecta en un análisis rutinario de orina, en cuyo caso la mamá se catalogará "muy colonizada" y se considerará GBS positiva el resto de su embarazo.) Las mamás GBS positivas se tratan, por lo general, con antibióticos durante el parto.

¿ESTE ANÁLISIS ES PARA TI?

Revisaremos el análisis de GBS a detalle en la "Semana 35".

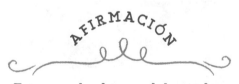

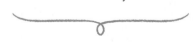

Estoy en los brazos del creador, así como tengo a mi bebé en mi vientre. Soy amada.

ANÁLISIS DE SANGRE

Los análisis de sangre en esta etapa (por lo general requeridos entre las semanas 26 y 30) no son usualmente tan detallados. De hecho, los análisis de sangre del tercer trimestre muchas veces se hacen al mismo tiempo que la prueba de tolerancia a la glucosa, así que es posible que hayas hecho estos análisis hacia el final del segundo trimestre. Además de otro "análisis de sangre completo", tendrás algo llamado de reagina rápida en plasma (RRP), que busca sífilis, y el GC/CT, que busca gonorrea y clamidia. Tanto el RRP como el GC/CT se repiten, por cierto; ya te hicieron los análisis de ITS desde en el primer trimestre.

¿ESTE ANÁLISIS ES PARA TI?

¡Sí! Como con todos los análisis de sangre, es completamente no invasivo y por ende sin riesgo.

Algunas mujeres eligen rechazar el RRP y el GC/CT si ya salieron negativas en algún momento durante el embarazo. Ten en mente, sin embargo, que estas tres ITS (sífilis, gonorrea y clamidia) son provocadas por infecciones bacterianas y las tres pueden infectar al bebé antes o durante el parto. A las mujeres menores de 25 años que tengan una vida sexual "muy activa" se les pide particularmente que repitan el análisis en el tercer trimestre. Si planeas declinar la eritromicina, un ungüento antibiótico que se les da a casi todos los bebés 24 horas después de nacer (hablaremos más al respecto pronto; por ahora sólo considera que la eritromicina previene las infecciones oculares relacionadas con ITS en los recién nacidos), quizá quieras hacer el análisis. Después de todo, no dolerá.

Pendientes

- Ahora que estás en el tercer trimestre, empieza a monitorear los movimientos de tu bebé. Elige una hora del día cuando tu bebé esté activo, como a media mañana o justo antes de cenar. Quédate quieta y cuenta las patadas, movimientos, golpes y meneos. Hazlo hasta que sientas 10 movimientos distintos. Repítelo a diario, de preferencia a la misma hora. Si notas cambios en el patrón de movimiento de tu bebé, llama a tu partera o médico de inmediato. Al hacer esta importante práctica diaria, podrías salvar potencialmente la vida de tu bebé. Ve a www.countthekicks.org para aprender más.

- Habla con tu pareja en esta semana sobre los pros y contras de guardar la sangre del cordón umbilical. Si planeas ir por la ruta del almacenamiento privado —que puede ser adecuado si tu familia tiene un historial de ciertas enfermedades—, comienza tu investigación. Los bancos de sangre de cordón sugieren contactarlos antes de la semana 34.

- Asegúrate de estar bien hidratada, *sobre todo* si tu proveedor de salud te ordena un perfil biofísico. Muy poca hidratación puede llevar a bajos niveles de líquido amniótico, lo que aumenta tu probabilidad de inducción. ¡Salud!

Cuidado con todas las intervenciones

¿QUÉ PASA CON EL *bebé*?

Bueno, en esta semana tu pequeño se acerca al kilo y medio de peso y 43 centímetros de longitud, mamá. Pensándolo bien, eso lo hace menos pequeño y más como un niño grande. ¿Y tu útero? Tu proveedor de salud ha estado midiendo diligentemente tu *fondo uterino* —es decir, la distancia de tu hueso púbico hasta la cúspide de tu vientre— en cada una de tus citas prenatales. Y apenas hace unas semanas, la medida empezó a corresponder con la progresión de tu embarazo. En otras palabras, en la semana 29, la altura del fondo uterino debe ser alrededor de 29 centímetros. (Para la semana 36 o 38, tu útero estará acomodado justo debajo de tu esternón, es decir, tu pecho. ¡Hola, acidez!)

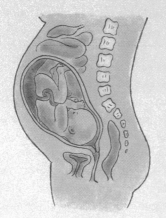 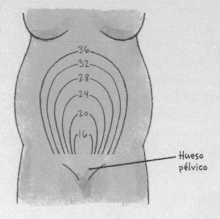

Hueso pélvico

¿QUÉ PASA CON *mamá*?

El volumen de sangre no es la única cosa que aumenta en el embarazo, mamá. Llevas mucho líquido extra ahora. Mientras que ayuda a que tu cuerpo y articulaciones se expandan en preparación para el parto, a veces puede provocar edemas. Ése es el término técnico para la inflamación, que muchas veces ocurre en manos, piernas, pies y *troncos*, ya sabes, el lugar donde *solías* tener tobillos. Lo que pasa es que cierta cantidad de inflamación en el embarazo es normal. La presión en la vena cava desacelera el sistema circulatorio, provocando que más sangre y fluidos se acumulen en tus extremidades inferiores. La relaxina, mientras tanto, hace que los huesos de tus pies se abran, por lo que puedes tener de pronto pies de Hobbit. (Si tienes una hinchazón *repentina* o que no parezca mejorar en las noches, llama a tu partera o médico, pues a veces es señal de preeclampsia.) ¿Cómo aliviarlo? Caminar temprano en la mañana y elevar tus piernas en la noche puede ayudar. Dormir sobre tu lado izquierdo exclusivamente puede mejorar también la circulación. Cepillar suavemente la piel, desde los pies hasta el pecho, también puede promover el buen flujo sanguíneo. Y cuando sea posible, evita sentarte o estar de pie por largo periodos.

Algunas parteras y doulas creen que al minuto en que entras en un hospital y te pones el camisón, ya tuviste tu primera intervención oficial en el parto.

¿Eso te suena exagerado? Vamos, los camisones de hospital *tienen* un propósito. Por un lado, evitan que tu ropa se manche de sangre, fluidos corporales o popó (tanto *tuya* como de tu bebé). En caso de una emergencia, el fácil acceso del camisón ayuda a tu equipo de parto a hacer lo suyo. Y aún más, ¡sólo es un camisón de hospital! ¿Qué posible diferencia puede hacer si estás de acuerdo en usarlo o no?

Para muchas mamás, ninguna. Algunas mujeres en realidad prefieren el camisón a su propia ropa (y claro, tener algo menos que lavar cuando llegues a casa no es malo). Pero el significado del camisón, creo, es éste: es la primera ficha de dominó que cae. Es el primer acto que muchas mamás hacen sin pensarlo dos veces. Sólo se lo ponen porque se supone que "tienen" que hacerlo o porque eso es lo que se espera de ellas, o

porque ponerse el camisón es sólo parte de dar a luz hoy en día. ¿Cierto?

El problema es que muchas mujeres se comprometen a mucho más que un uniforme, como una horda de procedimientos y protocolos de "rutina" porque creen que "tienen que hacerlo" sin cuestionarlos en nada. No se dan cuenta de que cada intervención al parecer inofensiva puede llevar a otra y a otra y a otra.

Antes de darte cuenta, las intervenciones menores que aceptaste —sólo por "seguir la corriente"— se han alejado de tu plan de parto natural.

Ésta es la cascada de intervenciones de la que hemos estado hablando, un síntoma del manejo médico respecto a la labor de parto y el alumbramiento, y sin duda una de las principales razones de que haya índices tan altos de cesárea.

Sé lo que piensas. ¿Qué la salud y seguridad de mi bebé no son más importantes que hacerlo al natural? Por supuesto que sí. También es cierto que algunas mujeres *necesitarán* unas cuantas —o quizá muchas— intervenciones. Yo necesité Pitocin cuando se detuvo mi labor en mi primer parto y pudo haberme salvado de usar fórceps o una extracción por vacío. No todas las intervenciones son malas. No todas deberían evitarse (al contrario, algunas pueden salvar tu vida). Pero no todas las intervenciones son *necesarias*, aun cuando parezcan tan inofensivas como un camisón.

Por eso es importante comprender las formas en que una intervención *electiva* puede llevar a una oleada de intervenciones que *no* quieres.

Para la mayoría de las mamás —sobre todo las que den a luz en un hospital—, la cascada de intervenciones suele darse así:

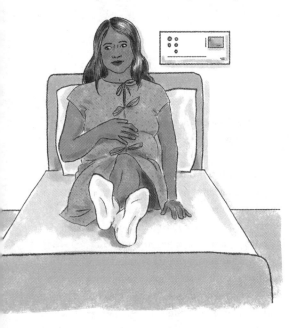

INTERVENCIÓN 1: INTRAVENOSA

Poco después de ponerte el camisón quizá te pondrán una intravenosa, ya sea que la necesites de inmediato o no. ¿Por qué? Hay algunas razones. Dado que a la mayoría de las mujeres que dan a luz en hospitales no les permiten comer ni beber nada, la deshidratación es un problema, y una intravenosa le permite a la mamá tener cualquier fluido que necesite. (Espera un momento. ¿No sería más fácil permitir que bebiera agua o jugo? ¡Por supuesto que sí! Sin embargo, persiste la preocupación por el peligro de aspiración —en el caso improbable de que te pongan bajo anestesia general—, a pesar de que la Sociedad Americana de Anestesiólogos ha dicho que la práctica de restringir la comida y bebida es tanto innecesaria como carente de garantías.) Una intravenosa también facilita administrar medicamentos, desde antibióticos hasta inductores de parto, como Pitocin. Y a decir verdad, tener una intravenosa puede ser de ayuda en una emergencia: no hay necesidad de luchar por meter la aguja.

Pero también hay algunas desventajas asociadas con una intravenosa.

En caso de que recibas fluidos o medicamentos, estarás anclada a un soporte, lo que limita tu movilidad. Si tu labor se alarga (considera 24 horas o más), en realidad es posible que recibas demasiado fluido; grandes cantidades se han vinculado con edemas (hinchazón en las extremidades), así como agrandamiento de senos, lo que puede afectar la lactancia. Y lo creas o no, las bolsas y los tubos de las intravenosas están llenos de ftalatos. Aunque no hay estudios que se enfoquen en los efectos de la exposición de ftalatos de las intravenosas durante el parto, varios estudios sí han indicado un índice mayor de TDAH entre niños severamente enfermos que pasan mucho más tiempo en la UCI o UCIN. Un tipo de ftalato en particular, el DEHP, se ha prohi-bido permanentemente en juguetes y productos de cuidado para niños menores de 12 años por su toxicidad potencial, aunque se utiliza actualmente en entubación médica.

Para dejarlo claro, nunca deberías rehusarte a una intravenosa cuando sea médicamente necesario sólo porque te preocupe la exposición a los ftalatos pero, ¿no tiene sentido *evitarlo* si la intravenosa *no es* necesaria?

Alternativas potenciales. Si estás en labor de parto en un centro de maternidad, seguro no te ofrecerán una intravenosa de "rutina". La mayoría apoyan el derecho de una mujer de comer y beber a su gusto. Sin embargo, si estás en labor en un hospital y no quieres una intravenosa, sólo dilo. (Mejor aún, discútelo con tu médico o partera antes y añade "Intravenosa no" a tu plan de parto.) Ten en mente que en ciertos casos *debes* tener una: si eliges una epidural, por ejemplo. También considera que muchos ginecobstetras insistirán en que tengas una "por si acaso".

En lugar de atarte a un soporte de suero desde que cruzas la puerta, las enfermeras te ofrecerán un "catéter de solución cerrado" o un "catéter de heparina cerrado". En ambos casos, insertarán un catéter flexible (un tubo delgado y hueco) en una vena en tu mano; en la punta del tubo hay una pequeña cavidad que se llena (o "cierra") con solución salina o heparina (adelgazador de la sangre) para prevenir coágulos. El catéter da acceso al personal a una vena abierta en caso de emergencia, pero no estarás atada a un soporte. Puedes rechazar el catéter, pero si la política de tu hospital indica que debes tener una intravenosa, son tus mejores opciones.

INTERVENCIÓN 2: MONITOREO FETAL ELECTRÓNICO CONTINUO

He dicho página tras página que el monitoreo fetal electrónico continuo restringe tu movimiento en la labor de parto y se asocia al final con índices más elevados de cesárea. Pero ¿por qué?

En la labor, el ritmo cardiaco de tu bebé fluctúa en respuesta al patrón de tus contracciones. Cuando los músculos uterinos se cierran, el flujo sanguíneo del bebé se restringe temporalmente. Un menor flujo de sangre restringe a su vez la cantidad de oxígeno que llega al bebé, lo que baja su ritmo cardiaco. Cuando tu contracción termina y los músculos uterinos se relajan, sin embargo, el flujo de sangre regresa a la normalidad, los niveles de oxígeno aumentan y el ritmo cardiaco del feto aumenta. Esto es un fenómeno normal, natural y seguro. Ocurren fluctuaciones menores durante la labor de cada mujer. A veces, el flujo de sangre se restringe demasiado durante mucho tiempo. En ese caso, el ritmo cardiaco del feto disminuirá significativamente, lo que puede indicar sufrimiento fetal. Si el ritmo cardiaco del bebé no puede volver a la normalidad, cualquier cantidad de intervenciones se vuelven necesarias para asegurar un parto seguro, hasta una cesárea de emergencia.

¿Me sigues hasta ahora? Bien, porque aquí es donde las cosas se complican un poco:

En las décadas de 1940 y 1950 se creía que la hipoxia fetal —la falta de oxígeno para el bebé en el útero— era la principal causa de muerte fetal, retraso mental, parálisis cerebral y otra clase de daños neurológicos en recién nacidos. En esos días, un número relativamente alto de bebés nacía con esta clase de problemas. (No sorprende que nacieran, sobre todo, de mujeres de embarazo alto riesgo.) Pero la única forma de monitorear el ritmo cardiaco del feto era con un fetoscopio (un instrumento parecido al estetoscopio presionado contra el vientre materno), con una técnica de auscultación.

Puedes imaginar por qué el monitoreo fetal electrónico (MFE) —introducido a finales de la década de 1950— se consideró casi de inmediato una técnica superior. Era una *máquina* moderna (presuntamente más precisa y más sensible que el oído humano) ¡que podía proveer un flujo constante y estable de información importante! Aun cuando el MFE estaba destinado originalmente sólo para embarazos de alto riesgo, su uso explotó. Para mediados de la década de 1970, el MFE se había convertido en el cuidado bá-

sico en la labor de parto. Hoy en día es casi universal. El monitoreo fetal electrónico continuo es la intervención más común en el parto.

Conforme el MFE se volvió ubicuo, las investigaciones sobre sus beneficios reales empezaron a producir resultados inesperados. Por ejemplo, un bebé debe estar privado de oxígeno por un periodo mayor a lo pensado antes de que se desarrollen problemas. Cuando se trata de parálisis cerebral, la hipoxia fetal es raramente la causa (la infección intrauterina suele ser la culpable). Para complicar más las cosas, se deben *interpretar* los patrones de ritmo cardiaco del monitor electrónico. En otras palabras, no hay una definición precisa de lo que constituye exactamente el "sufrimiento fetal". Lo que un médico considera desalentador puede diferir mucho en la interpretación de otro; una de las razones de que el MFE esté asociado con "falsas alarmas" o índices altos de falso positivo. De acuerdo con el Colegio Americano de Obstetricia y Ginecología, el índice de

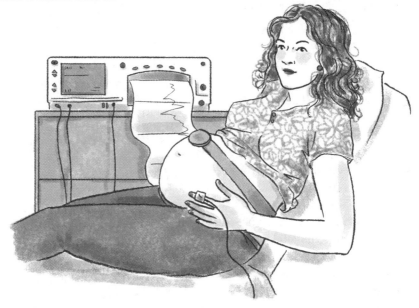

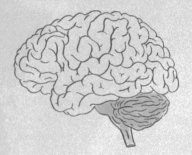
falso positivo para predecir la parálisis cerebral con el MFE es *mayor a 99 por ciento*.

Esto significa que los bebés que en realidad no están sufriendo saldrán por cesárea al mundo (innecesariamente). Las investigaciones han demostrado que el MFE no mejora los índices de mortalidad infantil, no está asociado con calificaciones mejores en el Apgar, no disminuye las admisiones a la UCIN, ni las instancias de daño cerebral relacionadas con falta de oxígeno. Es decir: el monitoreo fetal electrónico no mejora el resultado cuando lo usan mujeres de bajo riesgo. Y si eso no es suficiente, someterte a un monitoreo continuo requiere que des a luz sobre tu espalda, en una cama, no sólo comprimiendo la pelvis, sino constriñendo algunos vasos sanguíneos importantes, lo que —irónicamente— puede privar de oxígeno al bebé. Cielos.

Alternativas potenciales. Si eres de bajo riesgo y tu labor progresa normalmente, puedes pedir una "auscultación intermitente" —monitorear el ritmo cardiaco fetal intermitentemente con un Doppler—, en lugar del MFE. Comprende que la auscultación intermitente es distinta del "MFE intermitente", el cual requerirá que te coloquen el monitor electrónico 10 o 15 minutos cada hora. Comprende también que tu capacidad de pedir auscultación intermitente dependerá de la política del hospital; algunos ginecobstetras insistirán en un monitoreo electrónico continuo. Y por supuesto, algunas mamás pueden preferirlo, por varias razones. Si ése es el caso, puedes preguntar sobre la telemetría, es decir, un monitor inalámbrico. No está disponible en todas partes, y no mejorará el riesgo de falsos positivos, pero mejorará tu movilidad en el parto.

INTERVENCIÓN 3: AUMENTO DE LABOR

En una labor de parto espontánea, sin medicamentos, tu cuerpo empezará a producir oxitocina, una de las hormonas que provocan contracciones. (Aunque la oxitocina tiene muchas otras funciones. Comúnmente se llama la "hormona abrazo" o la "hormona del amor" porque facilita el vínculo mamá-bebé después del parto. También la secreta la gente cuando se acurruca, abraza o se vincula socialmente.) Pero a diferencia de algunas otras hormonas involucradas en hacer bebés, que se producen principalmente en ovarios y placenta, la oxitocina se secreta en el *cerebro*. Y conforme se libera, provoca la liberación de otras hormonas, sobre todo endorfinas, los analgésicos naturales de tu cuerpo.

Cuando se induce a una mamá o se interfiere de alguna manera, su cuerpo no siempre responde como normalmente lo haría. En otras palabras, puede no producir suficiente oxitocina para que empiecen las contracciones. Cuando eso sucede, los médicos tienen varias formas de aumentar la labor. Una de las más comunes es aplicarte Pitocin.

El Pitocin es una versión sintética de la oxitocina, pero obviamente *no* es lo mismo. No está claro si la forma sintética alguna vez llega al cerebro de la mamá, y si lo hace, exactamente qué tan bien responde su cerebro. De hecho, se cree que un influjo de hormona artificial puede indicar a su cuerpo que deje de producir la real. Las investigaciones sugieren que las mujeres a las que aplican Pitocin en la labor secretan mucho menos oxitocina cuando están amamantando.

¿El otro problema con el Pitocin? Puede intensificar tus contracciones, volverlas mucho más cercanas y más dolorosas. La intensidad de estas contracciones estimuladas artificialmente también puede llevar a sufrimiento fetal; el bebé no tiene suficiente tiempo para recuperarse entre contracciones y la reducción prolongada del flujo de sangre y oxígeno puede provocar que su ritmo cardiaco baje. Y dado que estarás conectada a un monitor electrónico, tu médico estará hiperconsciente de cada desaceleración, lo que sólo aumenta tu probabilidad de terminar en el quirófano. Usar Pitocin también se asocia con resultados más bajos en la Apgar, así como una admisión inesperada en la UCIN. A pesar de los riesgos, el uso de Pitocin como inductor se duplicó desde 1990.

Alternativas potenciales. Es importante señalar que el Pitocin tiene sus usos. Cuando se administra conservadoramente puede darle a una mujer con labor detenida el impulso que necesita. Puede incluso prevenir la necesidad de intervenciones más invasivas. Pero antes de consentir el Pitocin podrías probar la estimulación de pezón. Estimular los pezones (ya sea con un masaje manual o con el uso de un tiraleche) provoca la liberación de la oxitocina de la madre. Es cierto que el masaje de pezones sólo no fue suficiente para reiniciar *mi* parto —después de más de 20 horas, todavía necesité Pitocin—, pero claramente sentí un aumento en mis contracciones. Créeme cuando digo que la técnica es increíblemente efectiva.

INTERVENCIÓN 4: EPIDURAL

Ah, la epidural. Es una de las intervenciones más comunes que hay —administrada entre 60 y 85 por ciento de las mamás en labor de parto— y no es difícil comprender por qué. Quiero decir, ¿quién en el *mundo* querría dar a luz sin una? Algunas mamás saben que elegirán hacerlo sin dolor poco después de ver el positivo en esa prueba de embarazo. Otras, sin embargo, elegirán la ruta de la epidural sólo después de que les apliquen Pitocin (porque, de nuevo, las contracciones inducidas por Pitocin tienden a ser más intensas, más cercanas y más dolorosas).

Desafortunadamente, las epidurales tienen sus propios efectos secundarios. Como sucede con otras intervenciones, pueden interrumpir la cascada natural de hormonas. Así que, si después de la epidural dejas de tener contracciones eficientes (por la supresión de oxitocina), es posible que ahora necesites Pitocin para que todo empiece de nuevo, asumiendo que no te lo hayan aplicado *todavía*.

Vale la pena mencionar que las epidurales no son tan fuertes como antes; en la década de 1980 y principios de la siguiente, solían contener una dosis más concentrada de anestesia local. Aun así, es posible que estés demasiado adormecida para pujar efectivamente cuando llegue el momento, que es por lo que tu médico querrá "reducirla" cuando estés lista para tener al bebé. ¿El problema? Si no produces tu propia oxitocina, no estás liberando endorfinas (los analgésicos naturales de tu cuerpo), lo que implica que bajar la epidural puede, francamente, doler. Mucho. Y eso hace que haber tenido una epidural sea irrelevante.

También hay casos en que una epidural puede ser beneficiosa. Algunas mujeres pueden estar combatiendo mucho miedo, provocando una tensión extrema en el cuerpo. Una epidural puede ayudarlas a relajarse. En otros casos, una mujer puede estar simplemente exhausta después de una labor larga, y una epidural la ayuda a descansar (incluso a dormir) para que pueda tener más energía en la etapa de empuje. Las epidurales no siempre son dañinas ni innecesarias. Sí creo, sin embargo, que se apoyan en ellas demasiado pronto y demasiado seguido.

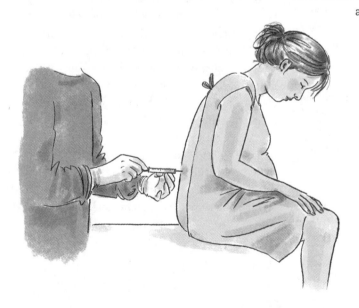

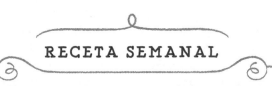

Panqués salados de quiche

¿Sufres de una inflamación desagradable? Sé lo que es. Yo me inflé cerca del final de mi primer embarazo, pero casi no experimenté inflamación en el segundo; en serio, incluso mi argolla de matrimonio me quedaba igual. ¿La diferencia? Subí mi consumo de proteína, como en la dieta Brewer (vuelve a la página 32 si necesitas un repaso). La carne es una fuente excelente de proteína, pero hay otras opciones: yogurt griego, queso, leguminosas, nueces, semillas, hojuelas de levadura nutricional y huevos.

A lo largo de las décadas de 1980 y 1990 demonizaron el huevo por su contenido de colesterol, pero es uno de los alimentos más perfectos del mundo. Es rico en vitamina B_{12}, selenio y leucina (un aminoácido importante). También es una fuente barata de proteína. Pero el jugador estrella de los huevos es la colina, vital para el desarrollo del cerebro del bebé y la columna dorsal. De hecho, algunos estudios sugieren que la colina actúa como folato al proteger a tu hijo de defectos del tubo neural. Puedes hornear, freír, pochar o revolverlos, pero intenta mezclarlos en la mañana con estos panqués salados de quiche.

INGREDIENTES

6 huevos orgánicos

2 tazas de espinacas orgánicas crudas picadas

¼ de taza de jitomates orgánicos deshidratados picados

½ taza de queso cheddar orgánico rallado o queso Colby

Sal, pimienta y salsa picante, al gusto

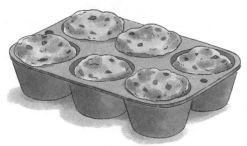

Precalienta el horno a 175 °C. Bate los huevos, añade los ingredientes restantes y revuelve. En un molde de panqués engrasado (usa aceite de oliva o mantequilla suavizada), vierte tu mezcla de huevo, dejando un espacio de 2 centímetros para que suban. Hornea 25 minutos o hasta que se doren ligeramente. Sirve calientes, con fruta fresca.

Alternativas potenciales. Hablaremos a profundidad de los métodos alternativos para aliviar el dolor en la "Semana 34". Por ahora, sólo considera que, si eliges una epidural, no es una intervención única. Te pedirán tener un monitor fetal electrónico continuo, seguramente te darán fluidos intravenosos (para reducir la probabilidad de que se te baje la presión arterial) y quizá también te inserten un catéter urinario.

INTERVENCIÓN 5: CESÁREA

Todas las intervenciones ya descritas pueden aumentar potencialmente tu riesgo de cesárea. Quizá las contracciones inducidas por Pitocin se vuelvan demasiado estresantes para el bebé, o las lecturas del monitor fetal indiquen "sufrimiento" (cuando es sólo una falsa alarma). La causa número uno de cesárea no planeada en mamás primerizas no es el sufrimiento fetal, la mala posición del bebé en el útero o una complicación médica: es una labor que progresa "demasiado lento".

Ahora prepárate para la parte irónica.

Las mujeres que dan a luz hoy tienen una labor más larga —2.5 horas más en promedio— que hace medio siglo. ¿Por qué? Investigadores de los Institutos Nacionales de Salud lo atribuyen en parte a la prevalencia de intervenciones en el parto. En otras palabras, cuando interferimos con la cascada hormonal de una mujer terminamos *prolongando* artificialmente el proceso de parto.

Sabemos que las epidurales alargan la labor y no por una hora (como se creía antes), sino dos o tres, de acuerdo con un estudio en 2014 publicado en *Obstetrics & Gynecology*. También sabemos que más mujeres se inducen en estos días (casi 24 por ciento en 2010, comparado con menos de 10 por ciento en 1990), aunque la inducción artificial se asocia con un riesgo mayor de detener la labor.

El estándar que los médicos usan para determinar qué tanto debe durar una labor "normal" —un gráfico llamado Curva de Friedman— se publicó en 1955, cuando la anestesia general era una práctica de rutina, pero el uso de intervenciones como las epidurales y el Pitocin no eran tan comunes. Es decir, prolongamos artificialmente la labor con intervenciones (muchas veces innecesarias), pero luego operamos en mamás cuando no progresan lo suficientemente "rápido".

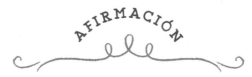

AFIRMACIÓN

Muchos bebés nacen perfectamente sanos. Muchas mamás dan a luz sin complicaciones importantes. Abrazo lo desconocido. Todo es parte del diseño divino.

No sé cómo el índice de cesárea no es *mayor*.

Las intervenciones —desde inducción y monitoreo fetal, hasta Pitocin y cesárea— definitivamente tienen su lugar. Pueden ser un milagro para las mamás (¡y los bebés!) que las necesitan. Pero la evidencia es clara: la mayoría no las necesita y ciertamente no *todas todo* el tiempo. El meollo del asunto es saber cuándo aceptar intervenciones y cuándo no. Algunas veces ésa es la parte más difícil. (¡Por eso me encantan las palabras para pensar en la página 294!)

Pero no temas, mamá. Conforme se acerca tu fecha de término, hablaremos más sobre cómo evitar la cascada (o al menos la parte innecesaria), ya sea que estés dando a luz en casa, un centro de maternidad o incluso un hospital.

el *Pendientes*

- ¿No quieres usar un rasposo camisón de hospital durante el parto? No tienes que hacerlo. En serio, no hay una ley que diga que debes ponértelo. Si lo vas a dejar, empieza a pensar qué te *gustaría* usar. ¿Mi consejo? Olvídate de la moda. Ve por la comodidad. Piensa en un camisón grande de algodón o una playera de tirantes con una falda elástica.

- Una de las principales razones de que las mujeres elijan la inducción es que ya pasó su fecha de término. ¿Estás preocupada por la tuya? ¡Más adelante veremos la imprecisión de las fechas y razones para dejar que el bebé salga por su cuenta!

- Algunas mamás *necesitan* intervenciones, así que no te preocupes si tu partera o médico sugiere una (o varias). En algunos casos —asumiendo que seas de bajo riesgo y el bebé esté bien— tienes opciones.

El amanecer de la fotografía de parto

Y OTRAS FORMAS DE DOCUMENTACIÓN

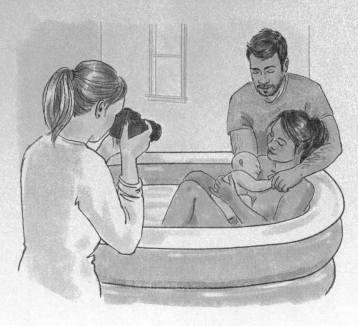

¿QUÉ PASA CON EL *bebé*?

El bebé todavía mide 43 centímetros, pero ya cruzó el umbral del kilo y medio, así que sólo dio un pequeño salto de altura, pero un gran salto en peso en las últimas semanas. Esta tendencia seguirá. Crecerá algunos centímetros más, pero duplicará o incluso triplicará su masa corporal. De hecho, de ahora en adelante subirá alrededor de 250 gramos a la semana, hasta el Día D. ¡Bien, bebé! Esta grasa que está guardando (y casi todo el aumento de peso ahora es grasa) ayudará a que su piel parezca más suave y un poco menos arrugada. También lo mantendrá caliente, lo que significa que ya no necesita esa capa de lanugo. Se está empezando a caer ahora, sólo no te sorprendas si no se ha ido *completamente* cuando se conozcan oficialmente. Un poco de lanugo residual, incluso en bebés que lleguen a término, es completamente normal. (¡Y tan adorable!)

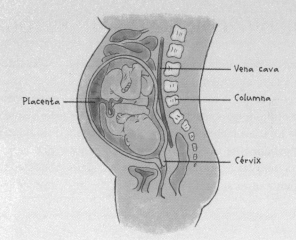

¿QUÉ PASA CON *mamá*?

Si estás lidiando con hemorroides, hay una buena probabilidad de que notes la aparición de venas varicosas —esas líneas fibrosas y abultadas que sobresalen— también en piernas, muslos y pompas. ¿Por qué? Todas estas condiciones desafortunadamente están relacionadas. El aumento de volumen de sangre provoca que los vasos sanguíneos se expandan (y sean más visibles), mientras que la presión en la vena cava aumenta la presión en las venas de las piernas. Aunque a veces pueden causar comezón o una ligera molestia, la buena noticia es que las venas varicosas suelen ser sólo una cuestión cosmética. Y aunque no hay "cura" per se, puedes aliviar las molestias evitando estar sentada o parada por mucho tiempo, durmiendo sólo de tu lado izquierdo y subiendo tus pies en la noche. El ejercicio regular también ayuda, pues aumenta la circulación. Algunas mamás alternativas preparan una fórmula herbal llamada CirculaTone. También podrías comprar un par de medias de compresión para el embarazo (la presión estimula el flujo sanguíneo de vuelta al corazón). Estos días puedes encontrar calentadores de compresión muy llamativos si sientes ganas de tener una imagen ochentera.

Hay algo en los partos de mis hijos que podrías decir, definitivamente, que fue atípico.

Y no, no estoy hablando de haber elegido un parto natural y sin medicamentos, sino el hecho de que ambos partos se filmaron con la intención de compartir el video con el mundo.

Es la naturaleza de tener una página web de partos naturales y paternidad.

Pero Michael y yo no somos los únicos que quisimos documentar el gran día: un creciente número de papás añaden un fotógrafo profesional a su equipo de parto. Así es, la fotografía de parto —que incluye imágenes en movimiento— se ha convertido en otra gran tendencia en el cuarto de parto.

¿POR QUÉ CONTRATAR UN FOTÓGRAFO?

Hay pocos momentos más íntimos para una pareja que el nacimiento de un hijo, así que es comprensible que la mayoría de la gente —cuando por primera vez escucha sobre fotografía de parto— tienda a rechazar la idea. Y ese rechazo inicial usualmente va seguido de una pregunta importante: ¿Vas a contratar a un extraño… para que apunte una cámara… ahí abajo?

La fotografía de parto no se trata de capturar lo viscoso y sanguinolento (los fotógrafos no suelen tomar "imágenes de la coronación" a menos de que se los pidas). Una vez que superas la incomodidad inicial, es una tendencia que en realidad tiene sentido. Contratamos fotógrafos en la boda como algo normal, y el nacimiento de un hijo es fácilmente una ocasión monumental. Y

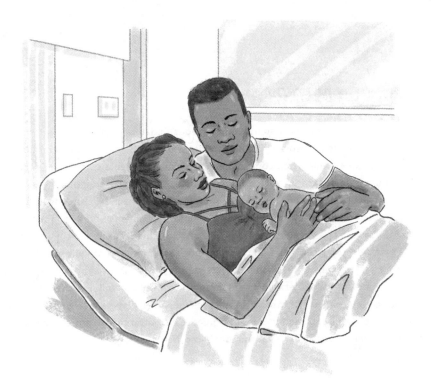

aparte de asegurar una increíble foto anunciando el nacimiento, hay algunas ventajas distintivas de tener un profesional en el cuarto:

♡ La labor de parto y el alumbramiento son un torbellino. Pregunta a la mayoría de las mamás sobre su experiencia de parto y por lo general escucharás que no recuerdan muchos de los detalles, ni siquiera las que estuvieron 8, 10 o incluso 27 horas (¡como yo!). La primera hora o dos después de la llegada del bebé tienden a pasar particularmente rápido. Y no importa qué tan presente estés en el momento, hay cosas de las que simplemente no te das cuenta, así como cosas que no verás: la expresión en tu rostro cuando ves a tu hijo o hija, la reacción de tus amigos y familia cuando tu pareja entra en la sala de espera y comparte la noticia. Un fotógrafo experimentado sabe qué momentos buscar y las fotos que toma ayudarán a cimentar estos momentos decisivos de forma más permanente.

♡ Contratar a un profesional quita la presión a tu pareja. Te preguntarás si hubieras podido pedirle a tu esposo o pareja que tomara unas cuantas fotos. Y sí, claro que podías, pero eso hubiera significado que estuviera con una cámara cuando debía estar enfocado en apoyarte a ti: aplicando presión en tu espalda, guiándote a través de las contracciones y animándote al pujar. Además, nadie quiere ser testigo del nacimiento de su hijo detrás de la lente de una cámara o un iPhone si no

---

QUÉ DICEN OTRAS *mamás naturales*

Jessica: Mi doula también fungió como fotógrafa de parto y capturó la foto más hermosa de mí sosteniendo a mi hijo mientras me inclinaba para besar a mi marido. Recomiendo muchísimo tener a alguien ahí para tomar fotos; ¡son momentos que querrás recordar para siempre!

Amanda: No planeé tomar fotos porque no pensé que me sentiría cómoda enseñando tanta piel ante amigos y extraños. Sin embargo, Dios intervino en mi primer parto. Tenía más o menos 7 centímetros de dilatación y experimentaba contracciones intensas y constantes, cuando mi amiga llegó al hospital para saludarme rápido. Literalmente, en el momento que dijo "hola", sentí esta increíble presión y la necesidad de pujar. La enfermera me revisó: tenía 10 centímetros y coronación. Todos se acomodaron rápidamente para cachar al bebé y empujaron a mi amiga hacia el cuarto; ¡ya no pudo salir! Así que tomó mi cámara y empezó a filmar y a tomar fotografías del gran evento. Vio un lado completamente distinto de mí esa noche, ¡y yo tuve unas fotos increíblemente hermosas!

Barbara: Creo que soy muy coda como para contratar a un fotógrafo, pero sí me hubiera gustado tener más fotos de las primeras horas después del parto, sobre todo del contacto piel con piel, la toma de su huella, cuando lo pesaron, etcétera.

¿NO TE PARECE TOMAR FOTOS DEL PARTO? INTENTA DOCUMENTAR TU *EMBARAZO*

Aunque no lo creas, es posible que extrañes estar embarazada. Raro, lo sé. ¿Quién extrañaría la náusea matutina, la acidez o tener que orinar a media noche?

Déjame decirte, mamá. Yo. Ahora que estoy del otro lado, probablemente para siempre, extraño las cosas pequeñas. Sentir esas patadas. Tocar (y maravillarme) mi vientre creciendo. Amé ser capaz de comer como un camionero y participar en lo que realmente es un milagro. (¡Y ni siquiera hablemos de la lactancia!)

Es por eso que te invito a documentar estos momentos. Ten un registro del viaje. Confía en mí, lo apreciarás algún día (¡y tus hijos también!). Éstas son algunas ideas para que empieces:

Fotos de maternidad

Quizá no siempre te sientas hermosa en el embarazo, pero lo *eres*. ¿Te has visto últimamente? Ahora es un gran momento para capturar ese brillo con una sesión de fotos de maternidad. Puedes contratar a un profesional; de hecho, muchos fotógrafos de parto ofrecen paquetes de maternidad, parto y bebé. Puedes pedirle a un amigo con talento que se ponga detrás de la lente. O —y ponme atención en esto— puedes pedirle a tu pareja que tome algunas fotos desnuda (¡de buen gusto!). El cuerpo embarazado es la feminidad en su esplendor y vale la

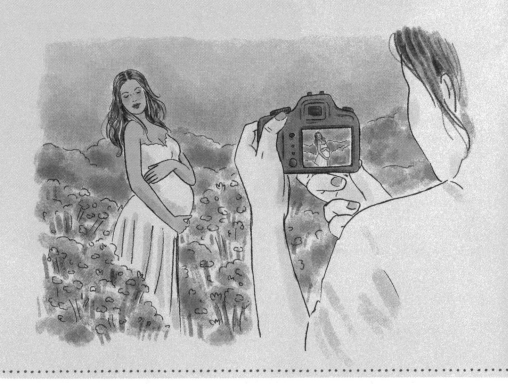

pena celebrarlo. Papá Natural me tomó algunas fotos *al desnudo* alrededor de la semana 34, y aunque me dio pena entonces, ahora me alegro de tener esas fotos.

Molde de tu vientre

¿Alguna vez te rompiste un hueso y usaste yeso? Un molde del *vientre* es un concepto similar; sólo sin el dolor ni el viaje al hospital. Estas esculturas no sólo inmortalizan tu vientre embarazado, son hermosas piezas de arte. (¿No te convence? Busca "molde de embarazada" en Google y sorpréndete.) Puedes encontrar artículos baratos para moldes de vientre en Amazon o contratar a un profesional: las doulas y algunos artistas plásticos ofrecen sus servicios. Cuando tengas el molde, puedes dejarlo en blanco, decorarlo con pintura no tóxica o añadir las huellas del bebé y su fecha de nacimiento.

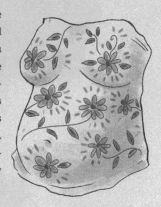

Escribir una carta

Escribirle una carta a tu futuro hijo es un recuerdo muy dulce. ¿Qué decirle? Puedes escribir una carta sobre tus sueños y esperanzas para su futuro, lo que ha sido llevarlo en tu vientre y la clase de madre que te gustaría ser. Puedes compartir el apodo que le has puesto o decirle cuánto lo has esperado. Puedes explicar cómo te sentiste cuando te enteraste de que estabas embarazada. Sólo sé honesta. ¡Todo es significativo!

Un diario o un álbum de recuerdos

Quizá una forma más fácil (o no tan laboriosa) de honrar este tiempo sea tener un diario o un álbum de recuerdos. Puedes escribir regularmente, hacer un recuento de tu experiencia semana a semana (sin importar qué tan buena sea tu memoria, se te *olvidarán* algunos detalles), y guarda recuerdos, como un poco del cabello del bebé. Incluso puedes hacer un video; lo que Michael y yo hicimos para cada uno de nuestros hijos.

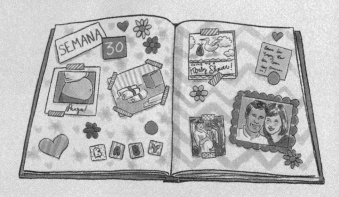

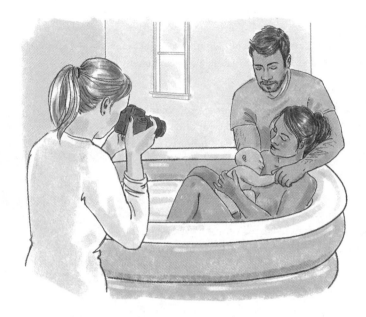

tienen que hacerlo. Tampoco es probable que tu pareja sea un profesional. Los fotógrafos de parto, por otro lado, están equipados para tomar fotos con poca luz (porque, obviamente, no pueden poner un juego de luces en el hospital), así como en lugares pequeños. No acabarás con fotos borrosas, movidas o poco atractivas. Tampoco con dedos en la imagen.

♡ Encargar fotos del parto puede ser empoderador. Durante muchos años fue un evento a puerta cerrada, misterioso, a veces aterrador; ¡los padres ni siquiera podían estar en la habitación! Pero sólo el contratar a un profesional puede redefinir la experiencia: el parto se vuelve más alegre, algo que celebrar y valorar, y no temer. En caso de que las cosas no salgan como planeaste, tener evidencia de cómo se dieron puede ser increíblemente curativo para las mamás.

¿CÓMO ES LA FOTOGRAFÍA DEL PARTO?

Cada fotógrafo es diferente, pero si decides sacar fotos (o película), el proceso es algo como esto: un mes o dos antes del nacimiento conocerás a tu fotógrafo prospecto para una asesoría en la que discutirán todas las especificaciones y la logística; elegirás tu paquete de fotografía, repasarás el costo (que podría variar entre unos cientos de dólares hasta unos miles, igual que las fotos de la boda) y, quizá lo más importante, le explicarás *exactamente* qué quieres que capture. (En la mayoría de los partos, el fotógrafo estará junto a la cabeza de la mamá, para que las imágenes puedan mostrar la llegada del bebé sin la necesidad de ser gráficos. Por supuesto, puedes pedir fotos íntimas si quieres.) Dado que todos los partos son impredecibles, también sería bueno que

Pizza de quinoa

Para satisfacer todos los antojos del embarazo me aseguré de incluir recetas con chocolate (página 176), botana (página 283) y fudge (página 214) en versiones saludables, ¡claro! Pero sería un descuido si no incluyera una receta del mejor alimento: PIZZA. En lugar de una típica masa de harina blanca, esta versión lleva quinoa, un grano antiguo que apoya la producción de leche materna, así que es una gran receta para el posparto también.

INGREDIENTES

1 taza de quinoa orgánica (enjuagada y remojada una noche)

¼ de taza de agua filtrada

1 cucharadita de orégano orgánico

½ cucharadita de sal de mar

½ cucharadita de ajo en polvo orgánico

1 cucharada de aceite para cocinar derretido, como ghee o aceite de coco de extracción en frío

Precalienta el horno a 220 °C. Cuela la quinoa y lícuala con ¼ de taza de agua filtrada, orégano, sal de mar y ajo en polvo hasta formar una pasta suave. La mezcla debe tener la consistencia de masa para panqué. Si es muy gruesa, añade otra cucharada o dos de agua. (La masa debe poder verterse sin estar líquida.)

Extiende la masa en una charola para pizza engrasada. Hornéala 10 minutos o hasta que la parte de arriba se vea cocida. Sácala del horno y voltéala con cuidado. Hornéala otros 10 minutos o hasta que la parte de arriba se vea cocida.

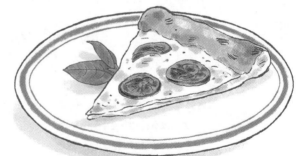

Sácala del horno, añade los complementos y hornea 10 minutos más. ¡Disfruta!

determinaras cuántas horas estará el fotógrafo disponible. La mayoría no filma completa una labor de parto muy larga (como las de más de 12 horas). En cambio, puede dejar el hospital o el centro de maternidad y regresar cuando hayas avanzado más. También se quedará una hora o dos después del parto para tomar cuando cortan el cordón, la toma de huellas del bebé y quizá las introducciones a la familia.

Asimismo, algunos fotógrafos ofrecen una sesión de "Las primeras 48"; en lugar de fotografiar el parto como tal, llegan un día o dos después para tomar fotos antes de que te den de alta (una buena opción para las mamás que quieren bañarse antes de que les tomen una foto).

Antes de dar cualquier depósito (no reembolsable), pregunta en tu hospital o centro de maternidad cuál es su política sobre las fotos y el video.

Algunas instalaciones son muy relajadas, pero otras quizá prohíban tomar fotos o video del parto, o no permitan que el fotógrafo esté en el quirófano si tienes una cesárea. Ten en mente que los hospitales tienden a ser más precavidos en cuanto al video que las fotos (por cuestiones de seguros). También considera que la política oficial de un hospital puede diferir de lo que tu ginecobstetra permita.

Sobre las cesáreas, usualmente hay muchas oportunidades de tomar fotos antes y después del procedimiento, incluso si tu fotógrafo no puede estar en el cuarto para el parto. También pueden seguir al bebé mientras estás en recuperación, capturar todos esos momentos especiales que de otro modo te perderías..

AFIRMACIÓN

Estoy dando a luz a mi bebé, y también a mi Corazón de Madre. Estoy dando a luz un amor que llegará hasta el fin del mundo.

ENCUENTRA UN FOTÓGRAFO DE PARTO CERCA DE TI

En los últimos años, más y más doulas (¡incluyendo a Maura!) empezaron a trabajar como fotógrafas de parto. Por lo general son capaces de tomar una cámara en los momentos más tranquilos de la labor de parto (cuando en sí no están dando apoyo) o durante el parto (cuando la partera o el médico asume el papel principal). También puedes buscar en la Asociación Internacional de Fotógrafos de Parto Profesionales (IAPBP, por sus siglas en inglés), que tiene una base de datos de más de mil 400 miembros, incluyendo ligas a sus páginas web personales, con muestras del trabajo de cada fotógrafo.

Pendientes

- ¿Quieres ver fotos de partos realmente increíbles? La IAPBP hace un concurso de "La imagen del año"; ve a <birthprohographers.com> para ver ganadores, menciones honoríficas y concursantes.

- Ya que hablamos de fotografía, es un buen momento para decidir si te interesa programar una sesión para el recién nacido. Los profesionales recomiendan hacerlo entre los primeros 10 y 15 días del parto porque los bebés recién nacidos duermen más profundamente y sus pequeños cuerpos pueden ponerse fácilmente en esas divinas poses.

- ¿Adivina qué más es hora de hacer? Buscar un pediatra. (Es una locura, ¿cierto?) Elegir un médico para tu hijo antes de que des a luz, sin embargo, sólo hará más fácil tu vida una vez que llegue el bebé. Pide recomendaciones de familiares y amigos y no dudes en programar algunas consultas. Es perfectamente adecuado entrevistar a los pediatras, ¡así como entrevistaste a tu médico o partera!

¿QUISIERAS COMER

tu placenta?

¿QUÉ PASA CON EL *bebé*?

El bebé ya llegó hasta los 1.6 kilos esta semana y debo decir que se ve cada vez más y más como un recién nacido. Por supuesto, su recién encontrada grasa es parte de la razón de que quieras pellizcar esos cachetes y comértelos a besos (¡y pronto lo harás!). Pero ¿recuerdas que en la "Semana 15" te dije que su piel es tan delgada que prácticamente puedes ver a través de ella (si pudieras ver dentro de tu úte-ro)? Bueno, la acumulación de gra-sa también significa que su piel empieza a parecer menos translú-cida y más opaca. Para su naci-miento, tendrá una complexión rojiza o rosácea (sin importar el color de piel de tu pareja o tuyo). En las siguientes semanas o meses adoptará un pigmento más per-manente, una vez que comience su producción de melanina.

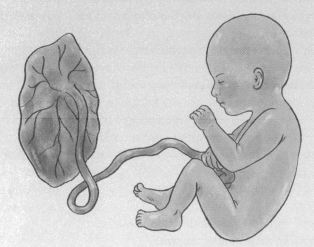

¿QUÉ SUCEDE CON *mamá*?

¿Acidez? Sí. ¿Te falta el aire? También. ¿Hemorroides? Desagra-dables quizá, pero manejables. Pero ¿qué puede hacer una mamá con una fuga? El goteo de senos es común en el tercer trimes-tre porque tu cuerpo se prepara para amamantar. La sustancia que sale de tus pezones no es leche, sino calostro, una preleche amarillenta y espesa que es rica en proteína, vitamina A, células inmunológicas y antibióticos importantes que el bebé no puede obtener en el vientre. De hecho, el calostro le da al bebé exacta-mente lo que necesita en las horas después del parto —nada más y nada menos— y que lo nutrirá hasta que tu "verdadera" leche salga unos días después. Sólo que no tienes gran uso para él *ahora*. Así que ponerte un parche de lactancia en el brasier puede proteger tu ropa (y tu dignidad). Pero si no goteas en lo absoluto, no te preocupes; no significa que no producirás suficiente leche cuando llegue el momento.

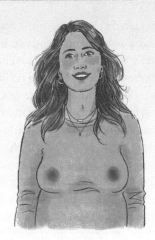

¿Goteo de dónde?

"Por favor dime que estás bromeando."

Michael me veía con los ojos desorbitados de la incredulidad, su cuchara suspendida sobre su tazón de avena.

"Somos los únicos mamíferos que *no* la comemos…", contesté (en el tono más convincente que pude).

"Cierto", suspiró. "Pero *también* somos los únicos que manejan autos y dejan propina en los restaurantes."

Oh, mi pobre marido. Papá Natural avanzó mucho desde el parto de nuestro hijo. Desde cargar a nuestro recién nacido en un portabebés hasta limpiar popó de pañales de tela; había aceptado casi todas las prácticas alternativas que llevé a nuestra casa. Pero ahora estaba embarazada con el bebé #2 y comer mi placenta ya era demasiado para él.

No podía culparlo.

A decir verdad, la idea había sido demasiado para mí en mi primer embarazo.

Había escuchado que la placentofagia supuestamente era una práctica antigua; la placenta humana seca se usó en la medicina tradicional china durante siglos. Y los humanos sí *son* algunos de los pocos mamíferos que no la comen. (Lo admito, expertos creen que sólo es para ocultar los rastros del parto de depredadores naturales; por supuesto, no es algo de lo que yo me tuviera que preocupar en el centro de maternidad.) También sabía que tomar "pastillas de placenta" se había convertido en el último grito de la moda en la cultura pop. Estrellas, incluyendo a January Jones y Kim Kardashian, dijeron tener más energía y producción de leche, iniciando una tendencia *tremenda*. De pronto, recetas de placenta inundaron el internet. ¡Las nuevas mamás podían hojear varios libros de cocina dedicados a la placenta!

Pero ¿la placenta *realmente* es la "droga milagrosa" del posparto o comerla es simplemente… asqueroso? Tenía que averiguarlo.

¿POR QUÉ UNA MUJER *COMERÍA* SU PLACENTA?

En el embarazo, el bebé toma los nutrientes que necesita de su mamá, tenga suficientes o no. Por eso es vital una nutrición adecuada para las futuras mamás (crear un bebé realmente es trabajo duro). Desafortunadamente, y como mencioné antes, los productos de nuestros suelos mermados son menos saludables de lo que eran antes. Ganado, pollos, pavos y cerdos hacinados también son menos densos en nutrientes que los animales de libre pastoreo. Añade la prevalencia de alimentos refinados, procesados y fritos, y no es de sorprender que muchas mujeres tengan cierto nivel de deficiencia nutricional incluso *antes* de embarazarse. Y una vez que dan a luz, la demanda en su cuerpo no ha terminado. (Amamantar quema hasta 500 calorías al día.) En realidad, algunos expertos creen que las demandas del embarazo son tan intensas que las mujeres están mermadas nutricionalmente al menos un año después del parto. (Un médico de Australia, el doctor Oscar Serrallach, piensa que es más de una década; él acuñó el término *deterioro posnatal*.) Incluso la Organización Mundial de la Salud recomienda espaciar los embarazos entre dos y cinco años para que la mamá tenga suficiente tiempo para reabastecer sus reservas de energía.

Por este motivo, algunas personas dicen que la placentofagia es buena. Se cree que comer la placenta después del parto puede dar:

♡ *Un impulso hormonal.* En el embarazo, tu cuerpo está repleto de hormonas, pero casi

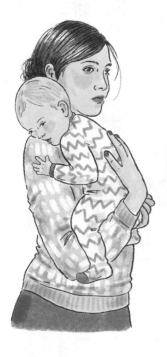

inmediatamente después del parto, éstas se desploman. La progesterona y el estrógeno siguen bajos hasta que vuelve tu periodo menstrual, y eso puede tomar meses o incluso años, pues algunas mujeres no empiezan a menstruar otra vez hasta que dejan de amamantar. Estas subidas y bajadas hormonales son la razón de que algunas nuevas mamás se sientan cansadas, débiles, llorosas, emocionales o de plano deprimidas después del parto (nos referimos a una "leve tristeza inicial"); también pueden ser un factor contribuyente para la eventual depresión posparto. La placenta, sin embargo, está llena de hormonas, incluyendo estrógeno y progesterona (producidas por la placenta), así como oxitocina (que atraviesa la placenta en el parto). Entonces, se cree que ingerir el órgano puede aliviar parte del bajón hormonal. La placenta también contiene prolactina, la hormona que provoca la producción de leche materna, probablemente por lo que las mamás que la comen suelen tener más leche y sale más rápido.

♡ *Un aumento de nutrientes.* Además de las hormonas, la placenta contiene vitaminas y minerales, incluyendo hierro y vitaminas B_6 y B_{12}, así como aminoácidos y grasas esenciales, lo cual tiene sentido cuando lo piensas, puesto que una de las principales funciones de la placenta es entregar nutrientes al bebé en el útero. Se cree que ingerir la placenta puede reabastecer algunos de los nutrientes que se perdieron durante el embarazo y el parto.

♡ *Un estímulo de curación.* Conservar o "almacenar" la sangre del cordón umbilical de un recién nacido se ha convertido en rutina para muchos padres, pero la sangre del cordón no es la única fuente de células madre. También la placenta está cargada con estos componentes biológicos; una de las razones de que la placentofagia pueda acelerar la curación del útero después del parto, así como una disminución del sangrado posparto.

ESTÁ BIEN. PERO ¿CÓMO *SABE*?

Aparentemente —y por fortuna—, la placenta sabe como eso con que la acompañes (podrías decir que en eso es un poco como el tofu). Algunas mujeres la preparan como cualquier otro órgano: salteada con cebolla y tocino, horneada en una lasaña o a la plancha, para hacer tacos de placenta o salsa estilo boloñesa. Otros echan algunos trozos congelados en una licuadora con un poco de fruta y yogurt para un refrescante licuado de placenta.

La mayoría de las mamás, sin embargo, eligen la opción más popular y *digerible*: encapsulación de placenta.

En la comunidad alternativa, la idea de que la placentofagia es antigua —que mujeres de distintos siglos, en todo el mundo han estado comiendo su placenta durante miles de años— es muy popular, pero las investigaciones para sustentar dicha aseveración son muy pocas. Es

EL PROCESO DE ENCAPSULAR LA PLACENTA

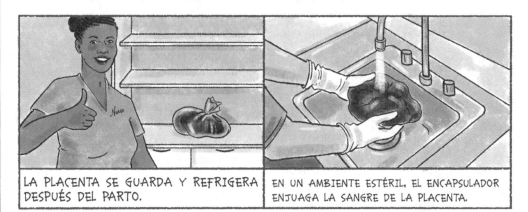

LA PLACENTA SE GUARDA Y REFRIGERA DESPUÉS DEL PARTO.

EN UN AMBIENTE ESTÉRIL, EL ENCAPSULADOR ENJUAGA LA SANGRE DE LA PLACENTA.

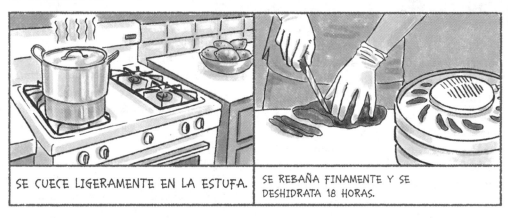

SE CUECE LIGERAMENTE EN LA ESTUFA.

SE REBAÑA FINAMENTE Y SE DESHIDRATA 18 HORAS.

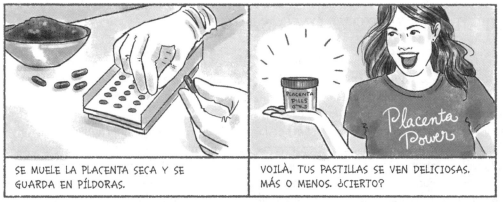

SE MUELE LA PLACENTA SECA Y SE GUARDA EN PÍLDORAS.

VOILÀ, TUS PASTILLAS SE VEN DELICIOSAS. MÁS O MENOS. ¿CIERTO?

cierto que los egipcios, los navajos y la tribu maorí de Nueva Zelanda, por ejemplo, consideraban la placenta sagrada de cierta manera. Los navajos y los maorí tenían la tradición de enterrar la placenta en la tierra después del parto. También es cierto que hay referencias a la placenta humana en la herbolaria tradicional china (aunque la placenta en cuestión no era necesariamente de la madre, ni se consumía para beneficios específicos del posparto). Pero la práctica de comer tu *propia* placenta es decididamente moderna. De hecho, la primera evidencia registrada que tenemos de que la placentofagia se convirtió en una clase de costumbre cultural viene de las décadas de 1960 y 1970, cuando era tendencia entre las mujeres de comunas hippies. Y la práctica no se popularizó *realmente* sino hasta hace poco. Una mujer llamada Jodi Selander (fundadora del Placenta Benefits) desarrolló un método patentado de secar, moler y encapsular la placenta; luego

CONSEJOS DE ENCAPSULACIÓN
DE LA ENFERMERA/DOULA *Maura*

Cierto, hay muy pocas investigaciones para confirmar los supuestos beneficios (o riesgos potenciales) de la placentofagia, pero un pequeño informe publicado en *Ecology of Food Nutrition* en 2013 siempre ha sobresalido: en una encuesta de 189 mujeres que consumieron su placenta después del parto, 95 por ciento indicó que su experiencia fue "positiva" o "muy positiva", y un increíble 98 por ciento quiso repetir la experiencia en partos subsecuentes.

Debo decirlo, no me sorprende. La placenta es hermosamente compleja, aun cuando sólo sea un órgano temporal para abastecer un embarazo. La precisión y el cuidado con que nuestro cuerpo la forma son tan inspiradores como el trabajo que toma formar al bebé. Y, claro, soy un poco parcial. La placenta, la cual se dice que se asemeja a un "árbol de la vida", es mi órgano favorito, y soy encapsuladora profesional. Pero puedo decirte que todas mis clientas han estado felices de ingerir su placenta. Noté resultados increíbles también después de los partos de cada uno de mis hijos. ¡De hecho, mi esposo podía notar cuando se me *olvidaba* tomar mi pastilla de placenta!

Si te interesa darle una oportunidad a la placentofagia, asegúrate de contratar a un *profesional* con entrenamiento formal. (Aunque no lo creas, hay algunos encapsuladores fraudulentos que aprenden la técnica en YouTube.) ¿Una forma fácil de distinguir a los profesionales de los *amateurs*? Pregunta a tu encapsulador prospecto su experiencia trabajando con patógenos en la sangre y ve si te da un resumen del proceso que utiliza para limpiar su equipo. Tendrá puntos extra si el servicio que ofrece incluye varias opciones: por ejemplo, ¿es bueno tanto en preparaciones crudas como tradicionales? ¿Ofrece aditivos, como tinturas? ¿Preparará la placenta en tu casa? Ninguna de mis clientas se ha arrepentido alguna vez de haber encapsulado su placenta. Encuentra un profesional cerca de ti y te aseguro que tú tampoco te arrepentirás.

acuñó la frase "encapsulación de placenta" en 2006. Ingerir la placenta en forma de pastilla sólo ha aumentado desde entonces, y cuando yo me enteré de que mi doula era una encapsuladora certificada, pensé en darle una oportunidad. Y el proceso, cabe mencionar, es fascinante; sólo ve la página 314. Mi encapsuladora hizo alrededor de 100 pastillas de mi placenta y una tintura de placenta, es decir, una infusión concentrada

con base de alcohol, con una vida *realmente* larga. (Algunas mamás usan la tintura para aliviar síntomas asociados con la menopausia.)

¿Un coctel de placenta?

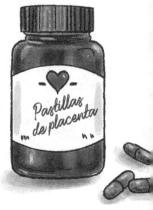

DE ACUERDO, NO SABE MAL. PERO ¿SON *REALES* LOS EFECTOS O SÓLO UN PLACEBO?

Cuando estuve embarazada de mi primer hijo, la encapsulación de placenta apenas despegaba, así que *pensé* en hacer pastillas, pero terminé dejándolo. Pensé que el cuerpo expelía el órgano por una razón y no estaba segura de que debiéramos ingerirlo. No fue sino hasta que escuché a muchas otras mamás naturales —mujeres que habían luchado con la depresión posparto, poca leche, baja energía o insomnio, que hablaban maravillas de la placentofagia— que me abrí (y luego también mi estómago) a la idea.

¿Tales comentarios podrían ser ciertos?

Es difícil saberlo con seguridad porque la evidencia para apoyar esas ideas es casi empírica. No hay casi evidencia *científica* o *clínica* de que las mujeres que consumen la placenta tengan beneficios hormonales o nutricionales, y la práctica tiene muchos detractores. Dado que la placenta es un órgano de filtración, por ejemplo, responsable de eliminar desechos y evitar que las toxinas lleguen al bebé estando en el útero, es posible que *retenga* toxinas, así como retiene vitaminas, minerales y nutrientes. (Aunque también podrías decir lo contrario, dado que es trabajo de la placenta enviar desechos a los riñones y el intes-

tino para su eliminación.) Claro está, no hay una regulación de placentofagia de la FDA. Algunos médicos y otros expertos están preocupados por una posible contaminación de bacterias o virus si la placenta no se maneja y conserva adecuadamente (como sería necesario con cualquier proteína en crudo). Pero ¿cuál es el otro lado de la moneda? Tampoco hay evidencia de que consumir la placenta sea *malo* para ti.

Empecé a tomar mis pastillas de placenta como una semana después del parto de mi hija: dos después de cada comida, como me indicaron. En 24 horas noté que mi producción de leche aumentaba considerablemente. (¡Sí funcionan!) Pero, aunque podía ser genial para una mujer luchando con su abastecimiento de leche, no lo fue para mí. Paloma ya estaba abrumada por mi producción de leche, y ahora sólo se frustraba más. Yo también. Estaba *enorme*, goteando por todas partes, empapando playeras y sábanas y brasieres. Un día o dos después, otra nueva sensación no familiar llegó: la melancolía. Nunca experimenté ninguna clase de depresión o tristeza después del parto de mi hijo, pero una clase de nube negra se posó sobre mí. Como experimento, decidí dejar de tomar las pastillas, y sí, en 24 horas, mi estado de ánimo mejoró. En 48 horas, mi abastecimiento de leche se calmó. Me sentí como yo de nuevo. (Le di otra oportunidad a las pastillas algunos días después, pero cuando empecé a sentirme apagada otra vez, las dejé definitivamente.)

¿Esto significa que comer tu placenta es una *mala* idea? Definitivamente no lo creo. Aun cuando mi cuerpo no respondiera muy bien a las hormonas y algunas mamás sí comentan síntomas similares, de cierta manera negativos (por lo general enojo o tristeza), la gran mayoría de las mujeres que consumieron su placenta lo amaron. ¿Y quién sabe? Si hubiera sufrido de de-presión posparto o hubiera tenido problemas para amamantar, quizá estas pastillas hubieran sido justo lo que necesitaba. Al final. Sólo me dio gusto probarlas.

Si decides probar la placentofagia, creo que es importante —como con cualquier suplemento— escuchar a tu cuerpo. Si te sientes con más energía y tu abastecimiento de leche está donde lo quieres, ¡genial! Si empiezas a tener sentimientos negativos, sin embargo, siempre puedes intentar ajustar tu dosis o dejar de tomar las pastillas. ¡Eso es lo bueno de esto!

QUÉ DICEN OTRAS *mamás naturales*

Kimberly: Mandé encapsular mi placenta en cada uno de mis tres embarazos y definitivamente lo recomiendo. Mi primera vez sí parecía ayudar con mis cambios de estado de ánimo y mi depresión. Conforme pasó el tiempo, sin embargo, tuve que dejar de tomarlas porque me mareaban un poco las hormonas.

Felicity: Encapsulé mi placenta después del parto de mi primer (y único) bebé. Cierto, no tuve nada con qué compararlo, pero mi energía, estado de ánimo, abastecimiento de leche y recuperación fueron fantásticos. Contribuyeron mucho a esto mis pastillas.

Clair: Tuve que reducir la cantidad de pastillas que tomaba porque empecé a engordar, pero una vez que hice el ajuste, ¡me sentí genial!

Leslie: Estuve en el hospital cinco días después del parto porque mi hijo estaba en la UCIN, así que no empecé a tomar las pastillas sino hasta el día 5; honestamente, no noté mucha diferencia. Sin embargo, sí tomo las pastillas de vez en cuando si necesito un poco de energía o sé que mi día será estresante, ¡y ayudan mucho!

QUIERO PROBAR LA PLACENTOFAGIA: ¿CUÁL ES EL PRIMER PASO?

Ya sea que planees preparar unos licuados o ingerir la placenta en forma de cápsulas, necesitas hacer un poco de trabajo antes si planeas llevarte la placenta contigo. Empieza por:

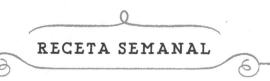

RECETA SEMANAL

Trufas de chocolate y placenta

Si vas a comer tu placenta, hazlo con estilo, ¿cierto? Así que cierra los ojos e imagínate unos días después del parto; tu cabello sucio en un chongo despeinado, recostada en una playera para amamantar con manchas y un pantalón de pijama... y comiendo bombones de chocolate. No suena mal, ¿eh?

Bueno, puede sonar un poco raro comer tu placenta en forma de postre, pero no la probarás de esta manera gracias al sabor agridulce del chocolate. Y si no planeas consumir tu placenta, no hay problema; de todas maneras, puedes disfrutar estas delicias sin el órgano.

INGREDIENTES

230 gramos de chocolate amargo orgánico

½ taza de crema espesa (o leche de coco entera)

1 cucharada de miel de abeja o jarabe de maple

½ cucharadita de extracto de vainilla

¼ de taza de almendras molidas (puedes sustituir con nueces de nogal u otras nueces o semillas)

1 cucharada de polvo de placenta seco (sólo vacíalo a las cápsulas)

¼ de taza de cacao o chocolate en polvo (opcional)

¼ de taza de coco rallado (opcional)

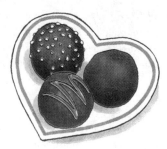

A baño María (a fuego bajo), derrite el chocolate y la crema o leche de coco, moviendo hasta que esté suave. Quita del fuego, espera a que se enfríe y añade miel, vainilla, almendras y polvo de placenta seca. Mezcla bien y pásalo a un tazón; tápalo y refrigéralo hasta que esté firme (más o menos dos horas). Con una parisienne, saca trufas de la masa. Cúbrelas con coco rallado, cacao en polvo o almendras molidas. Enfríalas 30 minutos y guárdalas en un contenedor hermético en refrigeración. Una o dos trufas al día después del parto ayudarán a equilibrar tu estado de ánimo y aumentar tu leche materna. También vale la pena mencionar: ¡ésta puede ser la única vez en la vida que nadie más quiera comerse tu chocolate! ¡Sí!

Investiga la política de placenta de tu hospital o centro de maternidad. Conforme la placentofagia se vuelve cada vez más popular, muchos hospitales han empezado a facilitar el transporte seguro del órgano. Hay leyes que permiten a las mamás tomar posesión de su placenta después del parto (aunque sólo en ciertos lugares). Algunos centros de maternidad alternativos incluso te empacan tu placenta. Pero no sólo aparezcas en el Día D y esperes que no haya problemas. Tu hospital puede negarse tal cual a que te la lleves, pedir que firmes una carta asumiendo la responsabilidad o quizá sólo te dejen tomar el órgano con una orden judicial. El punto es que necesitas saberlo *antes* de estar ahí.

Encuentra un encapsulador. Más y más doulas de parto se convierten en encapsuladoras de placenta entrenadas en muchas agencias. Pregunta a tu doula si tiene ese entrenamiento o busca un especialista cerca de ti.

Añade "Guardar mi placenta" a tu plan de parto. Los hospitales y centros de maternidad disponen de la placenta como cualquier otro desecho médico orgánico, ¡así que asegúrate de que todos los involucrados sepan que no deben tirar la tuya en la basura!

Haz arreglos para un almacenamiento seguro. La placenta puede generar bacterias si no se maneja bien. Debe sellarse en una bolsa de plástico hermética, meterse en un contenedor de plástico y refrigerarse o ponerse en hielo lo más pronto posible (lo que significa que quizá debas llevare contigo una pequeña hielera al hospital o centro de maternidad). Debe transferirse al encapsulador los primeros dos o tres días (puedes esperar un poco más si se congeló).

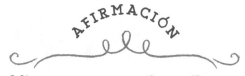

Mi cuerpo es un milagro. Tengo confianza en mi cuerpo fuerte y capaz. Le permito hacer su trabajo.

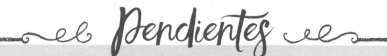

- Añade "parches de lactancia" (disponibles en la variedad desechable y reutilizable o lavable) a tu lista del súper esta semana si el goteo de senos te empezó a molestar. Sobre amamantar, justo ahora es un buen momento para medirte tu primer brasier de lactancia.

- ¿Ya empezaste a escribir tu plan de parto? (¡Sólo pregunto!)

- Investiga la política de placenta de tu hospital o centro de maternidad. Es mejor saber ahora si llevarte tu placenta requerirá planeación (en caso de que quieras darle una oportunidad a la placentofagia).

Voltear a un bebé

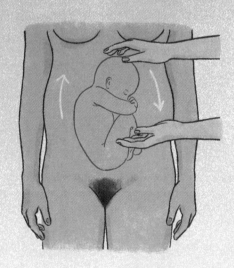

¿QUÉ PASA CON EL *bebé?*

Con unas ocho semanas restantes, el bebé se acerca a los 1.8 kilos y 46 centímetros. ¡Ha estado trabajando *duro* para subir de peso! Pero ahí arriba, también su cerebro ha estado trabajando tiempo extra. En su materia gris hay un bullicio de neuronas (o células cerebrales); para el parto tendrá más de *100 mil millones* de ellas. Esta semana también está ocupado estableciendo literalmente billones de conexiones, o sinapsis, entre esas células cerebrales; para el parto tendrá alrededor de 50 billones de esas. En los prime-

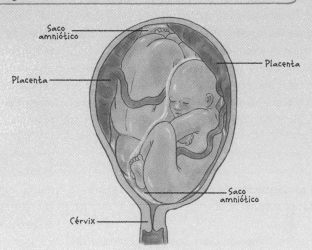

UN ACOMODO DE NALGAS ES COMÚN CON GEMELOS

ros tres meses de su vida, esa cantidad aumentará 20 veces. Estamos hablando de mil billones de sinapsis para cuando cumpla un año. Un poco de perspectiva: te tomaría más de 30 años sólo contar hasta *un billón*. Sorprendente.

¿QUÉ PASA CON *mamá?*

Justo ahora, los movimientos, patadas y golpes empiezan a sentirse menos intensos. No tiene espacio en su cuarto (eh, *vientre*) cada vez más apretado. Pero ¿qué sucede si deja de moverse abruptamente? En este momento del embarazo, Griffin me asustó. Estaba fuera de la ciudad por negocios y a mitad del día me di cuenta de que no lo había sentido moverse en toda la mañana. Entré en pánico, le llamé a la partera y me dijo que bebiera un vaso de jugo de naranja y me acostara. Por fortuna, mi pequeño Rocky se despertó y empezó a moverse en 20 minutos. (¡Gracias, Cynthia!) Es *increíblemente* importante estar consciente (sin ponerse neurótica) de los movimientos del bebé en el tercer trimestre, pues cambios repentinos pueden indicar un problema serio de salud. Así que después de tu siguiente comida (asumiendo que el bebé está despierto), encuentra un lugar tranquilo donde puedas concentrarte y estar cómoda. Cuenta cada uno de los movimientos (patadas, giros y manoteos) hasta que cuentes 10; considera que puede tomar entre 10 y 60 minutos. Hazlo cada día a la misma hora. Si notas un cambio significativo o una disminución de movimiento, intenta despertarlo bebiendo jugo o caminando. Si todavía no sientes mucho movimiento, es hora de llamar a tu partera o médico. Querrá hacer una prueba de estrés de emergencia o un perfil biofísico, lo que podría salvarle la vida.

Pocas palabras generan terror entre mamás naturales como: "Tu bebé viene de nalgas". Y justo alrededor de las 32 semanas, después de que un ultrasonido rápido lo confirmó, mi partera me dijo que la cabeza estaba en mis costillas, en lugar de cerca de mi pelvis.

Estaba en shock. Estaba asustada. También, francamente, un poco molesta.

¿Y mis planes de un parto vaginal sin medicamentos? ¿Toda esa preparación —todo por lo que había trabajado los siete meses anteriores— salía por la ventana?

¿La presentación de nalgas no significa una cesárea automática?

No necesariamente. Claro que es *posible* dar a luz a un bebé de nalgas vaginalmente; sólo que muchos médicos no lo quieren hacer. Los partos de nalgas vaginales son truculentos, en parte porque la cabeza del bebé —la parte más grande de su cuerpo— puede atorarse en la pelvis. (Cuando la cabeza sale primero, el cérvix se estira adecuadamente y los huesos suaves del cráneo del feto pueden moldearse para caber por el canal de parto.) Las presentaciones de nalgas también tienen el riesgo de prolapso de cordón, una condición en que el cordón cae a través del cérvix, donde puede quedar atrapado o comprimido por el cuerpo del bebé durante el parto, resultando en una pérdida prolongada de oxígeno. Los riesgos incrementales, junto con los problemas de seguros y una disminución en el entrenamiento (estos días, asistir un parto de nalgas vaginal es un arte perdido) han hecho que el índice de cesárea para bebés de nalgas sea casi de *ciento por ciento*.

¿Entonces, mamá? Si estás buscando un parto natural y tu pequeño está en posición de nalgas, es imperativo encontrar una manera de voltear a ese bebé.

DE *NALGAS* (LO SIENTO, TENÍA QUE DECIRLO). ¿POR QUÉ VIENE ASÍ?

A lo largo de tu embarazo, el bebé ha estado moviéndose e incluso caminando en tu útero. Para la mitad del tercer trimestre, sin embargo, ya creció lo suficiente para no tener lugar para maniobrar, por lo que los bebés suelen acomodarse en una posición más permanente en algún punto entre las semanas 32 y 36. Usualmente, esa posición es de cabeza (también llamada "cefálica" o "en vertex"), pero algunos bebés se presentan de pompas o de pies, es decir, podálicos. ¿Estás lista para algunas buenas noticias? La gran mayoría de los bebés clasificados de nalgas *antes* de la semana 37 pueden voltearse por su cuenta. De hecho, sólo 3 o 4 por ciento se quedarán al revés para cuando se consideren de término. No sabemos exactamente por qué algunos bebés necios se rehúsan a voltearse, pero sí sabemos que hay algunos factores de riesgo, incluyendo:

♡ *La forma de tu útero.* Una anormalidad congénita que afecta el tamaño o la forma de tu útero, una infección uterina previa, fibrosis uterina o el exceso de tejido cicatrizado de cesáreas pueden implicar que el bebé no tenga espacio para voltearse antes del parto.

♡ *La posición de tu placenta.* Una placenta baja que cubre el cérvix (placenta previa) puede evitar que el bebé tome la posición de cabeza.

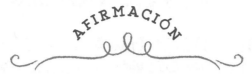
Mi bebé está en una gran posición. Mi bebé es parte
de mí y está hecho para caber en mi cuerpo. Mi cuerpo
se abrirá y mi bebé descenderá con bien.

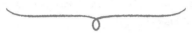

♡ *El volumen de tu líquido amniótico.* Muy poco líquido puede dificultar que el bebé nade ahí dentro, mientras que mucho líquido puede animarlo a seguirse volteando hasta el Día D.

♡ *Otro bebé de nalgas.* Es más probable que las mujeres que ya tuvieron un bebé de nalgas tengan otro, así como las mujeres con un historial familiar de presentaciones así.

Nuestro estilo de vida moderno y cada vez más sedentario puede ser otro factor en las presentaciones de nalgas. Sabemos que las horas y horas que pasamos sentadas en escritorios o manejando, por ejemplo, pueden desalinear la pelvis. Por otro lado, entre más activa seas, más flexible y equilibrada estará tu pelvis. Esto puede servir para que la cabeza del bebé descienda.

TÉCNICAS NATURALES PARA VOLTEAR A UN BEBÉ

Por fortuna has estado activa y haciendo tus ejercicios pélvicos a lo largo de los últimos meses. Pero si no es así, ¡nunca es tarde para empezar! Cambia tu silla de escritorio normal por una pelota de ejercicio, asegúrate de caminar por la colonia como parte de tu rutina de la mañana o la noche, y cuando sientas que el bebé se mueve por ahí, ponte sobre manos y rodillas y mueve tu pelvis. Si ya tienes permiso de tu partera o médico, puedes intentar una posición de perrito diaria también. Si ese bebé no cede, sin embargo, puedes estar lista para intentar métodos más avanzados:

TÉCNICA WEBSTER

Conforme progresa tu embarazo, más se mueve tu centro de gravedad hacia enfrente por el peso del vientre. Además, la relaxina, la hormona que está relajando tus articulaciones y ligamentos, puede hacer que también tus huesos cambien. Esto hace que la pelvis se alinee mal, lo que puede resultar en una mala posición del bebé. Ahí es donde entra el quiropráctico. Como repaso, la técnica Webster es una clase de cuidado quiropráctico enfocado en reducir la presión de los ligamentos que apoyan el útero y mejorar la alineación pélvica, lo que puede ayudar al bebé a voltearse. Visita la página web de la Asociación Internacional de Quiroprácticos Pediátricos (icpa4kids.org) para buscar un proveedor certificado Webster cerca de ti.

BUSCANDO UNA POSICIÓN:
POSES QUE PUEDE ADOPTAR EL BEBÉ EN EL ÚTERO

Cuando se trata de la posición del bebé en el útero, hay más que sólo con la cabeza hacia arriba o abajo. La orientación de su espalda en relación con tu columna y su cabeza en relación con tu pelvis puede hacer la diferencia en el parto. Éstas son algunas formas en que se acomoda el bebé semanas antes del parto.

Occipucio izquierdo anterior (OIA)

Cuando un bebé está de cabeza, hacia el lado izquierdo de mamá y viendo hacia atrás, hacia la columna, está en occipucio izquierdo anterior. Es la posición óptima para el parto, pues estimula al bebé para que meta la barbilla hacia el pecho y la parte más pequeña de su cabeza (el occipucio) entre primero en el canal de parto.

Occipucio derecho anterior (ODA)

El bebé está de cabeza, viendo hacia atrás, hacia el lado derecho de mamá. Mientras que la posición OIA es mucho más común que la ODA, ambas se consideran favorables.

Occipucio izquierda posterior (OIP)

El bebé está de cabeza, hacia el lado izquierdo de mamá, viendo hacia el vientre; el occipucio (la parte de atrás de la cabeza) se alinea con la parte posterior de la mamá (la trasera o columna). Los bebés OIP se conocen también como "hacia arriba", y aunque pueden salir vaginalmente, el parto puede ser un poco más difícil. Estas labores de parto son más propensas a detenerse y un poco más dolorosas porque los bebés no siempre bajan la barbilla. Deberás rotar al bebé a la posición anterior si es posible. Ten en mente que los bebés pueden girarse a

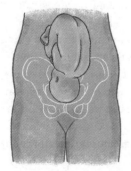
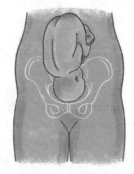
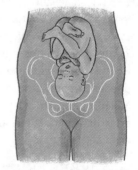

OCCIPUCIO IZQUIERDO ANTERIOR · OCCIPUCIO DERECHO ANTERIOR · OCCIPUCIO IZQUIERDO POSTERIOR

sí mismos en la labor de parto, y muchas mamás, especialmente las que ya parieron, pueden dar a luz a bebés OIP sin problemas.

Occipucio derecho posterior (ODP)

El bebé está de cabeza, viendo hacia el lado derecho del vientre de mamá. Estoy segura de que así era como venía mi hijo, que pudo ser la razón de que necesitara el Pitocin.

Transversa

En lugar de la cabeza hacia arriba o hacia abajo, el bebé está de costado, como si estuviera descansando en una hamaca. Aunque una presentación transversa en término es rara (sobre todo para una mamá primeriza cuyo útero no se ha estirado antes), implica cesárea obligatoria; un bebé de lado simplemente *no* cabe por la vagina.

Oblicua

En lugar de estar vertical u horizontalmente en el vientre, un bebé a veces (y raramente) se queda en una posición oblicua o diagonal; en este caso, la cabeza del bebé señala hacia una de las caderas de mamá. Estos bebés pueden tener un descenso de cabeza o pies durante el parto.

¿En qué posición está tu bebé?

Pide a tu partera o médico que haga maniobras de Leopold para que puedas comprender mejor la posición de tu bebé (ve la página 329 para más información).

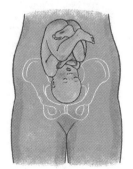

OCCIPUCIO DERECHO POSTERIOR

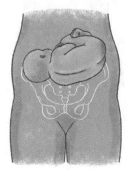

TRANSVERSO

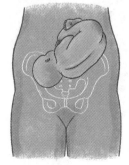

OBLICUO

Cinco versiones de la presentación de nalgas

✤ De nalgas franca. Es una posición de pompas con las rodillas y los pies hasta las orejas. La mayoría de los bebés de nalgas (65 o 70 por ciento) entra en esta categoría.

✤ De nalgas completa. El bebé está de pompas, pero sentado de piernas cruzadas; sus rodillas están dobladas y sus pies están abajo, en la pelvis.

✤ De nalgas podálica. En lugar de ir con sus pompas primero, los bebés así van primero con los pies, ya sea uno (llamado podálica simple) o ambos (doble). Las presentaciones podálicas son raras, pero más comunes en bebés prematuros.

✤ Podálica franca. El bebé viene de pompas, pero una pierna está estirada (como de nalgas franca) y otra doblada (como de nalgas completa). ¡Qué raro!

✤ De rodillas. Es básicamente lo que indica: el bebé está arrodillado en la pelvis. Las presentaciones de rodillas son tan raras que algunas veces ni siquiera se consideran una categoría realmente de nalgas.

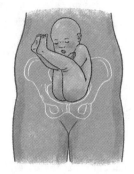

DE NALGAS FRANCA

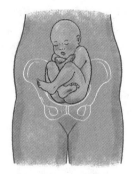

DE NALGAS COMPLETA

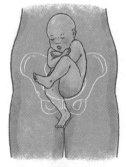

DE NALGAS PODÁLICA

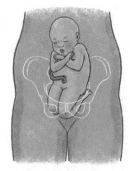

DE RODILLAS

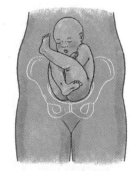

PODÁLICA FRANCA

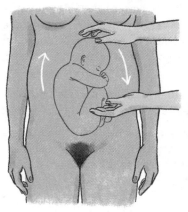
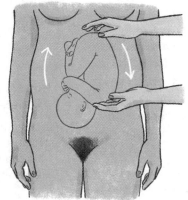

VERSIÓN CEFÁLICA
EXTERNA (VCE)

Una de las pocas técnicas *clínicamente* comprobadas para voltear un bebé —con un índice de éxito poco menor a 60 por ciento— es la versión cefálica externa, una manipulación manual de la posición por una partera o médico. Tu proveedor usará sus manos para empujar contra tu vientre y voltear al bebé de una posición de nalgas a una de cabeza. (En algunos caos, te pueden dar un medicamento para relajar el útero y evitar contracciones. Tu médico puede monitorear el ritmo cardiaco del feto antes y después del procedimiento, sólo para asegurarse de que el bebé tolera la presión.) El procedimiento puede ser incómodo o incluso doloroso, pero también puede hacer la diferencia entre un parto vaginal o una cesárea.

Cuando mi partera determinó que Griffin venía de nalgas, hizo una VCE y lo volteó *en un instante*. (Dijo que había sido fácil porque había tiempo y todavía suficiente espacio en mi vientre.) Mi hijo, sin embargo, no se quedó en una posición de cabeza después de la inversión, y eso también es común. Es mejor hacer una VCE más cerca del gran día, usualmente entre las semanas 36 y 38. El procedimiento generalmente se considera seguro, pero hay algunos riesgos: torcer o pellizcar el cordón umbilical, comprimir la placenta o romper

o rasgar el saco amniótico. Todas estas complicaciones son raras, pero habla con tu proveedor de salud para determinar si la VCE es una buena opción para ti..

ACUPUNTURA Y
MOXIBUSTIÓN

Admito que quizá sea la técnica más *rara* que probé, pero la moxibustión es una práctica antigua que involucra insertar agujas de acupuntura en varios puntos de tus pies mientras se quema incienso (hecho de artemisa, un tipo de hierba) alrededor de tus dedos del pie. (Te dije que era raro.) Se cree que la combinación de humo, calor y acupresión estimula la liberación de prostaglandinas, las cuales pueden provocar ligeras contracciones e incitar al bebé a moverse. ¿Funciona? Mi acupunturista claramente creía que sí; él dice que sólo dos bebés no se movieron con su trabajo (uno de los cuales, luego se descubrió, tenía el cordón enredado en el cuello). Desde un punto de vista clínico, hay evidencia (aunque sea de estudios pequeños) de que la moxibustión —cuando se

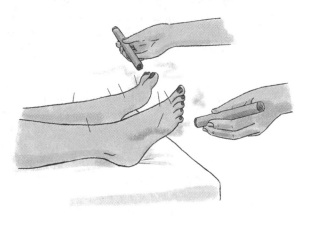

combina con acupuntura— puede ser efectiva; pero los resultados no son concluyentes. Ten en mente que la moxibustión no es un tratamiento de una ocasión. Para que sea más efectivo, las investigaciones sugieren que debe repetirse una o dos veces al día, una o dos semanas.

¿Buscas algo que puedas hacer tú para voltear al bebé? Considera experimentar con algunos de estos remedios de abuelita:

♡ Coloca una compresa fría o verduras congeladas cerca de tu caja torácica; la idea es que al bebé no le gusta el frío.

♡ Pon una luz brillante entre tus piernas (algunas mamás están convencidas de que sus bebés se voltean hacia la luz). O intenta experimentar con ruido, ya sea que eso implique a papá llamándolo con su voz o poner un poco de Beethoven cerca de tu pelvis. (Extraño, lo sé.)

♡ Algunas mamás juran que pararse de cabeza varias veces en el agua ayuda a que se voltee.

♡ Finalmente, ciertos remedios homeopáticos pueden ser efectivos, sobre todo Pulsatila. Habla con tu proveedor de salud sobre dosis y frecuencia.

QUÉ DICEN OTRAS *mamás naturales*

Kimberly: Mi obstetra programó una cesárea —y se rio de mi esfuerzo por encontrar ayuda— después de descubrir que nuestro bebé venía de nalgas. En las últimas semanas el bebé se volteó después de varios ajustes de mi quiropráctico.

Amanda: Mi bebé no estaba de nalgas, pero tampoco estaba en una posición óptima: estaba de occipucio posterior y su barbilla no estaba metida. Mi doula me ayudó a estirarme en una contracción para moverlo hacia abajo; no sé qué hizo exactamente, ¡pero funcionó! De no haber sido por ella, estoy segura de que habría tenido una cesárea.

Kelley: Descubrimos en la semana 35 que mi segundo hijo venía de nalgas. Estaba devastada ante la idea de no poder dar a luz naturalmente y probé todos los métodos naturales. Incluso agendé una VCE, pero estaba realmente nerviosa porque había escuchado que podía ser doloroso. Desesperada, hice una cita de emergencia con mi quiropráctico prenatal. Conforme tocaba mi abdomen, me dijo que creía que el pie del bebé estaba atorado demasiado abajo. Hizo que respirara hondo, contara hasta tres, desatoró el pie del bebé ¡y lo sentí moverse! Con su ayuda, hice una inversión y me sentí distinta de inmediato. Llegué a mi VCE programada y, claro, mi bebé estaba en la posición correcta, ¡listo para el parto!

¿NO PUEDES DEFINIR SU POSICIÓN?
¡LEO PUEDE AYUDAR!

No, no Leo DiCaprio, aunque eso estaría bien. Estoy hablando de las maniobras de Leopold, desarrollada por el ginecólogo Christian Gerhard Leopold a finales del siglo XIX.

Las maniobras de Leopold son una forma sistemática de determinar la posición y presentación del bebé. Consisten de cuatro "agarres" distintos, y aunque su naturaleza no es de diagnóstico, pueden ayudar a determinar la posición del bebé. Son una alternativa para las mamás que no quieren más ultrasonidos.

Tu partera o ginecobstetra puede hacer maniobras de Leopold seguido en tu tercer trimestre. Incluso es una herramienta efectiva en la labor para ayudar a las parteras a determinar dónde colocar los monitores fetales.

En tu siguiente visita prenatal, pide a tu proveedor que te describa cada toque para que puedas comprender cómo descansa el bebé dentro de ti. Ten en mente que sólo profesionales entrenados deben hacer estas maniobras.

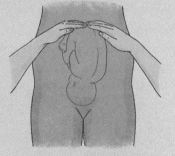

TOQUE DEL FONDO

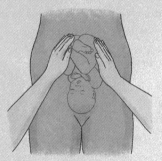

TOQUE UMBILICAL

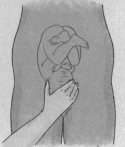

1° TOQUE PÉLVICO

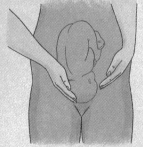

2° TOQUE PÉLVICO

Tortitas de salmón

Dado que la atención está en el desarrollo cerebral del bebé, enfoquémonos en lo que puedes comer para ayudar a su inteligencia, como ácidos grasos omega-3, o más específicamente, ácido docosahexaenoico (DHA).

Ése es un trabalenguas.

El DHA es un componente principal del tejido cerebral y es especialmente vital en los primeros tres meses de embarazo. Tristemente, muchas mamás no reciben suficiente de su dieta y el bebé tampoco, y eso es un problema. Los niveles bajos de DHA en el embarazo se han vinculado con parto prematuro, bajo peso en el parto e hiperactividad en los niños. Así que, ¿dónde puedes encontrar este nutriente milagroso? Animales marinos, como atún, sardinas y anchoas, son fuentes ricas, pero el salmón es una de tus mejores apuestas. De hecho, su carne rosa es uno de los alimentos más densos en nutrientes del planeta. Clava tus dientes en un filete de salmón horneado o a la parrilla para cenar esta semana (olvídalo... ¡cada semana!) o preparar estas tortitas sencillas.

INGREDIENTES

1 filete de 420 gramos de salmón salvaje

2 huevos pasteurizados

1 cucharada de harina de coco

½ cebolla picada finamente

½ pimiento rojo orgánico, picado finamente

2 cucharadas de mostaza Dijon

2 cucharadas de eneldo fresco picado (opcional)

1-2 cucharadas de aceite de oliva

Cuela tu salmón (entre más seco, mejor). En un tazón mediano, bate los huevos. Añade la harina y revuelve hasta que se disuelva. Agrega los ingredientes restantes menos el aceite y mezcla bien. Con las manos limpias, forma tortitas. Calienta el aceite en una sartén sobre fuego medio-alto, añade varias tortitas y cocínalas unos minutos de cada lado, hasta que se doren. Sirven con rodajas de limón y salsa tártara fresca. ¡DELICIOSO!

¿DEBERÍA PREOCUPARME EL CORDÓN UMBILICAL?

Con todo esto de voltear bebés, las mamás pueden preocuparse por el cordón umbilical; particularmente, la idea de que se enrede o atore con fuerza en el cuello del bebé. Por fortuna, los verdaderos accidentes con el cordón umbilical son raros. De hecho, los nudos en el cordón (que ocurren 1 de cada 100 partos) por lo general están tan sueltos que no restringen el flujo sanguíneo al bebé.

Que el cordón esté enredado en un brazo o pierna del bebé, o —sí— incluso su cuello, tampoco suele ser un gran problema.

De hecho, la mayoría de los problemas con el cordón ni siquiera son visibles en el ultrasonido, así que no suelen descubrirse hasta que el bebé sale de la vagina. En cambio, los proveedores están enfocados en desaceleraciones importantes en el ritmo cardiaco del bebé en la labor de parto. Un cordón enredado o anudado firmemente, aunque raro, puede restringir el oxígeno del bebé. En caso de que el ritmo cardiaco del bebé se desplome, tu proveedor hará múltiples intentos por corregirlo hasta incluir una cesárea de emergencia. El síntoma más común de un problema con el cordón *antes* del parto es una disminución en los movimientos del bebé en el útero. Haz tu conteo diario y dile a tu proveedor si notas un cambio.

Pendientes

- Incluso si tu bebé está de cabeza, sigue haciendo tus ejercicios pélvicos. Puedes estimular al bebé para *quedarse* boca abajo. Para aprender más sobre el posicionamiento del bebé, la página web de la partera Gail Tully, spinningbabies.com, es una gran fuente.

- Registrar el "conteo de patadas" del bebé en el tercer trimestre es tan efectivo para prevenir la muerte fetal que incluso el Colegio Americano de Obstetricia y Ginecología lo recomienda (*en especial* para mamás de alto riesgo). Facilita el proceso descargando una aplicación en tu *smartphone*. Lee más sobre movimiento fetal en las últimas semanas en countthekicks.org.

- *Es* posible dar a luz vaginalmente a un bebé de nalgas. Hablaremos más sobre cómo hacerlo con seguridad en la "Semana 39".

Yo produzco leche. ¿Cuál es tu poder?

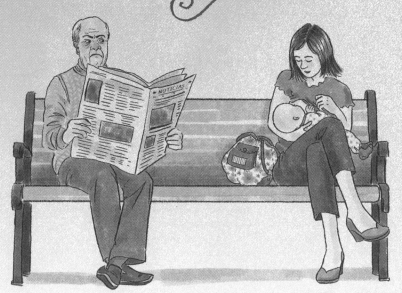

¿QUÉ PASA CON EL *bebé?*

Nos estamos acercando a los 2 kilos, mamá, y a un punto entre los 46 o 48 centímetros de longitud. Los pulmones del bebé siguen creciendo y madurando, y sus capas de grasa se llenan bien. También empieza a recibir anticuerpos maternos que lo protegerán de ciertas bacterias y virus (incluyendo varicela, asumiendo que la hayas tenido) una vez fuera del vientre. Esto se llama inmunidad pasiva —dado que se apoya en *tus* anticuerpos, en lugar de producir los suyos— y sólo dura algunas semanas o meses. Oh. Si tan sólo hubiera una manera de extender

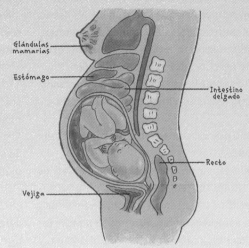

AHORA EL BEBÉ ESTÁ JUSTO ENCIMA DE TU VEJIGA

esa inmunidad. Ah, espera. La hay: se llama lactancia. La leche materna (especialmente la preleche, es decir, el calostro) es rica en anticuerpos, lo que puede mantener seguro al bebé de enfermedad e infecciones hasta que su sistema inmunológico se fortalezca más.

¿QUÉ PASA CON *mamá?*

Cuando discutimos las formas en que el embarazo puede interferir con tu capacidad de dormir bien toda la noche, mencioné el síndrome de piernas inquietas (SPI). Es un desorden poco comprendido que afecta a casi 15 por ciento de las futuras mamás y se caracteriza por una sensación de hormigueo que sube por piernas y pies, junto con un deseo *intenso* de patear y moverte. En pocas palabras, es muy molesto, sobre todo porque tiende a aparecer a la mitad de la noche, ¡cuando es hora de dormir! El SPI también es más común en el tercer trimestre, así que puede aparecer justo... *ahora*. No sabemos exactamente qué lo provoca, aunque algunas investigaciones sugieren que puede ser genético, neurológico o surgir de una deficiencia nutricional. Si de pronto tienes muchas ganas de dar patadas, asegúrate de estar bien hidratada, tener suficientes electrolitos (intenta beber agua de coco o caldo de huesos) y —quizá lo más importante— consumir más magnesio. Busca un suplemento o aplica aceite de magnesio tópico en tus piernas. Algunos investigadores creen que hay un vínculo entre el SIP y la deficiencia de hierro, así que prueba comer más carne roja, verduras de hoja verde y semillas de calabaza.

Cuando tenía siete u ocho años de edad, una amiga de mi mamá vino a la casa con su bebé recién nacido. Resultó ser una de esas mamás superabiertas, de las que sacaban sin miramientos un seno al primer lloriqueo de su bebé. Ya sabes, la clase de mujer que no tiene miedo de amamantar en cualquier momento o lugar, sin importar quién esté cerca o mirándola. Bendita sea.

Recuerdo estar fascinada. Primero impactada, luego intrigada, luego moverme para verla de cerca.

De modo que *así* alimentan a los bebés. Estaba maravillada.

Y lo que ahora sé, muchos años después, es que esta mujer en realidad me dio un gran regalo: normalizó la lactancia para mí. A una edad temprana e impresionable, aprendí cómo funcionaba el proceso, vi que era totalmente normal y desde entonces sólo asumí que un día haría lo mismo. Por supuesto, mi madre también moldeó mi visión, pues me amamantó por casi un año, aun cuando dar fórmula era la moda en ese entonces.

Desafortunadamente, muchas mujeres no tienen esa clase de experiencias normalizadoras pronto; nunca llegan a verlo en persona. En cambio, amamantar sigue siendo algo misterioso, secreto y extraño. (¡Un poco como el parto natural!)

¿Te sorprende que más de 90 por ciento de las mamás recientes, de acuerdo con investigadores del Centro Médico UC Davis, tenga problemas para amamantar llegado el momento?

Tantos problemas, que sólo 13 por ciento logran amamantar exclusivamente durante seis meses, el tiempo recomendado por la Academia Americana de Pediatría, la Organización Mundial de la Salud y un montón de otras organizaciones médicas.

Y por si crees que yo —con toda esa maravilla en mi niñez— logré amamantar de inmediato, déjame aclararte que no. Tuve bastantes problemas también. Mi hija, por ejemplo, tuvo lo que se llama poco agarre, y como resultado, mis pezones tuvieron unos tonos bastante intensos de negro y azul.

Resulta que amamantar no es tan intuitivo como podrías pensar. Pero la buena noticia, mamá, es que obtienes esta información desde antes. De hecho, tienes más de seis semanas en promedio para prepararte. ¡Hagámoslo!

LOS BENEFICIOS DE AMAMANTAR QUE *NO* HAS ESCUCHADO

No es ningún secreto que "el pecho es mejor". Ese pequeño eslogan de finales de la década de 1990 fue la base de las campañas en pro de la lactancia que sacaron el gobierno de Estados Unidos, organizaciones internas de salud, grupos de apoyo, revistas de paternidad y hospitales de todo el país, y con buena razón. La leche materna está cargada de vitaminas y nutrientes, y de esos anticuerpos protectores, los cuales estimulan el delicado sistema inmunológico del bebé, todavía inmaduro. Quizá has escuchado que amamantar es de gran ayuda para perder peso (el acto mismo quema hasta 500 calorías al día) y que los lactantes tienen menores índices de asma, infecciones de oído, enfermedades respiratorias y molestias intestinales. La leche materna además es *gratis*. (¿Alguna vez has notado que mantienen la fórmula para bebés guardada en vitrinas en los supermercados? En serio, ¡esa cosa es *cara*!)

Mi opinión, sin embargo, es que hay muchos beneficios del pecho que no has escuchado todavía, incluso si éste no es tu primer bebé.

AMAMANTAR TE MANTIENE LLENA DE HIERRO

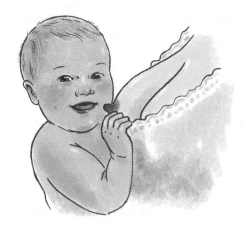

En el embarazo, el bebé recibe —y conserva— hierro de su mamá; de hecho, la merma constante de tus reservas vuelve muy común la anemia por deficiencia de hierro en el embarazo. Y te faltará cada vez más después, pues perderás sangre rica en hierro al menos cuatro o seis semanas, o tanto como duren los loquios. (Recuerda, loquios es el término técnico para el sangrado y la secreción que todas las mujeres tienen, ya sea que den a luz vaginalmente o por cesárea.) Y aunque una mamá dando fórmula puede esperar a que su periodo regrese en un mes o dos —algunas veces la menstruación regresa justo cuando los loquios van disminuyendo—, las mujeres en lactancia exclusiva suelen pasar mucho más tiempo sin un periodo. Algunas a lo mejor no tienen otro periodo hasta que dejan de amamantar completamente. Y entre más pases sin sangrar, tu cuerpo se reabastecerá mejor de hierro. (A mí me tomó 14 meses, por si tenías la duda.)

LACTAR DISMINUYE EL RIESGO DE MUERTE SÚBITA DEL LACTANTE (SMSL)

Por razones que no son enteramente claras —pueden ser los beneficios protectores de la leche materna, las cargas hormonales que ocurren en el cuerpo de la mamá cuando amamanta o el estímulo de tanto contacto piel con piel—, pero la lactancia exclusiva parece reducir el riesgo de muerte de cuna. Y no sólo un poco, sino hasta 50 *por ciento*, de acuerdo con un estudio alemán publicado en *Pediatrics*.

LOS LACTANTES TIENEN MENOS PROBLEMAS DENTALES

Los niños que lactan exclusivamente tienen menos casos de maloclusión (mala alineación de los dientes), menos sobremordida y pueden tener menos probabilidad de necesitar brackets y otros aparatos de ortodoncia en el futuro. ¿Por qué? Tiene que ver con la forma en que el bebé debe mover su lengua y quijada al succionar el seno. El movimiento repetitivo moldea su paladar y la cavidad oral, estableciendo una buena alineación.

LACTAR TIENE BENEFICIOS A LARGO PLAZO PARA LA MAMÁ

Resulta que retrasar el regreso de tu periodo no sólo te ayuda a reabastecer tus reservas de hierro. Reducir la exposición a hormonas reproductoras, como el estrógeno, también baja tu riesgo de desarrollar cáncer de seno, uterino y de ovarios en el futuro. ¿Qué tanto? En cuanto a cáncer de seno, específicamente, hasta 4.3 por ciento por cada 12 meses de lactancia, de acuerdo con un estudio publicado en la revista médica *Lancet*.

El riesgo de cáncer de ovarios baja hasta 63 por ciento entre las mamás que lactan al menos 13 meses, de acuerdo con un estudio de investigadores australianos publicado en el *American Journal of Clinical Nutrition*. Y entre más dure la lactancia, más protección tienes.

SI AMAMANTAR ES TAN GRANDIOSO, ¿POR QUÉ ES TAN DIFÍCIL?

Cuando estuve embarazada la primera vez, me di cuenta de que amamantar no sería regalado. Quiero decir, por supuesto se veía fácil para la intrépida amiga de mi madre. Sólo conecta el bebé al seno y listo; no hay mucho más que hacer, ¿cierto?

¡Oh, qué equivocada estuve y qué inocente fui! Para trabajar efectivamente (y sin dolor) hay algunos componentes de la lactancia que debes hacer bien. Es complicado, se requiere práctica y agarrarle el modo toma tiempo. Lo que es particularmente problemático, sin embargo, es que la mayoría de las nuevas mamás —alrededor de 80 por ciento, de acuerdo con los CDC— empiezan a amamantar probablemente con grandes esperanzas, pero la mayoría deja de hacerlo tan pronto como se vuelve difícil. Para el tercer mes, sólo 40 por ciento sigue lactando exclusivamente. Para los seis meses, esa cifra baja hasta menos de 20 por ciento.

Lo que esto nos dice es que la mayoría de las mamás *quiere* amamantar, pero que muchas no obtienen el apoyo ni la educación necesarios.

Y después de mis propias experiencias, comprendo totalmente por qué tantas mujeres tiran la toalla y cambian a fórmula. Terminé amamantando a mi hijo por dos años; pero después de luchar las primeras semanas, no estaba segura de pasar del segundo mes.

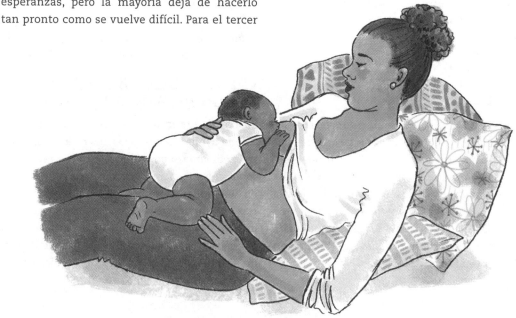

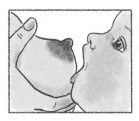 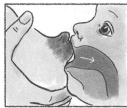 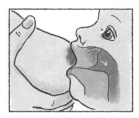 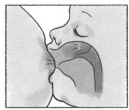

UN BUEN AGARRE ES "PROFUNDO", DONDE EL BEBÉ SUCCIONA BASTANTE TEJIDO MAMARIO.

La clave es no desesperarte si no consigues hacerlo de inmediato. Y no te rindas.

Echa un vistazo a algunas de las barreras más comunes para lactar. Ten en mente que hablaremos más sobre lactancia en la sección de entrega especial que viene más adelante.

EL AGARRE

La posición de la boca de tu bebé sobre y alrededor del pezón —el agarre— no es al azar; es un componente fundacional del éxito de la lactancia. De hecho, sospecho que los problemas de agarre son una de las principales razones de que las mamás dejen de amamantar antes de haber empezado, pues un mal agarre puede volver una experiencia que debería ser agradable en algo completa y totalmente doloroso.

Idealmente, tanto el pezón como la aureola deben caber profundamente en la boca del bebé. Esto fuerza que el pezón llegue hasta el paladar suave, incitando a las encías del bebé a comprimir el tejido mamario y que su lengua ordeñe. Cuando el bebé tiene mal agarre, sus encías comprimen directamente el *pezón*. (¡Ay!)

Las pezoneras no necesitan insertarse tanto ni requieren la misma coordinación de lengua y quijada. La diferencia entre los pezones artificiales y los reales es lo que lleva a una "confusión de pezones", una de las múltiples razones de que quieras lactar exclusivamente, de preferencia

entre cuatro y seis meses antes de pasar a una mamila o un chupón.

Lo que puedes hacer: ¡Pide ayuda antes! Los hábitos (buenos y malos) se forman rápido, así que es vital manejar lo del agarre, pero ya. Yo tuve la bendición de que el centro de maternidad donde di a luz tenía en su personal a una consultora de lactancia fenomenal. También las parteras y enfermeras pueden ser de gran ayuda. Si algo no se siente bien, ¡pregunta! Y ten en mente que amamantar nunca debería ser doloroso. También recomiendo *mucho* contratar una consultora certificada de lactancia para apoyo personalizado. Puede notar cosas como el frenillo, que puede hacer que un buen agarre sea casi imposible. Me quedé impactada de la cantidad de información que obtuve sólo con una visita a casa. Estas mujeres son de tanta ayuda, de hecho, que las llamo Encantadoras de Senos. Finalmente, hay un montón de recursos gratis disponibles en internet: revisa la Liga La Leche, la Academia de Medicina de Lactancia y Breastfeeding Inc. para ver videos instruccionales y tutoriales. Aun mejor, ve a alguna reunión o busca un grupo de lactancia en tu ciudad.

SOBREABASTECIMIENTO Y TAMAÑO

En los primeros días después del parto, la leche que tu bebé recibe no es realmente leche: es calostro, el líquido amarillento y espeso que es rico en nutrientes y anticuerpos. La verdadera

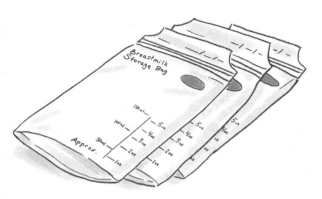

leche materna no "sale" sino hasta el día tres, cuatro o cinco, cuando tus senos pueden estar de pronto inflamados, duros y —francamente— *enormes*. El agrandamiento de senos no sólo es incómodo, dificulta la lactancia por dos razones principalmente.

Primero, va de la mano con una mayor producción de leche o que salga demasiado rápido, lo que abruma y frustra al bebé. Segundo, puede darse un sobreabastecimiento, lo que a veces resulta en que el bebé consuma demasiada leche *inicial* (rica en lactosa, genial para hidratación y un impulso rápido de energía) y no suficiente leche final (sacia más por su alto contenido de grasa). Los bebés que toman demasiada leche inicial pueden tener exceso de gases, con un montón de eructos, hipo y peditos.

Lo que puedes hacer: La producción de leche es un sistema de abastecimiento y demanda, así

que, conforme el bebé y tú establezcan un patrón de lactancia, tu flujo de leche debería regularse. Por eso es tan importante seguir haciéndolo. Saltarte una comida sólo empeorará el agrandamiento, dificultando todo. Mientras tanto, calma los senos inflamados con baños calientes y masajes.

PEZONES ADOLORIDOS

Amamantar puede volverse verdaderamente una agonía si sufres de pezones adoloridos o resecos. Dado que no experimenté ningún dolor con mi hijo, no comprendí realmente este problema hasta que mi hija Paloma llegó al mundo. Pensé que la molestia que empezaba a experimentar tenía algo que ver con el hecho de que comía cada hora *en punto*. De lo que no me di cuenta —aun siendo mamá por segunda vez— fue de que Paloma tenía un agarre extremadamente corto. (Por eso estaba lactando tan seguido; no tenía suficiente leche en cada toma.) Para el tercer día, mi molestia se volvió un dolor violento. Tenía llagas con sangre en ambos pezones y casi lloraba con la sola idea de otra sesión de lactancia. Nuevamente, una consultora de lactancia vino a mi rescate. Primero, me señaló que Paloma tenía frenillo, lo que arreglamos de inmediato con un tratamiento de láser. (Todos tenemos una membrana conectiva, llamada frenillo, detrás del labio superior, la cual se adhiere a la encía. Algunas veces, sin embargo, el frenillo es particularmente

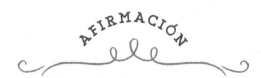

Mi cuerpo tiene todo lo que necesita para nutrir y alimentar a mi bebé. Mi cuerpo está listo para amamantar. .

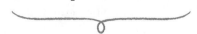

¿Y SI REALMENTE *NO* PUEDO AMAMANTAR?

En el estudio de UC Davis que mencioné, 40 por ciento de las mamás encuestadas se preocupaba por no producir suficiente leche. Y no me sorprende. Las investigaciones indican que percibir una baja producción de leche es la causa número uno de que las mamás dejen de amamantar y empiecen a dar suplemento con leche. Pero ése es el problema: su baja producción de leche sólo es *percibida*. La falta de experiencia leyendo las indicaciones del bebé, conociendo sus patrones de sueño y vigilia y sentir que los senos no están llenos o no son lo suficientemente grandes puede minar la confianza de la mamá. Esto es por lo que la educación y el apoyo son tan importantes, además de empoderadores, pues la mayoría de las mamás sí produce suficiente leche, y una baja producción puede incrementarse sin mucho problema al bombear entre tomas, limitar el uso de pezones artificiales y chupones, y seguir amamantando. Mucho.

Algunas mamás realmente producen muy poca leche (por lo general se debe a cierto problema hormonal o tejido glandular insuficiente) o no son capaces de amamantar por otras razones (quizá por tomar un medicamento que es dañino para el bebé o tener un trabajo que vuelve difícil bombear con regularidad, si no es que imposible). Aun así, otras sólo prefieren dar fórmula. Todas las mamás, sin embargo, quieren darle a su bebé la mejor nutrición posible. ¿Qué hacer? ¿La fórmula convencional es tu única opción?

Definitivamente no.

La opción 1 es considerar darle a tu bebé leche de una donante, es decir, leche materna de otra mujer. Es importante mencionar que siempre hay riesgos asociados con alimentar a un bebé con cualquier cosa menos que con la leche de su madre directamente del seno. Los padres tienen que considerar los beneficios de una nutrición óptima contra la posibilidad de una enfermedad por transmisión de patógenos. Revisa las páginas web de Only the Breast, MilkShare y Eats on Feets para más recomendaciones sobre donadoras y cómo manejar y guardar con seguridad la leche.

La opción 2 es explorar fórmulas orgánicas. En Estados Unidos, la FDA obliga a que todas las fórmulas de bebé —incluso las marcas orgánicas— contengan ciertos nutrientes, algunos de los cuales sólo pueden crearse sintéticamente. Es por eso que prefiero dos marcas europeas de fórmula, HIPP Organic Infant Milk y Holle Organic Infant Formula (no contienen tantos ingredientes artificiales). Puedes leer mucho más sobre fórmulas orgánicas, así como variedades caseras, en www.mamanatural.com.

Finalmente, algunas mamás alternativas preparan su propia fórmula. ¡En serio! (Por ejemplo, la Fundación Weston A. Price creó cuidadosamente una fórmula casera que les encanta a miles de bebés.) Claro, necesitas una mezcla correcta de nutrientes; la falta de ingredientes adecuados (¡o la inclusión de otros equivocados!) puede volver muy peligrosa una fórmula. Siempre consulta al pediatra de tu hijo sobre qué darle de comer al bebé.

Galletas de lactancia

Es adelantado preocuparte por el abastecimiento de leche, pero es genial tener una receta de galletas de lactancia a la mano, y no tienes por qué esperar al parto para probarla. De hecho, les di estas deliciosas galletas a mi esposo, mi hijo y algunos amigos, y nadie empezó a lactar más que yo (¡aunque todos las *amaron!*). El secreto para una buena galleta de lactancia son muchos "galactogogos", una palabra grande para las sustancias que promueven la formación y el flujo de leche materna. Cierto, no hay estudios definitivos que apoyen la efectividad de los alimentos o de los galactogogos de hierbas (frente a las variedades farmacéuticas), pero el beneficio que muchas mamás naturales han tenido es suficiente prueba para mí. Me gusta congelar algunas porciones de masa y hornearlas conforme las necesite. ¿La mejor parte? Estamos eliminando toda la basura —gluten, azúcares refinados, etcétera— que hay en algunas marcas comerciales.

INGREDIENTS

2 tazas de hojuelas de avena orgánica

¼ de harina de tapioca (o sustituye con maicena orgánica)

½ taza de azúcar de coco orgánica

¼ de taza de hojuelas de levadura orgánica

1 cucharada de semillas de hinojo molidas

1 cucharadita de polvo para hornear sin aluminio

½ cucharadita de bicarbonato

½ cucharadita de sal de mar

½ taza de mantequilla de almendra

¼ de taza más 2 cucharadas de aceite de coco derretido

2 huevos

2 cucharadas de miel de abeja cruda

½ cucharadita de extracto de vainilla orgánica

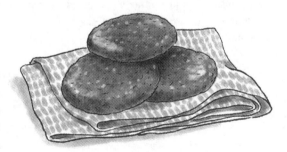

Precalienta el horno a 175 °C. Muele la avena en un procesador de alimentos hasta que tenga la consistencia de harina. Mezcla la avena, la harina y los demás ingredientes secos en un tazón grande. En uno pequeño, mezcla la mantequilla, el aceite de coco, huevos, miel y vainilla. Añade los ingredientes húmedos a los secos, mezcla bien con una cuchara o tus manos limpias. Forma galletas planas y colócalas sobre una charola para hornear engrasada con aceite de coco. Hornéalas 15 o 20 minutos, revisando el más ligero oscurecimiento de los bordes.

ajustado y mantiene al labio de arriba en su lugar. El frenillo de lengua también es común.) Luego, tuve que corregir su poco agarre, en el cual cayó por su frenillo y mi sobreabastecimiento. Al final lo resolvimos, pero mientras tanto necesité algo para calmar el dolor. .

Lo que puedes hacer: Hay muchas cremas para pezones. Muchas mamás naturales sólo utilizan aceite de coco. Y aunque ambas me dieron cierto alivio, supe que debía haber una mejor solución. Después de algunos retoques se me ocurrió una preparación que es casi mágica. En mi experiencia, esta simple rutina reduce cualquier dolor en una toma o dos, y termina la molestia completamente en 24 horas. También es una buena forma de evitar infecciones como candidiasis, así como darle al bebé un estímulo probiótico, así que todos ganan. (Una condición: si tienes un recién nacido prematuro o con problemas inmunológicos, es mejor seguir con el aceite de coco.) Esto es lo que necesitas:

♡ 1 cucharada de vinagre de manzana crudo.

♡ 1 taza de agua filtrada.

♡ Aceite de coco crudo.

♡ Probióticos infantiles en polvo (me gusta Klaire Labs).

♡ Bolas de algodón orgánico.

Mezcla vinagre de manzana y agua (puedes conservar la solución en una botella de tapón *push pull* o un frasco de vidrio). Después de cada toma, usa una bola de algodón para aplicar la solución de vinagre en cada pezón y aureola (esto mata las bacterias o levaduras dañinas). Aplica una pequeña cantidad (menos de ¼ de cucharadita) de aceite de coco en el seno. Vierte una pequeña cantidad de polvo de probiótico en la palma de tu mano recién lavada y espárcelo directamente en el pezón aceitado. Cubre el pezón con un trozo de toalla de papel, como barrera entre el pezón y tu brasier, previniendo manchas y rozones. Repítelo durante 24 horas o hazlo como cuidado preventivo.

Pendientes

- ¿Quieres probar tu conocimiento sobre lactancia? Ve a www.mamanatural.com y contesta un cuestionario rápido.

- ¿Te fue mal? No tienes que esperar a dar a luz para aprender más sobre lactancia. Considera ver a una Consultora de Lactancia Certificada por la Junta Internacional ahora y tendrás consejos que poner en práctica, además de un profesional a quién llamar si te topas con algún problema. ¿La mejor parte? La mayoría de los planes de seguro cubren el costo.

- Si trabajas de tiempo completo y planeas amamantar, quizá compres un tiraleche. Pero muchas mamás en casa también bombean su leche para estimular el abastecimiento, aliviar el agrandamiento o dejar que su pareja se encargue de un par de tomas a media noche con una mamila. Ahora es buen momento para comprar uno. Por suerte, también la mayoría de los planes de seguros cubren el costo.

Algo para el dolor

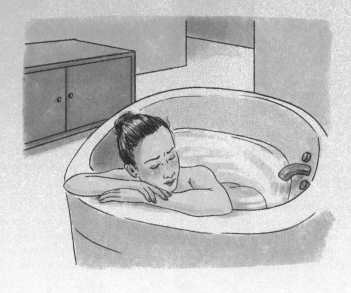

¿QUÉ PASA CON EL *bebé*?

¡Hemos llegado a la marca de las seis semanas! No, no viajamos de vuelta en el tiempo; ¡te faltan seis semanas (más o menos) de embarazo! También tienes más *bebé* dentro de ti ahora que líquido amniótico. Este fluido todavía tiene tareas importantes: acojinar al bebé de golpes y movimientos, prevenir la compresión del cordón umbilical y darles ejercicio diario a sus músculos; de hecho, podrías decir que flotar ahí es como hacer aerobics acuáticos. El bebé también bebe el líquido continuamente y lo reabastece (orina) en un promedio de dos tazas al día. Para ayudarlo con este proceso, asegúrate de estar bien hidratada. Alrededor de 4 por ciento de las futuras mamás se diagnostica con oligohidramnios, el término técnico para muy poco líquido, lo que puede causar complicaciones en las últimas etapas del embarazo; el tratamiento a veces incluye una intravenosa o una inducción. Así que, ¡bebe!

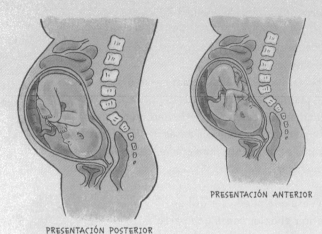

PRESENTACIÓN ANTERIOR

PRESENTACIÓN POSTERIOR

LA PRESENTACIÓN POSTERIOR PUEDE CONTRIBUIR A UN PARTO CON "DOLOR LUMBAR", O UN DOLOR DE ESPALDA BAJA INTENSO DURANTE LAS CONTRACCIONES.

¿QUÉ PASA CON *mamá*?

El bebé no es el único con una necesidad constante de orinar; justo cuando creías que no podías orinar más, ¡de vuelta al baño! Por supuesto, eso es porque ahora el bebé está sentado *justo* encima de tu vejiga, lo que deja al órgano mucho menos, digamos, espacio de almacenamiento. (No te sorprendas si también tienes un poco de incontinencia al estornudar.) Considera que la urgencia y frecuencia con que necesitas orinar sólo aumentará en estas últimas semanas antes del parto. Resiste el impulso de reducir tu consumo de agua pensando que te dará un poco de alivio (recuerda: ¡hidrátate!). Sí considera reducir tu consumo de líquidos en la noche para ayudarte a limitar las paradas a la mitad de la noche. Y si sientes la necesidad de orinar, pero te cuesta trabajo, ve a ver a tu partera o médico porque puede ser señal de ITU.

Hay un chiste viejo sobre el parto: si alguien pudiera recordar el dolor, nadie en el mundo tendría más de un hijo.

No hay manera de ignorarlo: el parto puede doler. Aunque para muchas mujeres no es tan *doloroso* como intenso. Desafortunadamente, las historias de terror sobre partos "horribles" abundan en internet. Como dijimos antes, el parto casi siempre se muestra en las películas como algo cómico y terrible. Incluso los *reality shows* muestran un número desproporcionadamente grande de partos de "emergencia" (porque, ¡sí, hola!, hay *ratings*).

¿El resultado? Muchas mujeres están aterradas —realmente aterradas— de dar a luz. Incluso las mamás que quieren hacerlo natural muchas veces piden medicamentos antes de sentir contracciones porque no están convencidas de poder manejar el dolor.

Una cosa que puede ser útil es redefinir el dolor como una parte *positiva* de la experiencia de parto.

Cada contracción, después de todo, sólo te acerca más a conocer a tu bebé. Pero también es importante señalar que el parto no es incómodo sólo porque sí. De hecho, el dolor tiene su propio papel crucial en el proceso:

♡ En la naturaleza, las contracciones cada vez más intensas le dicen a la mamá que es tiempo de quedarse en un lugar seguro lejos de depredadores; para nosotros es señal de ir al hospital o centro de maternidad. Sin un poco de dolor, más mujeres darían a luz en autos o supermercados.

♡ Los dolores de parto también te indican *cómo* dar a luz. Estar incómoda puede indicarte que cambies de posición y ayuda al bebé a bajar por el canal de parto. Dar a luz sobre tu espalda, por otro lado, no sólo comprime la pelvis, sino que te evita seguir las indicaciones naturales de tu cuerpo. No me sorprende que las mujeres que se están moviendo tiendan a tener partos más cortos y menos dolorosos.

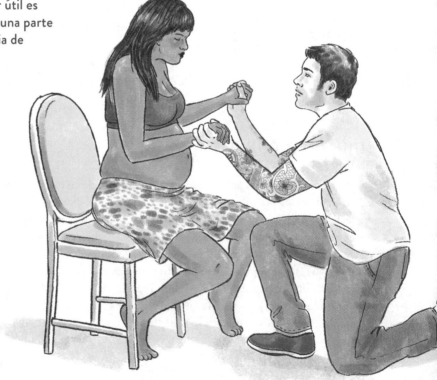

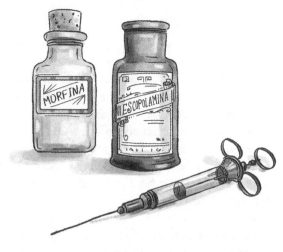

♡ El dolor es parte de una delicada danza corporal: le indica a tu cerebro que libere más oxitocina para que las contracciones se vuelvan más eficientes y efectivas. Indica la liberación de endorfinas, las cuales ayudan a aliviar el dolor y, en el momento del parto, crean una sensación de euforia. También provee una medida de protección: el dolor indica cuándo es tiempo de dejar de pujar o cambiar de posición para evitar un desgarre.

El dolor, en otras palabras, sólo es la forma que tiene tu cuerpo de hablar contigo. Entonces, podrías decir que enmascararlo o adormecerlo completamente es similar a tapar tus oídos y gritar: "¡No puedo oírte!" Aplicar epidurales y analgésicos indiscriminadamente puede tener consecuencias inesperadas.

EL DILEMA EPIDURAL

¿Has escuchado del "sueño crepuscular"?

Ideado por médicos alemanes a principios del siglo XX, surgió como una forma de erradicar completamente (supuestamente) el dolor de parto. Se inyectaba una pequeña dosis de morfina (para el dolor) mezclada con escopolamina a las mujeres en labor de parto, lo que borraba todo recuerdo del gran evento. Así es. Las mujeres despertaban con cero recuerdos del parto y un lindo bebé en sus brazos.

¿El problema? Claro, ¿aparte de que las mamás no pudieran tocar, vincularse, amamantar a sus bebés de inmediato, ni recordar nada sobre el alumbramiento de sus hijos? ¿Además de que los medicamentos deprimían el sistema nervioso central del bebé, lo que muchas veces contribuía a una dificultad para respirar?

Las mujeres que pasaban por el sueño crepuscular también se volvían un poco locas.

Resulta que la inyección de morfina no era suficiente para opacar el dolor —las mujeres todavía sentían mucho dolor—, sólo que no lo recordaban. Estaban tan drogadas en el parto que actuaban como dementes. Las pacientes rompían cosas, gritaban, rasguñaban y arañaban. Tenían que amarrarlas como pacientes mentales para que no se hicieran daño. De hecho, se cree que si se hubiera permitido la entrada a los maridos en el cuarto de parto, nunca se hubiera permitido que siguieran usándolo, y mucho menos durante tanto tiempo. Pero ¿cuál es la parte realmente sorprendente del sueño crepuscular? Fueron las *mujeres* las que pidieron que estuviera disponible.

El manejo de dolor en el parto ha tenido una larga, extraña y truculenta historia que precede por mucho al coctel de morfina y escopolamina. Antes del sueño crepuscular se usaban comúnmente éter y cloroformo como anestesia. Antes de eso, óxido nitroso, sangrías, alcohol y varias preparaciones herbales eran los métodos populares para el dolor. Pero fue hasta mediados del siglo xix que el problema se volvió político. Los médicos, inspirados por los opioides cada vez más sofisticados y los analgésicos a su disposición, empezaron a medicar más y más partos. Eso provocó un poco de crítica entre religiosos y conservadores, quienes creían que el dolor de parto era un castigo divino: la maldición de Eva por comer el fruto prohibido. En otras palabras, buscar el alivio del dolor durante la labor de parto era pecar contra Dios.

Podríamos hablar horas (o páginas) sobre las implicaciones feministas de aliviar el dolor de parto, pero la versión corta es ésta: las futuras mamás empezaron a promover la anestesia en el parto como un derecho de la mujer. En 1847, Fanny Longfellow, esposa del poeta Henry Wadsworth Longfellow, se volvió la primera mujer estadounidense en recibir anestesia en el parto de su tercer hijo. Después escribió una carta a su cuñada: "Lo hice por el bien de todas las mujeres". Cuando los médicos en Estados Unidos no pudieron adoptar la práctica alemana del sueño crepuscular (la mayoría de los médicos estadounidenses estaba en contra de la práctica), las mujeres formaron la Asociación Nacional del Sueño Crepuscular para que el procedimiento estuviera disponible. Para hacer frente a la creciente demanda, más médicos (con menos práctica) empezaron a ofrecer dosis fijas —en lugar de individualizadas— de morfina y escopolamina, lo que llevó a peores complicaciones, lesiones y efectos secundarios. El sueño crepuscular desapareció hacia finales de la década de 1960, más o menos cuando apareció en escena una nueva forma de analgésico, la epidural.

La práctica se modernizó mucho con los años, pero en estos días una "epidural" puede referirse, en realidad, a uno de tres procedimientos distintos:

Anestesia epidural. El nombre es un tanto engañoso (al menos para profesionales), porque la "anestesia epidural" no te deja inconsciente, y

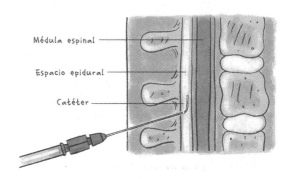

ANESTESIA EP

la "epidural" no es una clase de medicamento para aliviar el dolor; en cambio, es una parte del cuerpo. A las mujeres que reciben una epidural durante la labor de parto se les duerme primero la espalda baja con anestesia local. Luego, una aguja más grande se inserta en el "espacio epidural" (entre una membrana que envuelve la médula espinal y la pared vertebral) por donde los anestesiólogos meterán un catéter del ancho de un cabello. De hecho, una epidural es un poco como poner una intravenosa en el hueco de tu espalda; el catéter (no la aguja) se quedará en su lugar y el medicamento pasará continuamente o por inyecciones periódicas.

En cuanto al medicamento mismo (y la *cantidad*), varía de hospital a hospital. Los agentes que adormecen por lo general incluyen anestesias locales como lidocaína o bupivacaína, pero pueden ponerse en combinación con narcóticos como fentanilo, morfina o Demerol. Algunos hospitales permiten que mamá controle la dosis del medicamento mismo (a través de esos pequeños botones junto a la cama). Curiosamente, un estudio de investigadores del Centro Médico Memorial de Long Beach indica que cuando se les permite controlar la dosis, las mujeres usan menos medicamento (y tienen índices menores de cesárea).

UN PARTO EN ÉXTASIS

Me gusta referirme al parto de mi hija Paloma como "sobrenatural" por la falta de dolor que experimenté y lo rápido que llegó al mundo. (En serio, 20 minutos de esfuerzo.) Pero el término "parto sobrenatural" también se utiliza para una experiencia de labor guiada por la fe, la oración y la confianza en Dios. Y si eres una persona religiosa o espiritual, las afirmaciones de parto basadas en escrituras o la meditación pueden ser increíblemente empoderadoras; definitivamente, lo fueron para mí.

Cuando entré en labor de parto, instintivamente me puse mis audífonos, enfoqué mi respiración y empecé a imaginar esas olas grandes que rompían con cada una de mis contracciones. Eso pareció funcionar bien, así que seguí haciéndolo incluso conforme aumentaba la intensidad de mis contracciones. Y pronto tuve la visión más fantástica: Jesús apareció ante mí en las olas. Esa visión me dio mucha calma. Tuve mi mente y respiración en control, y las contracciones más efectivas y eficientes. Verdaderamente creo que conectarme con mi fe ayudó a redefinir la labor como una experiencia positiva por la que estaba agradecida, y déjame decirte que eso ayuda mucho para aliviar cualquier molestia o dolor. Si la fe tiene un papel en tu vida, ¡definitivamente busca algunas técnicas de parto sobrenatural!

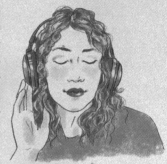

Bloqueo espinal. A diferencia de una epidural —que permite la administración continua de analgésicos—, un bloqueo espinal es una inyección de narcóticos o anestesia directamente en el fluido espinal. Los bloqueos por lo general duran una o dos horas, que es por lo que suelen usarse cuando tu médico tiene una clara señal de exactamente cuánto tiempo necesitarás estar anestesiada; por ejemplo, si vas camino a una cesárea.

Mezcla de epidural y bloqueo. También conocido como "epidural de pie", es esencialmente eso: un bloqueo (es decir, una dosis única de medicamento) mezclada con la administración de una epidural (un catéter que se queda en la espalda baja). Cuando y si la inyección inicial en la columna se diluye o se vuelve inadecuada, la epidural entra en acción. Las ventajas de la combinación son que pueden permitir más sensación en las piernas y más libertad de movimiento, pero —a pesar del nombre— es poco probable que estés de pie.

Obviamente, la epidural moderna es mucho más segura y efectiva que el sueño crepuscular, nada de esas escenas de gritos y destrozos. La anestesia epidural permite que las mamás estén despiertas y presentes para el nacimiento de su bebé. Se ha vuelto más y más sofisticada con el tiempo (por lo general, porque se inyecta menos anestesia, permitiendo una mayor movilidad). Hoy, las epidurales son la forma de alivio más solicitada en la labor de parto, administrada a 60 u 85 por ciento de las mamás.

UNA EPIDURAL PUEDE SER *JUSTO* LO QUE NECESITAS

Claro, puedes imaginar un parto vaginal pacífico, en éxtasis, "orgásmico" pero, mamá, no todas tenemos esa experiencia. ¡Yo claramente no la tuve en mi primera vez! El parto es caótico. Es impredecible. Y no siempre se acoplará a tus deseos. Por eso tenemos la suerte de que sí existan las intervenciones. En algunos casos, una epidural puede ahorrarte un viaje al quirófano:

⚜ Al relajar a una mamá tensa, una epidural puede ayudar a abrir el paso pélvico.

⚜ Para las mamás que terminan pariendo lo que parecieran días, una epidural puede permitirles un descanso necesario antes de que sea tiempo de pujar.

⚜ El parto puede ser abrumador física, emocional, mental e incluso espiritualmente. Para algunas, la epidural ofrece una forma de manejarlo, dando una sensación de calma.

Es importante recordar que las epidurales no son el enemigo; sólo es bueno comprender su uso y efectos secundarios.

¿Elegirás una epidural? Pregunta a tu proveedor si tiene acceso a una "pelota de cacahuate", una pelota de parto en forma de cacahuate gigante. Coloca una entre tus piernas en la labor (aun confinada en una cama) para mantener la pelvis abierta e incitar al bebé a bajar. Un pequeño estudio en el *Journal of Perinatal Education* sugiere que las pelotas de cacahuate ayudan a acortar las labores de parto con epidural ¡hasta por dos horas!

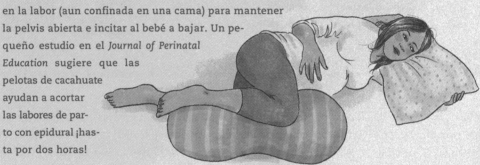

El óxido nitroso o gas de la risa se ha utilizado por siglos para aliviar el dolor, aunque es más probable que lo veas en consultorios dentales, que en un centro de maternidad. Sin embargo, eso puede cambiar.

En 2011 el Colegio Americano de Enfermeras-Parteras anunció que hay investigaciones adecuadas para apoyar la seguridad y eficacia razonables del óxido nitroso en el parto, recomendando que las parteras se entrenen en su administración, y sugieren a las futuras mamás que se informen sobre esta opción en el parto.

El óxido nitroso es menos riesgoso que una epidural o narcóticos porque su vida media es corta. (Tan pronto como la mamá se quita el óxido nitroso, el gas deja su sistema.) Habla con tu partera o médico para más información.

Pero como con todas las formas de analgésicos, las epidurales no carecen de efectos secundarios.

♡ Uno de los más comunes es una baja en la presión sanguínea de la madre, lo que puede interrumpir el flujo de sangre rica en oxígeno al bebé. Para prevenir eso, necesitarás fluidos intravenosos antes de recibir la epidural y se medirá seguido tu presión. En el caso de que baje repentinamente, se te darán medicamentos, más fluidos u oxígeno suplemental.

♡ Las epidurales requieren el uso de monitor fetal continuo para asegurar que el ritmo cardiaco del bebé no se afectó; quizá tengas que pasar el resto de tu labor en cama o cerca de la cama. También puedes necesitar un catéter urinario.

♡ En general, una epidural moderna no debería restringir por completo tu capacidad de pujar llegado el momento. Dado que no todas las epidurales son iguales —y no todas las mamás reaccionan igual—, siempre hay una probabilidad de que no tengas suficiente sensación para pujar efectivamente cuando lo necesites. En esas circunstancias, el flujo de medi-

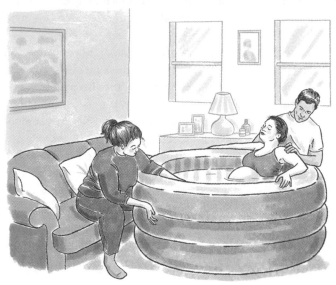

camentos puede "bajarse" o detenerse. (Dado que tu cuerpo no ha estado produciendo endorfinas, disminuir una epidural puede ser muy doloroso.) Las epidurales también tienden a espaciar o debilitar la fuerza de las contracciones, por lo que muchas mujeres necesitarán Pitocin para que empiece todo de nuevo. Juntas, estas intervenciones aumentan tu probabilidad de necesitar una cesárea o la ayuda de algún instrumento (como fórceps o una extracción por vacío).

♡ Efectos secundarios raros: dolor de cabeza, severo "dolor espinal", fiebre, zumbido en oídos, escalofríos, comezón, mareo, náusea, infección, sangrado y daño nervioso.

♡ Cualquier narcótico en la labor de parto puede atravesar la placenta y llegar al bebé. Exactamente cómo se afecta al bebé es difícil de determinar: la clase de medicamento, la dosis y la tolerancia del bebé variarán de hospital a hospital y de parto a parto. De acuerdo con la Asociación Americana del Embarazo, hay evidencia de que los bebés pueden volverse letárgicos en el útero y que las epidurales pueden provocar problemas respiratorios y un descenso en el ritmo cardiaco del feto.

♡ El tiempo más importante para establecer una relación de lactancia es en los minutos y horas después del parto; las epidurales vuelven letárgico al bebé, y los bebés con sueño no amamantan bien. Las epidurales también se han vinculado a problemas de "agarre" y un reflejo deprimido de succión.

♡ Sabemos que las epidurales extienden la labor al menos dos o tres horas, de acuerdo con un estudio presentado en *Obstetrics & Gynecology*.

OTROS ANALGÉSICOS QUE *NO* INTERRUMPAN TU PARTO

Otra cosa interesante se dio con el auge del sueño crepuscular. Aunque las mujeres pugnaron por tener acceso al combo de morfina y escopolamina, estar inconscientes implicó que el parto tuviera un cambio *importante*: en lugar de que las mujeres tuvieran el control (tanto la madre como la partera), éste recayó en manos de los hombres (no había muchas mujeres médico a principios del siglo xx). Un deseo de revertir esa tendencia, combinado con la preocupación de los efectos de una anestesia tan pesada, es en parte lo que originó el movimiento de parto natural. Mientras que las feministas de la primera ola decían que los medicamentos eran su derecho, las feministas de la segunda ola pidieron volver al parto de baja intervención, sin medicamentos.

Un parto sin anestesia ni narcóticos no implica *en absoluto* que no haya manejo de dolor.

La década de 1970 nos trajo programas dedicados al alivio no médico del dolor, incluyendo los métodos Lamaze y Bradley. Poco a poco, las mamás empezaron a reclamar parte del control en el parto. ¿Y el gran beneficio de una alternativa no médica? No interrumpir el proceso de labor. Las intervenciones no narcóticas no interfieren con la cascada química natural de tu cuerpo, no prolongan artificialmente el proceso de parto y no ponen en riesgo la salud de la mamá y el bebé.

Pero la mejor parte sobre el manejo alternativo del dolor es que puedes mezclar todos los métodos que quieras.

HIDROTERAPIA

Los partos en agua están en aumento, y con razón; una revisión Cochrane de estudios confirma que la inmersión no sólo es una técnica efectiva para aliviar el dolor, sino que puede reducir la necesidad de una epidural. (Aunque no me sorprende; quiero decir, ¿quién no se ha sumergido en una tina para calmar los músculos cansados y adoloridos?) Pero hay otros beneficios asociados con meterte en una tina de parto: la flotación te ayuda a mantenerte erguida (para que trabajes *con* la gravedad en lugar de en su contra), así como aliviar la sensación de presión. Un baño caliente también es relajante; entre menos tensa estés, menos probable será que secretes hormonas de miedo que paren tu labor de parto.

Por supuesto, puedes sacar los beneficios de la hidroterapia incluso si no planeas dar a luz en una tina. Yo pasé parte del tiempo en la regadera en mi primer parto, con el agua en mi espalda, y me ayudó considerablemente. Puedes también sentarte en un banquito en la regadera y dirigir el cabezal donde necesites más alivio.

CAMBIAR DE POSICIÓN

Tu dolor te guiará hacia una mejor posición para dar a luz. Si el bebé viene rápido, por ejemplo, muchas mamás se agacharán por instinto. Cuando los bebés necesitan ayuda de la gravedad, las mamás a veces están de pie, sentadas o en cuclillas. Estar sobre manos y rodillas puede ayudar cuando el bebé no está en la posición adecuada. Caminar puede ayudar a que el bebé se acomode en la pelvis y acelere la dilatación. Pelotas de parto, barras y bancos ayudan a que cualquier posición se *sienta* correcta. La labor es más rápida y menos dolorosa si eres libre de trabajar con la gravedad para estimular el movimiento y la rotación del bebé.

RESPIRACIÓN, UNICORNIOS
Y VISUALIZACIÓN

En cualquier clase de parto que valga la pena, escucharás sobre la "respiración" como una forma de lidiar con el dolor. Y seré honesta: yo solía catalogar eso junto con los leprechauns y las hadas; es decir, pensaba que no hay manera de que *respirar*, entre todo, pudiera ayudarme en plena labor de parto.

Me probaron que estaba equivocada tanto mi propia experiencia como un montón de investigaciones médicas.

Un estudio del Centro Médico del Hospital St. Joseph's encontró que las mujeres con condiciones dolorosas, como fibromialgia, experimentaban menos dolor al enfocarse en una respiración controlada en un ritmo más lento. (¿Por qué? Quizá porque la respiración enfocada calma el sistema nervioso simpático, responsable del —adivinaste— dolor.) Por otro lado, estudios han demostrado que la respiración enfocada en realidad *aumenta* tu umbral del dolor.

Tu respiración tiene un ritmo muy similar al de las contracciones. Hay un clímax (la cúspide de la inhalación) y luego una liberación (exhalación). Si puedes estar a cargo de tu respiración, tienes una buena oportunidad de que tu labor de parto sea completamente manejable. Y aunque hay bastantes patrones de respiración que puedes aprender e investigar, creo que lo más simple es lo mejor: inhalación estable por la nariz durante unos segundos, exhalación estable unos segundos. Intenta respirar conscientemente al menos 5 minutos al día (antes de ir a la cama es un *gran* momento). ¿Notas lo relajada que te sientes? Con la práctica regular puedes llevar esta calma y esta respiración enfocada hasta tu parto. La posición pélvica de energía (página 234) es genial para ello.

Está bien, estás respirando, ¿cierto? Bien. Visualiza tu lugar feliz.

Es natural cerrar los ojos haciendo ejercicios de respiración, lo que facilita añadir visualizaciones. Hay mamás que imaginan una escena pacífica en su mente y luego "van" a ese lugar durante las partes más pesadas del parto. Así como tu cuerpo liberará hormonas de estrés y adrenalina si estás viendo, digamos, una película de terror, liberará endorfinas positivas cuando te enfoques en una imagen mental pacífica.

Así que, crea tu lugar feliz. Ponle tantas imágenes, sonidos, olores y sensaciones que quieras para hacerlo real. Prepáralo todo muy bien y luego ve cuando estés haciendo tu trabajo de respiración y, por supuesto, de parto.

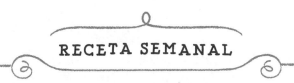
Budín de arroz y clavo

Todos conocen el sabor especiado del clavo por tomar sidra en invierno. Pero ¿sabías que los clavos han sido un remedio para el dolor desde hace siglos? Olvídate de la Novocaína; los dentistas antiguos utilizaban clavos para adormecer el dolor de un diente. (Pruébalo: mastica un clavo y experimentarás una ligera sensación de adormecimiento.) El clavo también es una fuente rica de antioxidantes y un digestivo poderoso, y una de mis formas favoritas de usarlo es este cremoso y reconfortante budín.

INGREDIENTES

1 taza de arroz integral de grano largo (de preferencia germinado)

2 tazas de agua filtrada

2 rajas de canela

1 cucharadita de clavos enteros

¼ de taza de pasas

2 cucharadas de jarabe de maple

1 taza de leche de coco entera

1 pizca de cada una: canela, nuez moscada y sal de mar molidas

2 huevos (opcional)

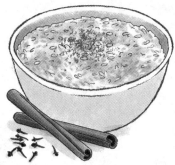

En una olla, añade arroz, agua, canela y clavos. Déjalo reposar a temperatura ambiente durante la noche. En la mañana, hiérvelo y baja la flama a fuego lento. Con una cuchara ranurada, quita la canela y los clavos. Tápalo y déjalo cocer 45 minutos o hasta que el arroz esté bien cocido y el agua se haya evaporado. Añade pasas, jarabe de maple y leche de coco, y hiérvelo a fuego bajo sin tapa otros 15 o 20 minutos. Si gustas, puedes agregar huevos en los últimos 5 minutos para más proteína. Sírvelo caliente con una pizca de canela, nuez moscada y sal de mar, y una cucharada de mantequilla.

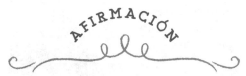

AFIRMACIÓN

La intensidad del parto no puede ser más fuerte que yo porque *es* yo.

Kimberly: He dado a luz cinco veces y siempre ha sido intenso. Lo que más me ayudó fue una pelota de parto, estar en cuclillas, pujar sobre manos y rodillas y que mi esposo me dijera que me ama y no podía esperar para conocer a nuestro bebé. Probé una epidural con mi quinto bebé y terminé dando a luz sobre mi espalda, en una cama. ¡Lo odié! Terminó siendo mi labor de parto más larga, ¡y ahora soy la más grande defensora del parto natural!

Amanda: Mi labor de parto fue un tanto especial porque mi bebé fue cefálico transversal (la cabeza hacia abajo, viendo de lado) y no quería voltearse. Fue una locura de tiempo —¡47 horas!— e intensidad, más de lo que había esperado. Al final me dieron un ultimátum: una epidural para que mi cuerpo pudiera descansar o terminar con una cesárea. Tuve que sufrir la decisión; durante un tiempo sentí que le había fallado a mi bebé por no seguir sin medicamentos. Pero creo que las mamás naturales necesitan comprender que las epidurales no se inventaron necesariamente sólo para aliviar el dolor, sino para situaciones como la mía: cuando la mamá necesita ayuda para evitar más complicaciones e intervenciones. Recordarlo me es difícil todavía. Aún pienso a veces: "¿Y si sólo hubiera esperado una hora más?" Pero por determinada que estuviera de hacerlo natural, los bebés no pueden nacer de lado; simplemente no funciona así.

Patricia: El dolor de la labor fue mucho menos intenso de lo que había esperado. Tuve más miedo que nada; dado que no estaba tan mal, seguí pensando que empeoraría. ¡Pero no fue así!

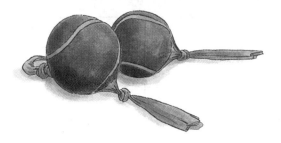

MASAJES

No necesitas un masajista profesional para sacar grandes beneficios del tacto curativo. La clave para un masaje efectivo en el parto es que los movimientos sean lentos y repetitivos para estimular la producción de oxitocina (un masaje profundo de tejidos, intenso o agresivo, no dará el mismo resultado hormonal). Haz que tu pareja o una persona de apoyo en el parto practique antes de que empiece tu labor para que puedas ayudarlo a aprender qué te relaja más.

Para llevar tu masaje al siguiente nivel, déjame presentarte un pequeño dispositivo muy fácil de hacer, pero increíblemente efectivo: el masajeador de espalda de pelotas de tenis. Un instructor de parto de Bradley me lo enseñó, y aunque se ve un poco raro, no podíacreer qué bien se sintió. Para hacer uno, necesitas dos pelotas de tenis, tijeras y un par de medias de nylon.

Empieza cortando una pierna de la media. Luego, a unos 8 centímetros de la punta del pie, haz un nudo. Mete una de las pelotas en la media, empujándola para que esté firmemente contra el nudo que hiciste; haz otro nudo directamente encima, del otro lado de la pelota (los nudos deben mantener la pelota firmemente en su lugar). Mete la segunda pelota en la media, haz otro nudo, luego ata las puntas. (¿Confundida? Tenemos un video de demostración en nuestra página web, www.mamanatural.com.) Haz que tu pareja ruede las pelotas sobre tu espalda baja, como si usara un rodillo; la presión dirigida provee un excelente alivio para el dolor.

ACUPRESIÓN

La acupresión es una forma de medicina tradicional china que involucra la aplicación de presión firme y directa en puntos específicos del cuerpo. Con tus dedos, pulgares, nudillos o codos, intenta aplicar presión constante (o que tu pareja lo haga) en las siguientes áreas, sólo no lo hagas hasta que tengas al menos 37 semanas y mantén la presión ligera hasta que estés ya en labor de parto:

♡ La parte carnosa entre la base del pulgar y el dedo índice. (En el mundo de la acupresión a este punto se le llama intestino grueso 4, o IG4.) Poner un poco de presión en este punto puede ayudar en las primeras etapas de la labor y también cuando estés en la fase de empuje.

♡ Haz que tu pareja presione tu espalda baja a cada lado de la columna (justo sobre los glúteos). Presionar los puntos de la espalda baja puede relajarte si tienes un parto con dolor lumbar o en medio de una contracción intensa.

♡ Hay un punto atrás de tu pantorrilla, cuatro dedos encima de tu tobillo, que debe sentirse suave al tacto: se conoce como bazo 6, y presionarlo puede ser especialmente de ayuda en el caso de un parto estancado.

♡ En medio del pie, en la depresión justo debajo de la punta, está riñón 1. Presionar ahí hace que se jale energía hacia abajo y eso puede ayudar a calmar estrés y ansiedad.

PUNTOS DE ACUPRESIÓN EN LA LABOR DE PARTO

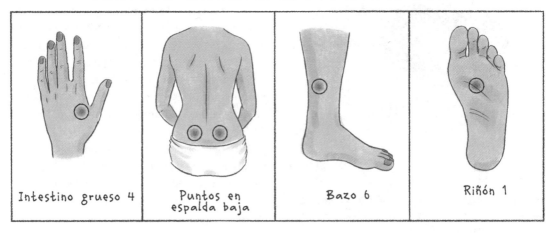

| Intestino grueso 4 | Puntos en espalda baja | Bazo 6 | Riñón 1 |

REMEDIOS HOMEOPÁTICOS

La medicina homeopática está hecha de sustancias diluidas derivadas de plantas, animales y minerales; es muy suave, así como generalmente segura para tomar durante el parto. Si no estás familiarizada con los remedios homeopáticos, sin embargo, consulta un naturópata y a tu partera o médico. Éstos son los remedios que llevé en mi maleta de parto:

♡ Caulófilo o cimicifuga: para dilatación cervical.

♡ Gelsemio y pulsatila: para una labor lenta o estancada.

♡ Árnica: para el dolor y la fatiga al pujar.

♡ Kali carbónico: para dolor lumbar.

♡ Kali fosfórico: para cansancio general.

Pendientes

● ¿Quieres ver en acción el masajeador de pelotas de tenis? Ve a www.mamanatural.com para ver un video instruccional.

● Otro consejo para el dolor en el parto: hidrátate. Suena simple, lo sé, pero ¿alguna vez te han dado calambres horribles en las piernas después de un entrenamiento? En parte es deficiencia de electrolitos y glucosa. Nuestros músculos necesitan glucosa para contraerse y relajarse efectivamente. Cuando una mamá pasa horas sin comida ni bebida, puede empeorar sus contracciones. ¡Así que ten agua de coco o té de hojas de frambuesa endulzado a la mano!

● ¿Ya instalaste el asiento del auto? ¿Ya pediste que *revisaran* tu instalación? Busca a un inspector calificado cerca de ti. En algunos lugares, la policía local y el cuerpo de bomberos tienen personal certificado que puede instalarlo. Llama con anticipación.

● Considera visitar a un neurópata si te gustaría probar remedios homeopáticos en el parto.

¿Positiva para

ESTREPTOCOCO DEL GRUPO B?

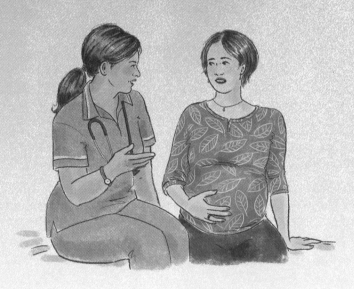

¿QUÉ PASA CON EL *bebé?*

Mamá, 5.5 kilos y casi 51 centímetros. ¿Puedes creer qué grande está el Bebé Natural? (A juzgar por el tamaño de tu vientre, la respuesta será: Ah, sí.) Si es niño, esta semana están sucediendo grandes cosas: sus testículos migran de su abdomen (donde han crecido todo este tiempo) hacia su escroto. Y ya que estamos hablando de, bueno, partes masculinas, ahora es momento de hablar de la circuncisión. Algunas personas desean hacerlo (o no) por cuestiones religiosas. Otras sólo creen que el bebé debería ser como su padre. Cuando nosotros descubrimos que íbamos a tener un niño, lo primero que pensó mi marido fue "por supuesto que lo vamos a circuncidar". Pero después de investigar un poco, decidimos dejar a nuestro hijo intacto. Algo que tener en mente: la circuncisión no es médicamente necesaria. De hecho, los comentarios de que los penes circuncidados son más "higiénicos" son un poco dudosos. Tampoco es tan común hoy en día, como mucha gente cree. Encontrarás más información en la página 447.

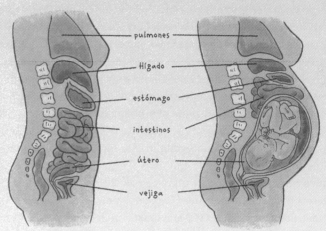

CÓMO SE MUEVEN TUS ÓRGANOS DURANTE EL EMBARAZO

¿QUÉ PASA CON *mamá?*

Conforme me acercaba a mi fecha de término, más sentía que no podía respirar. Estaba nerviosa por el parto y los cambios inevitables que vendrían con un recién nacido, pero ésa no era la razón de que me faltara el aire; sentía como si mi hijo estuviera bailando *encima de mis pulmones.* Algunas mujeres experimentan falta de aire desde su primer o segundo trimestre, lo que suele ser resultado de más hormonas, provocando que tu cuerpo respire más profundamente. (Los pulmones del bebé están llenos de líquido, así que técnicamente estás "respirando por dos".) La falta de aliento en el *tercer* trimestre es provocada por un culpable mucho más obvio: tu útero en crecimiento empezó a aplastar tus órganos internos, incluyendo tus pulmones. ¿Estás lista para una buena noticia? En cualquier momento de las próximas semanas, tu bebé empezará probablemente a bajar hacia la pelvis. El fenómeno se llama "encajarse" y aliviará parte de esa presión, haciendo que sea más fácil respirar profunda y satisfactoriamente.

En los últimos meses te han dado de piquetes (y pedido que orines, ¡mucho!) para completar una serie de revisiones prenatales y análisis de diagnóstico. Y aunque tal vez has disfrutado un poco de alivio de todo eso, pronto te llamarán para el análisis de estreptococo del grupo B. Te pedirán que tomes una muestra con un cotonete en tu vulva, desde el perineo hasta el ano. (En otras palabras, de adelante hacia atrás, como limpiándote.) En muchos casos, tu proveedor hará el análisis por ti, así que el procedimiento mismo es simple.

Sin embargo, lo que elijas hacer con los resultados, no tanto.

¿QUÉ ES?

El estreptococo del grupo B (también conocido como EGB) es un tipo de bacteria —no la misma que causa las infecciones de garganta— que existe naturalmente en el tracto intestinal, tracto urinario, vagina y recto. Casi 25 por ciento de las mujeres la tiene, aunque la bacteria puede ir y venir sin provocar ningún síntoma ni problemas de salud. De hecho, la mayoría de las mujeres nunca se dará cuenta de que está ahí. Sin embargo, es una bacteria, por lo que hay riesgos asociados con la exposición de quienes son vulnerables: como personas mayores, los que tienen problemas médicos crónicos y —adivinaste— los bebés recién nacidos.

Se cree que un bebé se "colonizará" con bacterias EGB cuando pase por el canal de parto, aunque la mayoría de estos bebés —así como sus madres— nunca desarrollarán ningún síntoma ni problema de salud. Sin embargo, un bebé está en más riesgo de desarrollar la *infección* de EGB

después de que el saco amniótico se rompe, sobre todo si hay un largo retraso (más de 18 horas) entre la ruptura de la membrana y el parto. En estos casos, la infección suele ser resultado de la bacteria migrando hacia arriba, de la vagina hacia el líquido amniótico, que el bebé puede luego tragar o aspirar.

¿Y las infecciones de EGB? No son buenas. Las complicaciones varían desde fiebre y problemas respiratorios hasta neumonía, sepsis y meningitis (infección del fluido alrededor del cerebro y la médula espinal). Las infecciones de EGB tienen el potencial de provocar enfermedades mortales; por eso se revisa a todas las mujeres embarazadas en Estados Unidos —vía vaginal y anal— en algún momento entre las semanas 35 y 37. A veces, el EGB se detecta antes, en un análisis urinario de rutina, en cuyo caso la mamá se catalogará como "muy colonizada" y se considerará EGB positiva el resto del embarazo.

RESULTADO POSITIVO, ¿AHORA QUÉ?

Las infecciones de EGB surgieron (por razones desconocidas) a principios de la década de 1970. En ese entonces, la prognosis de un bebé infectado era mala; hasta 50 por ciento moría. Frente a tales estadísticas, la comunidad médica se puso a trabajar. Pruebas clínicas y estudios de observación encargados a lo largo de la década de 1980

demostraron que tratar a las mujeres de "alto riesgo" (mujeres con un alto riesgo de transmitir EGB a sus hijos) con antibióticos durante el embarazo podía prevenir las infecciones infantiles. Para mediados de los noventa, los CDC habían sacado nuevos lineamientos, dando a obstetras y parteras una de dos opciones: continuar un manejo de riesgo (es decir, administrar antibióticos en el parto sólo a mujeres que exhiban ciertos factores de riesgo) o hacer un cultivo recto-vaginal y darle antibióticos a cualquier mujer que resultara positiva.

En 2002 los CDC consideraron la revisión universal superior al manejo de riesgo y revisaron sus lineamientos.

Lo que nos trae al día de hoy. Si eres positiva de EGB en algún momento de tu embarazo —por toma o cultivo de orina—, parteras y médicos seguirán las recomendaciones de los CDC y sugerirán un tratamiento intravenoso de antibióticos en el parto. Es importante señalar que parece funcionar: las infecciones de EGB se han desplomado desde la década de 1990, cayendo de 1.7 casos por cada mil partos a 0.25. Dicho de otra manera, 0.025 por ciento de los niños nacidos en Estados Unidos desarrollará una infección mortal de EGB.

La revisión universal, sin embargo, no es una solución perfecta ya que no tendemos a escuchar los riesgos asociados con el uso extenso de antibióticos.

Esto es lo que necesitas saber sobre el EGB:

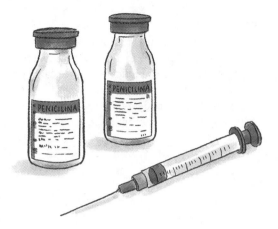

♡ Las infecciones son, por fortuna, raras, aun entre bebés nacidos de mujeres que no tuvieron un tratamiento. Casi 50 por ciento de las mamás EGB positivas pasará la bacteria, pero sólo 1 o 2 por ciento de esos bebés desarrollará una infección seria. El índice de mortalidad actual de bebés infectados está entre 1 y 2 por ciento, aunque es significativamente mayor para los bebés prematuros antes de la semana 33.

♡ La revisión de EGB no es a prueba de todo. Dado que la bacteria EGB puede ir y venir, tu estatus de colonización puede cambiar incluso después de la revisión. Una mamá positiva en la semana 35 o 36 puede salir negativa cuando dé a luz (y en ese caso recibirá antibióticos innecesariamente). Por el contrario, una mamá que resulta negativa puede desa-

rrollar la bacteria EGB para cuando entra en labor, pero no recibirá tratamiento. De hecho, en una revisión de más de 800 mil partos publicada en el *New England Journal of Medicine,* el porcentaje mayor de bebés infectados con EGB (61 por ciento) nacieron de mamás que antes habían resultado negativas. Sólo 18 por ciento nacieron de mujeres sin revisión.

♡ Los antibióticos no parecen bajar el índice de mortalidad infantil. La mayor parte de la información que tenemos para sustentar el uso de antibióticos en el parto viene de esas pruebas clínicas y estudios de observación de 1980. Una revisión Cochrane reciente, sin embargo, determinó que mientras el número de *infecciones* por GBS cayó significativamente con la administración de antibióticos, la cantidad de *muertes* infantiles siguió igual.

♡ Los antibióticos traen su propia gama de efectos secundarios: los menores incluyen frecuencia elevada de infecciones por levadura en mamás y bebés, y la (aunque rara) posibilidad de una reacción alérgica. La mayor preocupación es el potencial para crear una resistencia a los antibióticos de las cepas de EGB y otras bacterias por el uso tan extenso de antibióticos. Otro estudio del *New England Journal of Medicine* indica que las infecciones por EGB han bajado en años recientes, pero las de E. coli pueden estar en aumento.

♡ Los antibióticos pueden afectar el micro-bioma intestinal. Sabemos que los bebés que nacen vaginalmente recogen las bacterias protectoras con beneficios a largo plazo. También sabemos que los bebés que reciben antibióticos poco después de nacer parecen tener niveles más bajos de estas bacterias protectoras. Sin embargo, sabemos muy poco —casi nada en realidad— del efecto potencial que los antibióticos administrados intravenosamente en el parto puedan tener en la formación del microbioma del bebé. Esto aún es un cambio en ciernes en la investigación médica.

IDEAS SOBRE EL ANÁLISIS
DE LA PARTERA *Cynthia*

Tengo una relación de amor-odio con la revisión de EGB. El riesgo de que un bebé se enferme por la exposición a la bacteria es muy pequeño, ¿pero si un bebé sí enferma? El resultado a veces es catastrófico. La sepsis por EGB —una condición en que las bacterias entran en el torrente sanguíneo, provocando infecciones múltiples y fallo múltiple de órganos— puede ser fatal.

Como proveedora de salud, ¿he visto bebés enfermarse de EGB? Sí.

¿He visto bebés morir por infecciones de EGB? Sí.

¿Sucede seguido? No.

Y ésa es la cuestión.

Como muchas prácticas de partería, la mía sigue las recomendaciones de análisis y tratamientos que establecen los CDC: se hace un cultivo urinario de las mamás al principio de su embarazo y en cualquier momento después si desarrollan síntomas de una infección de tracto urinario (las ITU pueden ser causa de EGB). Si la bacteria EGB está presente en la orina, la mamá se considerará EGB positiva el resto de su embarazo. De lo contrario, se revisará entre las semanas 35 y 37 por cultivo vaginal. Para las mujeres positivas se recomiendan antibióticos en el parto.

Algunos proveedores holísticos recomiendan tratamientos alternativos pero, aunque estos métodos pueden disminuir el conteo bacteriano de EGB en el canal vaginal, los estudios indican que no mejoran el resultado del recién nacido. Desde un punto de vista clínico, la misma cantidad de bebés se enfermarán si la mamá elige un tratamiento alternativo que si elige no tener ninguno. Es por eso que recomiendo los antibióticos. Si una paciente los rechaza, se le tratará con un manejo de riesgo.

CÓMO HACER UN MASAJE PERINEAL Y POR QUÉ QUERRÍAS

Es uno de los grandes misterios del parto: ¿cómo voy a exprimir algo del tamaño de una sandía entre mis piernas sin partirme en dos?

La respuesta corta es que tu cuerpo es capaz de cosas milagrosas. De una forma u otra, *darás a luz* a ese hermoso bebé tuyo.

La respuesta más larga (y la menos agradable) es que el parto puede cobrar su cuota. Los desgarres vaginales y perineales son bastante comunes, sobre todo en mamás primerizas. (El perineo es la piel suave entre la vagina y el ano. Por su proximidad al canal de parto y la presión ejercida en la fase de empuje, esta área delicada puede sufrir una buena cantidad de traumatismo en el parto.) Pero no todos los desgarres son iguales; algunos son pequeños y superficiales, mientras que otros requieren puntos o suturas para cerrar, y toman varias semanas para sanar. Y eso sólo plantea la pregunta: ¿es posible *prevenir* el desgarre?

¡Sí! Bueno, probablemente. De acuerdo, *tal vez.*

Se llama "masaje perineal" y es lo que indica: masajear el perineo. Se cree que ese suave estiramiento de la piel en las semanas previas al parto aumenta la flexibilidad, y disminuye el traumatismo. Y sí, hay ciertas investigaciones que apoyan la práctica. Una revisión Cochrane de 2013 de cuatro pruebas clínicas aisladas encontró que un masaje una o dos veces a la semana —de la semana 35 en adelante— reduce el riesgo de un desgarre que requiera sutura casi 10 por ciento para las mamás primerizas. (Entre más experimentada sea la mamá, el masaje regular no parece tener efecto en desgarres, pero se asocia con menos dolor perineal en los meses posteriores al parto.)

¡Yo creo que vale la pena! Así se hace::

❧ Primero, prepara tu cuerpo; toma un baño caliente o usa una toalla caliente para ablandar el área (10 minutos más o menos es suficiente). Acuéstate en una posición cómoda, con la planta de los pies en la cama o el piso; las rodillas dobladas. Levanta tu espalda con almohadas y usa un espejo si es necesario.

❧ Con manos limpias, aplica una pequeña cantidad de aceite para masaje no irritante (coco u oliva son buenas opciones). Inserta las puntas de tus pulgares en tu vagina y presiona firme pero suavemente el perineo, empujando hacia abajo y lejos del cuerpo.

❧ Permite que el perineo se estire gradualmente algunos minutos. Luego mueve tus pulgares hacia los lados de la vagina un minuto o dos estirando de lado a lado.

❧ Repítelo una o dos veces a la semana hasta que entres en labor de parto.

¿Todavía no sabes qué estás haciendo? Puedes encontrar un video instruccional muy útil (no te preocupes, es una *animación*) en www.mamanatural.com. También hay instrucciones detalladas en caso de que tu pareja quiera darte el masaje.

¿REALMENTE NECESITO ANTIBIÓTICOS?

Estadísticamente hablando, 200 mamás EGB positivas necesitarán un tratamiento de antibióticos para prevenir una sola infección del bebé; son muchos antibióticos "por si acaso". Quizá sea comprensible que algunas mamás naturales elijan rechazar la terapia intravenosa. (También puedes rehusarte a la revisión de rutina de EGB. Pero *necesitarás* antibióticos si desarrollas señales de infección; más al respecto en un momento.) Otras mamás prefieren un remedio alternativo.

Aun así, otras se sentirán más cómodas eligiendo antibióticos si en algún momento resultan positivas. (Después de todo, no importa qué tan bajo sea el índice de infección, ¡es ciento por ciento si se trata de *tu* bebé!) Los riesgos de infección por EGB son serios, y cada mujer debería hacer su propia investigación, así como discutir los pros y contras de tratamientos potenciales con su partera o médico.

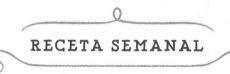

RECETA SEMANAL

Lassi de mango

Recuero la primera vez que Michael y yo fuimos por comida hindú. Yo pedí un lassi de mango —básicamente una malteada o licuado de yogurt— y mis papilas gustativas explotaron. Era dulce, era ácido e inmediatamente fui a casa y empecé a preparar una versión casera. ¿El resultado? Este lassi tiene mucha vitamina C, betacarotenos y calcio, pero también te dará una buena dosis de probióticos (excelente noticia si estás intentando mantener a raya el EGB).

INGREDIENTES

1 taza de yogurt entero
½ taza de leche entera
1 taza de mango congelado en cubos
1 cucharada colmada de miel de abeja
1 pizca de cardamomo
1 cápsula de probióticos (me gusta Klaire Labs o BioKult)

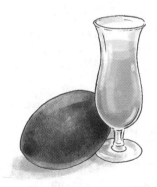

Añade yogurt, leche, mango y miel a una licuadora y licua hasta que esté suave. Viértelo en un vaso alto, luego abre tu cápsula de probiótico y agrégala al licuado, Revuelve bien, termina con una pizca de cardamomo y disfruta.

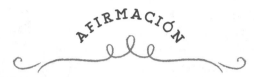
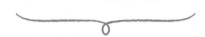

Amo y me conecto con mi bebé.
Puedo dar a luz este bebé a mi manera.
Confío en mi intuición.

En caso de que elijas antibióticos en el parto, quizá te darán penicilina. Los lineamientos actuales sugieren que la primera dosis se administre al menos cuatro horas antes del parto, con más dosis cada cuatro horas hasta que nazca el bebé. (Entre dosis, por lo general te darán un catéter salino o de heparina, el cual —a menos de que estés atada a un soporte de intravenosa— no inhibirá tu movilidad.)

Si estás interesada en métodos alternativos de tratamiento, sin embargo, éstas son tus opciones:

MANEJO DE RIESGOS

Aunque la revisión universal de EGB es un estándar en Estados Unidos, otros países (en particular en Reino Unido) todavía utilizan manejo de riesgos. En lugar de muestras vaginales en el noveno mes de embarazo, las mujeres reciben antibióticos en el parto *sólo* si desarrollan uno o más de los siguientes factores de riesgo:

- ♡ Si el EGB está presente en la orina en cualquier momento del parto. (Las muy colonizadas probablemente pasarán la bacteria EGB a sus bebés.)

- ♡ Si entras en parto prematuro. (Los bebés que nacen antes de 37 semanas tienen más riesgo de contraer una infección.)

- ♡ Si en el parto desarrollas una fiebre (clásica señal de infección).

- ♡ Si tu fuente se rompió hace más de 18 horas.

- ♡ Si ya diste a luz un infante infectado con EGB.

Vale la pena mencionar que la administración de antibióticos —a pesar de los factores de riesgo presentes— a veces no es posible. (Por ejemplo, si llegas al hospital justo antes del parto, la labor es supercorta y no hay suficiente tiempo.) En estos casos, te sorprenderá saber que los CDC no recomiendan una dosis inmediata de antibióticos para el recién nacido, sino observar de cerca cualquier señal de infección. Todas las mamás deberían familiarizarse con los síntomas de la enfermedad de EGB, pero para las mamás que rechazan o no pueden recibir antibióticos, poder reconocer estos síntomas es *particularmente* importante.

HIBICLENS

Una de las alternativas más populares entre las parteras de mente holística es algo llamado clorhexidina, que es un desinfectante tópico, así como el ingrediente activo en un jabón antiséptico para cuerpo llamado Hibiclens. Dicho llanamente, la clorhexidina mata la bacteria. Y para tratar el EGB, muchas parteras recomiendan lavar con una solución diluida de Hibiclens.

Que te dé permiso tu proveedor primero, por supuesto, pero el proceso es simple: diluye 2 cucharadas de Hibiclens (solución de clorhexidina al 4 por ciento) en 250 mililitros de agua en una botella con atomizador y úsalo para enjuagar el interior de la vagina y el exterior del recto, teniendo en mente que estas áreas siempre deben lavarse por separado; ¡no quieres una contaminación cruzada!

El problema con Hibiclens es que una ducha vaginal no puede eliminar ninguna bacteria de EGB que esté en el tracto digestivo, así que la vagina y el recto probablemente se volverán a colonizar. Por este motivo, la ducha debe hacerse al inicio de la labor y repetirla cada cuatro o seis horas hasta el parto. (Similar a la dosis de antibióticos.)

En cuanto a su efectividad, el jurado no ha decidido. Los estudios han demostrado que la clorhexidina sí reduce el riesgo de que el bebé se colonice, pero no hay evidencia clínica de que reduzca la cantidad de *infecciones* por EGB. Algo más que debes considerar son los posibles efectos secundarios de una ducha antiséptica en la formación del microbioma del bebé. Si el Hibiclens puede matar la bacteria "mala" de EGB, también puede matar bacterias buenas. Sólo no tenemos suficientes investigaciones para saber las implicaciones de esto todavía.

AJO

Conocido por sus propiedades antifúngicas y antibacterianas, se utiliza por adelantado en revisiones de rutina de EGB. El protocolo básico es insertar un diente de ajo pelado directamente en la vagina antes de acostarte (así como harías para tratar una infección de levadura), quitarlo en la mañana y repetir cinco o siete noches consecutivas antes de tu prueba de EGB.

Lo importante del método del ajo —o sobre todos los métodos alternativos— es comprender, sin embargo, que los resultados (si hay) casi seguramente son temporales.

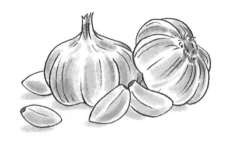

Incluso los antibióticos han demostrado ser inefectivos al administrarse en el embarazo, en lugar del parto. La bacteria de EGB, recuerda, va y viene, así que, si intentas matarla con ajo, considera continuar el tratamiento una o dos noches a la semana hasta que empiece la labor, incluso si recibes resultados negativos de EGB.

PROBIÓTICOS

Altas dosis de probióticos son otro remedio que está ganando popularidad en el mundo natural. Se cree que al inundar el sistema con bacterias buenas, nuestro cuerpo equilibra naturalmente las malas. Varios estudios, de hecho, indican que niveles mayores de probióticos pueden inhibir el crecimiento de EGB, aunque todavía casi no hay investigaciones sobre probióticos y la colonización o infección en infantes. Éste es el remedio que yo recomiendo, pues los probióticos tienen muchos otros grandes beneficios.

Habla con tu partera o médico sobre tomar un probiótico, por supuesto, pero también asegúrate de consumir una dosis diaria de alimentos fermentados, incluyendo chucrut casero (encuentra la receta en la página 275), kéfir, kvas, pepinillos y yogurt. Alternativamente, puedes atacar el EGB localmente usando una cápsula de probiótico como supositorio vaginal.

APOYO ADICIONAL INMUNOLÓGICO

Un sistema inmunológico fuerte mantiene a raya a bacterias enemigas, así que un suplemento diario de vitamina C (elige formas alimentarias: cítricos y polvo camu camu), una dosis de vinagre de manzana y varios dientes de ajo aplastados (cómelos como gustes) pueden estimular la efectividad de los probióticos y otros remedios naturales. Pero asegúrate de revisar la "Semana 12" para más estrategias inmunológicas..

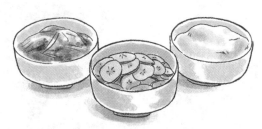

ALIMENTOS FERMENTADOS, RICOS EN PROBIÓTICOS.

Pendientes

- Pasa tiempo aprendiendo sobre los pros y contras de tratamientos alternativos y antibióticos para la bacteria EGB, y ten una discusión honesta con tu partera o médico. Ten en mente que la revisión y el tratamiento para EGB es igual pariendo vaginalmente o por cesárea.

- ¿Ya está lista tu cuna, colecho o el espacio donde dormirá el bebé?

- ¿Sigues contando las patadas?

- ¿Buscas más formas de comer ajo crudo? Revisa nuestra receta de pesto de pistache en la página 226.

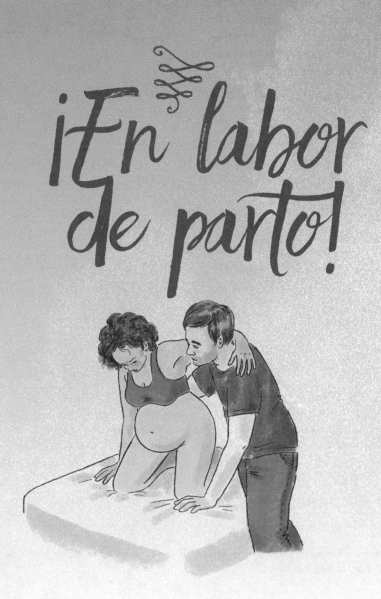

¡En labor de parto!

¿QUÉ PASA CON EL *bebé*?

¡PUM! Parece imposible, ¡pero llegamos a los 2.7 kilos! Y si todavía no lo ha hecho, hay una buena probabilidad de que el bebé pueda voltearse a la posición de cabeza esta semana. (Si todavía viene de nalgas en la semana 37, sin embargo, podrías empezar a discutir con tu proveedor los pros y contras de una versión cefálica externa). Aunque sus golpes y patadas sean menos fuertes que antes (ya no hay tanto espacio ahí dentro), puedes notar cierto movimiento hacia abajo de tu vientre. Como *muy* abajo. De hecho, a veces puede sentirse como si se fuera a salir. Para la mayoría de las mamás es completamente normal, pero si la presión vaginal se vuelve realmente intensa, háblale a tu médico o partera. Y recuerda: sólo porque sus movimientos sean más abajo y más amortiguados, no quiere decir que deban ser menos frecuentes.

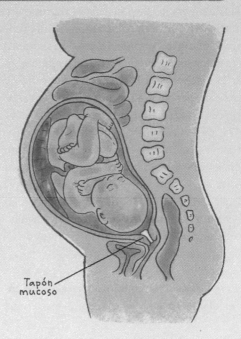

Tapón mucoso

¿QUÉ PASA CON *mamá*?

¿Adivina qué, mamá? No sólo cruzamos el umbral de los dos kilos y medio, ¡sino llegamos a la marca de los nueve meses! Eso significa que el bebé estará aquí entre tres y cinco semanas. Pero también significa que los viajes de avión y los viajes largos en auto —como un viaje rápido a otro estado— no se recomiendan. (Si *debes* viajar, recuerda que la mayoría de las aerolíneas pedirán una carta de tu médico. También considera llevar copias de tus registros médicos y la información de contacto de tu partera o ginecobstetra.) Por suerte, la mayoría de las mamás tienen ganas de quedarse cerca de casa. ¡Culpa al instinto hogareño!

Algo estaba pasando.

Cuatro días antes de la fecha de término de mi hija, me desperté y sentí tensión en mi útero. La sensación no era lo que llamaría una *contracción*: mis músculos nunca se *destensaron* realmente y la sensación no iba y venía. La tensión tampoco era tan dolorosa, ni siquiera particularmente molesta. De hecho, pasé la mañana comprando y almorzando con mi mamá, aun cuando esa sensación de cólico siguió por horas.

A la mañana siguiente me desperté y tuve exactamente la misma sensación. Pensé que mi cuerpo estaría preparándose para el parto, así que otra vez seguí con mi rutina normal. Pero al día siguiente, alrededor de la cena, estaba en medio de un restaurante y sentí tensión, seguida inmediatamente de un descanso.

Eso debe ser una contracción, pensé.

¿Cierto?

La cosa es ésta: es común sentir algunos cólicos en el útero o una molestia sorda en tu ingle y espalda en los días y las semanas antes del parto. Las contracciones de Braxton Hicks, mejor conocidas como dolor de parto "falso" o labor "falsa", pueden empezar desde la semana 20 para algunas mamás. Así que, si empiezas a sentir algo ahí abajo, ¿cómo saber que es real? ¿Deberías llamar a tu partera o médico de inmediato? ¿Deberías sólo ignorar las primeras molestias y sensaciones?

¿Podrías entrar en labor de parto y de alguna manera *no* saberlo?

Relájate, mamá. Esta semana hablaremos de las etapas de labor de parto y de los síntomas de preparto —¡que podrías empezar a experimentar en cualquier momento!—, para que sepas oficialmente cuándo es la hora del espectáculo (y no un mero ensayo).

LABOR Y PARTO EN TRES ACTOS

Aun cuando el embarazo y el parto de cada mujer es único, la labor se desarrolla de una forma sorprendentemente predecible. Así que, a menos de que des a luz por cesárea, puedes esperar pasar por estas tres etapas:

Epata uno. La más larga, aunque no necesariamente la más ardua, la etapa uno de la labor tiene tres partes distintivas. Durante la primera fase, es decir, la "labor temprana", tu cérvix empieza gradualmente a adelgazarse (desaparecer) y abrirse (dilatarse) hasta 6 centímetros. Las contracciones en la labor *muy* temprana pueden ser extremadamente leves, además de muy irregulares: entre 5 y 30 minutos entre cada una. ¿Cómo se sienten? Es distinto para cada mujer, pero las mías se sentían como una fuerza concentrada y tensión, como un cólico menstrual un poco más intenso.

Una vez que la "labor activa" comienza —la segunda fase de la etapa uno—, tus contracciones se harán más fuertes, más largas y mucho más cercanas, entre 40 y 60 segundos a la vez, y de 3 a 5 minutos entre cada una. Mientras tanto, tu cérvix seguirá dilatándose, de 6 a 8 centímetros.

La "labor transicional" marca la fase final de la etapa uno. Suele ser la fase más corta, así como la más intensa. En la transición, tus contracciones *realmente* aumentarán, por lo general con poco descanso entre ellas, y tu cérvix seguirá dilatándose, expandiéndose rápido de 8 a 10 centímetros.

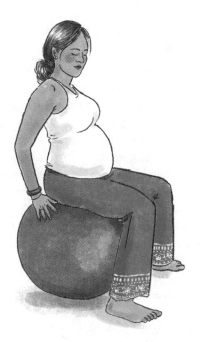

PRIMERA ETAPA DE LABOR

ria!) es la necesidad de agacharte. Mientras tanto, tu bebé empezará a moverse por la pelvis y hacia el canal de parto. Su progreso se medirá en "estaciones" (más a continuación) hasta el momento en que aparezca su cabeza en la abertura vaginal, lo que se llama "coronación".

Etapa tres. La etapa final de labor empieza justo después de que tu bebé hace su debut y termina con la salida de la placenta.

Parece bastante sencillo, ¿cierto? Sin embargo, mucho antes de que esto suceda, tu cuerpo ya habrá empezado a prepararse para el gran día. De hecho, los cambios físicos asociados con el preparto pueden preceder el parto del bebé hasta por un mes; o para algunas mamás, sólo unas horas. En otras palabras, las *etapas* de la labor de parto pueden ser predecibles, pero nadie sabe exactamente cuánto progresarás durante ellas. Esto es lo que puedes esperar en las semanas, días y horas antes del nacimiento del bebé.

Asegúrate de revisar el Manual de Parto (página 422), el cual contiene descripciones más detalladas —¡y útiles sugerencias— para cada etapa de labor.

Etapa dos. Llamada la "etapa de empuje", cuando es tiempo de trabajar un poco. Por suerte, tu cuerpo tendrá una fuerte necesidad natural de pujar; las primerizas muchas veces se sorprenden de qué tan intensa y urgente (¡e involunta-

RECONOCER LAS SEÑALES DE PREPARTO

Algunas semanas antes de que empiece la labor, puedes experimentar:

Más energía. Aunque no todas las mujeres sucumbirán al instinto hogareño, ya sabes, el deseo compulsivo de tallar y acomodar todo lo que hay. Para quienes sí, tiende a aumentar en el tercer trimestre, y *a veces* puede ser señal (aunque poco confiable) de parto inminente. Siéntete libre de usar esta nueva energía para terminar algunas preparaciones de último minuto para el bebé. Sólo no te *excedas*; ¡guárdala para el parto!

Encajar o bajar. Durante tus últimas citas prenatales, tu proveedor de salud empezará a monito-

rearte buscando señales de que el Día D se acerca, y una de las cosas que busca es si tu bebé ya "bajó" o se "encajó", o no. *Bajar*, es decir, *encajarse*, es cuando el bebé empieza a descender hacia la pelvis (por lo general un alivio, dado que será más fácil que puedas empezar a respirar profundamente). Puede ser que haya bajado mucho antes de llegues al cuarto de parto. Es posible, sin embargo, que tu bebé baje sin *encajarse*.

Si la ves de frente —de hecho, revisa la siguiente ilustración—, verás que tu pelvis parece una mariposa. Arriba, dos huesos redondos (llamados iliacos) se curvan lejos de la base de la

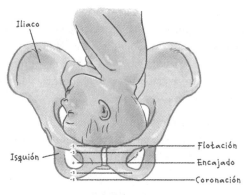

Iliaco

Isquión

Flotación

Encajado

Coronación

ESTACIONES DEL PARTO

columna; abajo, dos huesos similares (los isquiones) se curvan uno hacia otro. Parecen alas de mariposa, ¿cierto? Bueno, cuando la coronilla de tu bebé llega a la mitad de la pelvis se dice que está "totalmente encajado" o en "estación cero". En este punto, ya está en posición y listo para el alumbramiento, y es poco probable que se mueva o cambie de posición después. Entonces, una vez que la labor empieza a tomar fuerza, su progreso por la pelvis hacia el canal de parto se medirá en intervalos de 1 centímetro. Puedes escuchar que estás "completa y +2", por ejemplo, lo que significa que ya te dilataste 10 centímetros y la cabeza del bebé está 2 centímetros por debajo de la mitad de la pelvis. Una vez que llegues a la estación final, +5, la cabeza de tu bebé estará coronando.

Un número negativo, por otra parte —que varía de -5 hasta -1—, significa que tu bebé se está acomodando en la pelvis, pero no está totalmente encajado. En este caso, te pueden decir que la cabeza sigue "flotando". Es importante recordar que cada embarazo es distinto; algunos bebés no bajan o se encajan hasta que empiezan las contracciones fuertes, y otros bajan y se encajan semanas por adelantado. Por este motivo, estar "totalmente encajado" no es un indicador confiable de labor inminente, pero es

señal de que te estás acercando, o al menos estás *más cerca*, del nacimiento del bebé..

Dilatación y adelgazamiento. El cérvix de la mayoría de las mamás *primerizas* se empieza a adelgazar y dilatarse en los días y semanas antes del parto, así que tu proveedor de salud puede empezar a monitorearlo —por examen interno— en esas últimas citas prenatales. Pero ¿exactamente qué es un examen cervical? Y ¿cómo puede un proveedor saber si tu cérvix se está abriendo y adelgazando?

Déjame explicarte. En el embarazo, tu cérvix mide entre 2 y 3 centímetros de largo y sobresale en la vagina. Conforme te acercas al parto, sin embargo, empezará a acortarse. Cuando esté más o menos a la mitad de su tamaño usual, se dice que estás "50 por ciento adelgazada". Cuando ya esté delgado como papel, estarás "100 por ciento adelgazada". Y sí, son estimados, no una ciencia exacta. En otras palabras, tu practicante sólo está adivinando el estimado.

Sobre la dilatación, tu partera determina si puede insertar un dedo o no en la abertura cervical. Un dedo implica 1 centímetro de dilatación, dos dedos implican 2 centímetros, y así. De nuevo, cada embarazo es diferente. Algunas primerizas pueden ya estar dilatadas uno o dos centímetros en las semanas antes del parto; las mamás más experimentadas pueden no dilatarse hasta que empiecen las contracciones.

Unos días antes de que empiece la labor, puedes experimentar:

Diarrea o evacuaciones sueltas. Las prostaglandinas son compuestos químicos parecidos a hormonas que ablandan (o "maduran") el cérvix y ayudan a contraer el útero; pero *también* tienen un efecto constrictor del intestino, así que algunas mujeres evacuan suelto o de manera frecuente poco antes de entrar en labor de parto. (¿Alguna vez has notado que la diarrea parece ser un efecto secundario común de tu periodo menstrual?

DILATACIÓN Y ADELGAZAMIENTO CERVICAL

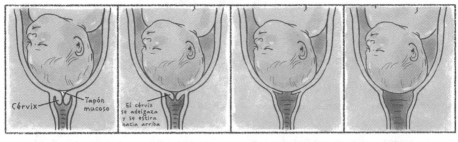

0% adelgazado
0 cm dilatado

50% adelgazado
1 cm dilatado

100% adelgazado
3 cm dilatado

100% adelgazado
10 cm dilatado

Puedes agradecer a las prostaglandinas, las cuales provocan que tu útero se contraiga en cada ciclo menstrual.) Aunque es cierto que nadie quiere pasar horas en el baño, este desarrollo en realidad es algo muy bueno. Evacuar ahora implica que no tengas que lidiar con la molestia de la constipación en la labor de parto. También te vuelve significativamente menos propensa a evacuar en el cuarto de parto.

Pérdida del tapón mucoso. En el embarazo, tu vientre está sellado contra bacterias, patógenos e incluso semen con un tapón mucoso gelatinoso. Conforme tu cérvix se empieza a dilatar y adelgazar, sin embargo, el tapón mucoso ya no estará firmemente en su lugar. De hecho, eventualmente se caerá, por lo general unos días o quizá semanas antes del parto. Puede caerse completo o en pedazos a lo largo de varios días. Es posible que no lo notes en absoluto, pero si es así, probablemente se verá como una secreción mucosa espesa.

De hecho, el tapón mucoso se ve un poco como —discúlpame por esto— un moco gigante.

Para la mayoría de las mujeres no hay necesidad de hacer nada cuando sale el tapón mucoso; podrías decirle a tu partera o médico, pero no hay necesidad de agarrar tu maleta y salir corriendo al hospital o centro de maternidad. Tu bebé todavía puede estar protegido por el saco amniótico, y tu cérvix produce constantemente *nuevo* moco (sí, el tapón puede regenerarse). Perder el tapón antes de la semana 37, sin embargo, puede *a veces* ser indicador de parto prematuro. Si sucede, definitivamente llama a tu partera o médico, sólo para estar segura. ¿Y si nunca notas que lo perdiste? También está bien.

A menos de que sean médicamente necesarios, puedes negarte a los exámenes cervicales en tu último mes de embarazo. Algunos estudios los han vinculado con infecciones y ruptura prematura de membranas. Además, saber que tienes, digamos 3 centímetros de dilatación (o nada) a veces puede establecer expectativas poco realistas para el parto.

Barras de dátil caseras

Si te dijera que hay un alimento en particular asociado con un riesgo menor de inducción, ruptura prematura de membranas y la necesidad de Pitocin, lo comerías, ¿cierto? Bueno, un pequeño estudio, publicado en el *Journal of Obstetrics & Gynecology*, sugiere que los dátiles *son* un alimento milagroso. Específicamente, comer seis dátiles al día, de la semana 36 en adelante, parece provocar labores más cortas y fáciles. (Al parecer, los dátiles tienen un efecto parecido a la oxitocina en el cuerpo; también son ricos en ácidos grasos, los componentes de las prostaglandinas.)

¿Qué tanta suerte tenemos de que este superalimento inductor del parto no es como mayonesa? ¿O nabos? ¿O sesos de cabra?

Los dátiles son deliciosos y extremadamente versátiles, así que puedes disfrutarlos de muchas maneras: solos, rellenos de mantequilla con almendra (sólo ábrelos y unta una cucharadita) o lícualos con 2 tazas de leche entera (o leche de almendra) para hacer una malteada dulce y cremosa). Una de mis recetas favoritas, sin embargo, es de barras caseras. Si estás restringiendo el azúcar, es una forma fantástica de llegar a tu meta diaria, dado que puedes consumirlos junto con alimentos ricos en proteína, como nueces y semillas, lo que puede evitar que se dispare la glucosa.

INGREDIENTES

1 taza de dátiles secos sin hueso

1 taza de nueces de tu elección (me gustan las nueces de nogal y las almendras)

½ taza de semillas de tu elección (los corazones de cáñamo son particularmente deliciosos)

½ taza de aditivos densos en nutrientes, como coco rallado o bayas goji

1 cucharada de aceite de coco

1 cucharada de miel de abeja cruda

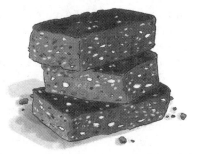

Echa todos los ingredientes en un procesador de alimentos y muélelos hasta que la mezcla se espese. Saca la mezcla a un plato. Con las manos limpias, forma barras o rollitos y enfríalos. Guárdalos en un contenedor hermético. La receta rinde 4 a 6 porciones.

Intensificar las contracciones de Braxton Hicks. Llamadas así por el médico inglés que las "descubrió" (a finales del siglo XIX), son esencialmente contracciones de práctica. Una forma en que los músculos de tu útero practican contraerse en preparación para el parto. Pueden empezar desde la semana 20 para algunas mamás, y aumentar en frecuencia e intensidad conforme te acercas a tu fecha de término. (Es normal para las mamás primerizas no *sentir* las contracciones Braxton Hicks, aun cuando una prueba de estrés las registra, así que no te preocupes si no experimentas este fenómeno.) Puedes notar una ligera tensión cerca de la cima de tu útero (contrario a abajo en la pelvis, como cólicos menstruales). Algunas mujeres pueden notar que su vientre, por lo general redondo, se ve un poco retorcido durante la contracción de Braxton Hicks. Y sí, esto fue probablemente lo que yo experimenté los días antes del parto de mi hija.

Pero ¿cómo puedes saber la diferencia entre las contracciones de práctica —es decir, el parto falso— y las reales?

A diferencia de las contracciones "reales", las de Braxton Hicks suelen desaparecer si cambias de posición, así que prueba levantarte de donde estés sentada o acostarte un poco si has estado caminando. (Intenta beber un vaso de agua.) También tienden a ser infrecuentes, irregulares e impredecibles; en otras palabras, no tienen ningún ritmo ni patrón. Por otro lado, si tus contracciones *no* desaparecen después de moverte, acostarte o tomar agua, y si se vuelven progresivamente más fuertes, largas y cercanas, mamá, probablemente estás en labor de parto.

Labor prodrómica. A diferencia de las contracciones de Braxton Hicks, que son de práctica y por lo general no dolorosas, algunas mamás experimentan contracciones dolorosas e incómodas en la baja pelvis. Éstas se llaman de labor prodrómica. No se detendrán ni desacelerarán si bebes un poco de agua o subes tus pies, pero tampoco aumentarán su frecuencia. (Algunas parteras piensan que las contracciones ocurren si el bebé está mal acomodado o si el útero es un poco irritable; y sí, útero irritable en realidad es un término médico.) Aunque la labor prodrómica puede ser enloquecedora para algunas mamás, a veces resulta en una labor *real* más corta, dado que tu cuerpo ya hizo mucha "prelabor" antes del Día D.

Unas cuantas horas antes de que empiece la labor puedes experimentar:

Espectáculo sangriento. Siempre ha habido cierta confusión sobre si el tapón mucoso y el espectáculo sangriento son la misma cosa. ¿La respuesta? No necesariamente. El espectáculo sangriento (un nombre horrible, lo sé, pero una parte normal de la prelabor) es una pequeña cantidad de sangre roja o café, por lo general mezclada con secreción o moco, y de ahí la confusión. Algunas mujeres pasan un tapón mucoso claro, blancuzco o amarillento, y luego notan un poco de sangre en su ropa interior o en el papel de baño algunos días después. Otras notan que su tapón mucoso está teñido de sangre, así que experimentan ambos fenómenos a la vez. En los dos casos, la sangre es sólo resultado de romper pequeños vasos sanguíneos conforme el cérvix se adelgaza y dilata. Mientras no experimentes una pérdida significativa de sangre (más de una cucharada o dos) y la secreción no sea roja brillante, puedes estar tranquila, pero no por mucho. El espectáculo sangriento tiende a ser un indicador más confiable de una labor inminente que sólo la salida del tapón mucoso.

Que se rompa la fuente. ¿Cuántas películas has visto en la que la protagonista embarazada parece seguir su rutina —comiendo, haciendo encargos, platicando con su coestrella—, cuando de la nada, ¡ZAS!, se le rompe la fuente. Demasiadas, ¿cierto? Te aseguro, mamá, que este escenario es más fantasía que realidad. La gran mayoría de las mujeres —alrededor de 85 o 90 por ciento— ya lleva *bastante* tiempo de labor para cuando se rompe el saco amniótico. (En mi segundo parto, por ejemplo, ¡no se rompió hasta que mi hija estaba coronando!). Algunas veces, el saco amniótico *nunca* se rompe.

Aunque no lo creas. Algunos bebés nacen dentro de un saco intacto; se llama parto en caul.

Sin embargo, de vez en cuando el saco puede romperse 12 o 24 horas *antes* de que empiece la labor. Es todavía más raro que el saco amniótico se rompa y la labor no parezca empezar... para nada.

Lo que sucede con el saco amniótico es que es la última línea de defensa entre el mundo exterior y tu bebé. Así que, si tu fuente se rompe y *no* estás todavía en labor de parto (llamado RPM, o ruptura prematura de membranas), llámale a tu partera o médico. También sería bueno mantener el área limpia y seca, y evita poner cualquier cosa dentro de la vagina: eso significa nada de tampones ni dedos (no quieras saber si puedes sentir la cabeza del bebé). Y el sexo también queda fuera por ahora.

¿Por qué? Porque entre más tiempo tarde la labor de parto en empezar, mayor es tu riesgo de generar infección. Ten en mente que muchos practicantes de mente natural felizmente te dejarán esperar entre 24 y 48 horas (en algunos casos hasta 72 horas) para ver si las contracciones empiezan naturalmente, porque en 90 o 95 por ciento de los casos *así será*. El "tratamiento expectante", el término técnico para esperar, es una opción perfectamente segura para el Colegio Americano de Enfermeras-Parteras, mientras tu embarazo no tenga complicaciones y sea de bajo riesgo, no experimentas señales de infección (incluyendo fiebre), no seas EGB positiva y el ritmo cardiaco del feto siga normal. Tu partera querrá monitorear el bienestar del bebé con una prueba de estrés. (Los exámenes vaginales deben mantenerse al mínimo —de preferencia evitarlos completamente hasta que empiece la labor de parto— porque significativamente aumentan el riesgo de infección.)

A pesar de la evidencia en pro del tratamiento expectante, muchos ginecobstetras y practicantes trabajan en hospitales más conservadores donde te querrán inducir entre 6 y 18 horas después, si no es que antes. De hecho, algunos querrán inducirte casi de inmediato después de que se rompa tu fuente. Una inducción —al menos en

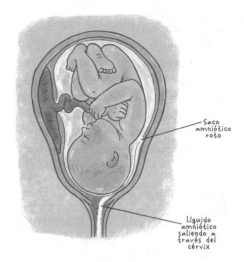

Saco amniótico roto

Líquido amniótico saliendo a través del cérvix

¿Y SI TENGO CONTRACCIONES ANTES DE LA SEMANA 37?

El parto que empieza antes de 37 semanas se considera prematuro, y aunque hay ciertos factores de riesgo —incluyendo consumo de alcohol y drogas, infecciones vaginales, preeclampsia y embarazos de gemelos, entre otros—, a veces simplemente no sabemos qué lo provoca. Por suerte, la mayoría de las mujeres que experimentan síntomas de labor prematura *no* darán a luz un bebé prematuro; en cambio, pueden cargarlo algunas semanas más. Pero la clave es reconocer los síntomas pronto.

Si en algún momento antes de la semana 37 experimentas: contracciones consistentes (no de Braxton Hicks, sino que no se calman cambiando de posición o bebiendo agua), sangrado o secreciones rojo brillante, el espectáculo sangriento, goteo de líquido amniótico o presión pélvica y cólicos fuertes, parecidos a los menstruales, cada vez más intensos, llama a tu partera o médico de inmediato. Los tratamientos potenciales para labor prematura incluyen reposo, fluidos intravenosos, antibióticos (en el caso de infección uterina o vaginal) y medicamentos para detener las contracciones, aunque éstos usualmente *sólo* se administran si el bebé es *muy* prematuro, menor a 34 semanas.

este caso— *se* considera una opción "basada en evidencia" (es decir, que hay evidencia clínica para apoyar la práctica). Asimismo, una inducción después de la ruptura prematura del saco amniótico *no* se asocia con índices más elevados de cesárea futura o parto asistido por instrumentos. Cualquier método —el tratamiento expectante o la inducción— puede ser la opción adecuada para ti, y deberías discutir los pros y contras con tu partera o médico. Si en algún momento experimentas síntomas incluyendo fiebre, escalofríos, pulso elevado, cambio en el color o el olor de las secreciones vaginales o una disminución en el movimiento del feto, dilo de inmediato. Hablaremos más sobre la inducción en las "Semanas 40-42".

¡ÉSTAS NO SON CONTRACCIONES DE PRÁCTICA! ¿CUÁNDO DEBO IR AL HOSPITAL?

La primera fase de la etapa uno de labor, es decir, "temprana" o "latente", empieza con el adelgazamiento y la dilatación del cérvix, un proceso que puede tomar meras horas para algunas mujeres. Para otras tomará *días.* Así que, si no estás experimentando ninguna clase de complicación, no hay ninguna razón para subirte al auto a la primera contracción. De hecho, algunos médicos ni siquiera te admiten hasta que estés o te aproximes a un parto "activo", es decir, hasta que tus contracciones se den cada 3 o 5 minutos y tengas al menos 4 o 5 centímetros de dilatación. Desafortunadamente, como sociedad estamos tan condicionados a pensar en el parto como un evento médico, que algunas mujeres sienten que simplemente *deben* correr de inmediato al hospital.

Mamá, no lo hagas.

Pasar la mayor parte de la labor temprana en casa no sólo es más cómodo (¡no hay nada como tener acceso a tu propia cama y tu baño!), en realidad, tiende a ser más *productivo.*

En la naturaleza, los animales buscan lugares seguros, recluidos, donde puedan dar a luz, pero a la primera señal de peligro —un depredador, quizá— liberan una hormona de estrés llamada catecolamina, que termina el parto (se presume,

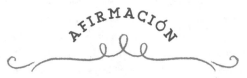

Me enfoco en respirar y encuentro comodidad. Mi aliento entra y sale. Sube y baja. Dentro y fuera. La labor no durará para siempre, pero el amor por mi bebé es eterno.

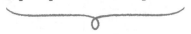

QUÉ DICEN OTRAS *mamás naturales*

Christina: Mi médico dijo que mi fuente no se rompería antes de empezar la labor; que "sólo sucede en las películas" fueron sus palabras exactas. Así que me preparé para contracciones leves para empezar en algún momento durante la noche, que crecieran hasta que ya no pudiera soportarlas y luego llegaría al hospital minutos antes de que mi bebé naciera. Imagina mi sorpresa cuando entré al cine y se rompió mi fuente.

Megan: Me regresaron a casa del centro de maternidad —dos veces— por tener sólo 2 centímetros de dilatación. Ojalá alguien me hubiera dicho antes que hiciera mi vida normal cuando empezó la labor temprana.

Leeza: Sentí una punzada repentina que era diferente a las demás. Dado que mi labor anterior no tuvo ningún patrón, llamé a mi médico y llegué. Tenía 7 centímetros de dilatación, aun cuando mis contracciones todavía eran muy esporádicas.

Tasha: Estaba enorme en mi embarazo, pero siempre pude caminar normalmente. Así que cuando empecé a tambalearme y mi vientre se tensó, estaba segura de estar en labor de parto. Fui al hospital a la mañana siguiente sólo para descubrir que no tenía ni 1 centímetro. Dijeron que podían inducirme o irme a casa y esperar más. Me fui a casa, tuve contracciones toda la noche y regresé al hospital a la mañana siguiente, pero sólo tenía 1 centímetro, así que estuve de acuerdo con que me dieran Pitocin. Obviamente, no sabía cuándo ir al hospital.

para que pueda huir). Resulta que, cuando las *mamás* nos sentimos estresadas o asustadas —nuestra privacidad se ve amenazada, tenemos que defendernos de intervenciones no deseadas—, liberamos la misma hormona. Es decir, la falta de privacidad en un escenario de hospital, la luz fluorescente y la ansiedad por el bip-bip de las máquinas, en realidad, puede ser lo suficientemente estresante para desacelerar tu progreso.

Exactamente por eso es que será mejor que te quedes en casa lo más posible.

Idealmente, quieres llegar cuando estés en labor activa y al menos 5 o 6 centímetros de dilatación.

La labor es única y juzgar qué tan adelantada estés se dice fácil, sobre todo si eres primeriza. Entonces, si estás cerca de tu fecha de término, y todas esas contracciones empiezan, esto es lo que debes hacer:

¿Podrían ser contracciones de Braxton Hicks? ¿Has estado de pie un rato? Quítate un peso. Si has estado sentada horas, muévete. Toma un vaso con agua o una pequeña colación. ¿La sensación de tensión se detiene? Entonces todavía no es tiempo.

¿Se están volviendo más fuertes, más largas y más cercanas? Si no, puedes experimentar labor prodrómica. Todavía no es tiempo.

¿Ya tienen un patrón regular? Conforme te mueves a través de las primeras fases de la labor de parto, tus contracciones se volverán más y más cercanas, así que empieza a cronometrarlas (midiendo el tiempo de principio de una contracción hasta el principio de otra). Cuando tengan consistentemente 4 minutos de separación y cada una dure todo un minuto, y hayan tenido ese patrón durante una hora —conocida como la regla "4-1-1"—, probablemente es momento de ir al auto. Otras señales de que necesitas apurarte:

♡ Te cuesta trabajo hablar durante una contracción.

♡ Usas toda tu energía para aguantar las contracciones.

♡ ¡Tu doula dice que ya es hora!

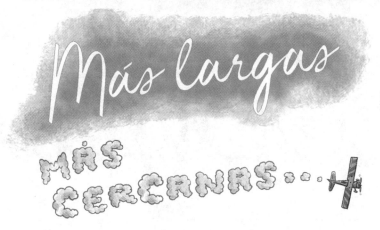

SABES QUE ESTÁS EN LABOR DE PARTO
CUANDO LAS CONTRACCIONES SON

MÁS FUERTES

Más largas

MÁS CERCANAS...

Pendientes

- En lugar de usar un reloj para tomar el tiempo de tus contracciones, considera descargar una aplicación en tu teléfono (¡cuánta tecnología!). Hay muchas aplicaciones gratis o baratas entre las cuales elegir, pero me gusta la que se llama Contraction Timer o Full Term.

- ¿Quieres saber cómo se ve en realidad un tapón mucoso?
  Ve a www.mamanatural.com para ver un par de fotos.

- Si no estás segura de estar en labor de parto, sin importar cuántas veces has leído este capítulo, no dudes en llamar a tu doula, médico o partera, incluso si son las tres de la mañana, por si acaso. Más vale prevenir que lamentar. Y confía en mí, *no serás la primera mamá que no está segura*.

Qué empacar

PARA EL GRAN DÍA

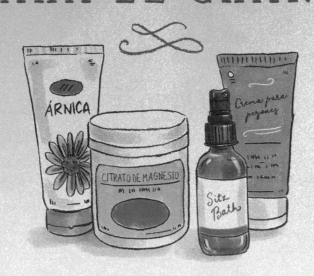

¿QUÉ PASA CON EL *bebé?*

Puede medir 48 centímetros y pesar casi 3 kilos, mamá, pero el bebé todavía está creciendo (si puedes creerlo), a una velocidad de casi 30 gramos al día. Si naciera en algún momento esta semana, sin embargo, se desarrollaría bien. De hecho, no hace mucho que los bebés se consideraban en término a las 37 semanas. La definición cambió en 2013 (una decisión apoyada por el Colegio Americano de Obstetricia y Ginecología y la Sociedad de Medicina Materno-Fetal) para reducir las inducciones innecesarias médicamente y las cesáreas. En estos días, los bebés no están en término técnicamente hasta que lleguen a las 39 semanas. Las investigaciones muestran que el bollo en tu horno estaría mejor si pudiera cocinarse un poco más.

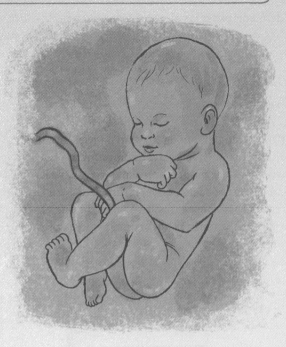

¿QUÉ PASA CON *mamá?*

En la semana 37 la mayoría de las mamás ya no aumentan mucho peso (aun cuando sus bebés siguen creciendo). De hecho, no subí ni medio kilo en el último mes de mi embarazo, y recuerdo sentirme muy asustada hasta que mi partera me confirmó que todo iba bien. Resulta que tienes menos líquido amniótico, por no mencionar menos espacio en tu estómago gracias a la expansión del bebé. Si continuamente sigues subiendo de peso, eso también es normal. Y si estás preocupada por el peso que has subido desde que todo esto empezó, intenta no hacerlo. Yo subí 18 kilos con mi primer hijo y alrededor de 16 con mi hija. Mi cuñada, por otro lado, subió 27 y logró volver a su peso normal en tiempo récord. Así que no te desesperes si tienes un poco más que el promedio.

¿Cuál es el viaje más emocionante para el que vas a empacar?

Te daré una pista: ¡es el nacimiento del bebé!

Hazte un favor y esta semana empaca tu maleta para el hospital o el centro de maternidad (o abastece tu casa si planeas tu parto ahí); tendrás una cosa menos en que pensar cuando esas contracciones empiecen. Esto es todo lo que una mamá natural podría necesitar:

PAPELEO

Has trabajado tan duro en tu plan de parto, que lo último que quieres es olvidar imprimirlo y no tenerlo contigo, así que empaca varias copias. (Las enfermeras suelen trabajar turnos de 8 o 10 horas; podrías conocer a varias antes de que el bebé llegue.) También puedes contactar a tu hospital o centro de maternidad —ahora— para llenar los papeles de prerregistro y dar tu información de seguros. ¡Lo último que quiere una mamá en labor activa es lidiar con papeleo y trámites burocráticos!

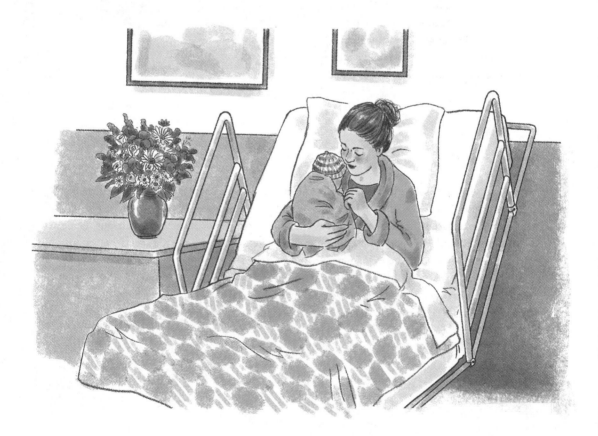

ROPA (PARA TI Y TU BEBÉ)

Las mamás primerizas a veces tienen la impresión de que su vientre se desinflará inmediatamente después de dar a luz, como soltar el aire de un globo. Noticia de último minuto: no es así. Toma días para que la inflamación aguda baje y semanas para que el útero se contraiga a su tamaño original. También estarás sangrando; loquios es el término técnico para las secreciones vaginales (una mezcla de sangre, mucosa y tejido uterino) que las mujeres experimentan entre una y ocho semanas posparto. Exactamente cuánto lleves en tu maleta dependerá, por supuesto, de cuánto tiempo planees quedarte en el centro de maternidad u hospital. Yo llevé suficiente ropa para al menos dos noches. Pero lleves lo que lleves, asegúrate de que sea cómodo y grande. Considera empacar::

- ♡ Un atuendo para el parto. Obviamente, puedes usar un camisón de hospital si quieres, o llevar el tuyo. Tuvimos tan poco tiempo antes del parto de mi hija, que parí con la camisa que llevaba puesta y nada más. Pero si planeas usar tu ropa, elige algo que no te importaría tirar y que pueda quitarse fácilmente después del parto para ese vínculo piel con piel. Algunas mamás optan sólo por un brasier de lactancia o de ejercicio, y una falda holgada y barata; algunas terminan desnudas. Depende enteramente de ti.

- ♡ La parte de arriba de un traje de baño o un brasier de ejercicio (si planeas un parto en agua y no quieres estar desnuda).

- ♡ Camisas holgadas, de botones, que se cierren por delante para facilitar la lactancia.

- ♡ Pantalones de yoga o pants.

- ♡ Una sudadera, bata o suéter. ¡Los hospitales pueden ser helados!

- ♡ Pijama (si no tienes ganas de dormir con ropa de calle).

- ♡ 1-2 brasieres de lactancia y parches.

- ♡ Calcetines. Lleva un par calientito para estar en la cama y otro viejo (de preferencia con suelas) para vagar por el piso del hospital o el centro de maternidad.

- ♡ Zapatos cómodos sin agujetas.

- ♡ Ropa interior. La mayoría de los hospitales y centros de maternidad ofrecen calzones de malla muy grandes (sí, *malla*). Respiran bien, no tienen costuras y son lo suficientemente grandes para cargar esa enorme toalla sanitaria que estarás usando en los días y semanas después del parto. Algunas mamás los aman. De hecho, muchas sugieren *abastecerse* de ellos, de la forma en que tendrías muchas de esas botellas de champú de los hoteles. Pero otras no. Personalmente, soy fan de la ropa interior desechable Depends FIT-FLEX para incontinencia, que son calzones con un parche gigante para el sangrado posparto, todo en uno. Las mamás muy alternativas pueden optar por grandes retazos de tela absorbente y ropa interior de maternidad (al menos una talla más grande) que no les importe sacrificar por la causa. En tu elección considera que estarás hinchada y adolorida, y querrás algo cómodo, que respire. Las mamás recuperándose de cesáreas pueden buscar ropa interior que no toque la incisión mientras sana.

PARA EL BEBÉ

♡ Un atuendo para ir a casa. Una camiseta de mameluco y unos pantalones completos es buena opción (no hay necesidad de traer nada elaborado). Si vas a dar a luz en medio del inverno, asegúrate de tener ropa caliente y una manta gruesa. Los hospitales por lo general te darán un gorro y una mantita, pero puedes llevar la tuya.

♡ Pañales y toallitas de tela o desechables no tóxicos. Los hospitales te darán pañales tam-bién; en realidad, muchas mamás guardan los pañales del hospital como los calzones de malla (¡son gratis!). Traer los tuyos sólo es necesario si prefieres usar una marca eco-lógica o no tóxica. Recuerda que las prime-ras evacuaciones del bebé serán pegajosas y como brea (es el meconio del que hemos estado hablando); nosotros decidimos usar pañales desechables "ecológicos" los prime-ros 10 días antes de cambiar a tela, por esa misma razón.

QUÉ DICEN OTRAS *mamás naturales*

Lynsey: Estaba muy contenta de haber llevado yogurt griego y una barra saludable de proteína al centro de maternidad. Estas colaciones me dieron fuerza en la labor de parto y también me sabían bien, como pocas cosas.

Irene: ¡Aceite de oliva! Nuestra instructora de educación de parto nos dio a todas las parejas una botella miniatura al final de las clases. Lo untas en las pompas del bebé poco después del parto (y después de cada cambio de pañal siguiente) para que ese meconio como brea ¡se quite de inmediato!

Rhianna: Una botella de agua con un popote fue tan útil para poder tomar agua en cualquier posición; mi marido sólo la sostenía y me animaba a tomar pequeños tragos entre contracciones.

Chelsey: Desodorante. No me bañé hasta el día que dejé el hospital.

Annika: Ojalá hubiera empacado comida para mi esposo; el hospital no le dio de comer y no me quiso dejar. Para cuando logró salir, ¡ya todo estaba cerrado!

BEBIDAS Y BOTANA

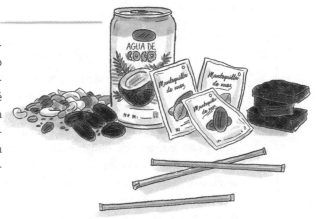

No puedo ni explicar lo importante que es nutrirte en el parto, ya sea que planees un parto natural o no. Yo pasé casi nueve horas sin comida ni bebida la primera vez, y nunca olvidaré el aumento de energía que tuve cuando mi doula finalmente me dio un poco de jugo de manzana. La nutrición líquida tiende a ser mejor para el cuerpo y no tendrás ganas de ingerir una comida completa entre contracciones.

¿Planeas dar a luz en un hospital conservador, donde no sabes que no te permitirán comer ni beber? De todas maneras, lleva comida.

Por supuesto te permitirán comer *después* de que des a luz, pero si eso sucede a las dos de la mañana, no quieres quedarte picando algo de las máquinas expendedoras. Yo me aseguré de llevar:

♡ Té de hojas de frambuesa. Congela un poco en una charola de hielos (una *gran* opción si sólo te permiten comer hielo).

♡ Agua de coco.

♡ Dátiles y barras de dátiles.

♡ Palitos de miel. Son un buen dulce para las mamás naturales; el azúcar simple te da un buen estímulo cuando no tienes ganas de comer.

♡ Mezcla de nueces y mantequilla de nueces.

Si crees que puedes estar más tiempo (digamos, dos o tres días), considera empacar comidas más sustanciosas en una hielera pequeña. Las cafeterías de los hospitales no son exactamente famosas por su cocina de primera, ni siempre tienen buena atención para pacientes con restricciones dietéticas u obsesionados con la salud. Ten en mente que muchos lugares con comida para llevar entregan a los hospitales, que es lo que Michael y yo elegimos después de que nacieran nuestros hijos.

AFIRMACIÓN

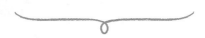

Manejo todo bellamente. Recibo a mi bebé con gratitud, alegría y amor.

Lasaña boloñesa

La tradición de traer comida fácil de calentar para las nuevas mamás es un acto de generosidad *tan* necesario. Toma tiempo que recuperes tus reservas nutricionales, pero estarás tan cansada y ocupada con el bebé que cocinar (para la mayoría, al menos) queda en segundo plano. Pero *tendrás* hambre. Las mamás que amamantan tienden a tener el apetito de un camionero. Consejo: no sólo te apoyes en amigos y familia. Empieza a preparar y congelar varias semanas de comidas ricas en nutrientes. Una de mis favoritas es la clásica lasaña boloñesa, pero con un cambio lleno de energía: hígado de res. El hígado está cargado de hierro, vitaminas A, B, C, D y E, oligoelementos, minerales y los ácidos grasos esenciales EPA y DHA. Es verdaderamente uno de los alimentos más increíbles de la naturaleza. Pero no te preocupes. Ni lo sentirás, lo prometo.

INGREDIENTES

SALSA BOLOÑESA

2 cucharadas de aceite de oliva

1 cebolla grande picada

4 dientes de ajo finamente picados

700 gramos de carne de res de libre pastoreo molida

250 gramos de hígado de res (pide a tu carnicero que te lo muela, de lo contrario, pícalo finamente)

2 frascos de 470 mililitros de salsa marinara

2 frascos de 180 mililitros de salsa de tomate orgánica

LASAÑA

1 caja de pasta para lasaña sin gluten

900 gramos de queso cottage o ricota orgánico

2 huevos

¼ de taza de perejil finamente picado

Sal y pimienta

900 gramos de queso suizo orgánico rebanado

1 taza de queso parmesano rallado

Para la salsa, calienta el aceite de oliva en una olla grande sobre fuego medio. Añade cebolla y ajo hasta que se transparenten. Agrega la carne y el hígado y cocina hasta que cambien de color. Reserva 1 taza de la salsa marinara. Añade lo que queda de salsa y toda la salsa de tomate a la olla. Mezcla y cocina a fuego lento.

Calienta el horno a 175 °C. Llena una olla grande con agua y espera que hierva. Añade la pasta de lasaña y cocínala 10 minutos, o hasta que esté casi al dente. Cuela la pasta y rocíala con aceite de oliva (para evitar que se pegue). En un tazón grande, mezcla queso ricota, huevos, perejil y sal y pimienta al gusto.

Para armar la lasaña, engrasa un refractario de 30 x 20 centímetros, vierte una cucharada de salsa boloñesa en el fondo. Cubre con pasta, luego salsa de carne, ricota y queso suizo. Repite hasta que todas las capas estén formadas, terminando con la salsa marinara que reservaste y queso parmesano. Hornea entre 55 y 65 minutos, hasta que la lasaña burbujee y esté dorada de encima. Espera a que se enfríe completamente antes de rebanarla y congelar.

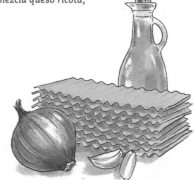

COSAS PARA EL ABURRIMIENTO

En realidad es extraño pensar que puedes *aburrirte* durante el Día D, pero es imposible predecir cuánto tiempo estarás en labor; mejor prepárate para una larga espera:

♡ Afirmaciones de parto.

♡ Música. A pesar de que amaba mis relajantes afirmaciones de parto, también necesité un poco de rock. Carga tu *smartphone* o reproductor de MP3 con distintos géneros musicales.

♡ Libros, revistas o películas (sobre todo para tu pareja).

♡ Cámara.

♡ Cargadores para celular, cámara, *laptop*, Kindle, iPod o cualquier dispositivo que lleves.

HERRAMIENTAS DE PARTO, PRODUCTOS POSPARTO Y REMEDIOS HOMEOPÁTICOS

Ya sabes que el parto de mi hija fue fácil. Sacar la placenta, sin embargo, ya no tanto. Tuve que entregarle a alguien a mi recién nacida, ponerme en cuclillas y realmente concentrarme en pujar con tal de sacarla. Para acelerar las cosas, mi partera sugirió aceite esencial de esclárea, y por fortuna había empacado un poco.

Los remedios homeopáticos son una gran alternativa para la medicina convencional y pueden reducir o eliminar tu necesidad de ciertas intervenciones (aunque menores). Cuántos de éstos elijas traer, por supuesto, dependen de ti, pero ésta es mi reserva de productos naturales para parto:

HERRAMIENTAS DE PARTO

♡ Masajeador de pelotas de tenis (páginas 353-354).

♡ Calcetines de arroz (página 404).

♡ Rebozo (página 423).

> **¿NECESITAS INSPIRACIÓN?**
>
> Visita www.mamanatural.com para un video mostrando lo que empaqué para el gran día, más una lista.

ACEITES ESENCIALES

♡ Esclárea para ayudar con contracciones saludables (advertencia: es *fuerte* y no debes usarlo antes de que estés en labor activa).

♡ Naranja o limón para la energía.

♡ Lavanda para la relajación.

♡ Hierbabuena para el estómago.

♡ Franquincienso para enfocar la mente y mejorar el estado de ánimo.

♡ Pimienta negra para apoyo muscular (dolor de espalda).

♡ Un difusor o inhalador personal.

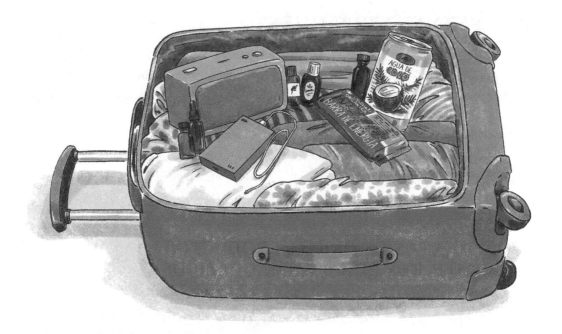

REMEDIOS HOMEOPÁTICOS (OPCIONALES)

♡ Caulophyllum o Cimicifuga para dilatación cervical.

♡ Gelsemio y Pulsatila para parto lento o estancado.

♡ Árnica para el dolor y la fatiga en la fase de empuje.

♡ Kali carbonicum para dolor lumbar en el parto.

♡ Kali phosphoricum para cansancio general.

PRODUCTOS PARA DESPUÉS

♡ Sitz Bath. Es genial para calmar la inflamación de la vagina, las hemorroides o las suturas (en caso de que tengas desgarramiento), pero no siempre podrás (o estarás dispuesta) a entrar y salir de la tina en el centro de maternidad o el hospital. Un atomizador de Sitz Bath es una alternativa increíble. En serio, la *amo*. Sólo rocía después de parir para aliviar cualquier molestia

♡ Para mamás por segunda vez, AfterEase, una tintura herbal sin OMG ni gluten, para aliviar contracciones y cólicos después del parto (que tienden a ser más dolorosos la segunda vez; ¡esta cosa me salvó la vida!).

♡ Crema o bálsamo para pezones.

♡ Crema de árnica (músculos adoloridos).

♡ Suplemento natural de magnesio. Las nuevas mamás se pueden constipar, en parte por el trauma en la zona y por la ansiedad. Esa primera evacuación después de tener al bebé sólo se *siente* rara, y las mamás adoloridas pueden dudar (comprensiblemente) sobre, bueno, pujar. Por eso empecé a tomar citrato de magnesio de inmediato; ayuda a mantener las cosas moviéndose, y es mejor que lo que la mayoría de los hospitales ofrece.

PRODUCTOS DE HIGIENE PERSONAL

Los hospitales y centros de maternidad proveerán artículos básicos (jabón, champú, pasta de dientes, etcétera), pero muchas mujeres prefieren llevar los suyos; las cosas más pequeñas, después de todo, ¡son las que nos dan más comodidad! Incluso se podrían incluir estos objetos que cualquier chica quisiera tener en su maleta:

♡ Crema para labios. Los hospitales son famosos por su aire frío, y toda la respiración que hagas en la labor puede secar tus labios.

♡ Ligas para el cabello.

♡ Champú en seco puede ser útil si no te quieres bañar.

♡ Cortaúñas para bebé. Los hospitales no los tienen, por cuestiones de seguridad, pero te sorprendería lo largas y filosas que pueden ser las uñas de un bebé, y lo rápido que se rasguñan.

el Pendientes

● Confía en mí, entre más comidas prepares antes del nacimiento del bebé, mejor. Para más recetas, incluyendo mi pay de hojas verdes, camarones, avena y miso, ve a www.mamanatural.com.

● No te olvides de tu pareja cuando empaques. Papá también querrá artículos de higiene personal, una *laptop*, algunas colaciones y un cambio de ropa. ¡Ser un apoyo en el parto también es trabajo duro!

● Cuando termines de empacar, piensa regalarte una pedicura. Seamos honestas, probablemente pasará un buen tiempo antes de la siguiente.

● ¿Ya disfrutas tus seis dátiles al día? (Ve la página 372 para un repaso.)

Cesárea delicada

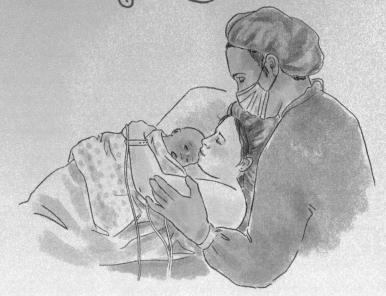

¿QUÉ PASA CON EL *bebé*?

Está arriba de 3.1 kilos y mide entre 48 y 50 centímetros. En términos de fruta, tiene más o menos el tamaño de una piña. (En términos humanos, casi termina de crecer.) Aun cuando su fecha de término está a la vuelta de la esquina, las últimas semanas son vitales para su desarrollo. Su cerebro sigue madurando y construyendo conexiones neuronales importantes. De hecho, los bebés que nacen con poco más de 37 semanas tienen cerebros mucho más pequeños que los recién nacidos de término. (Un estudio reciente publicado en *Pediatrics* encontró que los bebés nacidos con una gestación de 37 o 38 semanas tenían calificaciones mucho más bajas en matemáticas y lectura en pruebas de tercero de primaria.) También sigue la producción de surfactante, la sustancia jabonosa que ayuda a sus pulmones a drenar el líquido y llenarse de aire para que respire bien. Entonces, mamá, ¡no lo presiones! Todavía tiene trabajo que hacer.

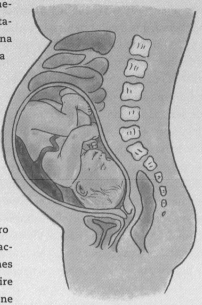

¿QUÉ PASA CON *mamá*?

¡Estamos en el estiramiento! De hecho, tu cérvix quizá ya se está dilatando y adelgazando, tu bebé tal vez ya bajó y se encajó, y puedes estar sintiéndote... bueno, no hay una forma muy amable de decirlo: tan grande como una casa. ¿Necesitas más pruebas de que el Día D se acerca? Intenta sacar un poco de leche con la mano la próxima vez que te bañes. (Es una forma de decir que te des un masaje de senos.) Verás, tus chicas ya están llenas de ese mágico elixir del que hemos estado hablando, calostro. ¡El cuerpo femenino es verdaderamente milagroso!

Gracias a Dios por la cesárea moderna.

Lo que antes era un procedimiento brutal —*totalmente brutal*, ya que en la Antigüedad ni se esperaba que las mamás sobrevivieran— se ha vuelto un método seguro, estéril, virtualmente indoloro para tener bebés, que de otra manera podrían no sobrevivir. Yo fui un bebé de cesárea y quizá no estaría aquí hoy si mi madre no hubiera tenido la cirugía. Pero para las mujeres que planearon un parto natural, saber que necesitan una cesárea puede ser descorazonador, si no traumático.

Hay inconvenientes por supuesto: un parto quirúrgico requiere más tiempo en el hospital, más tiempo de recuperación y viene con un montón de restricciones para levantarte y manejar, sin mencionar un riesgo enorme de complicaciones a largo plazo. Pero el costo mayor tiende a ser emocional. En una cesárea básica, las mamás están conectadas a muchas máquinas, pueden tener los brazos atados en la mesa de operaciones, mantas hasta la barbilla (los quirófanos son *muy* fríos) y por lo general son separadas de sus hijos después del procedimiento. Depende de tu salud, la salud de tu bebé y el protocolo, pero podrías esperar entre 5 minutos y varias horas para abrazar, sostener, vincularte y amamantar a tu bebé. Algunos hospitales, de hecho, tienen un periodo de separación *obligatorio* en el que se les da fórmula suplementaria a los recién nacidos. ¡No es de sorprender que las mamás de cesárea muchas veces se sienten decepcionadas con su experiencia de parto!

Y hay *muchas* mujeres que se sienten así. Como sabes, 33 por ciento de los partos terminan en cesárea por razones tanto necesarias (es decir, sufrimiento fetal o emergencia médica) como, bueno, *no* (un peso mayor al promedio). De hecho, las cesáreas son el procedimiento quirúrgico más común en Estados Unidos, con más de 1.2 millones al año.

Las mamás pueden hacer todo en su poder por evitar intervenciones, pero la verdad es que no todos los bebés pueden nacer vaginalmente.

¿Estas mujeres deberían aceptar su destino? ¿Dejar sus sueños de un parto ideal? ¿Llorar la pérdida y seguir adelante?

Hace algunos años la respuesta seguramente habría sido sí, pero ahora, gracias al cambio de actitud en el quirófano, parece que las mamás no tendrán que hacerlo.

NATURALIZAR UN PARTO QUIRÚRGICO

Sin duda alguna, hay ventajas distintivas, significativas y cuantificables en un parto vaginal, lo que tiene todo el sentido del mundo cuando lo piensas, dado que la Madre Naturaleza así lo *diseñó*, incluyendo:

♡ Pasar por el canal de parto oprime los pulmones del bebé y lo ayuda a expeler el líquido amniótico. No sólo facilita la respiración, sino disminuye su riesgo de desarrollar problemas respiratorios, como asma. (Curiosamente, las mamás que tienen una labor cierto tiempo antes de tener una cesárea eventual dan a luz bebés con un menor riesgo de problemas respiratorios, que sin labor en absoluto. En otras palabras, *cualquier* cantidad de labor tiene beneficios a largo plazo para el bebé, aun en casos en que la labor no resulte en un parto vaginal).

♡ Los bebés que nacen vaginalmente también recogen bacterias protectoras que colonizan su piel e intestinos; la ausencia de esta transferencia puede explicar por qué los bebés con cesárea son más propensos a alergias, asma, enfermedades inmunológicas, obesidad y otros problemas de salud.

Chili de pavo

¿Todavía estás congelando comidas para esas primeras semanas de posparto? Bien, porque no pude resistir darte otra receta fácil, esta vez un chili de pavo. Tiene puntos extra por el hecho de que puedes comerlo con una mano (con algunos totopos de tortilla azul orgánica) y, confía en mí, no te darás cuenta de lo útil que es esto hasta que estés haciendo malabares al amamantar a un recién nacido. ¡Pueden pasar semanas hasta que de nuevo te sientes a cenar y comas con tenedor y cuchillo!

INGREDIENTES

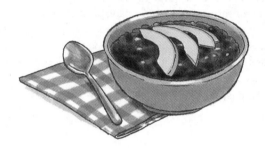

1 cucharada de aceite de oliva

1 cebolla grande picada

1 pimiento amarillo orgánico picado

1 pimiento rojo orgánico picado

450 gramos de pavo molido de libre pastoreo

3-4 dientes de ajo finamente picados

1 lata de 800 gramos de jitomates orgánicos picados, sin colar

1½ tazas de frijoles rojos remojados y cocidos (usa de lata si no hay de otra)

1½ tazas de frijoles negros, remojados y cocidos (usa de lata si no hay de otra)

¼ de taza de chile en polvo

2 tazas de caldo de pollo o res casero

1½ cucharaditas de sal de mar

1 cucharada de orégano seco

2 cucharadas de comino

1 cucharadita de salsa picante (opcional)

En una olla grande, saltea la cebolla y los pimientos en aceite de oliva a fuego medio, hasta que la cebolla se transparente. Agrega el pavo molido y ajo, y cocina hasta que se dore. Agrega los demás ingredientes y revuelve bien. Baja la flama, tapa la olla y déjalo cocinar 45 minutos, moviendo ocasionalmente. Sírvelo con aguacate, queso rallado y cilantro. Si estás preparando con antelación, ¡considera duplicar las porciones!

♡ Cuando los bebés nacen vaginalmente, casi siempre pueden estar en los brazos de mamá de inmediato, y eso es importante, dado que los recién nacidos no regulan su temperatura corporal. De hecho, los recién nacidos pueden perder una gran cantidad de calor muy rápido, por lo que se les envuelve y pone un gorro rápidamente. Colocar al bebé en el pecho de la mamá, sin embargo, estabilizará su temperatura, así como su respiración y ritmo cardiaco. El contacto piel con piel inmediato tiene muchos otros beneficios: los bebés tienden a llorar menos, producir menos hormona de estrés cortisol, producir más hormona de vinculante oxitocina, ganar más peso y dormir menos. Hay varios estudios que sugieren que un vínculo piel con piel puede incluso aliviar o prevenir la depresión posparto.

Sin embargo, las limitaciones de un parto quirúrgico —la necesidad de un ambiente estéril y la intrusión de toda esa maquinaria— implica que los bebés nacidos por cesárea no obtienen los mismos beneficios.

Bueno, no *podían* contar con estos beneficios. Hasta ahora.

Uno de los primeros médicos que cuestionó las cesáreas modernas fue el doctor Nick Fisk, un profesor de obstetricia del Imperial College de Londres. En respuesta al aumento en el índice de cesáreas en Gran Bretaña, Fisk se preguntó si la experiencia quirúrgica podía volverse más significativa si había oportunidad de involucrar más a los padres en el proceso.

Y a principios del siglo XXI fue pionero en lo que llamó la "cesárea piel con piel" (alternativa-

MUESTRA VAGINAL PARA EL MICROBIOMA DEL BEBÉ

Sabemos que los bebés nacidos vaginalmente recogen bacterias protectoras con beneficios a largo plazo y que los bebés nacidos por cesárea se pierden de este regalo aparente.

La pregunta es: ¿podemos arreglarlo?

Un estudio original, publicado en *Nature Medicine* en 2016, sugiere que la respuesta puede ser sí. ¿Cómo? Se toma una muestra vaginal y se unta en la piel del bebé, así como adentro y alrededor de su boca. La siembra vaginal, como se conoce, parece contribuir a la formación de un microbioma sano (se cree que los microbios de la mamá ayudan a entrenar al sistema inmunológico del bebé). Alternativamente, una muestra puede untarse en los pezones justo antes de que el bebé amamante por primera vez.

Es una práctica muy nueva y se están haciendo estudios adicionales para confirmar su eficacia. Los investigadores también señalaron que, definitivamente, no es un procedimiento que debas hacer tú misma. En otras palabras, no lo hagas en casa; podrías transmitir bacterias peligrosas al bebé (se revisó que las mujeres del estudio no tuvieran patógenos y se les dieron antibióticos). Pero es algo que puedes discutir con tu partera o médico. Y si no puedes tomar la muestra, la leche materna también tiene bacterias beneficiosas vivas.

Ashley: Yo tengo historias de parto intensas. Con la primera me pasé nueve días de mi fecha de término, empecé la labor un jueves en la mañana y llegué al hospital el viernes en la noche. No me dilaté más de 3 centímetros y me dieron Pitocin. Estuve en labor de las 10:00 p.m. del viernes a las 4:00 p.m. del sábado. Mi hija estaba en occipucio izquierdo posterior y no cedía. Cuando su ritmo cardiaco empezó a bajar drásticamente después de dos y media horas de pujar sin progreso, tuve una cesárea de emergencia.

Con mi segundo, me pasé cinco días de la fecha de término, pero tuve una labor natural. Todo iba bien, hasta que llegó el momento de pujar. De nuevo, era como empujar una pared de ladrillos; hice todavía menos progreso que con mi primer bebé. Tuve otra cesárea de emergencia y nació azul, con el cordón enredado en su cuello. Entró directo a la UCIN con mi esposo por dos horas.

Después de dos cesáreas en los últimos cinco años, mi tercer bebé fue una cesárea programada. Sin embargo, fue la primera "cesárea natural" del Hospital Bautista en Nashville. Ahora, cuando escucho que una mamá quiere hacer natural, lo apoyo ciento por ciento, pero también la invito a considerar la posibilidad de una cesárea de emergencia. Seguido, las mujeres no tienen idea de que tienen voz en el quirófano. Una cesárea no significa que no decidas sobre el proceso de parto. Mi tercer hijo fue increíble y mi hija nunca dejó mi lado, aun cuando no tuve un parto vaginal.

mente llamada como "cesárea delicada", "cesárea familiar" y "sacar caminando al bebé"). El punto era hacer que la cesárea se sintiera más como un parto y menos como una cirugía, así como imitar las circunstancias de un parto vaginal, y en la última década la técnica sólo se ha hecho cada vez más popular.

Ten en mente que el procedimiento puede variar de médico a médico y de hospital a hospital, pero las diferencias entre una cesárea de rutina y una cesárea delicada son más o menos éstas:

CESÁREA ESTÁNDAR

♡ Antes de recibir una epidural o anestesia en la columna dorsal, se colocará una intravenosa a la mamá, un medidor de presión en su brazo y electrodos en el pecho (para monitorear su ritmo cardiaco).

♡ Las cortinas quirúrgicas proveen un ambiente estéril, y bloquearán la vista de la mamá del lugar de incisión (y por consecuencia del nacimiento de su hijo).

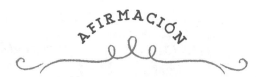

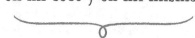

Sé que tendré el parto perfecto para mí.
Todo está bien y puedo confiar en mi cuerpo,
en mi bebé y en mí misma.

- ♡ El médico hará una incisión en la piel del abdomen, cortando capas de grasa y tejido, y luego hará una incisión en el útero, sacando al bebé tan rápido (y seguro) como sea posible.

- ♡ El cordón umbilical se sujetará y cortará de inmediato.

- ♡ Se levanta al bebé por encima de la cortina (para que la mamá lo vea) antes de pasar a los brazos de una enfermera.

- ♡ El médico quitará la placenta y empezará a suturar la incisión.

- ♡ El bebé puede pasar a un calentador cercano para que varias enfermeras lo revisen, pesen y tapen (los quirófanos se mantienen *muy* fríos).

- ♡ El bebé puede ir al cunero mientras la mamá se recupera, donde pueden darle fórmula como primer alimento.

- ♡ No se permite a nadie en el quirófano, fuera de la mamá y el papá.

CESÁREA DELICADA

- ♡ La intravenosa, el medidor de presión y los electrodos se colocarán en áreas que no impidan a la mamá ver, abrazar o amamantar a su bebé.

- ♡ Una cortina transparente se colocará justo antes del parto para que la mamá pueda ver nacer a su hijo. Alternativamente, algunos hospitales usan una cortina quirúrgica con abertura, por donde el médico pasa el bebé a la mamá.

- ♡ El médico liberará la cabeza del bebé, pero permitirá que el cuerpo se quede un poco

más en el útero; esto comprime el torso del bebé y lo ayuda a drenar el líquido de sus pulmones (imitando así el apretón del canal de parto).

- ♡ El cordón se deja intacto unos minutos, asegurando que el bebé todavía reciba la sangre oxigenada de la placenta.

- ♡ Se unta al bebé con bacterias protectoras de la vagina de la madre.

- Se coloca al bebé sobre el torso de la madre para un contacto piel con piel. Si la mamá está bajo anestesia general, el papá tendrá el contacto.

- Todos los procedimientos del recién nacido (si no es emergencia médica) se retrasan para el contacto piel con piel; las enfermeras revisarán su salud sobre el pecho de la madre, igual que en un parto vaginal sin complicaciones.

- Se permite que la mamá amamante de inmediato y pueda seguir haciéndolo mientras suturan su incisión.

- Mamá, papá y bebé se quedan juntos toda la recuperación.

- Una doula (y potencialmente un fotógrafo) puede acompañar a la mamá al quirófano.

PEDIR UNA CESÁREA DELICADA

Es un procedimiento relativamente nuevo, y aunque sea cada vez más popular, es posible que tu médico tenga poca o nula experiencia con él, o que el hospital no lo ofrezca oficialmente. Es menos probable —pero todavía posible— que tu médico ni siquiera haya escuchado de él. Mamá, no dejes que eso te descorazone. Habla con los miembros de tu equipo de parto sobre permitir algunas o todas estas medidas. ¡Puedes ser una pionera!

CESÁREA
DELICADA

Pendientes

- Lee sobre cesáreas delicadas; aun cuando tu médico no esté familiarizado con el procedimiento, puede estar abierto a hacer parte de (o todo) lo que le pides.

- ¿Ya lavaste las playeritas y las pijamas del bebé?

- En 2015 tres enfermeras de Richmond, Virginia, desarrollaron y patentaron una cortina quirúrgica con una solapa abatible por la que el médico pudiera pasar al bebé a los brazos de su madre.

Jugar a "y si":

ELIMINAR TEMORES COMUNES DEL PARTO

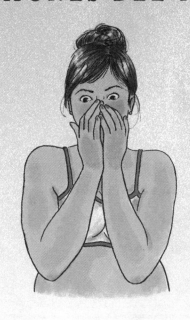

¿QUÉ PASA CON EL *bebé?*

¡Listos todos los sistemas! Sí, el Bebé Natural está oficialmente "en término" y listo para una vida fuera del vientre (como imagino que tú también). Su peso está entre 3 y 3.5 kilos, y mide alrededor de 51 centímetros. Estas estadísticas no cambiarán mucho, incluso si decide quedarse hibernando una o dos semanas más. Apuesto a que ya estás imaginando escuchar ese gran llanto cuando llegue. Pero hay algo que no *verás* ese día: lágrimas. Por extraño que suene, los lagrimales del bebé no se vuelven funcionales hasta uno o tres meses después. ¿Quién lo diría?

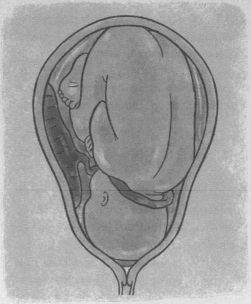

UN "CORDÓN NUCAL" O CUANDO SE ENREDA ALREDEDOR DEL CUELLO DEL BEBÉ, SE VE EN UN TERCIO DE TODOS LOS PARTOS Y RARA VEZ CAUSA PROBLEMAS.

¿QUÉ PASA CON *mamá?*

Bueno… ¿esta semana será *la* semana? Claro que puede serlo, mamá, así que pon atención a las señales de labor de parto: diarrea o evacuaciones suaves, pérdida del tapón mucoso, el espectáculo sangriento y —por supuesto— el inicio de las contracciones. Si resulta que el bebé está listo para hacer su debut, intenta no estresarte. Ahora es tiempo de prepararse, estar bien alimentada e hidratada y conseguir ayuda. Para la mayoría de las mamás primerizas, la labor temprana o latente puede tomar entre 6 y 12 horas, o quizá mucho más. No hay necesidad de volverte una esclava del cronómetro (o de la aplicación para medir las contracciones) de inmediato. En cambio, mide tus contracciones periódicamente para saber dónde estás, llamar a tu doula y ponerte cómoda. Podrías esperar un buen rato.

Por cierto, déjame contarte un secretito.

Si te sientes un poco, bueno, *espantada* por todas las cosas raras o aterradoras que pueden pasar en el parto, no estás sola. (¡Y no sólo estoy hablando del dolor, mamá!) Recuerdo pasar toneladas de tiempo leyendo, investigando e intentando empoderarme antes de entrar en labor con mi hijo, y aun así estaba muy nerviosa. Simplemente había *tantas* incógnitas que no estaba segura de estar lista. Por supuesto, no importaba realmente si estaba lista o no, pues el bebé iba a salir de cualquier manera. Y lo mismo pasará con el tuyo. Así que, en esta semana —con tu fecha de término acercándose vertiginosamente— vamos a romper con algunos mitos, eliminar algunos miedos y hacer preparaciones finales antes del gran día. Sin ningún orden en particular, éstas son las respuestas a las preguntas que tienes miedo (o vergüenza) de hacer.

¿EVACUARÉ EN EL PARTO?

Habrás notado que hice algunas referencias de paso al hecho de que hacer popó en el parto es una posibilidad. Sí —horror de horrores—, algunas mujeres hacen popó mientras están pariendo, ahí mismo en la camilla del hospital o en la tina de parto. Y aunque la probabilidad esté al principio de tu lista de "las cosas *más* vergonzosas que podrían pasarte", realmente no debería ser tan sorprendente: los mismos músculos que se utilizan para empujar al bebé están involucrados al vaciar tu intestino.

En otros tiempos, a las mujeres se les daban enemas en la primera etapa de la labor de parto para prevenir que esto sucediera, pero la práctica no es popular desde hace mucho. ¿Por qué? Porque resulta que los enemas no tienen ningún beneficio para las mujeres en el parto. No disminuyen la duración de la labor (como se creía antes) ni el riesgo de infección (de contaminación con materia fecal; en realidad pueden *aumentar* el riesgo por, eh, goteo anal). Y lo último que quiere una mamá embarazada de 40 semanas es que le metan líquido frío por el ano. (Sólo digo.)

Entonces, ¿qué puede hacer una mamá? Primero, debes saber que hacer popó en el parto es totalmente posible, pero probablemente no sucederá. Como podrás recordar, las prostaglandinas que libera tu cuerpo para ayudar a que el cérvix se adelgace y el útero se contraiga también tienen un efecto de cólicos intestinales. (En las 24 horas antes de entrar en labor de parto con mi hijo, debí haber ido al baño no menos de 12 veces; para cuando estaba lista para pujar, mi intestino estaba bastante vacío.) Pero si sí sucede, es posible que ni siquiera te des cuenta. Las enfermeras y parteras tienen bastante experiencia limpiando rápida y discretamente cualquier accidente para que sigas enfocada en lo que estás haciendo. En serio, estas mujeres han visto de todo; sólo lo limpian y siguen adelante. Puedo decirte también que, una vez que estés en labor activa, no te importará nada, ni la popó, más que sacar al bebé. Soy una persona muy modesta y estaba caminando desnuda y gruñendo como un tigre, sin que me importara quién me estuviera viendo. La intensidad del parto tiende a disminuir tus inhibiciones. Si *realmente* estás preocupada por ensuciarte, puedes pujar un poco estando en el baño; muchas mamás lo sienten súper cómodo. Lo que decidas hacer, no te aguantes en la fase de empuje por miedo a hacer popó. Arriesgas alargar tu labor y aumentar el dolor y tu necesidad de intervenciones.

¿QUÉ PASA SI NO LLEGAMOS AL HOSPITAL A TIEMPO?

Todas las mujeres que no planean un parto en casa lo han pensado: ¿Y si termino dando a luz en el estacionamiento? O peor, ¿en el coche? El pensamiento sí cruzó mi mente y la segunda vez mi miedo casi se hizo realidad: cuando íbamos manejando hacia el centro de maternidad el día que nació mi hija, casi le pido a mi marido que parara el coche para que pudiera recibir a nuestra hija ahí, en el Volkswagen. Afortunadamente, llegamos justo a tiempo —estaba "completa y +2" por si te lo preguntabas— y casi tuve a mi bebé en la camilla.

A pesar de este miedo completa y totalmente normal y comprensible, es extremadamente raro que las primerizas esperen tanto para ir al hospital.

De hecho, es mucho más probable que llegues demasiado *temprano* sólo para descubrir que apenas empiezas a dilatarte. (Una buena regla: si eres capaz de platicar bien durante las contracciones, probablemente ni siquiera estás cerca de parir a tu bebé.) ¿El peor escenario? Muchas mujeres han dado a luz en el tránsito, busca "parto en auto" en Google si no me crees y todo ha salido muy bien. Así que, en el escenario *menos probable* de que el bebé venga rápido y furioso, esto es lo que debes hacer:

♡ *Tranquila.* Aunque no lo creas, cuando los bebés vienen *así* de rápido, todo está bien y el parto procede tranquilamente.

♡ *Oríllate.* Lo último que tú y tu pareja necesitan es un accidente automovilístico.

♡ *Llama al 911.* La operadora se quedará al teléfono contigo (o de preferencia con tu pareja) hasta que llegue el bebé, y podrá darles instrucciones valiosas para sus circunstancias específicas.

♡ *Debes estar lista para "atrapar" al bebé.* Su cabeza saldrá primero y puede haber una pausa (conforme tu cuerpo se prepara para otra contracción) antes de que salga el cuerpo. No hay necesidad de maniobras elaboradas, pero no *jales* al bebé. Sólo deja que la naturaleza siga su curso y asegúrate de que no se te caiga de las manos.

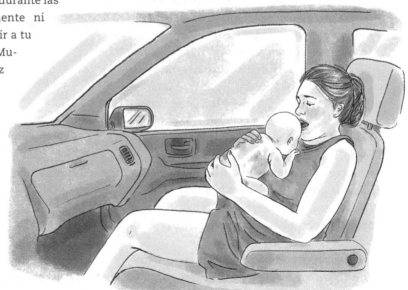

♡ *No jales la cabeza, el cuerpo o el cordón umbilical* (si ves que está alrededor del cuello del bebé). En cambio, con cuidado, desenrolla el cordón una vez que el bebé haya salido.

♡ *Tan pronto como haga su debut, colócalo piel con piel contra tu cuerpo* (tus piernas o tu abdomen están bien si no tienes acceso a tu pecho) y tápalo con una manta, playera o chamarra. (Anota la hora. Ya sabes, para el certificado de nacimiento.)

♡ *Si no respira o llora de inmediato, no te asustes.* Todavía recibe oxígeno del cordón umbilical.

Sécalo vigorosamente (limpiando su nariz y boca) para ayudar a estimular la respiración.

♡ *Una efusión de sangre y fluido seguirá al parto,* pero parecerá más (en volumen) de lo que en realidad es; parte de esa efusión es sólo líquido amniótico.

♡ *Pueden pasar entre 5 y 30 minutos antes de que salga la placenta.* Los servicios de emergencia seguramente ya estarán ahí. Mientras tanto, no jales o cortes el cordón.

♡ *Asegúrate de llegar al hospital en ambulancia* (para que un médico pueda revisarlos a todos) ¡y felicítate por toda una gran historia de parto!

¿Y SI MI BEBÉ VIENE DE NALGAS?

Entonces, ya probaste la acupuntura con moxibustión y viste a un quiropráctico Webster. Ya tuviste una versión cefálica externa y has estado haciendo tus ejercicios pélvicos. Pero ahora se acerca la fecha de término y tu bebé *todavía* viene de nalgas. ¿Qué hacer?

Bueno, mamá, tienes algunas opciones.

Opción A: es aceptar la situación como se dio, llorar si es necesario y tener una cesárea delicada.

Opción B: encuentra un proveedor que tenga experiencia en asistir partos vaginales de nalgas.

Cierto, la mayoría de los obstetras no tiene entrenamiento en este procedimiento; el aumento de riesgos en un parto así y lo que se conoce como presión médico-legal (la amenaza de una demanda por mala praxis) han hecho que la cesárea sea el método preferido para la mayoría de estos casos. Sin embargo, investigaciones recientes han demostrado que los partos vaginales de nalgas no son más riesgosos que las cesáreas programadas cuando se cumplen ciertas condiciones. El Colegio Americano de Obstetricia y Ginecología revirtió su postura de partos vaginales de nalgas en 2006, declarando que son una opción "razonable" en manos de un proveedor ex-

perimentado. (Antes, el Colegio recomendaba cesáreas para *todos* los bebés de nalgas.)

De acuerdo con la Asociación Americana del Embarazo, deberías cumplir los siguientes criterios para intentar un parto vaginal de nalgas con seguridad:

♡ Debes tener al menos 37 semanas.

♡ El bebé debe estar en presentación de nalgas franca. (Algunos proveedores también dan luz verde con una posición de nalgas completa, la siguiente posición más favorable.)

♡ El bebé no muestra señales de sufrimiento cuando se monitorea su ritmo cardiaco.

♡ El bebé no es demasiado grande para pasar bien por el canal de parto. (Por lo general, un bebé no debería pesar más de 4 kilos.)

♡ Hay anestesia disponible y es posible un parto por cesárea de inmediato.

♡ La labor es espontánea y progresa bien.

Si eliges seguir adelante con el intento de un parto vaginal, tus posibilidades mejoran significativamente si tienes un proveedor hábil que toma un acercamiento "sin manos". Las mamás que ya tuvieron un parto vaginal pueden tener una oportunidad de éxito mayor que las primerizas.

Si vas a elegir cesárea, discute con tu proveedor los beneficios potenciales de retrasar la cirugía hasta que comience la labor espontánea (recuerda, cualquier tiempo de labor es beneficioso para el bebé). Y aunque no sea probable, *es* posible que un bebé de nalgas se voltee a la posición de cabeza después de la semana 39.

¿Y SI TENGO UN PARTO LUMBAR?

¿Qué es exactamente un parto lumbar? Bueno, casi se explica solo: es cuando toda la fuerza de la labor de parto parece concentrarse en la espalda baja, justo encima del sacro. Y de acuerdo con la Sociedad Americana del Embarazo, muchas veces está acompañado de contracciones irregulares, una labor que progresa lentamente y una etapa más larga de empuje.

Suena mucho como mi primer parto, ¿cierto?

Es porque la causa más común de labor de parto con dolor lumbar es la posición del bebé. Más específicamente, la posición de "occipucio posterior" —por cierto, exactamente la posición en que venía mi hijo— provoca que la parte más dura del cráneo del bebé presione directamente el sacro de la mamá. No te voy a mentir: no se siente bien. No es insoportable, pero sí muy, muy incómodo.

¿Cómo lo arreglamos?

Primero lo primero.

Si crees que estás experimentando un parto lumbar, lo que quieres es levantarte y moverte.

Estar sobre tu espalda hace que todo el peso del bebé caiga sobre tu columna. (Si debes acostarte, intenta que sea de lado.) Caminar un poco, ponerte en cuclillas, inclinarte o estar sobre manos y rodillas y mecer tu pelvis, por otro lado, puede estimular que el bebé gire a una posición más favorable.

En cuanto al dolor, la contrapresión hace maravillas. Pide a tu pareja, doula o apoyo en el parto que use el masajeador de pelotas de tenis que vimos en la "Semana 34" o aplique presión en los puntos localizados a cada lado de tu columna. O intenta inclinarte en la regadera y dejar que el agua caliente caiga directamente sobre tu espalda. También puedes relajar los músculos con una compresa caliente de arroz. (Es como una bolsa de agua caliente que haces tú misma: vierte arroz crudo en un calcetín, hazle un nudo y

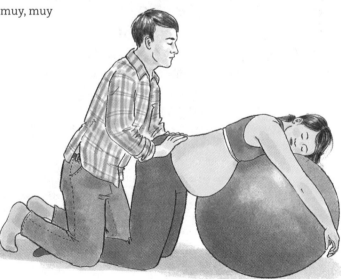

caliéntalo en el microondas a la temperatura deseada.) Finalmente, apretar con un rebozo (véase la página 423) puede ayudar a girar un bebé posterior.

¿Y SI SE DETIENE MI LABOR?

En la "Semana 29" (cuando hablamos sobre la cascada de intervenciones), mencioné que la causa número uno de una cesárea no planeada en mamás primerizas es una labor que se detiene o progresa "muy lentamente". También mencioné que la forma en que los médicos comunes suelen determinar cuánto debe durar una labor "normal" es *seriamente* anticuada.

El estándar se llama Curva de Friedman. Surgió en 1955, cuando el doctor Emanuel Friedman de la Universidad de Columbia estudió las labores de 500 mamás primerizas, calculó el tiempo promedio que le toma a cada mamá dilatar cada centímetro y graficó la información. Basado en su análisis, quedó claro que la labor parece acelerarse significativamente una vez que la mujer se dilata 4 centímetros; de hecho, a partir de la investigación de Friedman, los ginecobstetras sacaron términos como labor "temprana" y "activa". Y aunque sus hallazgos tienen ahora más de 60 años, todavía se consideran el estándar de oro en la obstetricia. Hoy, las mujeres que no se dilatan de acuerdo con la agenda de Friedman —1 centímetro por hora— pueden recibir

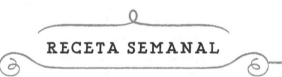

RECETA SEMANAL

Té de hojas de frambuesa roja
EDICIÓN DEL DÍA D

Ya hablé de los beneficios del té de hojas de frambuesa roja, y ahora es tiempo de compartir contigo la fórmula de mi superfuerte y extraconcentrado té para el Día D, una receta cercana a mi corazón; Paloma llegó el día después de que empecé a tomarlo. En serio, es poderoso. Sería mejor que primero pidieras la venia de tu partera o médico —no querrás sobreestimular al útero antes de que el bebé esté listo para hacer su gran aparición—, pero probablemente te dejarán beber la semana antes de tu fecha de término. (Beber *té*, quiero decir. No es hora de abrir el vino todavía.)

Para prepararlo: añade 1½ tazas de té de hojas de frambuesa roja ligero a 4 tazas de agua filtrada. Hiérvelo, baja la flama, tápalo y déjalo hervir 20 o 30 minutos. Cuélalo, añade el endulzante que gustes y tómalo a lo largo del día.

Oh, y pon a tu partera en el marcado rápido de tu teléfono.

el diagnóstico de "progreso fallido" y prepararse para una cesárea de emergencia. (En general, las cesáreas no programadas se determinan "emergencias", aunque la situación no sea mortal.)

El problema es que un parto en 1950 se parece muy poco a uno en el nuevo milenio. Después de todo, era la época del sueño crepuscular —más de 95 por ciento de las mujeres en el estudio de Friedman estaba bajo alguna clase de sedante—. También eran más jóvenes (su edad promedio era de 20) y más delgadas, y sus bebés eran más pequeños. Tenían más probabilidad de tener un parto asistido por fórceps, pero menos de que su labor se incrementara con Pitocin. Nuestra idea sobre lo que constituye una labor "normal" en este día y edad, en otras palabras, simplemente están mal.

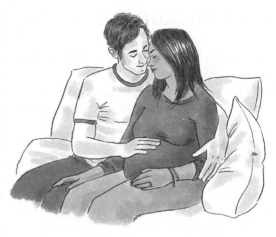

Exactamente por eso es que el Colegio Americano de Obstetricia y Ginecología y la Sociedad de Medicina Materno-Fetal dieron nuevos lineamientos en 2014, redefiniendo el principio de una labor activa como dilatación de 6 centímetros (en lugar de 4) y pidieron a los médicos dar más tiempo en labor si el bebé no sufre. De acuerdo con los nuevos estándares, las mamás primerizas también deberán poder pujar al menos tres horas, y más si tuvieron una epidural.

Estos cambios constituyen un giro filosófico importante y necesitan tiempo para implementarse. Tu médico puede seguir los *viejos* estándares. Entonces, ¿cómo disminuir tu probabilidad de una cesárea innecesaria?

Primero, recuerda que es imperativo quedarte en casa tanto como sea seguro. (¡Aquí es donde las doulas son de mucha ayuda!) Una de las principales razones de que las primerizas terminen con cesáreas es que su labor progresa "muy lento", aun cuando el estándar que usamos para medir labores "normales" sea anticuado. Entre menos tiempo pases con el reloj del hospital, menos te presionarán para dar a luz dentro de un marco de tiempo arbitrario.

Una vez que te admitan, sería bueno que crearan el ambiente más tranquilo y relajante que puedas. Bajar la luz, escuchar música suave, encender tu aceite esencial favorito o practicar tus afirmaciones y apagar las distracciones a tu alrededor pueden ayudar a crear un sentido de seguridad, lo que puede reducir tu producción de hormonas de estrés que desaceleren la labor.

Si en algún momento tu labor sí deja de progresar, prueba remedios naturales para aumentar tus contracciones; la estimulación de pezones y los remedios homeopáticos son un buen principio.

¿Y SI MI VAGINA SE DESGARRA?

No estoy segura si hay algo que suene peor que tener un desgarre en tu vagina. Hace que se te enchine la piel, ¿no? Pero no hay manera de negarlo: en el parto, la vagina y el perineo (el área entre la vagina y el ano) tienen que e-s-t-i-r-a-r-s-e, y a veces esa piel delicada no puede hacerlo lo suficientemente rápido. Entre 40 y 85 por ciento de las mujeres que tienen un parto vaginal experimentarán cierta clase de desgarre, de acuerdo con el Colegio Americano de Enfermeras-Parteras, aunque la severidad puede variar mucho. De hecho, hay cuatro tipos distintos:

Primer grado: Un desgarre de primer grado es el menos severo, involucra sólo la piel y necesitará puntadas mínimas para repararse o no. Debe sanar completamente en una semana o dos.

Segundo grado: Los desgarres de segundo grado son un poco más serios, en tanto que involucran piel y el músculo debajo de la piel. Por lo general necesitan algunas puntadas para cerrar y deben sanar entre dos y tres semanas.

Tercer grado: Un desgarre de tercer grado involucra la piel, el músculo perineal y el músculo que rodea el ano (el esfínter anal).

Cuarto grado: El más serio por mucho, este desgarre incluye piel, músculo perineal, esfínter anal y el tejido que cubre el recto. Los desgarres "severos" (ya sean de tercer o cuarto grado) son mucho menos comunes —ocurren entre 2 y 4 por ciento de los partos vaginales—, pero toman considerablemente más tiempo para sanar y se asocian con un riesgo mayor de complicaciones a largo plazo.

Así como solíamos dar enemas a las mujeres en labor para evitar que hicieran popó (hasta que nos dimos cuenta de que no tienen un propósito real), los médicos de la vieja escuela tenían un truco bajo la manga para evitar el desgarre: la episiotomía. Este procedimiento, popular en las décadas de 1960 y 1970, involucra un corte qui-rúrgico en el perineo. La idea era que si cortas la vagina *antes* de que se rompa, es más fácil de coser y sanará más rápido.

Pero, como los enemas, las episiotomías no resultaron ser tan buena idea. De hecho, pueden empeorar las cosas mucho más. Las mujeres con un corte quirúrgico son más propensas a desarrollar desgarres espontáneos más severos. (¡Chispas!) Las episiotomías también pueden tardar más en sanar, están asociadas con más dolor y aumentan tu riesgo de complicaciones, incluyendo incontinencia fecal y molestia durante el sexo. (¡Doble chipas!) En 2006 el Colegio Americano de Obstetricia y Ginecología publicó nuevos lineamientos solicitando a los médicos que restringieran su uso, y hoy en día son menos comunes. Desafortunadamente, muchos médicos todavía las hacen; suele ser por razones equivocadas y por consentimiento del paciente.

Por extraño que suene, desgarrarte naturalmente casi siempre es tu mejor opción.

Puedes rehusarte a una episiotomía, y es una buena idea hablar desde ahora con tu partera o médico sobre su filosofía al respecto. Debería ser una alarma si tu proveedor te dice que rutinariamente hace episiotomías para todos los partos. Sólo ten en mente que *hay* algunas circunstancias en las que un corte puede ser necesario: en particular, si el bebé está en sufrimiento significativo y necesita nacer de inmediato.

¿Quieres disminuir tu riesgo de desgarre? Ojalá pudiera darte una solución a prueba de tontos (con ciento por ciento de garantía), pero no hay. Puedes seguir haciendo tus masajes perineales (véase la página 361) y elegir un parto natural (las epidurales y el Pitocin están asociados con un riesgo mayor de desgarre). Pero seré honesta contigo. Un desgarre era mi segundo gran miedo sobre el parto, justo abajo de tener una cesárea. ¿Y adivina qué? Terminé con una laceración de segundo grado. La buena noticia es que no lo sentí para nada y sanó rapidísimo. De hecho, mi partera explicó de esta manera su amor y aprecio por la capacidad de recuperación de la vagina: "Pégala, pon un par de puntos y está como nueva".

Sí, realmente dijo eso.

Y sí, descubrí que era cierto.

¿Y SI NECESITO FÓRCEPS O EXTRACCIÓN POR VACÍO?
DE LA PARTERA *Cynthia*

No hace mucho, casi todos los médicos usaban instrumentos para facilitar el rápido descenso y salida de la cabeza del bebé. Los fórceps —que se ven como un par de pinzas gigantes para ensalada— eran la principal herramienta, aunque en estos días también tenemos la opción de una extracción por vacío. (Es como indica: se adhiere una pequeña copa de succión por vacío a la cabeza del bebé para ayudarlo a salir.) En mi práctica, es raro que necesitemos alguno. Su uso está restringido generalmente a situaciones en que la cabeza del bebé es visible en el perineo, pero es necesario que salga rápido (por ejemplo, si el ritmo cardiaco del bebé está peligrosamente bajo por mucho tiempo). En estos casos, soy afortunada de trabajar con un médico colaborador con experiencia en ambas herramientas.

Hay riesgos reales para el fórceps y la extracción: laceraciones de cráneo y cierta clase de hemorragias cerebrales con la extracción, por ejemplo, o fractura craneal y daño de nervios faciales en el caso de los fórceps. Pero en manos *hábiles*, estas herramientas pueden ser la diferencia en cómo nace un bebé: vaginalmente versus cesárea. Desafortunadamente, los partos vaginales con instrumentos se han vuelto un arte perdido; muchos médicos simplemente ya no están entrenados en su uso. Es por eso que es tan importante tener un sentido de las habilidades de tu proveedor. La mejor herramienta y la más segura es con la que haya tenido más entrenamiento y con la que se sienta más cómodo.

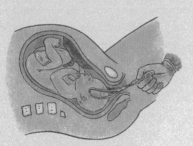

EXTRACCIÓN CON FÓRCEPS

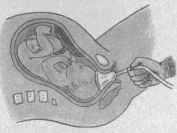

EXTRACCIÓN POR VACÍO

¿Y SI NO AMO A MI BEBÉ?

No es un temor que escucharás a muchas mujeres admitir públicamente, pero preocuparse de que no te enamorarás locamente de tu bebé es algo sorprendentemente común. De hecho, busca en Google "preocupada por no amar a mi bebé" y ve lo que sucede. Aparecerá página tras página, foro tras foro entre los resultados de la búsqueda, cada uno apoyando a las futuras mamás que están aterradas de terminar siendo una mujer que no se vincula con su hijo. Estas pobres mujeres todavía ni siquiera han dado a luz y ya están convencidas de que no serán madres cariñosas.

Lo serán. Y tú también. (De hecho, sólo preocuparse por ser malas madres implica la existencia de un instinto maternal bastante grande.)

Lo que pasa es que hay una enorme presión social en las mujeres para actuar de cierta manera —tacha eso, para *sentirse* de cierta manera— cuando están embarazadas. Después de todo, se supone que estés brincando cuando la prueba salga positiva (aun si el embarazo no fue planeado), para gritar de felicidad al ver esos tiernísimos zapatos para bebé. Quiero decir, se supone que es el momento más feliz de tu vida porque nada podría ser más gratificante personalmente que tener un hijo porque *oh, por Dios, es lo mejor de lo mejor*... ¿cierto?

La verdad es que no todas se sienten de esta manera, al menos no de inmediato, y está bien. Entre las hormonas elevadas, los cambios masivos en tu cuerpo, los sueños locos sobre parir un tostador, las incógnitas que son parte integral de todos los partos y la presión que viene con intentar hacerlo *au naturel*, es completa y totalmente normal sentirte abrumada por la ansiedad, contrario a estar abrumada por el amor.

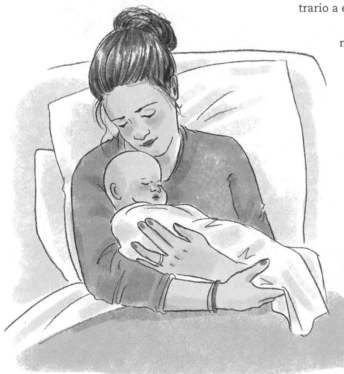

Para la mayoría de las mamás estos miedos se evaporan en el *instante* en que ven a su hijo a los ojos, y mucho de eso serán las hormonas hablando. Uno de los grandes beneficios de un parto natural es que tendrás una inmensa producción de endorfinas (la hormona que provoca euforia) y producirás niveles más altos de oxitocina en los minutos, horas y días después del parto. (Sabemos que las mujeres que reciben oxitocina sintética —Pitocin— en la labor de parto, por ejemplo, secretan menos de la hormona real cuando empiezan a amamantar.)

Pero hay algo más que no escuchas a muchas mamás decir: para algunas mujeres, ese amor absoluto de "daría mi vida por ti" simplemente no se da de inmediato. Puede tomar días (o incluso algunas pocas semanas) antes de que se desborde. Y eso también está bien.

La depresión posparto —que afecta a 1 de cada 7 mamás— también puede dificultar la vinculación con el bebé, pero hablaremos más al respecto en la sección de "Entrega especial", a continuación.

AFIRMACIÓN

Entreno mi mente para enfocarse en el amor. Inhalo y exhalo, montando cada contracción como una ola. Disfruto cada momento como viene.

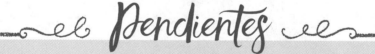

Pendientes

- Si todavía no lo has hecho, ahora es el momento de contratar a una niñera para el gran día, asumiendo que ya tengas un niño o dos, por supuesto, y que no planees llevarlos contigo para que vean el parto. Si tienes bebés peludos, ¡también necesitarán cuidados mientras estás en el hospital o centro de maternidad!

- No olvides seguir comiendo tus seis dátiles al día. Si todavía no empiezas o se te olvidó, no hay problema. Empieza ahora.

- Acalla tus miedos leyendo algunas historias positivas y empoderadoras sobre el parto de otras mamás naturales; puedes encontrar literalmente miles en www.mamanatural.com.

¿Y no hay bebé?

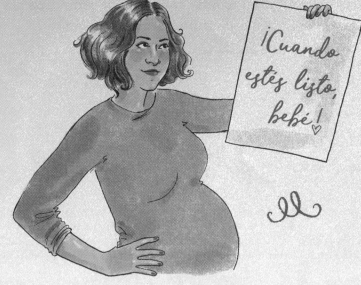

¡Cuando estés listo, bebé!

¿QUÉ PASA CON EL *bebé?*

¡Lo lograste! ¡Ya llegaste al final oficial (aunque no sea el real) de tu embarazo, mamá! ¡Qué viaje ha sido! El bebé realmente sólo ha estado marinándose en su propio jugo los últimos días, así que sus estadísticas oficiales —3 o 3-5 kilos (o más) y entre 48 y 55 centímetros— deberían ser las mismas que en la semana 39. (Incluso los bebés que "pasan de término" no aumentan necesariamente una gran cantidad de peso. Es más probable que se califique a los bebés postérmino como "macrosómicos" —el término técnico para un bebé más grande del promedio—, pero la macrosomía empieza a los 4 kilos.) Últimamente, él líquido amniótico ha tenido muchos sabores nuevos e interesantes. Verás, el bebé ha estado ocupado perdiendo su capa de lanugo durante 10 semanas, pero ahora también está perdiendo su capa cerosa y cremosa de *vérnix*. Ese material va hacia el líquido, lo que a su vez pasa al bebé y terminará en un pañal, como meconio. Entre más se marine, menos probable será que tenga lanugo o *vérnix* en el embarazo.

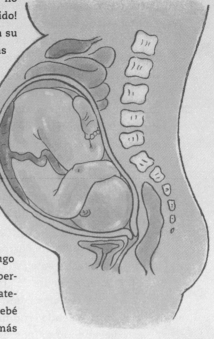

¿QUÉ PASA CON *mamá?*

Siempre me ha parecido raro que muchos libros y aplicaciones de embarazo terminen en la semana 40. Seguro, 40 semanas es la duración *promedio*, pero no hay garantía de que tu bollo esté totalmente horneado (y listo para salir). Sólo tienes una oportunidad de entre 20 de parir en tu fecha de término. Sólo tienes 60 por ciento de probabilidad de entrar en labor una *semana* después de tu fecha. La "fecha de término" no es realmente la mejor palabra para lo que está pasando. (Si me lo preguntas, ¡"fecha de adivinación" es más parecido!) Por frustrante que pueda ser la espera, deberías relajarte, respirar hondo y saber que el bebé llegará a *su* tiempo.

Por alguna razón (quizá el tamaño improbable de mi vientre), mi esposo estaba convencido de que daría a luz a nuestro hijo antes y para las últimas semanas de mi embarazo también me había convencido. Pasé las semanas 38 y 39 en estado de alerta. Cada patada en las costillas o ida al baño parecía una señal segura de que el nacimiento de nuestro hijo era inminente. Pero los días seguían pasando en el calendario, mi fecha de término se acercaba más y más... y, caray, no pasaba nada. En cuanto a la quiniela de la oficina, la fecha de todo mundo pasó, y no había bebé.

Cuando lo recuerdo ahora, no estoy realmente segura de por qué teníamos tanta prisa. Mi hijo terminó llegando al mundo un día *antes* de la fecha de término oficial. Una querida amiga, por otro lado, terminó llevando a su primer hijo las 44 semanas. (Luego tuvo cuatro bebés más —¿y adivina qué?— y también cada uno nació alrededor de la semana 44.)

Resulta que la duración promedio de un embarazo no es definitiva como alguna vez creímos.

De hecho, parece variar mucho. Un pequeño estudio del Instituto Nacional de Servicios de Salud y Medio Ambiente en Estados Unidos sugiere que puede variar hasta por cinco semanas. Y hay toda clase de razones de que una futura mamá pueda pasarse de su fecha de término.

La genética, por ejemplo, parece ser un factor. Los problemas hormonales y la obesidad parecen tener un papel. Las mamás primerizas también son más propensas a durar más. Pero la causa número uno de embarazo postérmino no tiene nada que ver con tu genética, la salud de tu bebé o la cantidad de bebés que tengas.

La causa número uno de parto postérmino es un fechado inexacto; es decir, te asignarán la fecha de término *equivocada*.

Y ése es el problema, porque las mamás que se alejan mucho de la ventana de 40 semanas son candidatas a una labor inducida.

BREVE HISTORIA DE LA INDUCCIÓN

En los últimos meses de embarazo hemos hablado de los antiguos orígenes de la cesárea y de la historia larga y truculenta (¡y sorprendentemente política!) del alivio de dolor en el parto; incluso de métodos de hace siglos para voltear a un bebé. Así que no debería sorprenderte que la inducción —inducir contracciones cuando la labor no quiere empezar por su cuenta— no sea tampoco exactamente un procedimiento moderno.

Hipócrates (comúnmente llamado el Padre de la Medicina Moderna, aunque murió en el 370 a.C.) recomendaba la estimulación de pezones y la dilatación mecánica del cérvix. Un médico de la era romana, Soranus de Éfeso, escribió sobre la ruptura artificial de membranas (es decir, que te rompan la fuente) en el siglo II d.C. Los médicos a principios del siglo xx ya experimentaban con varias formas de inducción hormonal y medicinal, en particular inyecciones de quinina y extracto de hipófisis (una clase de precursor de la oxitocina sintética).

¿Y la razón para todas estas inducciones? Hace tiempo, casi siempre era la salud de la madre. Las condiciones relacionadas con el embarazo, incluyendo preeclampsia, diabetes gestacional, inflamación extrema, sangrado e infección eran —y todavía son— buenas razones para traer a un bebé antes de tiempo. Sólo recientemente los médicos empezaron a descubrir los peligros potenciales de ir *postérmino* (es decir, más de 42 semanas), aun en casos en que la mamá parecía tolerar bien el embarazo.

Los principales son sufrimiento y muerte fetal; las investigaciones indican que los riesgos de ambos se elevan después de la semana 41. Éstos incluyen macrosomía (un bebé postérmino teóricamente podría crecer demasiado grande para pasar por la pelvis), aspiración de meconio (los bebés postérmino son más probables de tener su primera evacuación todavía en el útero) y algo llamado síndrome posmadurez, que incluye piel seca, delgada, despellejada, sobrecrecimiento de uñas, miembros elongados y una coloración ver-

RECETA SEMANAL

Piña especiada

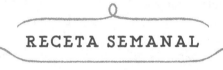

Esta semana tenemos dos historias de abuelita mezcladas en algo sabroso. La piña tiene una enzima llamada bromelaína, la cual se cree que suaviza y madura el cérvix. Los alimentos picantes, mientras tanto, estimulan al intestino (como el aceite de ricino), de hecho, algunas mamás juran que la comida mexicana inició su labor. Así que, ¿esta dulce colación será suficiente para provocar contracciones?

Bueno, probablemente no. Pero esta botana mezcla sal, especias y sabores dulces, y *sabe* deliciosa. Además, es una buena "receta" para tener a la mano hacia el final del embarazo, cuando cocinar comidas elaboradas ya no es atractivo.

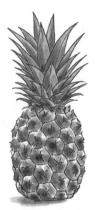

INGREDIENTES

1 piña orgánica

Pimienta Cayena, al gusto

Sal de mar, al gusto

Para hacerlo, simplemente quita el centro y pica la piña, luego esparce la pimienta Cayena y la sal de mar. Come con un palillo o forma brochetas para un poco más de diversión. Bon appétit!

dosa o amarillenta en la piel por mancharse con meconio.

Dados estos riesgos, puedes comprender por qué las inducciones para prevenir el postérmino no se acaban de volver más comunes; son el estándar del cuidado de obstetricia. Pero conforme las técnicas de inducción se volvieron más sofisticadas con el paso de los años, los médicos empezaron a descubrir algo más: daban una cierta medida de conveniencia. Nada de esperar a que empezara la labor de parto o llegar al hospital a las tres de la mañana. En las últimas décadas se volvió posible *programar* un parto.

¿Adivinas qué pasó? Si dijiste un incremento masivo en inducciones *elegidas* —que de ninguna manera se indican clínicamente—, estás en lo cierto. El índice de inducción se ha duplicado desde 1990; el índice de inducciones "tempranas" (las que ocurren entre las semanas 37 y 38) también ha estado en aumento.

Sólo que estas tendencias tienen consecuencias de salud importantes.

Primero, ahora sabemos (contrario al consenso médico anterior) que las semanas 37 y 38 son de vital importancia para el desarrollo de un bebé; no les va tan bien a los bebés que nacen antes de la semana 39 como los que llegan a término: es más probable que desarrollen problemas respiratorios, infecciones y baja glucosa, que necesiten

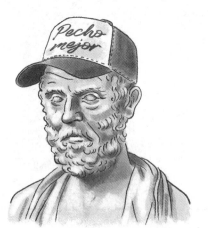

admisión a la UCIN y que sufran problemas de salud a largo plazo. En respuesta al alarmante aumento de inducción electiva temprana, de hecho, el Colegio Americano de Obstetricia y Ginecología y la Sociedad de Medicina Materno-Fetal *cambiaron* la definición de un embarazo de término. En los viejos días (y me refiero a antes de 2013), un embarazo se consideraba de "término" entre las semanas 37 y 42. Ahora, los embarazos se consideran más adecuadamente usando los siguientes parámetros::

TERMINO TEMPRANO
Entre las semanas 37 y 38, 6 días

DE TÉRMINO
Entre las semanas 39 y 40, 6 días

PASADO DE TÉRMINO
La semana 41 completa, 6 días

POSTÉRMINO
De la semana 42 en adelante

Los cambios sí parecen haber ayudado; por cierto, las inducciones tempranas han bajado un poco en los últimos años. Sin embargo, muchos médicos siguen siendo felices al inducir a las mamás al llegar a la semana 39. Y no siempre es una buena idea.

¿Recuerdas lo que dije sobre cómo la causa número uno de embarazos postérmino es un fechado impreciso? Las fechas de término modernas no se calculan a partir de la concepción, sino del primer día de tu último periodo menstrual. Este método de calendario se conoce como la regla Naegele, y aunque puede darte un estimado decente de la llegada de un bebé, considera un ciclo menstrual que dura 28 días, que no es el caso para todas las mujeres. Esto significa que un bebé de 42 semanas puede en realidad estar cerca de las 41. Tu bebé de 39 semanas puede, en reali-

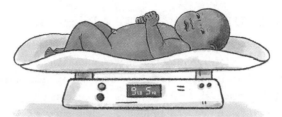

MENOS DE 2 POR CIENTO DE LOS RECIÉN NACIDOS EN ESTADOS UNIDOS
SOBREPASA LOS 4.2 KILOS. SIN EMBARGO, A 32 POR CIENTO DE LAS MUJERES
SE LE ADVIERTE QUE SU BEBÉ PUEDE VENIR MUY GRANDE.

dad, estar cerca de un término temprano o pre-término, en cuyo caso seguro se beneficiaría de un poco más de tiempo en el vientre.

¿Qué pasa con el temor de que un bebé postérmino crezca demasiado para salir vaginalmente? Es posible, pero no probable.

Menos de 2 por ciento de los recién nacidos en Estados Unidos exceden los 4.2 kilos. A pesar de tu escasa probabilidad de tener un bebé corpulento, tienes una relativamente alta probabilidad de que te *digan* que tu bebé es "demasiado grande". Una encuesta de 2013 de nuevas mamás reveló que a 1 de cada 3 —32 por ciento— se le

advirtió sobre esta posibilidad, pero el peso promedio de su supuestamente *enorme* bebé resultó ser… espera… menos de 4 kilos.

No estaba bromeando cuando dije que los estimados del peso fetal en el ultrasonido son notoriamente imprecisos.

En el caso de muerte fetal, es cierto que el riesgo sube después de que una mamá pasa la semana 41. Es importante señalar, sin embargo, que mientras hay un aumento *estadístico* significativo, el "riesgo absoluto" de muerte fetal sí es muy, muy bajo; menos de 1 por ciento, de hecho.

¿El mayor problema con la inducción electiva? En las mamás primerizas, *duplica* el riesgo de cesárea.

EL PROCESO DE INDUCCIÓN MÉDICA MODERNA

Mientras sigamos atorados con teorías sobre lo que provoca labor espontánea, una cosa sí sabemos: que un parto vaginal no va a suceder a menos de que el cérvix esté listo. Muchas mamás empezarán a dilatarse en las semanas antes del parto, pero otras no. En lugar de adelgazarse y ablandarse, el cérvix sigue cerrado y firme. La primera etapa de la inducción, entonces, suele involucrar un intento de madurar el cérvix; se llama desnudar la membrana, y tu proveedor puede recomendarla en cualquier momento después de 39 semanas (si no antes).

El procedimiento es simple: en una de tus citas prenatales normales, tu proveedor insertará un dedo en el cérvix y lo moverá, separando el saco amniótico del útero bajo. En teoría, esto puede provocar la liberación de prostaglandinas. En realidad, no hay mucha evidencia que apoye esa noción. Una revisión Cochrane descubrió que una muestra de rutina de 38 semanas en adelante "no parece producir beneficios clínicamente importantes".

Además, en lugar de desnudar la membrana, tu proveedor puede querer intentar administrar

CALCULAR TU MARCADOR BISHOP

A veces, dejar que un bebé espere es más riesgoso que inducir la labor. Por ejemplo, preeclampsia, restricción del crecimiento intrauterino y disminución de la función placental son razones médicas válidas para inducir. Pero ¿cómo saber si tu inducción tendrá éxito? Y si no estás segura sobre la inducción, si, digamos, tienes 41 semanas y 5 días, y tu ginecobstetra está tocando a tu puerta con un gancho amniótico, ¿cómo puedes saber si la inducción es correcta para ti?

Llena el marcador Bishop. Éste (inventado por, sí, un doctor Bishop a mediados de la década de 1960) es un método simple para predecir si el inicio de la labor espontánea es probablemente inminente, y si una inducción —si fuera necesaria— tendrá éxito. El resultado es considerar cinco componentes distintos de un examen vaginal, dando un punto a cada categoría, basado en la preparación del cérvix. Entre más elevado sea tu marcador, mayores son las probabilidades de que una inducción médica resulte en un parto vaginal (en oposición a una cesárea). Resultados de 8 o más se asocian con una oportunidad mayor de una inducción exitosa. Resultados de 5 o menos, por otro lado, indican que la labor no empezará pronto por su cuenta y que la inducción quizá no sea exitosa.

Así se calcula el resultado, basado en tu examen vaginal reciente:

RESULTADO

Posición cervical	POSTERIOR 0 puntos	MEDIA 1 punto	ANTERIOR 2 puntos	
Consistencia cervical	FIRME 0 puntos	MEDIANA 1 punto	SUAVE 2 puntos	
Adelgazamiento cervical	0–30 por ciento 0 puntos	31–50 por ciento 1 punto	51–80 por ciento 2 puntos	>80 por ciento 3 puntos
Dilatación cervical	0 cm 0 puntos	1–2 cm 1 punto	3–4 cm 2 puntos	>5 cm 3 puntos
Estación fetal	-3 0 puntos	-2 1 punto	-1 or 0 2 puntos	+1 or +2 3 puntos

RESULTADO TOTAL

prostaglandinas tópicas, una versión sintética de la sustancia que tu cuerpo produce por su cuenta (Cervidil es de las más populares). Para algunas mamás, una aplicación (a través de algo que parece un tampón con medicamento) puede ser suficiente para provocar contracciones. En casos raros, las prostaglandinas tópicas funcionan *demasiado* bien, sobreestimulando al útero (y provocando sufrimiento fetal). Y algunas veces no sucede mucho de nada.

Si asumimos que tu fuente no se ha roto, romper artificialmente el saco amniótico puede ser lo siguiente en la lista, y el proceso es muy directo: tu médico inserta un gancho en la vagina para hacer un hoyo pequeño en la parte del saco que sobresale a través del cérvix. Esto puede ser incómodo —como tienden a ser todos los exámenes vaginales—, pero no debería ser *doloroso*, dado que el saco amniótico no tiene terminaciones nerviosas. Una vez que tu fuente se rompa, tu proveedor debe realizar menos exámenes vaginales para ver tu progreso y disminuir el riesgo de infección.

El paso final en el proceso de inducción suele ser administrar Pitocin. Empezará con una dosis pequeña, pero irá aumentando gradualmente has-

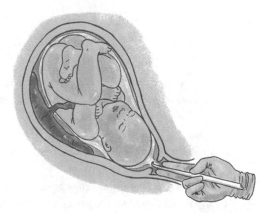

RUPTURA ARTIFICIAL DE LAS MEMBRANAS

ta que las contracciones empiecen. Por supuesto, ya sabes los riesgos: contracciones intensas y muy juntas, y sobre todo una mayor necesidad de aliviar el dolor. De hecho, ahí estamos, precisamente a la mitad de la cascada de intervenciones. No es sorpresa que las inducciones extiendan la labor —por un promedio de tres a cinco horas— y muchas veces fallen. Como dije antes, las mamás primerizas que eligen una inducción electiva duplican su riesgo final de una cesárea, de acuerdo con un estudio en el *Journal of Obstetrics & Gynecology*.

ALTERNATIVAS NATURALES PARA LA INDUCCIÓN

Todos estos riesgos son razón suficiente para evitar una inducción —*a menos de que se indique médicamente*—, incluso si ya pasaste tu fecha de término. La mayoría de las mujeres pueden parir con seguridad un bebé perfectamente saludable 42 semanas después. (Algunas elegirán esperar incluso más; recuerda a mi amiga, ¡la mamá de 44 semanas!) La clave es observar tu salud y la del bebé, por lo que tu partera o médico indicarán repetir la prueba de estrés o un perfil biofísico si llegas a término tardío. (Siempre puedes *solicitarlos*.)

Pero seamos honestas. Las últimas semanas de embarazo pueden ser realmente, realmente incómodas.

Estás ridículamente inmensa, no puedes dormir, te duele la espalda y quizá estás desesperada por conocer a tu bebé. Entonces... ¿se supone que te sientes y esperes? ¡No! De hecho, a diferencia de los riesgos asociados con la inducción médica, generalmente los siguientes métodos de inducción *natural* se consideran seguros para intentarlos después de cumplir 40 semanas:

PENSAMIENTOS SOBRE LA INDUCCIÓN NATURAL
DE LA PARTERA *Cynthia*

El bebé se está tomando su tiempo para debutar, ¿eh? Para las mamás primerizas no es inusual. Hay investigaciones que sugieren que las primerizas se pasan de su fecha de término hasta por 10 días. Hay riesgos específicos asociados con pasarte (en mi práctica, generalmente recomiendo no pasarse de 42 semanas), pero uno podría decir que también hay muchos riesgos asociados con un parto prematuro. Y como Genevieve mencionó, *no* hay evidencia que apoye inducir la labor para un bebé "grande para su edad gestacional". Dicho simplemente, las mujeres han hecho bebés del mismo tamaño durante décadas. La sospecha de que un bebé es "demasiado grande" o que la pelvis de una mujer es "demasiado pequeña" —en ausencia de cualquier otra condición médica— no es razón para inducir a una mujer embarazada.

Si la inducción se vuelve necesaria, hay muchos métodos que se pueden probar, y ante una emergencia, siempre puedes elegir primero probar una serie de métodos naturales. (Yo suelo recomendar el implementar estos métodos en la semana 39 para ayudar a madurar el cérvix.) Es cierto que la mayoría de las técnicas naturales muchas veces se rechazan como remedios de abuelita, y muchas no tienen información de estudios controlados al azar, pero subjetivamente han sido efectivas para promover la labor. Las inducciones médicas, por otro lado, suelen administrarse en un hospital, y la forma en que se administran suele ser guiada por la política y el protocolo de un hospital. Mi consejo es tener una conversación honesta con tu proveedor si te recomienda una inducción; comprende por qué te están induciendo y asegúrate de repasar todas tus opciones.

♡ *Sexo, mucho sexo.* El semen contiene prostaglandina, la misma sustancia que tu cuerpo emite para iniciar las contracciones, y el mismo ingrediente activo encontrado en los medicamentos para madurar el cérvix, como Cividil. De hecho, se cree que el semen es la fuente biológica con la concentración más elevada de prostaglandina, por lo que el sexo es un método clásico de inducción natural recomendado por médicos y parteras. (Otros factores: los orgasmos provocan un flujo de oxitocina, mientras que el aspecto físico del sexo puede estimular al útero.) ¿Qué tan efectivo es el sexo para inducir la labor? Desde un punto de vista clínico, es difícil decirlo. Los estudios son extremadamente limitados y los resultados enormemente inconclusos. También es cierto que el sexo no provocará contracciones a menos que tu cuerpo (y tu bebé) esté listo para el parto. Sin embargo, es un método gratuito y muchísimo más divertido que, digamos, beber aceite de ricino, lo que mencionaremos en un momento. Así que ve con tu pareja y a darle. (Ah, y de acuerdo con una mamá experimentada, la tercera es la vencida.)

♡ *Estimulación de pezones.* La estimulación de pezones puede ser una forma efectiva de estimular una labor lenta o estancada, así que no debería sorprenderte que también se use para inducir la labor. La forma más efectiva de tener un *shot* de oxitocina es estimular todo el seno, en lugar de sólo los pezones. Intenta hacer un masaje lento, rítmico en el monte del seno, concentrándote en el área detrás de la aureola.

♡ *Aceite de prímula nocturna.* Este suplemento herbal contiene prostaglandinas y puede tomarse oralmente (cápsulas) o aplicar tópicamente en la vagina y el cérvix, pero es controversial y definitivamente antes deberías discutirlo con tu partera o médico. Aunque los estudios sobre la efectividad del aceite son limitados, hay indicadores de que la administración oral puede provocar la ruptura prematura de membranas o incluso alargar la labor.

♡ *Aceite de ricino.* Otro método clásico para la inducción —desde hace generaciones—, del que también debes hablar con tu partera o médico. El aceite de ricino es un laxante; estimula contracciones intestinales, lo que puede estimular contracciones en el útero. (La dosis usual es una cucharada mezclada con jugo para mitigar el sabor.) El método sí parece funcionar; conozco a muchas mamás que tuvieron gran éxito con este viejo remedio. Pero los efectos secundarios potenciales incluyen una diarrea terrible, lo que puede

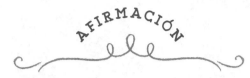

AFIRMACIÓN

Mi bebé nacerá en el momento perfecto. En lugar de contar los días, contaré los momentos en que estuve presente en este milagroso viaje.

ser incómodo cuando menos y llevar a una deshidratación, en el peor de los casos. Si los miembros de tu equipo de parto te dan luz verde, asegúrate de tomar suficientes líquidos para rehidratarte.

♡ *Consentirte y relajarte.* Es importante estar en calma, relajada y psicológicamente lista para tener a tu bebé; las ideas de miedo y ansiedad pueden provocar que hormonas de estrés y adrenalina apaguen tu labor. Y aunque estos métodos no estén cimentados en ciencia, hay mucha evidencia anecdótica de que la respiración profunda, la meditación guiada, la acupuntura, la acupresión y los masajes son formas excelentes para inducirte naturalmente. ¡También no olvides recitar tus afirmaciones!

Pendientes

- Los remedios homeopáticos comunes para inducir la labor incluyen Pulsatila, Gelsemio, Caulophyllum y Cimicifuga. Si estás interesada en probar con homeopatía, primero habla con tu partera o médico.

- Descansa tanto como sea posible estos últimos días o semanas antes del parto. Duerme siestas. Duerme tanto como puedas. Ve películas. Relájate.

- Asegúrate de comer seis dátiles al día y beber tu té del Día D (véase la página 404).

PARTE IV

Entrega especial

Manual del PARTO

TU GUÍA PASO A PASO (O DEBERÍA DECIR *ETAPA TRAS ETAPA*) PARA UN PARTO NATURAL

ETAPA 1: *parto*

FASE 1: *labor temprana*

En un periodo de horas, días o quizá incluso semanas, tu cérvix empezará gradualmente a adelgazarse y dilatarse (abrirse). Puedes notar contracciones Braxton Hicks cada vez más frecuentes (e intensas) durante este proceso, pero también es posible que no sientas nada, especialmente si es tu primer parto. Pronto, sin embargo, experimentarás tu primera contracción *real*, seguida de otra y otra y otra. Ten en mente que tus contracciones pueden ser muy irregulares al principio —separadas desde 5 hasta 20 minutos—, pero se volverán progresivamente más fuertes, más largas y más cercanas. Tu cérvix seguirá dilatándose hasta llegar a 6 centímetros.

OTRAS SEÑALES DE LABOR TEMPRANA

♡ Cólicos intensos, como menstruales.

♡ Dolor sordo de espalda.

♡ Diarrea o evacuaciones sueltas.

♡ Aumento de secreciones vaginales o pérdida del tapón mucoso.

♡ El espectáculo sangriento.

♡ Gotear fluido o que se rompa el saco amniótico.

POSICIONES PARA *labor temprana*

Es importante conservar tu energía, pero ahora no es el momento de estar acostada sobre tu espalda. Eso sólo comprime la pelvis y hace que un bebé de nalgas ponga más presión contra tu columna (¡au!). En cambio, prueba:

Descansar. Cuando estés acostada, descansa sobre tu lado izquierdo, girando tu cadera y hombro para que estés tan encima de tu vientre como te sea cómodo. Dobla la rodilla de tu pierna derecha y descánsala en la cama, sillón o piso (usando una almohada para apoyarte si lo necesitas). Esta posición estira los músculos de tus extremidades inferiores y te permite descansar sin presionar la vena cava. También puede estimular a que un bebé mal posicionado se reajuste en el vientre.

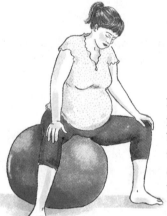

La pelota de parto. Muévete encima de una pelota, en lugar de sentarte en una silla cómoda o un reposet. También puedes rotar tu cadera en círculo, lo que alivia el dolor de espalda baja y mantiene la pelvis abierta y alineada. (¡Algunas mamás también disfrutan mover un hula hula o hacer *belly dance* para estimular el descenso del bebé!)

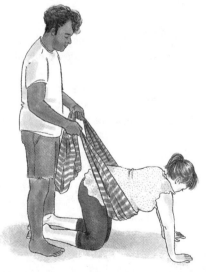

Apretar con un rebozo. Además de una prenda de vestir, un rebozo es una herramienta popular en el mundo del parto natural. ¿No tienes un rebozo? No hay problema; una bufanda grande, chal o incluso un portabebés servirá. Para apretar, recárgate en manos y rodillas. Tu pareja deberá poner el rebozo alrededor de tu vientre y *suavemente* jalar los extremos a cada lado, moviendo el útero. Eso ayuda a relajar los músculos involucrados en la labor y el parto, y ayuda a rotar y bajar al bebé. (También la mayoría de las doulas son versadas en la técnica del rebozo.)

¿QUÉ PASA CON EL BEBÉ?

El bebé empieza su descenso por la pelvis; si todavía no ha "bajado" y se ha "encajado", pronto lo hará. Mientras tanto, la presión de su cabeza te ayudará a adelgazar y dilatar el cérvix. También empezará a girar horas antes del parto.

LO QUE PUEDES HACER

Es común experimentar un aumento de energía y adrenalina cuando empieza la labor (¡el bebé ya viene finalmente!), pero intenta quedarte relajada; después de todo, puede esperarte una labor maratónica. Si es a la mitad de la noche, haz lo mejor que puedas para dormir. Si es media tarde, ponte cómoda. En algún punto de las siguientes horas, también:

♡ Toma el tiempo de tus contracciones periódicamente para ver si surge un patrón.

♡ Llama a tu doula. Juntas pueden determinar cuándo es tiempo para que vaya contigo.

♡ Hidrátate; bebe un poco de té del Día D o agua de coco.

♡ Come algo. Perderás el apetito cuando el parto se vuelva más intenso. Intenta meter un poco de proteína y grasa saludables en tu sistema. Necesitarás la energía después.

LO QUE TU PAREJA PUEDE HACER

En la labor temprana todo se trata de que esté relajada y cómoda. Papá puede hacer un poco de masaje suave (¡saca ese masajeador de pelotas de tenis si lo necesitas!), practicar contar las contracciones, preparar una comida nutritiva o sólo hacerle compañía mientras descansa, lee o ve películas.

CUÁNTO DURA

La labor temprana es impredecible; la tuya puede durar sólo horas o alargarse durante días.

QUÉ DICEN OTRAS *mamás naturales*

Ashton: Sabía que estaba en labor cuando mi fuente se rompió: ¡justo en medio de la sala de mis suegros en Navidad!

Sabrina: Sentí mucha presión en mi útero; un poco más que cuando tenía mi periodo. Cuando la presión pareció aumentar, supe que algo estaba pasando.

Claire: Mis parteras luego se burlaron de mí porque estuve despierta toda la noche con lo que estaba segura eran dolores de gases. En mi cita programada para la siguiente mañana, seguía queriéndolas convencer de que no estaba en labor. Con sólo verme supieron que sí. De hecho, me conectaron a un monitor para probarme que no eran gases; ¡eran contracciones! Me fui a casa y pasé el día descansando. Más o menos 24 horas después las cosas se volvieron intensas, perdí el tapón mucoso y supe que era momento de internarme.

FASE DOS: *labor activa*

Conforme pasas a una labor activa, tus contracciones se vuelven mucho más fuertes, más largas y más cercanas. Cuando sean consistentemente cada 4 minutos, cada una dure todo un minuto y tengan ese patrón al menos durante una hora, generalmente será momento de ir al centro de maternidad o el hospital. Pero recuerda que la regla 4-1-1 sólo es una guía; algunas mamás nunca llegan a tener un patrón tan preciso. Si en algún punto tienes dudas sobre tu progreso, no dudes en llamar a tu partera o médico.

OTRAS SEÑALES DE LABOR ACTIVA

- ♡ Aumento de presión en la pelvis.
- ♡ Molestia intensa en la espalda baja.
- ♡ Ya no puedes hablar durante las contracciones.
- ♡ Ya no puedes distraerte durante una contracción; requieres toda tu energía y concentración.
- ♡ Se rompe la fuente.

¿QUÉ PASA CON EL BEBÉ?

El bebé está continuamente bajando hacia la pelvis, poniendo más y más presión en el cérvix, ayudándote a dilatar otros 2 o 3 centímetros más.

LO QUE PUEDES HACER

Conforme tus contracciones se intensifiquen, las sentirás llegando a un clímax, un punto en el que sean más intensas, y luego se disipen. Cuando aumenten, el clímax también se hará más largo, así que es un gran momento para aplicar algunas de las técnicas para aliviar el dolor de las que hemos hablado: hidroterapia, respiración profunda, homeopatía, acupresión. Haz lo mejor que puedas para estar relajada y mantener tus músculos relajados; gemir durante tus contracciones puede ayudarte a no tensarte, ni contener el aliento. También puedes intentar los "labios de caballo" (una técnica de relajación que popularizó la reconocida partera y defensora del parto natural Ina May Gaskin) haciendo que vibren tus labios al exhalar. Esto hace que la boca y la quijada estén sueltas, lo que evita que tu cuerpo se tense (y puede estimular la apertura de tu cérvix). Si sientes un intenso dolor de espalda, intenta tomar un baño caliente o que tu pareja te dé un masaje o ponga contrapeso.

LO QUE TU PAREJA PUEDE HACER

Es importante crear un espacio tranquilo y cómodo en el que pueda dar a luz. Entre más segura y apoyada se sienta mamá, menos probable será que empiece a producir hormonas de estrés (que pueden detener potencialmente su labor). Las parejas pueden bajar la luz, mantener la puerta del cuarto cerrada, ofrecer líquidos a ratos (con un poco de endulzante natural para más energía), poner un poco de música relajante, encender aceites esenciales, dar un masaje o hacer acupresión, y ofrecer *mucho* apoyo.

CUÁNTO DURA

La labor activa tiende a ser mucho más corta, pero mucho más intensa; en promedio, entre 4 y 8 horas. (Puede ser todavía más rápida si no es tu primer parto.)

POSICIONES PARA *labor activa*

Tu cuerpo te guiará hacia las posiciones que ayudan al bebé a girar y bajar, haciendo que tus contracciones sean más eficientes y tu labor más cómoda, así que ve a donde te lleven. Puedes descubrir que inclinarte sobre una pelota de parto o ponerte sobre manos y rodillas es particularmente útil, pero considera intentar estos movimientos también:

Soporte de rodillas y pecho. Es una gran forma de reposicionar potencialmente un bebé encajado, pero "atorado". No lo hagas si tu labor está progresando bien o si el bebé no está encajado. Abre mucho tus rodillas y descansa tu cabeza y pecho en la cama o sillón, usando almohadas como soporte si lo necesitas. Mientras, tu pareja jala suavemente los extremos de un rebozo alrededor de tu cadera. Inclina la cadera hacia el apoyo que él te da.

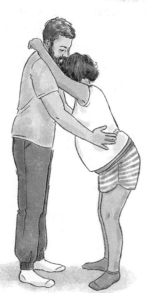

Soporte abdominal. Este movimiento sólo debería hacerse si tienes parto lumbar o si el bebé no está encajado en la pelvis. Espera una contracción, indica a tu pareja o doula que suavemente levante tu vientre, jalando hacia arriba y atrás, hacia tu columna, como si levantara al bebé de la pelvis. Cuando termine la contracción, indica que suavemente deje caer tu abdomen. Puedes hacer este movimiento con o sin rebozo.

Soporte de baile lento. Las mamás suelen menear su cadera intuitivamente en las contracciones; estar cerca y sentir el apoyo de tu pareja también es reconfortante. La posición vertical usa la gravedad para ayudar a que el bebé baje.

FASE TRES: *Transición*

Ya casi es momento de pujar, mamá, pero primero tenemos que pasar la parte más dura de la labor: la transición. En esta fase, tus contracciones se volverán extremadamente intensas y muy juntas, cada 2 minutos y entre 75 y 90 segundos de duración, con muy poco descanso entre sí. Algunas mujeres pueden experimentar dobles clímax (tu contracción aumenta, alcanza un punto máximo, desaparece ligeramente y luego tiene otro clímax antes de terminar). La adrenalina también puede hacer que algunas mujeres tiemblen.

OTRAS SEÑALES DE LABOR TRANSICIONAL

♡ Náusea o vómito.

♡ Te vuelves más vocal (gritarle a la gente en la transición no es raro).

♡ Puedes descorazonarte, estresarte o sentirte emocional.

♡ De pronto puedes pedir una epidural, una cesárea u otras intervenciones.

♡ Puedes decir cosas irracionales como "No puedo más" o "Ya me voy a mi casa".

¿QUÉ PASA CON EL BEBÉ?

Conforme el cérvix se expande esos últimos centímetros, el bebé descenderá por la salida pélvica y hacia la parte baja de la vagina. También puede estar girando, poniéndose en una mejor posición para la fase de empuje.

POSICIONES QUE PUEDES PROBAR CON UNA EPIDURAL
DE LA PARTERA *Cynthia*

Las mamás con epidural a veces no pueden levantarse y caminar, pero aún hay muchas posiciones que pueden utilizar para ayudar a sus bebés a bajar. Muchas parteras y doulas recomiendan rotar por las cuatro posiciones, cada media hora más o menos: sentarse (o semirreclinarse), acostarse sobre su lado derecho, descansar sobre manos y rodillas, acostarse sobre su lado izquierdo. Luego repite. Se ha visto que las pelotas de cacahuate acortan la labor (y bajan el riesgo de una posible cesárea), dado que colocar una entre tus piernas mientras te reclinas ayuda a que la pelvis se abra.

Cuando llegue el momento de pujar, no es necesario que las mamás con epidural estén acostadas sobre su espalda. Muchas camas de hospital pueden levantarse hasta una posición erguida (permitiendo que la gravedad ayude al bebé a bajar). También pueden estar equipadas con barras para estar en cuclillas; las mamás que no pueden soportar su propio peso (ni siquiera un poco) pueden usarlas para estabilizarse y estar en cuclillas durante las contracciones y el parto. Habla con tu partera o médico sobre las distintas herramientas de parto que puedes tener a tu disposición en el gran día.

POSICIONES PARA LA *labor transicional*

El movimiento ayuda a que el bebé baje más por el canal de parto, permitiendo que la transición pase más rápido, así que deja que tu cuerpo te guíe. Algunas posiciones productivas incluyen:

Desplantes o cuclillas. Que la gravedad haga parte del trabajo en cuclillas (en un banco o —¡sí!— en un inodoro) o desplantes en una contracción; prueba con desplantes en una silla o cama, y asegúrate de que tu pareja esté cerca como apoyo.

Contrapresión. Sobre manos y rodillas, haz que tu pareja aplique presión firme (ya sea con las manos, una compresa de arroz caliente o el masajeador de pelotas de tenis) en tu sacro, el hueso grande y plano en la espalda baja.

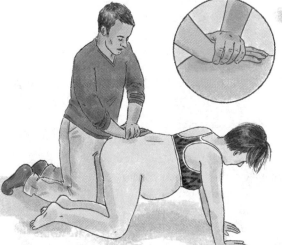

Apretón doble de cadera. Mientras estás sobre manos y rodillas, que tu pareja aplique presión firmemente en los huesos de la cadera, forzándolos hacia adentro y arriba. Esta posición es excelente para labores estancadas, bebés mal posicionados y dolor de espalda baja porque abre mecánicamente la pelvis, creando más espacio para el bebé.

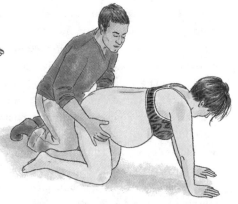

LO QUE PUEDES HACER

La transición puede ser un punto crítico. Es el momento en que algunas mamás naturales empiezan a preguntarse por qué no se apuntaron para un medicamento; es común sentirte abrumada, asustada, superfatigada o sólo aterrorizada. Pero es importante recordar que estos sentimientos son *completamente* normales y una buena señal. (¿Te sabes el cliché de *la hora más oscura es antes del amanecer*? Las cosas sólo mejorarán de aquí en adelante.) Pasa una contracción a la vez. Enfócate en tu respiración y ve a tu lugar feliz. Meterte en una tina de parto también puede darte un gran alivio.

LO QUE TU PAREJA PUEDE HACER

Aplicar contrapresión si mamá la necesita, llenar la tina, ofrecer tragos de jugo o darle hielo para que mastique entre las contracciones. Las mamás en transición son más vulnerables, así que ayúdala a mantenerse enfocada y segura; ya casi lo logra. De hecho, está un paso más cerca de sostener a su bebé. Quizá lo más importante es no ofenderte si te dice que te alejes (¡o algo peor!). Algunas mamás no quieren que las toquen o les hablen en este momento. Dale espacio, pero envía algunas oraciones o buena energía hacia ella.

CUÁNTO DURA

Desde 15 minutos hasta varias horas.

ETAPA DOS: *hora de pujar*

¡Qué alivio! La parte más dura de la labor (para la mayoría) ya terminó y es hora de pujar para sacar al bebé. Por suerte, casi todas las mamás naturales sentirán un aumento en su energía y una poderosa necesidad de agacharse, así como cierta presión rectal (tener un bebé a veces se siente como tener una evacuación muy grande e intensa). Durante la fase de empuje, tus contracciones se espaciarán de nuevo, viniendo cada 2 o 5 minutos; dado que tu cérvix está completamente dilatado y adelgazado, debes estar más cómoda. De hecho, puedes estar eufórica de haber llegado a una parte más proactiva de la labor de parto. En lugar de dejar pasivamente que las contracciones te cubran, finalmente hay algo que *hacer*. ¡Sí!

¿QUÉ PASA CON EL BEBÉ?

Conforme el bebé desciende aún más, los huesos suaves de su cabeza se moldearán a la forma del canal de parto, estirando suavemente el tejido vaginal de mamá. Su cabeza saldrá primero, seguida de sus hombros y el resto del cuerpo. Tu proveedor debe colocarlo directamente sobre tu pecho para un contacto inmediato piel con piel. Mientras esté en tu pecho, una asistente de parto puede cubrirlo con una manta y revisar su salud y su respiración.

LO QUE PUEDES HACER

Quizá no necesitas mucha guía —confía en mí, sentirás la necesidad de agacharte y *pujar*—, pero sí querrás descansar entre contracciones. Asegúrate de seguir tomando líquidos y mantenerte concentrada en tu respiración. Ponerte en cuclillas o mecerte adelante y atrás mientras estás así puede ayudar a que el bebé baje más. (Ten en mente que las epidurales a veces interfieren con la señalización del cuerpo; así que, si no tienes la necesidad de pujar, tu partera o médico puede ayudarte a confirmar que tu cérvix está adelgazado y dilatado, y guiarte. Algunas veces este proceso se llama "parir abajo" y puede ayudar a prevenir la extenuación y los desgarres vaginales.)

LO QUE TU PAREJA PUEDE HACER

Ayuda a mamá a estar en la posición que la haga sentir mejor, usando almohadas, un banco para parto o tu propio peso corporal como apoyo y equilibrio. Ofrécele algo de beber entre contracciones y anímala con frases positivas: *Lo estás haciendo genial. Nuestro hermoso bebé ya casi está aquí. Estoy tan orgulloso de ti.* También puedes pedir un espejo de mano. Ver al bebé en la base del canal de parto puede ser un gran estímulo para algunas mamás, ¡sólo asegúrate de primero tener su permiso!

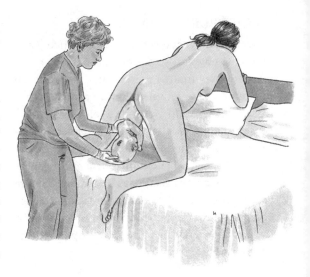

CUÁNTO DURA

En promedio, las mamás primerizas pueden esperar pujar al menos 1 o 2 horas; las mamás con una epidural probablemente pujarán más (2 a 4 horas, si no es que más). Las mamás más experimentadas pueden pujar sólo unos cuantos minutos.

EL ARO DE FUEGO

¿Alguna vez has escuchado a mamás experimentadas hablar sobre el "aro de fuego"? Se refieren a un fenómeno bastante común que ocurre momentos antes del parto: conforme tu bebé saca la cabeza por la abertura vaginal, puedes sentir una intensa resequedad y estiramiento que literalmente quema, y de ahí el nombre. Pero al igual que la flama de una vela, puede apagarse en un instante; el dolor se disipa rápidamente. Y para entonces, la mayoría de las mamás están tan felices de tener a sus bebés —¡finalmente!—, que la sensación de ardor es *casi* bienvenida.

POSICIONES *mientras pujas*

Algunas mamás estarán más cómodas sobre manos y rodillas, pero es más importante pujar en la posición que se sienta correcta para ti. Prueba:

Cuclillas. Usa una barra para cuclillas o un banco, a tu pareja o un rebozo, intenta bajar mucho y curva tu torso sobre tu vientre para empujar al bebé. Asegúrate de descansar entre empujes, pues estar en cuclillas *largos* periodos provoca inflamación.

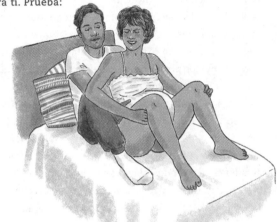

Apoyo semisentada. Sube tus rodillas a tu pecho usando a tu pareja, un montón de almohadas o una cama de hospital elevada para apoyar tu espalda.

Acostada de lado. Una gran opción para las mamás que han tenido una labor muy larga (extenuante): dobla tus rodillas y jala la rodilla de arriba hacia tu pecho.

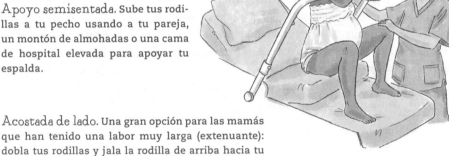

LO QUE PUEDES ESPERAR EN LA LABOR
DE LA PARTERA *Cynthia*

Los increíbles y milagrosos cambios que ocurren en el cuerpo de una mujer en la labor todavía me impactan. Siempre me he sentido con suerte por ser invitada al espacio de parto de alguien. Hay un aura palpable que rodea a una mamá en labor; la mayoría de los proveedores, enfermeras y doulas con los que he hablado también la han sentido. Provoca que los presentes se muevan y mezan con las contracciones. Crea una nube tibia sobre todos en el cuarto.

Pero más allá de eso, cada parto que he visto ha sido único y diferente. He asistido a partos con una docena de familiares de la mamá, todos bailando y celebrando y aplaudiendo (¡fuerte!) en la fase de empuje. He asistido partos íntimos, con una regla estricta de silencio, con todos observando hasta que el bebé emerge y el papá murmura las primeras palabras, una oración, directamente en el oído del recién nacido.

En total, los partos que he visto, en realidad, han tenido más diferencias que similitudes, y es imposible saber exactamente cuánto durará, cómo se aguantará la mamá o lo que hará o no durante el proceso de parto.

Algunas mujeres tienen labores muy largas; otras sólo de horas. Algunas mamás pueden vomitar o tener diarrea; otras, nada. Algunas mujeres aman ciertas posiciones; otras, las odian. Y desde el punto de vista de un proveedor, yo elijo no preocuparme por las cosas pequeñas. Mi trabajo es asegurar la salud de la mamá y el paso seguro del bebé, así que no me importa si quieres parir con ropa, hacer mucho ruido o gritar todo el tiempo. Al final, tienes a tu bebé en la forma que tú quieres. Puedo darte sugerencias de vez en cuando, pero a menos de que haya alguna preocupación médica severa, no espero necesariamente que una mamá haga exactamente lo que digo. Mi filosofía siempre ha sido ser paciente y darle su espacio para hacer lo que sienta natural.

QUÉ DICEN OTRAS *mamás naturales*

Megan: Tuve a mi bebé en cuatro patas. Me subí a la cama sobre manos y rodillas, y no me quería mover. Me gustó ser capaz de tener mi cabeza en la almohada. Soy un tanto penosa y reservada, así que creo que eso me ayudó a sentir que estaba en mi propio espacio.

Mariska: Di a luz en un banco para parto. ¡La gravedad ayudó mucho! Tuve una sensación de control y me sentí mucho más fuerte en el banco que acostada en la cama. Realmente sentí con cada contracción empujar al bebé, así que sentí como si fuera la posición más natural para parir.

Kjelse: Tan pronto como entré en transición, me puse sobre manos y rodillas en la cama. Quería dar a luz en el agua, así que, en un respiro entre contracciones, mi esposo y mi partera me ayudaron a meterme en la tina, donde terminé dando a luz en una posición que era mitad cuatro patas y mitad cuclillas. Sólo seguí mi instinto sobre cómo moverme.

Laci: Tuve un parto en agua, en casa, así que esperé dar a luz en cuclillas o sobre manos y rodillas. Pasé por varias posiciones durante las contracciones, pero cuando fue tiempo de pujar, sentí la necesidad de recostarme contra la orilla de la alberca, lo que me sorprendió. ¡Tu cuerpo te dice exactamente lo que necesita para ayudar al bebé a salir!

NO CORTES ESE CORDÓN

En todo tu embarazo, los pulmones del bebé han estado llenos con líquido amniótico. Por supuesto, es imposible respirar bajo el agua, así que su única fuente de oxígeno has sido tú: el oxígeno de tu sangre se transfiere a su sangre dentro de la placenta y luego viaja a su cuerpo por el cordón umbilical.

Al momento de nacer, sin embargo, todo cambia.

Cuando el bebé tiene esos primeros gritos jadeantes, el líquido se empieza a drenar de sus pulmones, y los alveolos (esos pequeños sacos en forma de uva) empezarán a llenarse de aire. Mientras tanto, la sangre de su corazón empezará a fluir a los pulmones para jalar oxígeno. Es una transición dramática, sí, y no hay mucho margen de error. Pero por eso hay una linda póliza de seguro. Durante los primeros minutos después del parto, el bebé recibirá oxígeno no de una, sino de *dos* fuentes: sus pulmones que recién funcionan y la placenta, asumiendo que el cordón umbilical todavía está intacto y pulsando. Cuando la transición al mundo exterior está completa —en otras palabras, una vez que la respiración del bebé se regula—, el flujo de sangre del cordón umbilical se detendrá por su cuenta.

Te podrías preguntar entonces por qué es una práctica común sujetar y cortar el cordón umbilical sólo unos *segundos* después de que el bebé hace su debut. Pero en los viejos días había en realidad algunas razones.

En la década de 1950 —la era del sueño crepuscular—, los medicamentos que les daban a las mamás muchas veces eran lo suficientemente intensos para provocar sufrimiento en los recién nacidos y no era raro que los bebés necesitaran resucitación inmediata. El aumento de las cesáreas también jugó un papel en que lo cortaran rápido; después de todo, es más fácil (al menos para el médico) sujetar el cordón y cortarlo, sacar al bebé del espacio quirúrgico y seguir con el procedimiento. Se creía que el *mayor* beneficio de sujetar pronto era que la velocidad de extracción de la placenta reducía el riesgo de hemorragia posparto.

Resulta que esta última parte no es verdad: las investigaciones han demostrado que no hay correlación entre la hemorragia materna y cortar el cordón umbilical. También sabemos que hay muchas razones para retrasar el corte de cordón.

Esperar algunos minutos para cortar el cordón aumenta las reservas de hierro del recién nacido —se transfiere sangre rica en hierro al bebé, hasta 30 por ciento (¡!)—, disminuyendo significativamente su riesgo de anemia. También tendrá un influjo de células madre y anticuerpos maternos, y menos riesgo de problemas respiratorios. En bebés prematuros, no cortar el cordón de inmediato se asocia con menos hemorragias y después menos necesidad de transfusión de sangre. Un estudio en 2015 publicado en *JAMA Pediatrics* indica que retrasar el corte puede asociarse con mejores habilidades motoras y sociales *años* después. Los beneficios son tantos, que la Organización Mundial de la Salud ahora recomienda "un corte de cordón

$\longrightarrow$

tardío", entre 1 y 3 minutos después del parto, a menos de que el bebé necesite resucitación inmediata. (Curiosamente, el Colegio Americano de Obstetricia y Ginecología no ha actualizado estos lineamientos, aunque recomienda un retraso de 30 a 60 segundos en bebés pretérmino.)

Si te gustaría que se retrasara el corte del cordón, deberás incluirlo en tu plan de parto y discutir tu preferencia con tu médico o partera, y tu doula. ¿Cuánto deberías esperar? Eso depende de ti.

Muchas mamás naturales eligen retrasar el corte hasta que el cordón deja de pulsar, o al menos entre 3 y 5 minutos, que es más o menos lo que toma que un bebé reciba una transfusión completa. Otras pueden elegir esperar hasta que salga la placenta. Algo importante que tener en cuenta: es posible que no puedas retrasar el corte del cordón (o no puedas retrasarlo *mucho*) si planeas donar o almacenar la sangre del cordón umbili-cal. Actualmente no hay consecuencias médicas por retrasar el corte relaciona-das con la recuperación de la sangre del cordón, pero entre más sangre fluya hacia tu bebé, menos sangre estará dis-ponible para recolectar y guardar. Nece-sitarás decidir cuál es más importante, que tu bebé reciba esas células madre extra ahora o que tú guardes y pagues por conservarlas.

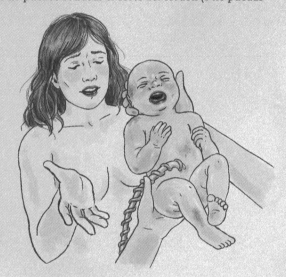

ETAPA 3: *conoce a tu bebé*

(AH, Y TAMBIÉN SACA LA PLACENTA)

Toda esa espera y preocupación y dudas en los últimos 9 o 10 meses y luego —¡puf!—, así como así, tu lindo bebé está aquí. Estos siguientes minutos serán mágicos. (Lo llamo el "éxtasis del nuevo bebé".) Pero aun cuando lograste superar el parto, tu trabajo todavía no termina *completamente*. De hecho, tu útero sigue contrayéndose, aunque quizá ya no lo notes, pues estás disfrutando del resplandor del parto. Algunas mamás, sin embargo, experimentarán ciertos calambres y presión rectal cuando la placenta se suelta de la pared uterina y está lista para salir.

¿QUÉ PASA CON EL BEBÉ?

Fuera de una complicación médica, el bebé debe estar en contacto piel con piel contra tu pecho. Quizá absorba el mundo a su alrededor, apriete su mano alrededor de tu dedo y pueda mostrar señales de que está listo para lactar. Pero hay algo que no escucharás admitir o comentar a las mamás muy seguido: por adorables y hermosos

---

QUÉ DICEN OTRAS *mamás naturales*

Rhiannon: El parto es indescriptible. Sentí que su pequeño ser dejaba mi cuerpo y, de pronto, ¡la persona que había soñado e imaginado por nueve meses estaba acurrucada encima de mí, respirando, parpadeando y reaccionando a mi tacto!

Kathleen: Lloro sólo de pensarlo. Di a luz en un banco en la tina. En un solo movimiento, pujé y mi partera lo levantó hacia mi pecho. Estaba llorando y riendo y besando a mi esposo y consumida por las emociones; tanto ¡que se nos olvidó revisar si fue niño o niña! No fue sino hasta que una enfermera me preguntó que nos acordamos de mirar.

Tenell: Las palabras nunca podrían describir la magnitud de ese momento; te cambia la vida. Un amor intenso; el amor más intenso que has sentido, por un millón. La emoción. La adrenalina. La impactante sensación de logro. La alegría. El nacimiento de nuestro hijo e hija fue, por mucho, los momentos que siempre atesoraré más.

que sean, los bebés recién nacidos a veces se ven un poco mal, sobre todo después de un parto vaginal. Después de todo, pasaron por mucho. Así que no te sorprendas si su cabeza parece un cono, si tiene cabello en todos los lugares "equivocados" (como su espalda u hombros, en lugar de su cabeza), si está un poco inflamado e hinchado (sobre todo si recibiste una intravenosa de fluidos en la labor) o si su piel tiene manchas o moretones. Todo es muy común en los recién nacidos, y generalmente se van por su cuenta en cuestión de días o semanas.

LO QUE PUEDES HACER

El contacto piel con piel ayuda a estimular la producción de oxitocina, que acelera la salida de la placenta (ayudando a que el útero se contraiga a su tamaño usual y minimice el sangrado). Para acelerar el proceso, tu proveedor puede amasar o masajear tu abdomen, y probablemente te pedirá que pujes un poco mientras jala suavemente el cordón umbilical. (Algunas mamás pueden beneficiarse de un poco de Pitocin para estimular contracciones. Como alternativa, puedes probar untar un poco de aceite esencial de esclárea —mezclado con un poco de aceite de coco— directamente en tu vientre.) Una vez que la placenta salió, tu partera o médico la revisará para asegurarse de que esté completamente intacta; no quieres ningún residuo en tu útero, pues puede provocar complicaciones. Si estás planeando llevarte tu placenta a casa, ahora es cuando tu pareja o doula debe sacar esa bolsa de plástico o hielera, pues el órgano necesita refrigeración. Finalmente, tu proveedor coserá cualquier desgarre.

LO QUE TU PAREJA PUEDE HACER

Tomar fotos, ofrecer contacto piel con piel si mamá está ocupada con la placenta y estar listo para pasar por los análisis y revisiones. Más al respecto después.

CUÁNTO DURA

En promedio, entre 5 y 20 minutos.

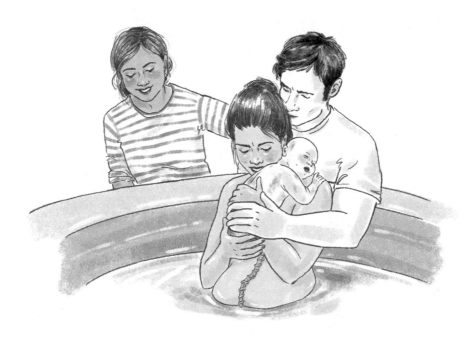

Intervenciones posparto

ANÁLISIS DEL RECIÉN NACIDO

Las mamás naturales a veces están tan concentradas en el embarazo y en evitar intervenciones innecesarias en el parto, que se olvidan de que también enfrentarán una tonelada de decisiones *después* del parto. Éstas son los análisis, intervenciones y revisiones de rutina que puedes esperar cuando el bebé llegue y ambos se vayan a casa del centro de maternidad u hospital. Revisa la siguiente lista y discute tus preferencias con tu proveedor de salud *antes* de que empiecen las contracciones; ¡no quieres tomar decisiones importantes sobre el bienestar de tu bebé sin una investigación previa!

PRUEBA APGAR

Inmediatamente después del parto, tu proveedor debe colocar al bebé en tu pecho y abdomen para un contacto piel con piel. Un recién nacido no regula bien su temperatura corporal, pero el contacto directo con mamá lo mantendrá caliente, por no mencionar que bajará sus hormonas de estrés, inundándolo (¡y a ti!) de oxitocina, que lo ayudará a iniciar la lactancia. Una enfermera puede secar al bebé y taparlo con una manta. Mientras ustedes forman un lazo, una enfermera también hará la revisión básica de la salud del bebé, llamada Apgar.

La Apgar —llamada así por Virginia Apgar, la anestesióloga que inventó el protocolo en la década de 1950— es una forma rápida de determinar si el recién nacido necesita cualquier clase de cuidado médico de emergencia. El nombre indica también cinco factores en una escala de 0 a 2, para un total posible de 10.

♡ *Apariencia* (¿El bebé es rosa o gris-azulado, indicando mala circulación?)

♡ *Pulso* (¿Es fuerte y rápido, o lento y débil?)

♡ *Gesticulación* (es decir, reflejos)

♡ *Actividad* (¿Está pateando y moviendo sus brazos, o está "guango"?)

♡ *Respiración* (¿Su respiración es errática o tiene un llanto sano y bueno?)

Un resultado de 7 o más en la Apgar indica una salud general buena (una calificación de 10 es muy rara). Los resultados de 3 o menos en la marca de 1 minuto indican la necesidad de intervención médica de emergencia, incluyendo resucitación, aunque no se limitan a eso. Cinco minutos después del parto se repite y se vuelve a sumar. Los bebés con bajos resultados que no mejoren pueden necesitar estar en observación o más intervenciones.

¿QUÉ OPCIONES NATURALES HAY?

Fuera de una emergencia médica, la prueba Apgar puede (y debe) realizarse mientras el bebé está sobre tu pecho; cuando un recién nacido está estable, no hay ninguna razón médica para separarlo de su madre o moverlo a una incubadora o un calentador. De hecho, incluso los bebés

que necesitan un *poco* de ayuda con su respiración (digamos, como succión adicional), tienden a estar mejor cuando se les permite quedarse con su mamá y el cordón umbilical sigue intacto y sin sujeción. Sería bueno que indicaras tu deseo de un contacto inmediato piel con piel en tu plan de parto, así como discutir tus deseos con tu partera o médico, dado que, desafortunadamente, la práctica común solía ser (y en algunos casos todavía es) pasar al bebé a un calentador, limpiarlo, pesarlo, tomar su huella, envolverlo y luego devolverlo a la mamá, a veces algunos momentos antes de llevárselo al cunero para más observación.

En caso de que la mamá no pueda proveer contacto piel con piel (si, digamos, está bajo anestesia general), se debe permitir que el papá lo haga.

Otros procedimientos de rutina —pesar al bebé, tomar la huella del pie, etcétera— pueden retrasarse una hora más o menos, hasta que la mamá haya formado un lazo con su bebé o empezado a amamantar. Ten en mente que quizá *necesites* entregar al bebé mientras sacas la placenta; después del parto de mi hija tuve que salir de la cama, pararme y ponerme en cuclillas. Pero es muy raro.

UNGÜENTO OCULAR

Cuando las enfermeras estaban acostumbradas a evaluar al bebé en un calentador, lejos de su madre, estaban ocupadas administrando otra clase de intervenciones posparto. Una de ellas era aplicar gotas en los ojos o ungüento para protegerlo de infecciones oculares relacionadas con ITS, pues algunas pueden provocar ceguera. El tratamiento estándar utilizado es nitrato de plata (que es muy irritante y podría, irónicamente, *pro-*

vocar infecciones). Hoy en día, los bebés reciben un antibiótico más suave; por lo general, eritromicina.

Sé lo que estás pensando; a mí me analizaron por ITS, incluyendo sífilis, gonorrea y clamidia en el primer y tercer trimestres. Entonces, el bebé sólo lo necesita si salí positiva, ¿cierto? Pues no. Todos los bebés —incluyendo los bebés de cesárea— reciben el ungüento a pesar de los resultados de ITS de la mamá. En parte, esto es porque teóricamente podrías estar infectada con ciertas ITS y no tener síntomas, y en parte porque los bebés *a veces* pueden tener un ligero caso de conjuntivitis por exposición a bacterias sanas de la vagina. Sin embargo, el tratamiento no es ciento por ciento efectivo, ni es un procedimiento estándar fuera de Estados Unidos, incluyendo Gran Bretaña.

¿QUÉ OPCIONES NATURALES HAY?

¿Quién quiere una plasta en sus ojos después del parto? ¡No me parece agradable! Algunos creen que la eritromicina puede empeorar (y hacer más borrosa) la mala visión de un recién nacido, lo que interfiere con su capacidad de vincularse y amamantar. Por este motivo, algunas mamás naturales deciden retrasar la aplicación del ungüento ocular una hora o dos, o hasta que hayan podido iniciar la lactancia. Por supuesto, otras mamás pueden preferir no darle al bebé antibióticos innecesarios *para nada*, y considerando que saliste negativa para todas las ITS y fuiste célibe en el embarazo o en una relación comprometida y monógama, podrías rechazar esta intervención con seguridad. Debes saber que en algunos lugares obligan por ley a administrar el ungüento ocular antibiótico. Algunos hospitales y centros de maternidad te permiten rechazarlo sin mucho alboroto (probablemente tendrás que firmar una responsiva), pero otros incluso llaman a agencias de protección infantil (o amenazan con hacerlo como táctica de intimidación). Discute tu preferencia con tu proveedor de salud con anticipación e indícalo en tu plan de parto.

INYECCIÓN DE VITAMINA K

Los adultos obtienen la vitamina K de dos fuentes principales: su dieta (verduras de hoja verde, sobre todo) y bacterias intestinales. Los recién nacidos —cuyo microbioma apenas se está colonizando y no comen exactamente muchas espi-

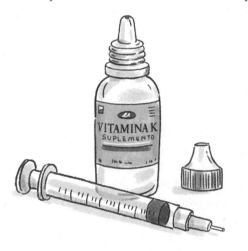

nacas, ni col rizada— suelen tener cierto nivel de deficiencia de vitamina K, y ése es un problema. La vitamina K es crucial para la coagulación de la sangre y su carencia puede llevar a sangrado interno espontáneo y severo. La condición se llama hemorragia por deficiencia de vitamina K (HDVK) o enfermedad hemolítica del recién nacido (EHRN), y aunque es rara, es *muy* seria. La HDVK temprana se desarrolla en las primeras 24 horas, una clásica HDVK entre 1 y 7 días posparto, y la tardía entre 2 semanas y 6 meses después del parto. Para proteger contra la HDVK, la Academia Americana de Pediatría recomendó desde 1960 una inyección de vitamina K, intramuscular, en el muslo del bebé horas después de nacer.

¿QUÉ OPCIONES NATURALES HAY?

En el mundo natural hay dos preocupaciones por la inyección de vitamina K. La primera es que se trata de una *mega*dosis (cabe señalar que los efectos secundarios de la inyección son tan raros, que son casi inexistentes). La segunda es que la inyección contiene una versión sintética de vitamina K y algunos conservadores e ingredientes no tan buenos. En caso de que investigues en internet, está demostrado que no es cierta la preocupación de que la inyección de vitamina K pueda incrementar el riesgo de leucemia en el bebé.

Hay alternativas para la vitamina K intramuscular:

♡ Puedes preguntar si tu centro de maternidad u hospital ofrece una versión sin conservadores (aunque todavía contenga algunos agentes menos deseables).

♡ Puedes preguntar sobre una toma oral para tu bebé. (Hay regímenes distintos de vitamina K oral. Algunos sugieren tres dosis, administradas en el parto, a una semana y a un mes. El régimen danés, por otro lado, involucra administrar gotas semanalmente los primeros tres meses.) Estudios *han* demostrado que la versión oral puede ser efectiva para prevenir algunos casos de HDVK, pero no es tan efectiva como la inyección. También debes saber que no hay una versión oral aprobada por la FDA disponible en Estados Unidos. Algunas parteras pueden proveer vitamina K oral o puedes comprarla en línea. Las gotas vendidas en internet, sin embargo, son suplementos y, por ende, no están reguladas por la FDA.

♡ O puedes rechazar la inyección, así como cualquier intervención, sólo asegúrate de comprender completamente los riesgos. También es importante señalar que muchos lugares consideran obligatoria la administración de vitamina K y no te permitirán rechazar la inyección por cuestiones religiosas o firmando una exención.

Confesión: yo rechacé la inyección de vitamina K para cada uno de mis hijos, pero si tuviera que hacerlo otra vez, cambiaría de opinión. (Quizá elegiría las gotas.) Aunque amo evitar todo lo que no sea "natural", creo que es una situación en que las recompensas sobrepasan los riesgos. Cabe mencionar que en los últimos años hemos empezado a ver un pequeño aumento en los casos de HDVK, sobre todo en bebés cuyos padres rechazaron la intervención. Los efectos de la hemorragia por deficiencia de vitamina K pueden ser catastróficos; la HDVK tardía muchas veces es fatal. No deberías rechazar la inyección a menos de que hayas tenido una discusión muy detallada con tu proveedor de salud. Y como mínimo, considera tomar un suplemento de vitamina K en las semanas y meses después del parto. (Hay evidencia extremadamente limitada que sugiere que tomar un suplemento diario grande puede elevar tu nivel de vitamina K en la *leche materna*; sin embargo, no está claro cuánta de esta vitamina puede absorber el recién nacido. Tampoco hay estudios sobre la relación entre los suplementos maternales y los casos de HDVK.) Finalmente, debes saber que los bebés alimentados exclusivamente con fórmula tienen un riesgo casi inexistente de HDVK, pues la fórmula infantil está fortificada con altos niveles de vitamina K.

SU PRIMER BAÑO

Algunas horas después del nacimiento del bebé, una de las enfermeras de labor o de parto ofrecerá bañarlo. Durante años, los bebés se bañaban básicamente por cuestiones de higiene, así como por estética; en otras palabras, para quitar todo ese residuo de pasta cremosa. En los últimos años, sin embargo, hemos aprendido mucho más sobre los increíbles beneficios de la *vérnix caseosa*. Está cargada con propiedades antimicrobianas que protegen contra infecciones, es un humectante natural increíble, ayuda a regular la temperatura del bebé e, intacta, promueve una lactancia más exitosa.

Incluso la Organización Mundial de la Salud ahora recomienda retrasar el primer baño del bebé al menos 24 horas.

En respuesta a esta investigación naciente, algunos hospitales han empezado a retrasar el primer baño entre 4 y 12 horas; otros, sin embargo, todavía corren a bañar al bebé.

¿QUÉ OPCIONES NATURALES HAY?

Los bebés no nacen "sucios" y puedes retrasar razonablemente su primer baño un día o dos. (Incluso podrías esperar toda una semana, o hasta que tenga su primera, eh, *explosión* en el pañal.) Hasta entonces, pasarle un trapo húmedo suavemente para quitar cualquier residuo de líquido amniótico, sangre o meconio es suficiente. Debes especificar tu elección en el plan de parto y discutirlo con cualquier proveedor que atenderá al bebé en el cuarto de parto. Ten en mente que los bebés que todavía no se han bañado pueden tener una etiqueta en su cuna, indicando a todo el personal del hospital o centro de maternidad que use guantes al tocarlo (esto previene la exposición con cualquier residuo de sangre o fluido corporal). Si después de un retraso de 24 horas decides bañarlo por primera vez estando en el hospital, usa tus propios productos de cuidado personal. (Los hospitales muchas veces usan jabón comercial, que puede contener parabenos y sodio lauril o laurilsulfato sódico.) También aléjate del talco para bebé, pues entre otras cosas puede tener asbesto. Tampoco es bueno para los pulmones del bebé.

VACUNA DE HEPATITIS B

La hepatitis B es una infección del hígado provocada por el virus del mismo nombre. Por fortuna, la mayoría de la gente infectada combate la enfermedad y queda inmune de por vida. Otros, sin embargo —en particular los niños y recién nacidos—, pueden desarrollar un caso crónico que lleve a complicaciones serias, incluyendo cirrosis del hígado y cáncer del hígado. Y sí, la hepatitis B puede ser fatal. En los niños, la forma de transmisión más común es de la madre al hijo durante el parto; en parte es por lo que se ha vuelto estándar médico administrar una vacuna de hepatitis B antes de que dejes el hospital o centro de maternidad. Los CDC recomiendan dosis adicionales al mes y a los 6 meses. Los bebés que nacen de madres infectadas también recibirán una inyección de inmunoglobulina de hepatitis B, la cual ayuda a combatir el virus.

¿QUÉ OPCIONES NATURALES HAY?

Como discutimos antes, las vacunas han sido un tema álgido de debate en los últimos años. La vacuna de hepatitis B es particularmente controversial porque se cree que es una enfermedad de adultos, ya que se adquiere de dos maneras: por vía sexual de una persona infectada o compartiendo una aguja sucia. Dado que los bebés generalmente no tienen sexo ni consumen drogas, muchos padres naturales se preguntan por qué sería necesario vacunar a un recién nacido, pero los defensores de la salud pública tienen algunas razones.

Primero, aunque te hicieran un análisis de hepatitis B en tu embarazo, hay una pequeña ventana de que contraigas el virus sin saberlo, en cuyo caso podrías pasarlo teóricamente a tu recién nacido. Segundo, siempre hay una posibilidad (inusual) de transmisión por transfusión sanguínea; en el caso improbable de que tu bebé necesite una, esto puede aumentar más su necesidad de una vacuna de hepatitis B. Tercero, sexo y drogas *no* son la única forma en que se contagia el virus. Por ejemplo, puede transmitirse de niño a niño. Ha habido algunas instancias de transmisión de niño a niño en guarderías, sobre todo después de compartir de alguna manera fluidos corporales, y luego de hermano a hermano dentro de casa.

¿El riesgo de transmisión es alto? No.

¿Es posible? Sí.

Y ésa es la cuestión: niños muy pequeños infectados tienen un riesgo mucho mayor de desarrollar complicaciones mortales. La vacuna también se administra pronto en un intento de eliminar portadores asintomáticos y eliminar el virus completamente. Como sucede con la mayoría de las cosas de paternidad, realmente se trata de investigación y tomar la mejor decisión para tu familia.

Como alternativa, puedes elegir retrasar la administración de la vacuna (algunos meses hasta antes de que entre a guardería o preescolar, cuando su riesgo de transmisión aumenta). Pero si eliges vacunarlo, asegúrate de que tu bebé esté sano y estable. (Los CDC en realidad recomiendan retrasar la vacuna de hepatitis B en bebés muy prematuros —cuyo peso sea menor a 2 kilos— hasta que salga del hospital o no más de un mes después del parto.) También puedes rechazar la vacuna, como lo harías con cualquier intervención. Debes saber que algunos médicos y hospitales insistirán en ella, y se sabe que algunos incluso llaman a agencias de protección infantil (o amenazan con hacerlo, como táctica de intimidación). Habla con tu equipo de cuidado sobre lo mejor para tu bebé.

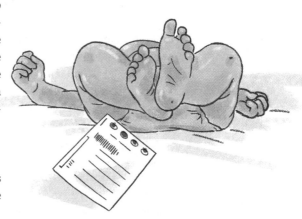

REVISIÓN DEL BEBÉ I. PUNCIÓN DE TALÓN

En algún punto entre sus primeras 24 y 48 horas —no antes y no después—, picarán el talón del bebé para tomar algunas gotas de sangre y analizar una variedad de desórdenes genéticos, de desarrollo y metabólicos (inusuales). El procedimiento se llama —espera— "análisis de punción de talón". También puede llamarse FCU porque uno de los desórdenes que revisa es fenilcetonuria, una condición hereditaria que puede llevar a discapacidad intelectual (o lo que se llamaba retraso mental).

Si ya te sometieron a todos esos análisis y revisiones en el embarazo, ¿por qué es necesaria la punción de talón? Simple: la mayoría de estos desórdenes no se detectan hasta el parto. Y aunque todos son inusuales, muchos se pueden tratar si se diagnostican rápido. La galactosemia, por ejemplo, es un desorden hereditario que evita que el bebé descomponga galactosa, un azúcar simple encontrado en la leche, incluyendo la leche materna. Si se detecta pronto, se pueden hacer ajustes en la dieta del bebé. Si no se detecta, es fatal.

En todas partes se revisa una variedad de condiciones, aunque el panel exacto de análisis variará. (Si crees que tu bebé tiene una predisposición a cierto desorden, puedes pedir revisiones adicionales.) La punción de talón no es un diagnóstico, así que los resultados no son concluyentes. Un resultado positivo sólo indica la necesidad de análisis más avanzados. Y como sucede con todas las revisiones, también son posibles los falsos positivos.

¿QUÉ OPCIONES NATURALES HAY?

La punción de talón es una intervención que quizá *no* decidas rechazar; no hay una intervención inmediata asociada, ninguna inyección o medicamento que dar. Sólo es una muestra de sangre. Y aunque el bebé puede llorar (y no es agradable), puedes pedir que se haga en tu cuarto para que puedas abrazarlo, consolarlo y darle de comer durante o inmediatamente después del procedimiento.

REVISIÓN DEL BEBÉ II. PRUEBA DE OÍDO

Las revisiones de rutina incluyen una prueba de oído, y aunque parezca exagerado —¿realmente necesitamos analizar el *oído* de un recién nacido?—, la pérdida de oído es un defecto de nacimiento relativamente común. También es uno que quieres reconocer a tiempo: una pérdida de oído o sordera sin diagnosticar puede tener consecuencias a largo plazo, incluyendo retraso de lenguaje y problemas de desarrollo del habla.

Hay dos tipos de pruebas de oído disponibles para recién nacidos; dependiendo de las políticas del hospital o centro de maternidad, te pueden ofrecer una de dos:

♡ La prueba de emisiones otoacústicas (EOA) determina cómo responden los *oídos* del bebé al sonido. En la prueba (que puede durar entre 5 y 10 minutos), se colocará un pequeño audífono y micrófono en el oído del bebé y se tocarán algunos sonidos. Cuando el bebé tiene un oído normal, el eco se refleja en el canal auditivo, que es donde lo mide el micrófono. La ausencia de eco puede indicar pérdida de oído.

♡ La respuesta auditiva del tronco encefálico (BAER, por sus siglas en inglés) evalúa cómo responde el *cerebro* de un bebé al sonido. Se coloca un pequeño audífono en el oído del bebé; también tendrá algunos electrodos en su cabeza, y se tocarán sonidos. La falta de respuesta consistente en el cerebro indica un problema auditivo.

Los bebés que "reprueban" necesitan una segunda prueba; por ejemplo, si un bebé no pasa la EOA, puede pasar a la BAER. Los bebés que no pasen la prueba más de una vez serán dirigidos con un otorrino para pruebas más elaboradas. (Ten en mente que es relativamente común que un bebé repruebe al menos una vez; las pequeñas vellosidades del oído de un bebé pueden mojarse, afectando el eco. Paloma falló su primera prueba. Algunas horas después lo volvimos a intentar y la pasó perfectamente.)

¿QUÉ OPCIONES NATURALES HAY?

En la mayoría de los lugres, la prueba de oído es obligatoria. Algunos, sin embargo, no la hacen,

en cuyo caso se te puede *ofrecer* la prueba o puedes *pedirla*, y deberías hacerlo. Incluso los bebés que parecen responder bien al sonido de tu voz o al ruido en una habitación pueden tener cierto grado de pérdida de oído. Por suerte, tanto la EOA como la BAER no son invasivas. De hecho, ¡puede hacerse mientras el bebé duerme! Tu pareja y tú también pueden estar en el cuarto mientras se realiza la prueba.

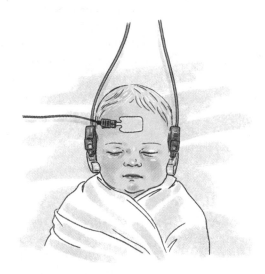

REVISIÓN DEL BEBÉ III.
ENFERMEDAD CARDIACA CONGÉNITA

El componente más nuevo de análisis para recién nacidos es una prueba de enfermedad cardiaca congénita crítica, la cual es un grupo de defectos cardiacos fáciles de ignorar en un examen físico de rutina, pero que pueden volverse potencialmente mortales si se dejan desatendidos. La revisión es rápida, no invasiva, enteramente indolora y completamente libre de riesgo; sólo se necesitan algunos minutos de tu tiempo y una máquina llamada oxímetro.

¿Cómo?

¿En algún momento en tu labor de parto —o en cualquier otro momento cuando te admitieron al hospital— una enfermera puso una pequeña pinza en tu dedo índice? Ése es el oxímetro, y mide la cantidad de oxígeno que circula en tu sangre. Cuando se hace la prueba en recién nacidos, la pinza (que en realidad es muy suave) se coloca en la mano o pie para tener una lectura precisa.

Dado que las licencias de parteras varían tanto, tu capacidad de hacer análisis y pruebas al recién nacido *en casa* dependerá también de dónde vives. Algunas parteras pueden —o quizá se les obliga por ley— poner el ungüento ocular antibiótico, la inyección de vitamina K y la vacuna de hepatitis B. Muchas también deben poder regresar al día siguiente para hacer la punción de talón (los resultados son más precisos cuando se realiza entre 24 y 48 horas después del parto). Algunas incluso pueden hacer la prueba de oído y usar el oxímetro. Como alternativa, la mayoría de estas pruebas puede hacerse con el pediatra o en un hospital local de manera ambulatoria. Empieza preguntándole a tu partera lo que ofrece, pero asegúrate de estar en contacto con tu pediatra antes de que llegue el gran día. Por lo general se te recomendará llevar al bebé para un examen rápido 48 horas después de nacer. No sólo porque planees un parto en casa significa que no tendrás acceso a pruebas comunes para el recién nacido, sólo puede necesitar algunos preparativos de tu parte.

¿QUÉ OPCIONES NATURALES HAY?

Al momento de escribir esto, no en todas partes se incluye el oxímetro dentro del panel de revisión del recién nacido, así que tal vez debas pedirlo, y te recomiendo que lo hagas. El análisis se hace mejor 24 horas después del parto. Los bebés que reciben un resultado anormal se volverán a revisar (quizá varias veces) antes de que los examine un pediatra o un especialista y pida más análisis completos.

ICTERICIA

Cada día, tu cuerpo desdobla eritrocitos viejos creando un producto de desecho llamado bilirrubina, que el hígado filtra fuera de la sangre. El hígado de un recién nacido, sin embargo, todavía es inmaduro y muchas veces no tan eficiente como para hacer el trabajo. La acumulación de bilirrubina en su sistema puede provocar ictericia. Es una condición muy común —afecta hasta 60 por ciento de los infantes— y virtualmente imposible de prevenir. Por suerte, casi siempre es leve, se resuelve sola y no hay efectos secundarios. (El síntoma principal de la ictericia es una coloración amarillenta en la piel y a veces en la esclerótica.) En algunos casos muy extraños, niveles altamente anormales progresan a una condición llamada kernícterus, que provoca daño cerebral. Por este motivo, todos los bebés están en observación de ictericia, ya sea visualmente, por análisis de sangre o algo llamado medición de bilirrubina transcutánea (BTc), la cual involucra usar un medidor para enviar luz rápida por la piel del bebé y medir los niveles de bilirrubina. Los recién nacidos con ictericia leve pueden recibir fototerapia, colocando al bebé desnudo bajo luces UV especiales.

¿QUÉ OPCIONES NATURALES HAY?

Las mamás naturales pueden olvidarse de la fototerapia si se sugiere para tratar un caso *leve* de ictericia o como medida preventiva. Esto es porque dos estudios paralelos, ambos publicados en *Pediatrics*, en 2016, han sugerido que la fototerapia puede aumentar *levemente* el riesgo de cáncer infantil. Es importante señalar que estos estudios preliminares y sus resultados de ninguna manera son concluyentes, pero quizá quieras irte por el lado seguro, por si acaso.

Una ictericia leve puede tratarse con dos remedios naturales: un poco de exposición a la luz del sol, aunque no *directa*, demasiada puede quemar fácilmente la piel delicada de un bebé. En cambio, el bebé puede estar desvestido y cerca de una ventana cerrada en lapsos de 15 minutos, varias veces al día. El segundo método es aumentar la frecuencia de alimentación para estimular más evacuaciones (que es como el bebé se deshace del exceso de células sanguíneas). Los recién nacidos lactantes con ictericia deberían alimentarse más seguido —al menos cada 2 horas más o menos en el día— hasta que la condición se disipe.

CIRCUNCISIÓN

La circuncisión de rutina de niños ha sido la norma cultural en muchos lugares durante generaciones. Muchos padres ni siquiera dudan antes de circuncidar a sus hijos recién nacidos. (¡Yo no lo pensé mucho hasta que descubrí que iba a tener un hijo!)

Sin embargo, en muchas partes del mundo la circuncisión no es la norma. Alrededor de 70 por ciento de la población masculina está *intacta*, es decir, tiene prepucio. Y los argumentos médicos a favor de la circuncisión parecen cada vez más dudosos.

El hecho es que ninguna organización médica mundial recomienda la circuncisión rutinaria de infantes masculinos, pero es uno de los procedimientos quirúrgicos más comunes.

¿CÓMO PASÓ?

La circuncisión masculina se practica como rito religioso por judíos, musulmanes y cristianos. En Génesis 17 de la Biblia hebrea, la circuncisión se ve como parte del acuerdo abrahámico entre Dios y Su pueblo.

Pero la religión tiene un papel menor en el aumento de la circuncisión en Estados Unidos; algunas investigaciones sugieren que la motivación original para la circuncisión puede ser controlar la sexualidad masculina y la idea de que el prepucio esté "sucio".

El médico británico sir Jonathan Hutchinson fue uno de los primeros defensores de la circuncisión y dijo esto sobre el prepucio: "Constituye un albergue para la mugre y es una fuente constante de irritación. Conduce a la masturbación y aumenta las dificultades de la continencia sexual. Aumenta el riesgo de sífilis en la juventud y de cáncer en la vejez".

A finales del siglo XIX, el doctor Lewis Sayre, un cirujano ortopedista en Nueva York, empezó a utilizar la circuncisión como "cura" para varios malestares de la niñez masculina. Dijo: "Estoy satisfecho por experiencias recientes en que muchos de los niños irritables, con sueños inquietos y mala digestión, muchas veces atribuida a gusanos, sólo se debe a la irritación del sistema nervioso provocado por un prepucio adherente o constreñido".

La prominencia de Sayre en la profesión médica (más tarde fue presidente de la Asociación Médica Americana) permitió que su mensaje llegara a un público amplio. Pronto, muchos médicos promulgaban la circuncisión universal como medida preventiva de salud.

¿LA CIRCUNCISIÓN TIENE BENEFICIOS MÉDICOS?

Pueden no ser tan significativos como alguna vez se creyó. Por ejemplo, muchos médicos e investigadores han criticado la creencia de que los niños intactos tenían infecciones del tracto urinario (ITU). Mientras que puede haber un ligero aumento de ITU en el primer año de vida de un infante intacto, el riesgo general es todavía bajo. (Es interesante considerar que las mujeres son ocho veces más propensas de contraer ITU que los hombres, pero pueden tratarlos igualmente con remedios naturales o antibióticos.)

Otro argumento para la circuncisión es que puede ayudar a prevenir las ETS. Algunos estudios en África sugieren que la circuncisión reduce el riesgo de infección de VIH en hombres, hasta en 60 por ciento. Pero los CDC descubrieron que los hombres en Estados Unidos no eran más o menos propensos a contraer VIH si se circuncidaban. Aún más, el índice de VIH/sida en Estados Unidos es entre 2 y 6 veces mayor que en el norte de Europa, donde la mayoría de los hombres está intacta.

Y aunque la circuncisión disminuye el riesgo de herpes genital en el hombre, los resultados de estudios son estadísticamente insignificantes. Un metaanálisis de infecciones de transmisión sexual y circuncisión concluyó: "Cualquier política de circuncisión para que la población general prevenga infecciones de transmisión sexual no se sustentan con evidencia en la literatura médica".

LA FUNCIÓN DEL PREPUCIO

Conforme empecé a investigar el tema de la circuncisión, me sorprendió averiguar todas las funciones del prepucio, las cuales incluyen, entre otras:

Protección

El glande o cabeza del pene se considera un órgano interno, similar a un globo ocular bajo un párpado. El prepucio sirve como barrera o manga para mantener bacterias, una mala microbiota, contaminantes y otras sustancias dañinas lejos del glande y fuera del tracto urinario. El prepucio también mantiene al pene caliente y húmedo, sobre todo cuando está expuesto a climas fríos, secos o extremos.

Lubricación

La capa mucosa interna del prepucio mantiene al glande húmedo. Esto previene que el pene se descascare, algo común en hombres circuncidados. Con su lubricante natural incluido, los hombres intactos por lo general no necesitan lubricante sexual. Las mujeres también pueden beneficiarse, con menos resequedad vaginal, sobre todo en la adultez.

Sensibilidad

El prepucio es tan sensible como la palma de tu mano o tus labios. El prepucio contiene entre 10 mil y 20 mil (¡algunos hasta 70 mil!) terminaciones nerviosas especializadas; es una densidad y variedad de terminaciones mucho mayor que en cualquier otra parte del pene. Los estudios en hombres circuncidados más adelante en su vida reportaron menos sensibilidad sexual y satisfacción sin su prepucio.

RIESGOS DE LA CIRCUNCISIÓN

La circuncisión no carece de riesgos. Los efectos secundarios incluyen sangrado, infección, y dolor cuando se aplicó anestesia insuficiente (que suele ser el caso). Los efectos secundarios menos comunes incluyen la extirpación excesiva de prepucio, meatitis (abertura uretral inflamada), estenosis meatal (reducción de la apertura uretral) y la inclusión de quistes alrededor de la cicatriz.

LO QUE DICEN SOBRE LA CIRCUNCISIÓN

SOCIEDAD PEDIÁTRICA CANADIENSE

El procedimiento a veces aumenta las consideraciones éticas y legales porque tiene consecuencias duraderas y se realiza en un niño que no ha dado consentimiento. La SPC no recomienda la rutina de circuncisión de cada niño recién nacido.

ASOCIACIÓN MÉDICA BRITÁNICA (AMB)

Los beneficios médicos antes considerados carecen de pruebas convincentes y ahora se acepta ampliamente, incluyendo en la AMB, que el procedimiento quirúrgico tiene riesgos médicos y psicológicos.

ASOCIACIÓN MÉDICA REAL HOLANDESA (AMRH)

Considera la circuncisión no terapéutica de los menores masculinos una violación a su integridad física, un derecho constitucional que protege contra modificaciones internas y externas físicas no deseadas.

ASOCIACIÓN MÉDICA SUECA

El Consejo de Responsabilidad y Conducta Ética de la Asociación Médica Sueca ahora apoya unánimemente que debe terminar la circuncisión masculina sin previo consentimiento. Debe hacerse cuando el niño tengo más de 12 o 13 años.

¿Y SI LA CIRCUNCISIÓN ES PARTE DE MI RELIGIÓN?

Eso es entre tú, tu fe y tu Dios. Para los padres judíos que buscan alternativas, puedes querer considerar un *brit shalom*, que es una bendición ceremonial rabínica que no incluye circuncisión. Conclusión: Es importante hacer lo que es correcto para ti y tu familia en el contexto de tu propia tradición religiosa.

¿QUÉ OPCIONES NATURALES HAY?

Tu opción más natural, por supuesto, es dejar a tu hijo intacto. Puedes estar interesado en saber que aproximadamente 50 por ciento de los recién nacidos hombres en Estados Unidos se quedan intactos estos días. ¿Indecisa? Sigue investigando con tu pareja.

¿Intacto? ¡No lo retires!

Cuidar un pene intacto es fácil: no hagas nada. Cuando bañes a tu hijo, sólo deja que el agua caliente se encargue de limpiar su pene. No tienes que añadir jabón. Lo más importante: nunca retires o jales el prepucio, pues puede causar serios problemas. (¡Asegúrate de que tu pediatra tampoco lo haga!) El prepucio se retrae naturalmente del pene conforme tu hijo crece.

Lazos y recuperación

LAS PRIMERAS 48 HORAS CON EL BEBÉ ¡Y MÁS!

¡Sí! Toda la acción y la conmoción del parto ya pasaron y ahora estás sólo tú, tu bebé y la familia cercana. Estos primeros días son el momento perfecto para iniciar ese contacto piel con piel, la lactancia, cargarlo y más.

LACTANCIA Y CONTACTO DIRECTO

En la primavera de 2010 una mujer australiana entró en labor de gemelos, un niño y una niña, 13 semanas antes de tiempo. Su hija, la segunda que nació del pequeño dúo, pronto dio un grito sano y se estabilizó, a pesar de su tamaño. El niño, sin embargo, no estaba respirando. Los médicos, las enfermeras y todo un equipo de profesionales médicos intentaron resucitar al recién nacido durante casi media hora, pero no sirvió de nada. El bebé, llamado Jamie, se declaró muerto. Y la mamá, llena de pena, pidió sostener a su hijo algunos momentos para despedirse. Lo cobijó, lo puso directamente en su pecho y le pidió a su marido que se quitara su camisa y se subiera a la cama. Instintivamente, sólo quería mantener caliente a su hijo.

Y probablemente fue ese mismo instinto lo que salvó la vida de su hijo.

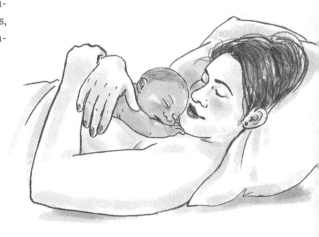

Después de 5 minutos más o menos, Jamie jadeó. Poco después, se movió. Los médicos estaban convencidos de que esos movimientos eran sólo reflejos y le advirtieron a la madre que no tuviera esperanzas. Pero entonces, dos horas después de su traumático parto, todavía en brazos de su madre, Jamie abrió los ojos. Los médicos no podían negarlo, el bebé estaba *vivo*. Y hoy es un niño saludable, activo y normal. De hecho, crece de maravilla.

Éste es el poder del contacto piel con piel. Y como puedes ver, va mucho más allá de acurrucarse. Cuando un recién nacido sale de su madre, empieza a mostrar señales de sufrimiento; cuando se coloca sobre su pecho, sin embargo, se siente consolado. Los bebés que reciben contacto piel con piel inmediatamente lloran menos y producen menos hormonas de estrés. Como mencioné, ayuda a regular la temperatura corporal. (Sorprendentemente, tu pecho se calentará para calentar al niño y se enfriará cuando el bebé esté muy caliente; este fenómeno se llama sincronía térmica.) La madre y el hijo sincronizarán su respiración y ritmo cardiaco también. El contacto provoca un flujo de oxitocina, permitiendo un mayor vínculo, esencialmente cimentando o encendiendo el instinto maternal (¡y paternal!). También sabemos que el contacto piel con piel está asociado con una mejor lactancia. De hecho, es el *bebé* quien usualmente inicia su primera toma. A pesar de todos esos beneficios, sólo 40 por ciento de los hospitales implementan el cuidado piel con piel después de partos vaginales sin complicaciones como rutina, de acuerdo con los CDC.

PARA EMPEZAR

Cuando se coloca piel con piel (cubierto por una manta, pero *no* envuelto) sobre el pecho de la madre, un bebé saludable reacciona por lo general de la misma manera: llora, lo que ayuda a que los pulmones se expandan y drenen el líquido amniótico, luego se calma y se pone alerta. Si se coloca abdomen contra abdomen, abajo y entre los senos, gradualmente empezará a patear y gatear hacia el pezón. (El fenómeno se llama "arrastre al pecho".) Si se coloca junto al vientre de la mamá (acunándolo), empezará a mover instintivamente la cabeza y a abrir su boca. Cuando encuentre el pezón, puede lamer, tocar o masajear el seno antes de agarrarlo por su cuenta. Todo el proceso puede tomar alrededor de una hora, como muchos descansos —¡el parto es *extenuante*!—, pero es primitivo e instintivo. Mientras el bebé esté saludable, no hay necesidad de apurarlo, forzarlo a que se alimente o separarlo de su madre para pesarlo o tomar su huella. Todo eso puede esperar.

¿QUÉ TAN HAMBRIENTO ESTÁ?

En la primera hora más o menos después del parto, no mucha. El estómago de un bebé de un día es como del tamaño de una canica, y en sus primeras tomas sólo obtendrá una pequeña cantidad de calostro. La preleche es la mezcla perfecta de proteínas, nutrientes y anticuerpos para sustentar su nueva vida en tierra; en otras palabras, es la cantidad exacta y justo lo que el bebé necesita. En los siguientes días, su estómago crecerá y para cuando esté listo para comer más en una sola toma, ¿qué crees?, tu leche bajará.

¿CUÁNTAS VECES DEBO DARLE?

Dado que su estómago es tan pequeño, no necesita comer *mucho*, pero sí necesita comer *seguido*, al menos cada 2 horas en el transcurso de la primera semana (con no más de 4 horas sin alimento cada 24 horas). Los bebés recién nacidos suelen dormir mucho —en serio, ¡nacer es extenuante!—, así que podrías tener que despertarlo para darle de comer. El bebé debe tener tiempo ilimitado lactando mientras succione activamente. Seguramente, después de una toma, se volverá a dormir.

ETAPAS DE LA LECHE MATERNA

❧ Calostro, una "preleche" rica en nutrientes, es el primer alimento del bebé. Es alta en proteína y anticuerpos. Ayuda a sellar el intestino del bebé y aumentar su inmunidad.

❧ En entre dos y cinco días posparto, tu calostro se volverá más blanco conforme *pasa* a leche, que es baja en proteína y alta en azúcares naturales y grasa. Esto ayuda a que el bebé forme esos cachetes adorables.

❧ Apenas dos semanas después del parto, tu leche *madura* llegará, un equilibrio de leche inicial (alta en agua y carbohidratos para energía e hidratación) y leche final (rica en grasa que sacia y es densa en calorías).

Ten en mente que tu leche es un alimento dinámico y *evolucionará* para cumplir las necesidades de tu hijo conforme crezca. ¿Ves? ¡Las mamás realmente tienen superpoderes!

EL ESTÓMAGO DE UN RECIÉN NACIDO

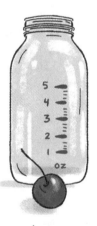

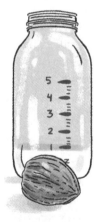

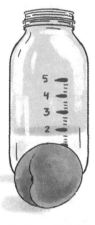

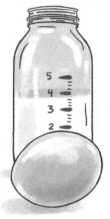

DÍA UNO
Tamaño de cereza
1-1.5 cucharaditas

DÍA TRES
Tamaño de nuez
20-30 mililitros

UNA SEMANA
Tamaño de durazno
40-60 mililitros

UN MES
Tamaño de huevo grande
70-140 mililitros

¿Y SI NO TIENE SUFICIENTE COMIDA?

Es poco probable; lo alimentarás seguido. (Es una de las muchas ventajas del "colecho", en lugar de dormir al bebé en su cuarto.) Aun así, no producir suficiente o no darle al bebé suficiente es la preocupación número uno de la lactancia entre las nuevas mamás, y una de las principales razones de que muchas mujeres corran por el suplemento, es decir, aumentar el consumo del bebé con un poco de fórmula.

Hay varias razones por las que querrás evitarlo si es posible.

Primero, succionar el pecho provoca la liberación de prolactina, la hormona responsable de producir leche. Saltarte tomas puede llevar a que disminuya tu abastecimiento de leche, y luego realmente tendrás un problema.

Segundo, introducir la mamila tan pronto puede llevar a confusión de pezones. Un pezón artificial no necesita la misma coordinación entre mandíbula y lengua, y el bebé puede preferir la mamila al pecho. Aún más, el flujo de la mamila es mucho más veloz que el de la leche materna, así que un bebé puede desarrollar preferencia. Las mamilas de flujo rápido (en particular las que usan en hospitales) también implica que le costará más trabajo *detenerse* cuando esté satisfecho.

Tercero, *todos* los bebés pierden un poco de peso los primeros días de nacidos. (Recuerda, el bebé ha estado flotando en un mar de líquido amniótico nueve meses. Los estudios indican que también los fluidos intravenosos que te dan durante la labor pueden aumentar artificialmente el peso del bebé.) El bebé, asimismo, está aprendiendo a comer, ingiriendo una pequeña cantidad de calostro y durmiendo mucho. Mientras el bebé no pierda más de 10 por ciento de su peso corporal y no muestre señales de letargo o confusión inusual, no debe haber motivo para dar suplemento.

Los beneficios de un vínculo mamá-bebé inmediato son tan profundos, que este tiempo especial muchas veces se considera la "hora dorada". Busca tan pocas interrupciones e intervenciones como sea posible hasta que lo hayas acurrucado e iniciado la toma de leche.

Si mandas a un bebé al cunero en algún momento —digamos, por una revisión de recién nacido—, asegúrate de que hayan indicado tu preferencia de lactancia exclusiva a la partera, médico y enfermeras del personal. De lo contrario, el personal del hospital puede asumir que tiene luz verde para darle mamila.

¿Y SI TUVE CESÁREA?

Si elegiste una cesárea delicada, debes ser capaz de tener contacto inmediato piel con piel con tu bebé e iniciar la lactancia ahí mismo. Si por alguna razón necesitas estar completamente sedada, o si necesitas atención médica después del parto, papá puede (y debe poder) hacerlo en tu lugar. Los hombres no lactan, por supuesto, pero claro que pueden dar algunos de los mismos beneficios al bebé, incluyendo estabilizar su glucosa y regular su temperatura. Papá puede quitarse su camisa o sólo desabotonarla, lo que sea más cómodo para él.

TEN CUIDADO CON LA SEGUNDA NOCHE:
CONSEJOS DE LACTANCIA

DE LA ENFERMERA/DOULA *Maura*

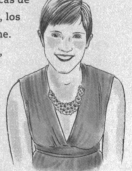

Las primeras 24 horas son hermosas. Las mamás tienden a estar locas de contentas, por supuesto, pero después de la intensidad de la labor, los bebés suelen contentarse con dormir la mayor parte del día y la noche.

La *segunda* noche, sin embargo, es otra historia. Para entonces, tu bebé ya se dio cuenta de que no está en el vientre y este mundo brillante, ruidoso y concurrido puede ser un poco sobreestimulante. El olor de tu seno y el sonido de tu latido son su hogar, así que necesitará tu calor y abrazo, y tan pronto como termines de darle de comer y lo dejes para una siesta, despertará, pidiendo lactar otra vez. Una y otra vez, te darás cuenta de que el bebé comerá por sólo un corto tiempo, se dormirá y protestará sonoramente tan pronto como lo sueltes.

Es probable que tu leche no haya bajado, y la mayoría de las nuevas mamás se preocupa de que su bebé *muera de hambre*. La segunda noche es cuando muchas mujeres, incluso las que planean una lactancia exclusiva, deciden ofrecer suplemento de fórmula. Pero tu calostro le da la perfecta cantidad de nutrición. Dar suplemento, por otro lado, puede afectar el abastecimiento de leche de tu cuerpo a largo plazo, así como interferir con su deseo natural de pecho por encima de los pezones artificiales y los chupones.

Así que, ¿cómo sobrevivir esa temida segunda noche? Algunos consejos:

- ❧ Los bebés tienen un sueño ligero y se despiertan fácilmente; después de que termine de comer, mantenlo contra tu piel —no es necesario que eructe— hasta que parezca haber entrado en un sueño profundo. Puedes pasarlo entonces a un bambineto o cama.

- ❧ Las manos de tu bebé pueden ser un consuelo, así que no las cubras con guantes. En cambio, deja que use sus manos y dedos para tocar y masajear tus senos; esto estimula todavía más la producción de prolactina.

- ❧ Mantener un ojo en las excreciones del bebé puede darte la seguridad de que obtiene suficiente de comer. Durante las segundas 24 horas después del parto, debes esperar dos pañales mojados y dos sucios.

- ❧ Recuerda, es sólo una fase; no durará para siempre. Asegúrate de tener ayuda a la mano para el día siguiente, para que puedas descansar y recuperarte.

¿Y SI MI BEBÉ NECESITA TIEMPO EN LA UCIN?

Hay toda clase de razones por las que un bebé necesite pasar tiempo en la UCIN. También puede quedarse sólo unas horas si necesita ayuda extra con su respiración. O puede quedarse semanas si es extremadamente prematuro. Pero casi todos los bebés en la UCIN están mejor cuando se les permite el contacto piel con piel. De hecho, los beneficios son muchas veces *más* pronunciados para los bebés que están luchando. Los estudios demuestran que incluso sesiones cortas —no más de una hora a la vez para prevenir estresar al bebé—, se asocian con un mejor crecimiento y aumento de peso, menos infecciones, mejor sueño y menos llanto. También el contacto disminuye los niveles de estrés materno, que es importante (una mamá estresada y preocupada puede tener problemas para vincularse). Cuando se trata de amamantar, un bebé en la UCIN puede no tener la fuerza de succionar el pecho, pero puede ser capaz de tomar leche por un tubo. (De todas maneras, bombea con regularidad para conservar tu abastecimiento de leche hasta que sea tiempo de ir a casa.) Habla con tu proveedor de salud sobre formas en que puedas maximizar el contacto piel con piel para lactar mientras el bebé se está fortaleciendo y creciendo. Muchas UCIN tienen sus propias consultoras de lactancia; pregunta si la tuya también. Finalmente, no tengas miedo de hablar con otras mamás en la UCIN, pues pueden ofrecer mucha guía, fuerza y apoyo.

LO QUE PASA EN LOS DÍAS Y SEMANAS SIGUIENTES

Si tu centro de maternidad u hospital tiene una consultora de lactancia en su personal, puede pasar a verte en algún momento durante las primeras 24 horas después del parto. También puedes, por supuesto, pedir que te vea; ¡y deberías hacerlo! (No todos los hospitales tienen consultoras de lactancia disponibles a todas horas.) Pero en la ausencia de una consultora, para amamantar definitivamente busca ayuda de tu partera o las enfermeras. Después de una toma inicial, es importante asegurar que el agarre sea bueno y puedas amamantar sin dolor. (Una pequeña molestia o sensibilidad, sí, pero no *dolor*.) Tener ayuda ahora puede hacer *mucho* por establecer una relación exitosa. También puedes adelantarte y programar una consulta en casa poco después de que te den de alta.

Aun cuando no estés amamantando, todavía querrás tener mucho contacto piel con piel con el bebé.

De hecho, puedes mezclar los dos —contacto piel con piel y amamantar— recostándote (o asumiendo la posición biológica para amamantar). Intenta reclinarte en la cama, apoyando tu espalda con almohadas y colocando al bebé entre tus senos, tapado con una manta ligera para

---

¿CUÁNTO ES SUFICIENTE?

Observa las excreciones de tu bebé para confirmar que obtiene suficiente comida.

Día 1: espera al menos un pañal húmedo ("húmedo" es igual a 3 cucharadas de orina).

Día 4: seis pañales húmedos y al menos 3-4 pañales con popó al día.

Día 14: el bebé recuperó su peso original (o aumentó).

DEBES SABER ~~CUÁNDO~~ CÓMO CARGARLO

En los días inmediatamente después del parto, puedes estar cómoda amamantando sólo en una o dos posiciones; después de todo, toma un tiempo agarrarle el modo. Una vez que tu bebé y tú ya se acomodaron un poco, es buena idea cambiar las cosas ocasionalmente. Rotar posiciones altera la orientación del agarre del bebé y la colocación de su barbilla en el seno y pezón, lo que puede ser útil si sientes molestias. Sin más, veamos las cinco posiciones principales, más un bono para las mamás que deben amamantar doble:

Recostada (o biológica)

Esta posición te salva la vida la primera semana, cuando el bebé apenas está encontrando su agarre y todavía estás fatigada y recuperándote. También es de gran ayuda para las mamás que luchan con mucha leche; cuando la cabeza del bebé está erguida, la leche tiene que fluir *en contra* de la gravedad, lo que ayuda a disminuir el

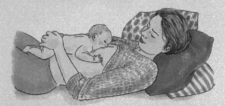

RECOSTADA

flujo. Intenta reclinarte en la cama o una silla cómoda —pon un par de almohadas para que descanses en un ángulo de 45°— y acomoda al bebé vientre con vientre, entre tus senos. Seguramente se moverá hacia el pezón por su cuenta, pero ayúdalo si es necesario.

Acunarlo

Es la posición para amamantar más clásica de todas e involucra acunar al bebé en tus brazos, apoyando su cabeza, cuello, columna y pompas en tu antebrazo. (Apoya tu brazo en una almohada o el brazo de una silla; ¡incluso bebés tan pequeños crecen más rápido de lo que crees!) En esta posición, el cuerpo entero del bebé debe estar hacia ti.

En otras palabras, su cabeza no debería estar de lado. Ten en mente que acunarlo puede ser complicado para bebés que apenas están aprendiendo cómo agarrar, así que podrías acunarlo con un brazo nada más el primer mes más o menos.

ACUNARLO

$\longrightarrow$

Acunarlo con un brazo

En esta variación, mamá carga al bebé con el brazo opuesto al seno del que esté comiendo, así que usarás tu brazo izquierdo para sostener su cuello y hombros mientras se alimenta de tu seno derecho. Con tu mano libre puedes levantar o bajar el seno para que el bebé pueda agarrarse. Siempre deberías acercar al bebé al seno, no llevar el seno al bebé. (Hacerlo provoca un mal agarre y una mala postura.)

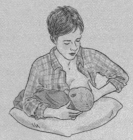

ACUNAR CON UN BRAZO

Balón de americano

Para las mamás recuperándose de cesárea, esta posición les da alivio; no es necesario poner presión ni peso en tu abdomen. Usa una almohada como apoyo, acuesta al bebé junto a ti y mételo bajo tu brazo, como si sostuvieras, sí, un balón de americano. (¿No te gustan los deportes? Piensa que es como agarrar una bolsa de mano.) Si el bebé se alimenta del seno derecho, usarás tu mano derecha para sostener su cabeza y cuello. Sólo asegúrate de no forzar su cabecita *hacia* tu seno. Su nariz debe estar nivelada con tu pezón antes de que se agarre.

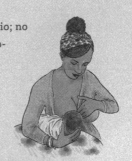

EL BALÓN

De lado

¡Amamantar sin tener que salir de la cama! Ésta es genial para las mamás que no han dormido. Sólo acuéstate de lado con el bebé, vientre contra vientre y acércalo. Puedes apoyar su cabeza con tu mano. Esta posición puede requerir cierta práctica con recién nacidos.

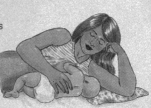

DE LADO

En conjunto

O los dos balones de americano. Las mamás de gemelos o las de recién nacido y un niño pequeño, pueden amamantar al mismo tiempo. Sí, ¡se puede hacer! Alimentar a la vez no sólo recorta tu trabajo, crea un vínculo entre hermanos. Si tienes gemelos, intenta apoyar a ambos bebés en los dos lados de una almohada para lactancia. Si tienes un niño pequeño, puede acurrucarse cerca de ti en una posición semisentada mientras acunas al bebé.

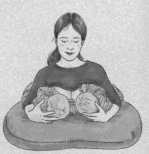

EN CONJUNTO

CANGUROS 101

Usar un portabebés, rebozo, tela o canguro se puso de moda en los últimos años, y uno de los grandes beneficios para las mamás es la conveniencia: puedes ofrecer contacto piel con piel y abrazos mientras tienes las manos libres. Y créeme, no es cualquier cosa. Puedes ser capaz de tomar una llamada, doblar la ropa, preparar la cena o sólo salir a caminar (¡y quemarás más calorías gracias al peso añadido del bebé!). Cargar al bebé también apoya la lactancia por la proximidad del bebé a los senos. Los estudios sugieren que los bebés a quienes cargan consistentemente no son tan inquietos y lloran menos. (¡Yo quiero!)

✄ Una vez que acomodes el portabebés, asegúrate de que la nariz del bebé no esté obstruida. Nunca debes tener que mover o ajustar la tela para ver su rostro, tampoco su frente debe estar presionada contra tu pecho (puedes mover suavemente la cabeza del bebé para que su oído descanse mejor contra tu pecho). También pon atención a su barbilla: nunca debe descansar sobre su pecho, sino estar hacia arriba.

✄ El bebé debe estar en una posición erguida y sus rodillas por arriba de sus pompas. (Puedes cargar a un recién nacido en posición de cuna, mientras su rostro esté alto y sea claramente visible.) Evita los portabebés que vean hacia adelante o hagan que las piernas cuelguen, pues no proveen una posición adecuada y pueden provocar displasia de cadera.

✄ Sea nuevo o un poco usado, revisa tu portabebés con regularidad, por los desgastes.

✄ La práctica hace al maestro. Cuando pruebes un portabebés (o formas de cargarlo), hazlo sobre una superficie suave hasta que te sientas cómoda, o pide a alguien que te observe.

Considera unirte a un grupo local de padres con portabebés; obtendrás consejos, trucos y apoyo, así como la oportunidad de probar diferentes portabebés *antes* de gastar dinero. Visita babywearinginternational.org para encontrar uno cerca de ti.

POSICIÓN SEGURA

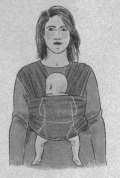

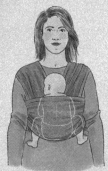

MAL

BIEN

ENVOLVERLO BIEN

Arropar a un bebé es una práctica antigua en todo el mundo. Es un estándar en las salas de maternidad de los hospitales. ¿Has notado cómo los bebés están envueltos firmemente, como pequeños burritos? En parte es porque el envoltorio imita la comodidad de estar en el vientre. Y en parte es porque envolverlo firmemente puede suprimir el reflejo Moro del bebé. Así como los bebés buscan instintivamente el pezón, también se espantan con facilidad: con ruidos fuertes, movimientos repentinos o la sensación de caerse. Es un mecanismo involuntario de protección y desaparecerá alrededor del sexto mes. Pero, hasta entonces, los bebés pueden asustarse fácilmente y despertarse. Las investigaciones muestran que los bebés envueltos lloran menos y duermen más, así que ¡querrás dominar la técnica!

Ten en mente que un bebé envuelto *siempre* debe poder doblar sus rodillas y mover sus piernas y cadera libremente dentro de la manta. Acaba de pasar los últimos nueve meses acurrucado en posición fetal; estirar de pronto sus piernas (por, digamos, un envoltorio muy apretado) puede dislocar su cadera inmadura y llevar a una condición llamada displasia.

También es importante señalar que el bebé *no* debería estar envuelto si planeas dormir con él. Mientras que algunos bebés parecen amar estar envueltos, algunos de ellos —por la razón que sea— no. Si tu pequeño no quiere estar envuelto, no lo obligues. Puedes probar con un pequeño capullo.

CÓMO ENVOLVER A TU BEBÉ

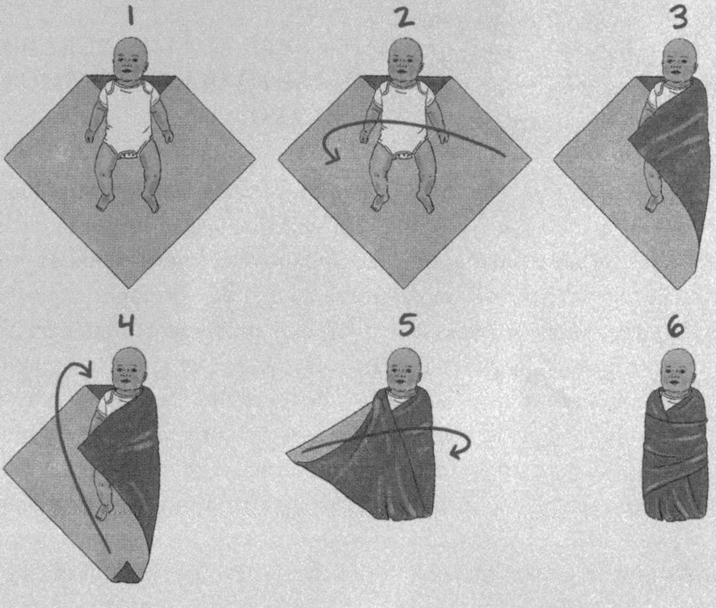

1

2

3

4

5

6

mantener su espalda caliente. En esta posición puede comer a placer. Si te sientes apenada, intenta usar una blusa de botones. Puedes abrirla cuando estés dando de comer, pero tendrás los brazos, la espalda y los costados cubiertos.

Tampoco debes dejar de cargarlo cuando llegues a casa. Los bebés quieren este contacto continuo al menos los primeros tres meses, o lo que muchas veces se llama el *cuarto* trimestre. (Si no fuiste capaz de dar suficiente contacto piel con piel en el hospital, ¡no es demasiado tarde!) Un portabebés puede hacer que sea muy simple; sólo coloca al bebé en él contra tu pecho desnudo, usando sólo pañal. Cuando quiera lactar, puedes sacarlo o darle de comer ahí mismo.

Finalmente, asegúrate de que papá o tu pareja tenga también mucho tiempo de contacto en las

> La leche materna tiene cientos o miles de moléculas bioactivas distintas, lo que protege contra infección e inflamación. Estas moléculas también refuerzan el sistema inmunológico, contribuyen a la maduración de los órganos y ayudan a establecer un microbioma sano. ¡El pecho realmente es lo mejor!

primeras semanas y meses. Papá también da un estímulo de oxitocina cuando lo carga. Un vínculo mejor también te quitará mucha presión; no serás la única que pueda consolar o calmar a un bebé molesto.

DESCANSO Y RECUPERACIÓN

El bebé en realidad, finalmente, está aquí. Pasaste horas viendo sus hermosos ojos. Lograste pasar por esa primera toma. Probablemente ya cambiaste un pañal o dos. Pero ahora el bebé cambió a un sueño profundo después del parto, lo que significa, mamá, que es hora de cuidarte a *ti*.

PARA EMPEZAR

Tanto como sea humanamente posible en los siguientes días, intenta descansar y dormir. Sí, el parto es emocionante. Es natural querer llamar a todos los que conoces, poner miles de fotos en Facebook, socializar con todos los que te visitan. Sin embargo, tu cuerpo está molido y vas a estar despierta cada 2 o 3 horas a lo largo de la noche para amamantar. Así que —y no puedo decirlo lo suficiente— haz lo mejor que puedas para dormir cuando el bebé duerme. Descansa cuando él descanse. Toma una siesta cuando él lo haga.

Éste es un vistazo de cómo será la recuperación cuando ya estés en tu casa:

AH, ¿ÉSTE ES EL SANGRADO POSPARTO DEL QUE HEMOS HABLADO?

La primera vez que te levantes después de tener a tu bebé, puedes sentir un bajón de sangre saliendo entre tus piernas. Así es, haces todo ese trabajo creando, formando y pariendo un bebé, y como recompensa obtienes un periodo menstrual inmenso. (Aunque, claro, también sacas un *bebé* de todo esto.) Loquios es el término técnico para esta descarga de sangre y mucosidad (que puede contener pared uterina) y *todas* las nuevas mamás los experimentan, incluso las que parieron por cesárea. El sangrado a veces viene de lo que podría ser una "herida" en la pared uterina, de donde se desprendió la placenta. Puedes notar que el sangrado parece intensificarse inmediatamente después de amamantar; esto es porque la oxitocina le indica al útero que se contraiga, exprimiendo esa sangre y tejido residuales, lo que *acelera* la curación. Los loquios pueden durar de 1 a 6 semanas y desaparecer gradualmente; en las últimas semanas no necesitarás usar más que un pantiprotector. Pero en el ínter, tendrás que elegir entre ropa interior extraña: calzones de malla, calzones normales mucho más grandes y una toalla sanitaria gigante, o un pañal desechable en forma de calzón.

Qué no es normal (o cuándo llamar a tu partera o médico): Necesitar un cambio de toalla sanitaria más de una vez cada hora durante más de una o dos horas, secreciones malolientes o coágulos del tamaño de una pelota de golf. La intensidad del flujo también puede ser indicador de que es hora de relajarte. Yo sangré más en

QUÉ DICEN OTRAS *mamás naturales*

Kimberly: Después de tener a mi primer bebé, estaba un poco preocupada porque no sabía lo que estaba haciendo. ¿Después de cuatro? Estaba como, Sáquenme de aquí para que pueda dormir.

Irene: Nuestro tercer bebé nació en casa. Las parteras se quedaron alrededor de dos horas después del parto y luego mi esposo y yo pudimos tomar una larga siesta mientras el bebé disfrutaba de su largo sueño después del parto. ¡Las palabras realmente no pueden describir lo pacífica y cómoda que fue esa experiencia! No había extraños que nos molestaran, no había máquinas, ni cables, ni ruidos, ni visitas. Sólo una paz celestial.

Barbara: Nos quedamos en el hospital 48 horas. Estaba emocionada por irme a casa, pero también nerviosa, pues no tenía idea de qué esperar de un recién nacido. Recuerdo llegar a casa y mirarla, esperando que hiciera algo para que entonces yo hiciera algo por ella.

Allison: Nos quedamos en el hospital tres días porque no me sentía segura amamantando. Pero la emoción más intensa que sentí fue en realidad un poco de tristeza; la primera parte de la experiencia se había acabado. Quería asimilarlo todo, ¡y no estaba lista para que se acabara!

Sara: Después de 48 horas en el hospital, estaba lista para irme a casa. Quería estar en mi propia casa, con mi recién nacido y empezar esa experiencia real de ser madre. Hacen tanto en el hospital, que no es "real" hasta que te vas a casa.

LO QUE NECESITAS SABER
SOBRE LA DEPRESIÓN POSPARTO
DE LA PARTERA *Cynthia*

Aunque es impactante esa explosión de alegría y emoción después del parto, una vez que la realidad de la paternidad llega, las mamás empiezan a luchar. La falta de sueño (sí, los bebés realmente *necesitan* que les den de comer cada dos o tres horas), el aspecto físico de la recuperación y las fluctuaciones hormonales pueden provocar una clase de tormenta perfecta, sentando las bases para el estado de ánimo posparto. Durante las primeras dos semanas después del parto, muchas nuevas mamás experimentan un caso leve de "melancolía": pueden llorar o sentirse en una montaña rusa de emociones. Después de los seis meses de posparto, los síntomas recurrentes son señal de que es hora de buscar ayuda.

En mi experiencia como partera, se subestiman los desórdenes posparto. Hay un estigma social alrededor de los desórdenes de salud mental, y cuando las familias hablan abiertamente conmigo al respecto, a veces describen sentirse solos y aislados. Los sentimientos de ineptitud, falta de lazos o aumento de irritabilidad parecen predominar en lo que suele ser un tiempo de felicidad. Para muchas de estas familias, tener un sistema de apoyo establecido (ya sea con la familia inmediata o un equipo de amigas mamás) puede hacer toda la diferencia. Soy una verdadera creyente en la idea de que se necesita un pueblo para criar un niño. Históricamente, las familias vivían en tribus; los familiares de sangre o aunque no lo fueran, cuidaban unos de otros. Pero ya no es lo común. Las familias no siempre viven cerca; rara vez hay múltiples generaciones compartiendo un hogar. Algunas nuevas mamás son madres solteras, intentado descubrir la forma de hacerlo solas. Por esas razones, hago lo mejor que puedo como proveedora para atender los factores de riesgo de desórdenes de ánimo posparto *durante* el embarazo y no hasta que sea tiempo de llevar el bebé a casa.

Las mujeres con historial de depresión o desórdenes de ansiedad tienen más riesgo de generar depresión posparto y ansiedad posparto. Las mujeres con una historia de desórdenes bipolares sin tratar están en mayor riesgo de desarrollar desórdenes posparto más severos: psicosis posparto. Se dice fácil, pero si estás luchando por aguantar, el primer paso es llamar a tu proveedor de salud. Utiliza un sistema de mensajes si necesitas hablar y ya es tarde. Si sientes que eres un peligro para ti o los que están a tu alrededor, llama al 911 o ve a urgencias en un hospital. No deberías estar sola. Llama a un amigo. Llama a un familiar en quien confíes. Si tienes los medios, contrata a una doula posparto; así es, las doulas no sólo son un apoyo en la labor. Algunas mujeres pueden necesitar antidepresivos o ansiolíticos para ayudar a regular su estado de ánimo y mejorar sus síntomas. Puedes discutir con tu proveedor la seguridad de estos medicamentos mientras estás amamantando, pues algunos se consideran de bajo riesgo. Después de tu revisión a las seis semanas, retoma el ejercicio y la actividad si ya te lo permiten. Para muchas mujeres, salir de casa, socializar con amigos o conocer a otras nuevas mamás puede ayudarlas a sentirse menos aisladas. Para otras, volver al trabajo e interactuar con otros adultos mejorará su estado de ánimo. Haz una lista con tareas, para preparar comida y hacer encargos. Haz tiempo para ti misma, así como para estar con tu pareja. Y no dudes en buscar ayuda.

los días que estaba mucho de pie o si caminaba mucho en los primeros días posparto. Lo vi como un gentil recordatorio para relajarme y darle a mi cuerpo el tiempo necesario para sanar completamente.

¿POR QUÉ SUDO TANTO?

Ésta es otra cosa un tanto interesante sobre tener un bebé: no sólo estás recuperándote, y descansando, y *sangrando*, también estás sudando más que un maratonista, aun cuando casi no mueves un músculo. También tus axilas pueden oler más de lo normal. (¡Genial!)

Aunque sudar no es divertido, hay razones para la inundación posparto. Primero, ¿recuerdas todo ese fluido extra que estuviste cargando en el embarazo? Bueno, tiene que irse a algún lado. (Espera tener ganas frecuentes de orinar; una sensación con la que sin duda ya estás familiarizada.) Los aumentos desenfrenados de hormonas que ocurren después del parto juegan un papel en esta sudoración excesiva. Demasiado

sudor, sin embargo, puede dejarte deshidratada, así que toma muchos líquidos. Necesitarás muchos, de todas maneras, para la lactancia.

Qué no es normal (o cuándo llamar a tu partera o médico): Fiebre o escalofríos severos.

¿POR QUÉ TENGO TANTOS GASES?

Ay, mamá. Nadie te dice nada de esto *antes* de embarazarte, ¿verdad? La flatulencia es otro efecto secundario muy común de tener un bebé, y es provocada por una serie de factores. Primero, tus intestinos y tu sistema digestivo han estado aplastados los últimos meses y apenas empiezan a relajarse y acomodarse en su posición usual; ¡déjalos hacer ruido para celebrar! La constipación es otro factor y es muy común en los días y semanas posparto (oh, no te preocupes; ya llegaremos a *eso*). El acto físico de parir un hijo también pone una tonelada de presión en los músculos de la pelvis, el recto y el ano. Cuando estos músculos se debilitan, es fácil que los gases sólo, ya sabes, se salgan. También puedes notar un poco de aire saliendo de tu vagina.

Qué no es normal (o cuándo llamar a tu partera o médico): Desafortunadamente, el olor es normal. Dolor o molestias serios, no.

TENGO PUNTOS *AHÍ ABAJO*, ¿AHORA QUÉ?

Si tuviste parto vaginal sin desgarre o episiotomía, de todas maneras tu vagina y perineo estarán bastante adoloridos al menos algunos días, si no es que una semana. Para calmar los dolores y molestias básicos, intenta tomar baños con sales Sitz Bath regularmente o rociar tus partes con ellas. (Si seguiste mis lineamientos para empacar, ya deberían estar en tu maleta. ¡Bravo!) Sentarte en una almohada puede quitar presión del área afectada, así como acostarte de lado o aplicar hielo.

Limpiar y atender los puntos perineales es un poco más complicado. Antes de irte a casa, tu partera y enfermeras deben darte instrucciones detalladas, desde vestirte, hasta bañarte, y cómo revisar tus partes femeninas en busca de señales de infección. Se te pedirá que cambies tu toalla sanitaria con frecuencia, además de que te darán una botella con tapón *push pull* (es decir, una botella que puedes apretar). Dado que la orina es ácida, puede ser extremadamente irritante contra la piel sensible y lastimada. Dirigir el chorro de agua de la botella hacia tu perineo mientras orinas puede aliviar cualquier ardor. Finalmente, querrás secarte con toques; no talles al menos durante algunos días. Los desgarres leves suelen sanar en una semana más o menos.

Qué no es normal (o cuándo llamar a tu partera o médico): Inflamación, dolor extremo, enrojecimiento o mal olor, todas son señales de infección.

¿POR QUÉ ME DA MIEDO HACER POPÓ?

Así como la flatulencia es común después del parto, también la constipación lo es por casi la misma razón: el traumatismo del parto debilita los músculos de la pelvis y el recto, y puede desequilibrar un poco tu sistema digestivo. El problema más grande con la primera evacuación posparto es básicamente el miedo. Después de pujar para sacar un bebé, lo último que quiere hacer una mamá es agacharse. Muchas mujeres sienten que sus entrañas pueden salirse de su cuerpo en el inodoro (no pasará), dado que los órganos internos están acomodados en su posi-

---

SÓLO PARA PAPÁS:
NO SEAS UNA PAREJA SILENCIOSA

Nadie conoce a tu pareja mejor que tú, así que si mamá parece inusualmente emocional, deprimida o sólo no como sí misma semanas y semanas después del parto, habla con ella. Anímala a hablar contigo sobre sus sentimientos. Ayúdala a encontrar tiempo para cosas que particularmente ame, como salir a caminar o ver una película. Asegúrate de estar apoyando mucho, no sólo con el bebé, sino en la casa (consigue ayuda si la necesitan). Y si es necesario, ayúdala a buscar apoyo profesional. La depresión posparto puede ser increíblemente solitaria, así que haz lo que puedas para hacerle sentir que no está sola.

ción usual. Otras pueden estar aterradas de que reabrirán la incisión o sus puntos (eso tampoco sucederá). Entre más tiempo te tome hacer ese primer viaje al baño —y entre más aumente tu ansiedad—, peor será la constipación, así que puedes hacer esto para ayudarte a evacuar desde el principio:

♡ Bebe suficientes líquidos. Muchos líquidos te ayudarán a suavizar el excremento.

♡ Empieza a incrementar tu consumo de magnesio inmediatamente después del parto (con el visto bueno de tu médico o partera, por supuesto). Muchos hospitales y centros de maternidad te ofrecerán laxantes. Yo personalmente prefiero tomar suplemento de magnesio Natural Calm, dado que no es irritante. Y en realidad no puedo decirlo lo suficiente: toma *algo* para estimular las evacuaciones de inmediato y prevenir que tengas problemas en el baño.

♡ Come 2 peras al día. Querrás comer suficiente fibra: granos enteros, frijoles y leguminosas, nueces, fruta y verduras frescas son buenas opciones. Las peras en particular son famosas por su efecto laxante.

Qué no es normal (o cuándo llamar a tu partera o médico): Inflamación con dolor o evacuaciones con sangre.

¿Y PARA RECUPERARME DE UNA CESÁREA?

En las primeras 24 horas más o menos después de una cesárea, tu incisión estará cubierta por un vendaje esterilizado. Pueden darte una compresa de hielo para ayudar con la inflamación, una serie de medicamentos para el dolor y necesitarás estar en cama de 4 a 24 horas. Pronto

estarás lista para sentarte, luego levantarte (con ayuda, por supuesto), pero necesitarás tomarlo con calma. Durante tu tiempo en el hospital (tres o cuatro días en promedio para una cesárea), tus enfermeras observarán la incisión y cambiarán la curación. También te darán muchas instrucciones antes de que te vayas a casa. Se te recomendará mantener el área limpia y seca, evitar tallarte en la regadera (sólo deja que el agua con jabón resbale encima) y trata de mantener una toalla sanitaria encima de la herida una o dos semanas para absorber sudor y secreciones.

Qué no es normal (o cuándo llamar a tu partera o médico): Fiebre, dolor en aumento o enrojecimiento, inflamación o secreción en la incisión.

¿QUÉ PASA EN LOS SIGUIENTES DÍAS?

Exactamente cuánto tiempo pases en el centro de maternidad u hospital dependerá, por supuesto, de unos cuantos factores: las circunstancias de tu parto, las especificaciones de tu seguro y tus preferencias personales, por nombrar algunos. Sin importar cuánto tiempo te quedes, no te irás con las manos vacías: tus enfermeras te darán *suficiente* información y accesorios (mantas para bebé, toallas sanitarias y cosas así). Se asegurarán de que estés cómoda cambiando un pañal, que sepas qué señales y síntomas buscar (como la ictericia) y cómo curar el cordón umbilical del bebé; la mayoría incluso se asegurará de que pongas correctamente al bebé en su asiento del auto.

Cuando finalmente llegue el momento de llevarlo a casa, puedes empezar a sentir ese sudor y esa ansiedad. Pero, mamá, es *normal*. Todas las mamás primerizas dudan de sus habilidades de vez en cuando y se sienten abrumadas. En los siguientes días, semanas y meses, tu bebé y tú aprenderán juntos, así como uno del otro. Mientras tanto, tu primera cita con el pediatra debe estar cerca, y cuatro o seis semanas después (o quizá un poco antes si tuviste una cesárea) necesitarás tu revisión posparto. Tu partera o médico le echará un ojo a tu vagina, perineo y cicatriz (asumiendo que tuviste una), así como palpar tu útero. Examinará tus senos, anotará tu peso y revisará tu presión sanguínea. También estará lista para responder cualquiera y todas tus preguntas, así que lleva una lista.

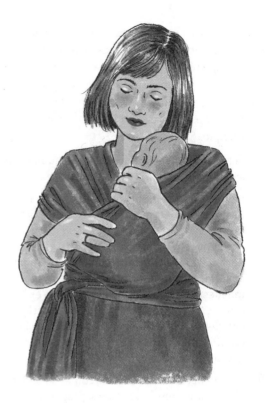

REMEDIOS NATURALES PARA DEPRESIÓN POSPARTO

Las mamás alternativas que luchen por ajustarse a una vida de paternidad podrían probar algunos remedios naturales para estimular y regular su estado de ánimo, y está bien. Puedes experimentar con los siguientes métodos *antes* de probar medicamentos o darles una oportunidad junto con el medicamento que te prescribió tu médico. Recuerda que la depresión posparto es algo con lo que no quieres jugar; si te sientes triste, querrás que tu partera o médico estén al pendiente, incluso si tomas sólo remedios naturales.

Aumenta tu consumo de omega-3 (sobre todo DHA y EPA de peces grasosos). Un creciente cuerpo de investigación sugiere que los ácidos grasos omega-3 son útiles para regular el estado de ánimo, así que es interesante señalar que las mamás primerizas muchas veces *carecen* de omega-3. Durante el embarazo, tu cuerpo sacó la mayoría de su DHA para desarrollar el cerebro del bebé. Incluso si no estuviste cómoda tomando aceite de hígado de bacalao en el embarazo, es una gran fuente de omega-3 ahora que ya diste a luz. También puedes comer pescados grasosos, como sardinas y salmón, dos o tres veces a la semana.

Toma tus vitaminas B. También estos nutrientes de la energía y el estado de ánimo tienden a bajar en el posparto (sobre todo el folato y la vitamina B$_{12}$). Habla con tu partera o médico sobre tomar un suplemento y busca formas metiladas si tienes la mutación MTHFR. También puedes comer hojuelas de levadura nutricional o hígado, ambos altos en vitaminas B.

Muévete: Aunque no lo creas, los estudios han demostrado que el ejercicio diario puede ser tan efectivo como los antidepresivos. Desafortunadamente puede ser difícil para una mamá deprimida encontrar la motivación de ponerse a sudar. Considera ponerte de acuerdo con una amiga para salir a caminar diario. Si conseguir niñera es un problema, lleva al bebé contigo en un portabebés o una carriola.

Que te dé el sol. La terapia de luz también puede ser efectiva para tratar la depresión. Intenta salir 10 minutos temprano en la mañana, y no lleves lentes de sol, lentes de contacto o para leer, para tener un mayor efecto.

Prueba con acupuntura. Hay evidencia anecdótica que sugiere que la acupuntura semanal puede ayudar a controlar los sentimientos de tristeza.

Date un respiro. Una amiga, un miembro de la familia o incluso una niñera puede hacer posible que te salgas una hora más o menos cada día; esto puede ser especialmente de ayuda si tienes un bebé propenso a los cólicos.

Busca un consejero. Ser capaz de hablar de tus sentimientos sobre la vida con un recién nacido es extremadamente importante. Encuentra a un practicante entrenado que pueda ayudarte a hacer conexiones emocionales, te dé herramientas para lidiar con la transición y que te recomiende a un psiquiatra si es necesario.

Última palabra

Bueno, mamá, cuarenta y tantas semanas después, aquí estamos

Ha sido un honor caminar contigo —aunque un poco— en este tiempo especial. Espero que tu experiencia de parto haya sido todo lo que deseabas y pedías. Pero antes de que te entregues al cuidado de tu bebé, espero que tomes un momento para agradecerte a ti misma por un trabajo bien hecho. Sí, *a ti*. Date una palmada en la espalda. Abrázate. Sonríe a ese hermoso rostro que te ve en el espejo. Lo lograste. Diste todo lo que tenías. Y ahora tienes tu recompensa.

Aunque la maternidad puede ser intimidante —y realmente difícil a veces—, estás equipada para todo lo que sigue. Aprenderás cosas que te sorprenderán, como los diferentes colores (¡y significados!) de la popó de un recién nacido. O que realmente *puedes* cargar un asiento de auto, cuatro bolsas del súper y hablar por teléfono al mismo tiempo. Habrá momentos en los que caigas de rodillas, ya sea que estés lidiando con un bebé que no se quiere dormir o con la depresión.

Estarás exhausta y delirante y molesta. También estarás extática, emocionada y taaaaan enamorada. Y todo está bien.

La maternidad nunca ha sido un acto en soledad. Necesitas ayuda en el camino, así que no tengas pena de pedirla. Construye una comunidad con otras mamás naturales. Confía en que hay un plan divino. Entra en esta milagrosa temporada de tu vida y mantén abierto tu corazón para todos los regalos que vienen hacia ti.

Oh, y entra en www.mamanatural.com para recibir correos semanales o historias sobre el primer año del bebé desde una perspectiva natural, por supuesto.

Hasta volvernos a ver, ¡bendiciones para ti y tu linda familia!

XO,
Genevieve

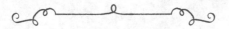

EL PARTO NO SALIÓ DE ACUERDO CON EL PLAN

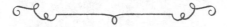

Leíste este libro de cabo a rabo. Hiciste tus ejercicios, fuiste con el quiropráctico y tomaste una clase de parto. Incluso comiste los dátiles y bebiste tu té de hojas de frambuesa roja. Y, sin embargo, tu parto no fue lo que esperabas.

(Suspiro.)

Lo siento, mamá.

Si te sientes mal al respecto, permítete sentir esa pena para que puedas dejarla ir.

Sé que se dice fácil. Para algunas mamás puede ser increíblemente difícil. A mí me costó mucho trabajo perdonarme por aceptar —por *necesitar*— Pitocin durante el parto de mi hijo. Ahí estaba, Mamá Natural, y aun así no podía hacerlo sin intervenciones. Ah.

Las intervenciones salvan vidas. De acuerdo con la Organización Mundial de la Salud, 10 por ciento del índice de cesáreas no es sólo normal, sino *saludable*. Cuando los índices bajan de eso significa que bebés y mamás están muriendo por falta de tratamiento médico de calidad. Gracias a Dios, tenemos estas intervenciones.

El club de "mamás naturales" a veces puede ser muy cerrado. O eres una de ellas, o no lo eres. Pero déjame decirte: mis hijos odiaron el portabebés, nunca practicamos el colecho y no me gustó comer mi placenta. Y algunas personas piensan que son muy superalternativas, así que imagínate. Es en realidad un espectro de vida natural y hay mucho más que el parto en ser una mamá natural. Apenas estás en el principio de un viaje para toda la vida.

La verdad es que toma fuerza y práctica y valor y determinación traer una vida al mundo. Pero más que nada, requiere amor. Sin importar las circunstancias de tu parto, eres una guerrera del parto. Y estás a punto de embarcarte en uno de los regalos más grandes de la vida: la maternidad. Te abrirá de la forma más maravillosa, y te sanará.

PARTE V

QUÉ PREGUNTAR A TU PROSPECTO DE

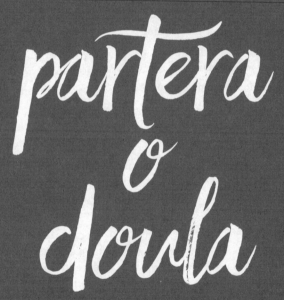

partera

o

doula

Más: PREGUNTAS AL BUSCAR
UN HOSPITAL O UN CENTRO
DE MATERNIDAD

PREGUNTAS AL ENTREVISTAR A UNA PARTERA

La partera que estés entrevistando puede parecer increíble en papel —entrenamiento intenso, mucha experiencia, recomendaciones perfectas—, pero si sus personalidades no encajan, no dudes en seguir buscando. Ten en mente que probablemente terminarás haciendo estas mismas preguntas cuando busques hospitales y centros de maternidad.

- ¿Tienes licencia?
- ¿Estás certificada? ¿Dónde recibiste tu certificación?
- ¿Puedes describir tu entrenamiento de partería (temario de escuela)? ¿Sigues tomando cursos de actualización?
- ¿Terminaste tu entrenamiento en resucitación neonatal?
- ¿Cuántos años tienes de experiencia?
- ¿Cuántos bebés han recibido? En promedio, ¿cuántos recibes al año?
- ¿Tienes experiencia con hemorragias posparto, distocia de hombro, partos de nalgas y prolapso de cordón?
- ¿Ofreces partos en agua?
- ¿Haces partos vaginales después de cesárea? (Podemos hablar más de ello en la semana 26.)
- ¿En qué punto de un alto riesgo dejas de trabajar con tus clientas?
- ¿Qué porcentaje de tus pacientes terminan con una epidural?
- ¿Cuál es tu índice de cesáreas? ¿Qué hay de partos con fórceps o extracción por vacío?
- ¿Alguna vez has perdido un bebé o una mamá en un parto?
- ¿Trabajas con algún médico consultor? ¿Tienes un acuerdo de colaboración con un médico *in situ*?

- ¿Con qué médicos estás afiliada en caso de que mi embarazo se vuelva de alto riesgo? ¿Tienes relaciones personales con ellos?
- ¿Tienes privilegios de hospital?
- ¿Recomiendas a las mamás para que trabajen con doulas?
- ¿Cuántas citas prenatales tendré?
- ¿Qué pasará en cada cita?
- ¿Necesitas hacer ultrasonidos y exámenes vaginales?
- ¿Necesitas usar un Doppler? ¿Tienes fetoscopio?
- ¿Puedo llevar a un miembro de mi familia a mis citas?
- ¿Te veré para un cuidado prenatal o a un grupo de parteras (si la entrevista es en un centro de maternidad)?
- ¿Tú me atenderás en mi parto o la partera que esté de turno?
- Después de mi fecha de término, ¿cuánto tiempo puedo seguirte viendo antes de que transfieras a otro mi cuidado o me tengan que inducir?
- ¿Cuáles son mis opciones para el dolor en la labor de parto?
- ¿Qué pasa si decido que quiero una epidural?
- ¿Cómo es la primera hora después del parto para tus pacientes? ¿Recomiendas el contacto piel con piel entre el bebé y la mamá? ¿Permites retrasar el corte del cordón? ¿Retrasar el baño? ¿Recomiendas a las mamás amamantar? ¿Tienes consultoras de lactancia en tu personal?
- ¿Qué clase de plan de pagos ofreces y qué incluye?
- ¿Por qué debería elegirte como mi partera?

Las siguientes preguntas *adicionales* son para parteras en un parto en casa:

○ ¿Recomiendas que vea a un médico en algún momento de mi embarazo? ¿Trabajas con algún médico consultor para tal motivo?

○ ¿Apoyas los PVDC y los partos de nalgas en casas? ¿Cuándo no se recomienda un parto en casa?

○ ¿Tienes seguro de mala praxis?

○ ¿Qué clase de equipo traerás contigo el día del parto? (Las parteras que asisten partos en casa deben estar equipadas con guantes, gasas, tela protectora, oxígeno, un fetoscopio, artículos para suturar un desgarre, medicamentos de emergencia, instrumentos para poner una intravenosa y equipo de resucitación infantil, como mínimo.)

○ ¿Qué clase de cosas tendré que proveer?

○ ¿Qué preparaciones tendré que hacer en mi casa?

○ ¿En qué circunstancias puedes arreglar una transferencia en labor de parto?

○ ¿En el caso de una transferencia que no sea por emergencia, cómo iré al hospital? ¿Y si hay una emergencia?

PREGUNTAS AL ENTREVISTAR A UNA DOULA

Al igual que al entrevistar parteras prospecto, también querrás encontrar a una doula con la que sientas química profesional. Piensa en otros momentos de tu vida cuando estuviste estresada, abrumada o confundida, ¿qué te tranquilizó? ¿Apoyo amable, alguien firme o un poco de las dos? Las siguientes preguntas pueden ayudarte a escoger a alguien con el entrenamiento y las habilidades correctas, pero al final del día, muchas mamás eligen a sus doulas basándose en su instinto.

○ ¿Estás certificada? ¿Dónde recibiste tu certificación?

○ ¿A cuántos partos has asistido? ¿Tienes experiencia con complicaciones de parto?

○ ¿Has asistido partos que terminaran en cesárea?

○ ¿Has asistido un parto en casa?

○ ¿Cómo describirías tu "estilo" o tu trato?

○ ¿Qué clase de técnicas de manejo o alivio de dolor puedes ofrecer?

○ ¿Cuál es tu filosofía sobre trabajar junto con un marido o una pareja?

○ Describe cómo trabajas con una partera o médico. ¿Qué sucede si tenemos que desviarnos de mi plan de parto?

○ ¿Ofreces visitas prenatales? ¿Cuántas?

○ ¿Puedo llamarte o escribirte para preguntar algo durante mi embarazo?

○ ¿En qué punto de mi labor de parto debo llamarte? ¿Y si entro en labor en mitad de la noche?

○ ¿Vendrás a mi casa o te veré en el hospital o centro de maternidad?

○ ¿Tienes una doula suplente? ¿Cuándo y cómo la utilizas? ¿Puedo conocerla?

○ ¿Tienes experiencia o entrenamiento con una consultora de lactancia?

○ ¿Ofreces cuidados de seguimiento o posparto? ¿Están incluidos en tus honorarios?

○ ¿Cuáles son tus honorarios? ¿Ofreces algún plan de pagos?

PREGUNTAS AL VISITAR UN CENTRO DE MATERNIDAD

Ya sea que estés visitando un centro de maternidad autónomo o afiliado a un hospital, o ambos, debes hacer muchas preguntas sobre el cuidado que esperas recibir. Exige respuestas directas: cifras, estadísticas, porcentajes. Si la persona que te está dando el *tour* no lo sabe o no puede decirte, considéralo una señal para buscar otro lado.

○ ¿Tienes licencia del estado? (Las legislaciones para los centros de maternidad pueden variar mucho. En algunos lugares no dan licencias y los centros de maternidad en teoría pueden pertenecer y ser operados por, bueno, cualquiera, con poca o nula supervisión. Pon mucha atención en las instalaciones sin licencia: ¿Están acreditadas? ¿Tienen seguro? ¿Las parteras tienen licencia? Ahora no es el momento de ser tímida, ¡pregunta!)

○ ¿Tienen acreditamiento de alguna comisión?

○ ¿El centro de maternidad tiene su propio personal (es decir, se te pedirá que veas a los practicantes afiliados al centro para tu cuidado prenatal)?

○ ¿Tienen médicos (ginecobstetras, perinatólogos) con quienes consultan seguido?

○ ¿Tienen algún acuerdo de transferencia con un hospital local? ¿Qué hospital? (Considera qué tan lejos está ese hospital del centro mismo.)

○ ¿Cuándo y cómo puedo ser transferida a un hospital?

○ ¿Cuánto tiempo debo estar en labor de parto antes de que sea necesario que me transfieran a un hospital? (Algunos centros de maternidad no dejan que las mujeres estén en labor indefinidamente por un aumento de riesgo de complicaciones e infección, sobre todo después de que se rompa la fuente. Los centros autónomos por lo general te dejarán ir mucho antes de que sea necesaria una intervención con medicamentos, como Pitocin.)

○ ¿Las parteras tienen privilegios de hospital?

○ ¿Cuándo y qué tan seguido el centro de maternidad se apoya en el personal del hospital, en lugar de parteras (si está afiliado a un hospital)?

○ ¿Cuál es su índice de transferencias? (Pista: no debería ser más alto de 10 o 15 por ciento. Si lo es, pregunta por qué.)

○ ¿Cuál es su índice de cesáreas? (Pista: no debería ser más alto de 10 o 15 por ciento.)

○ ¿Puedo llevar a mi doula?

○ ¿Puedo llevar a un fotógrafo o tomar video en el centro de maternidad?

○ ¿Hay un límite para las personas, como amigos y familiares, que pueda haber en el cuarto de parto? ¿Hay un límite de edad para los visitantes (es decir, pueden estar niños presentes en el parto)? ¿Pueden quedarse visitas conmigo durante la recuperación?

○ ¿Tengo que estar conectada a un monitor fetal electrónico o una intravenosa en la labor de parto?

○ ¿Cuánto tiempo es la estadía normal posparto? (Ser capaz de irte a casa el día del parto podría ser un plus. De la misma manera, no quieres que te estén echando cuando prefieres descansar una noche o dos.)

○ ¿Qué clase de cuidados de posparto tienen? ¿Ofrecen visitas domiciliarias?

○ ¿Ofrecen asistencia en la lactancia o tienen consultoras de lactancia en su personal?

PREGUNTAS AL VISITAR UN HOSPITAL

Pon atención, mamá: las siguientes preguntas están hechas principalmente para partos en hospitales comunes (no los centros de maternidad).

O ¿Es un hospital que da prioridad a los cuidados para el bebé, es decir, que apoya el vínculo entre la mamá y el bebé, y la lactancia?

O ¿Me puede atender una partera?

O ¿Cuál es su índice de cesáreas? (El índice ideal de cesáreas, de acuerdo con la Organización Mundial de la Salud, es entre 10 y 15 por ciento de todos los partos; sin embargo, 33 por ciento de las mujeres en Estados Unidos termina teniendo una cesárea. Algo encima de 10-35 por ciento debe ser una tarjeta roja severa. Entre más bajo sea el índice de cesárea, mejor.)

O ¿Cuál es su índice de epidural? (Algunos hospitales tienen índices de epidurales hasta de 90 por ciento; puede ser más difícil que rechaces intervenciones en esos lugares.)

O ¿Tienen un anestesiólogo disponible 24/7? Si no, ¿qué sucede si quiero una epidural? (Algunos hospitales más pequeños sólo ofrecen epidurales en "horas de oficina".)

O ¿Tienen UCIN? (Hay cuatro niveles distintos de cuidados neonatales, desde la unidad de Nivel 1, que es el cunero básico para recién nacidos sanos, de término, hasta la de Nivel 4, que puede tratar las condiciones más agudas, serias, incluyendo defectos congénitos complejos.)

O ¿Puedo comer y beber durante la labor?

O ¿Puedo caminar y moverme libremente en la labor?

O ¿Es obligatorio un monitor fetal electrónico como política del hospital? ¿También una intravenosa?

O ¿Puedo elegir en qué posición quiero dar a luz?

O ¿Hay un "tiempo límite" para dar a luz? (Algunos hospitales indicarán el uso de Pitocin u otros medicamentos inductores si tu labor se detiene o no progresa "lo suficientemente rápido" de acuerdo con sus estándares.)

O ¿Puedo llevar una doula? (Las doulas pueden ser aliadas magníficas en todos los casos, pero sobre todo en partos en hospital. Ve más sobre doulas en la "Semana 16".).

O ¿Tienen equipo de parto natural, como pelotas de parto o bancos de parto?

O ¿Se permiten los dispositivos de grabación? ¿Puedo llevar un fotógrafo o tomar video?

O ¿Ofrecen cuartos de parto y de recuperación? ¿Puedo quedarme en el mismo cuarto todo el tiempo?

O ¿Mi bebé puede dormir conmigo (es decir, pasar la noche)?

O ¿Se puede quedar mi esposo (o un amigo o familiar) conmigo durante la noche ya que nazca el bebé?

O ¿Cuál es el horario de visita?

O ¿Hay restricciones sobre quién puede estar en el cuarto de labor o parto? ¿Hay un límite de edad para niños pequeños?

O ¿Cuánto dura en promedio la estadía posparto?

O ¿El hospital apoya la lactancia? ¿Hay una consultora de lactancia certificada por la Junta Internacional en su personal?

PARTE VI

Pérdidas

ABORTO NATURAL Y MUERTE FETAL

CUANDO SUCEDE LO IMPENSABLE: LIDIAR CON EL ABORTO Y LA MUERTE FETAL

Haber visto a tu hijo con un ultrasonido o escuchado su corazón, haber imaginado besar y acunar a tu recién nacido, haber empezado a planear su futuro sólo para que te arrebaten esos sueños está entre las tragedias más devastadoras que una persona puede soportar. La triste verdad es que los embarazos a veces terminan prematuramente, y aunque es desgarrador, la pérdida de un embarazo en realidad es más común de lo que puedes pensar. Entre 10 y 25 por ciento de todos los embarazos conocidos terminan en aborto espontáneo. El único punto bueno es que perder un bebé casi siempre es un evento único y la mayoría de las mujeres que experimentan un aborto o una muerte fetal después tienen hijos perfectamente sanos.

No estás sola, aun cuando a veces puede parecer así. La pérdida de un embarazo no es algo que se discuta abiertamente; muchas mujeres no anuncian que están esperando sino hasta el segundo trimestre, y muchas ni siquiera comentan la pérdida a otras personas que no sean amigos cercanos y familiares. Algunas mujeres pueden elegir no compartirlo en absoluto.

Esta sección explicará los distintos tipos de aborto espontáneo y muerte fetal, lo que sucede después de la pérdida de un embarazo y formas para ayudarte a manejar tu pena.

ABORTO ESPONTÁNEO TEMPRANO

Se da cuando un embarazo termina naturalmente, antes de que el bebé pueda sobrevivir fuera del vientre. El aborto espontáneo *temprano* ocurre en el primer trimestre. La mayoría de los abortos tempranos —entre 50 y 75 por ciento— ocurre poco después de la implantación. En estos casos, una anormalidad cromosómica evita que el óvulo se implante adecuadamente y pasa del útero,

como si fuera un periodo. Muchas mujeres, por tanto, ni siquiera se dan cuenta de que concibieron. Éstos se conocen como *embarazos químicos*. Más allá de eso, el aborto espontáneo puede clasificarse de muchas formas distintas:

Aborto completo: Ocurre cuando la vida en ciernes pasa espontáneamente del útero por sí misma, sin ayuda. Los abortos completos por lo general involucran una gran cantidad de sangrado y dolor, y pueden confirmarse por un ultrasonido.

Aborto retenido: El bebé muere en el útero, pero no sale del vientre. Algunas mujeres pueden no darse cuenta de que han abortado hasta que un ultrasonido de rutina revela la ausencia del latido cardiaco. Otras pueden ya no "sentirse" embarazadas y pueden experimentar una pérdida de señales y síntomas del embarazo, incluyendo la náusea matutina. El aborto puede continuar naturalmente durante días o semanas, o puede necesitar quitarse quirúrgicamente (más en un momento).

Aborto recurrente: La mayoría de las mujeres que experimenta un aborto no tendrán otro. Casi 1 por ciento de las parejas que intentan concebir,

---

SEÑALES DE ABORTO TEMPRANO

Goteo o sangrado.

Secreciones rosas con mucosidad.

Cólicos y dolor de espalda baja.

Sacar tejido y coágulos de la vagina.

Reducción en las señales de embarazo.

sin embargo, experimentarán un aborto recurrente, que se define como dos o más pérdidas del embarazo.

Embarazo anembrionado: También llamado óvulo malogrado, ocurre cuando un óvulo fertilizado se implanta en la pared uterina, pero el desarrollo del feto no empieza. Una mujer puede notar señales de embarazo, pero un ultrasonido revelará que el saco gestacional está vacío, o que no hay latido. El aborto continuará naturalmente o puede requerir cirugía.

Embarazo ectópico: Ocurre cuando un óvulo fertilizado se implanta en otro lugar que no sea dentro del útero (por lo general en una trompa de falopio). Es necesario un tratamiento para detener el desarrollo del óvulo y evitar complicaciones de salud para la madre.

Embarazo molar: Es provocado por una confusión genética durante la fertilización; la placenta crece *de más*, lo que resulta en una masa de células revueltas (conocido como mola hidatiforme); el embrión, mientras tanto, no se desarrolla en lo absoluto. Es necesario tratamiento para eliminar el tejido del útero y evitar complicaciones de salud para la madre.

ABORTO TARDÍO Y MUERTE FETAL

La mayoría de la gente sabe que un bebé que muere durante la labor o el parto se denomina muerte fetal, pero en realidad se denominan muertes fetales cuando ocurren en cualquier momento después de la semana 20. La muerte fetal que ocurre en la *primera* parte del segundo trimestre (entre las semanas 14 y 20) se denominan *abortos tardíos*.

Depende de cuán avanzado sea el embarazo, pero las señales de aborto tardío y muerte fetal muchas veces son las mismas que del aborto temprano. Las señales más comunes son la ausencia de movimiento en el vientre. Los abortos tardíos y muertes fetales se confirman con un ultrasonido.

¿CÓMO PUEDO SABER QUÉ CAUSÓ MI ABORTO?

Depende de qué tan avanzado sea un embarazo, pero tu proveedor de salud puede intentar determinar la causa de un aborto o una muerte fetal con un examen físico, análisis, amniocentesis (para buscar anormalidades cromosómicas), muestras de tejido o autopsia. Puedes discutir todas estas opciones con tu partera o médico. Pero incluso una examinación detallada puede dejarte con más preguntas que respuestas. En la pérdida de un embarazo, a veces sólo no se sabe la causa.

¿CÓMO PUEDO EVITAR QUE SUCEDA OTRA VEZ?

La mayoría de los abortos son eventos únicos, al azar, que nadie puede anticipar o posiblemente evitar. Una examinación después de un aborto tardía o muerte fetal, sin embargo, puede proveer información que pudiera ser útil en un futuro embarazo. Por ejemplo, las madres con insuficiencia cervical pueden ser candidatas para un procedimiento llamado cerclaje, en el que el cérvix se cierra con suturas para prevenir la pérdida del embarazo o un parto prematuro. Las condiciones médicas crónicas, como diabetes, presión alta o síndrome de anticuerpos antifosfolípidos

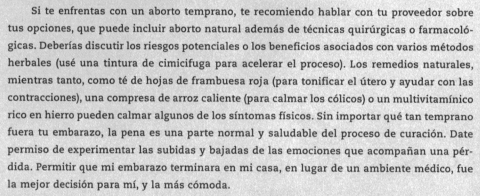

Cuando me enteré de que estaba embarazada por segunda vez, supe de inmediato que tendría otro parto en casa; la experiencia de parir en casa había sido muy hermosa y empoderadora. Pero conforme me acercaba al final de mi primer trimestre, empecé a experimentar cólicos y sangrados, y supe que algo no estaba bien. Un ultrasonido confirmó que no había latido, y ahí me comprometí con dejar que el aborto sucediera naturalmente, en la comodidad y privacidad de mi propia casa.

A pesar de la tristeza, me di cuenta de que permitir que mi cuerpo se encargara del proceso era empoderador en sí mismo. Estaba tan avanzado, que pude ver a mi pequeño bebé, así como la placenta. Esto también me dio un sentido de cierre.

Si te enfrentas con un aborto temprano, te recomiendo hablar con tu proveedor sobre tus opciones, que puede incluir aborto natural además de técnicas quirúrgicas o farmacológicas. Deberías discutir los riesgos potenciales o los beneficios asociados con varios métodos herbales (usé una tintura de cimicifuga para acelerar el proceso). Los remedios naturales, mientras tanto, como té de hojas de frambuesa roja (para tonificar el útero y ayudar con las contracciones), una compresa de arroz caliente (para calmar los cólicos) o un multivitamínico rico en hierro pueden calmar algunos de los síntomas físicos. Sin importar qué tan temprano fuera tu embarazo, la pena es una parte normal y saludable del proceso de curación. Date permiso de experimentar las subidas y bajadas de las emociones que acompañan una pérdida. Permitir que mi embarazo terminara en mi casa, en lugar de un ambiente médico, fue la mejor decisión para mí, y la más cómoda.

(un desorden autoinmune que provoca abortos recurrentes) pueden tratarse estrictamente y monitorearse con tu equipo de salud. Las mamás que experimentan abortos recurrentes también pueden pedir o se les puede ofrecer consejos genéticos. Cuidar muy bien tu salud también puede reducir el riesgo de perder un embarazo. Una visita antes de concebir con tu partera o médico puede ayudarte a identificar y tratar cualquier problema que pueda amenazar un futuro embarazo.

DESPUÉS DE UN ABORTO, ¿QUÉ PASA AHORA?

En el caso de un aborto completo, el cuerpo puede pasar naturalmente el tejido por su cuenta, así que todo el proceso puede terminar antes de que visites a tu médico o partera. Algunas veces, sin embargo, el tejido puede permanecer en el vientre. Esto se llama *aborto incompleto* y requiere alguna forma de intervención para bajar el riesgo de infección y hemorragia. Las madres que experimentan un aborto tardío o muerte fetal pueden necesitar elegir entre varios métodos distintos de tener un bebé. Tu partera o médico te ayudará a determinar qué es más apropiado para ti, y tus opciones dependerán de la edad gestacional del bebé, tu salud y otros factores relacionados con tu situación en particular.

Aborto natural: Si un ultrasonido confirma la ausencia de latido, pero el proceso de aborto no ha empezado, puedes tener la opción de esperar que la naturaleza siga su curso; esto también se llama "tratamiento expectante". La mayoría de los abortos en el primer trimestre *progresarán* solos, pero puede tomar desde días hasta semanas. Otros pueden preferir acelerar el proceso, en parte para poder seguir adelante con su proceso de duelo y curación. Considera que después de las 10 semanas de gestación, los riesgos de tener un aborto incompleto empiezan a aumentar, en cuyo caso puedes necesitar medicamentos o cirugía.

Medicamentos: En lugar de esperar que un aborto termine por su cuenta, algunas mujeres pueden elegir acelerarlo con medicamentos. Entre los más comunes están misoprostol (marca Cytotec), el cual se prescribe oralmente o como óvulo vaginal. El medicamento provoca cólicos y contracciones en el útero.

Eliminación quirúrgica: Dilatación y legrado (D y L) es el procedimiento quirúrgico en que tu médico utilizará instrumentos (quizá además del medicamento) para dilatar el cérvix y luego limpiar la pared uterina. El procedimiento mismo dura sólo 10 o 15 minutos, pero requiere alguna forma de anestesia (ya sea local o general). Los efectos secundarios son raros, aunque hay un pequeño riesgo de infección.

Eliminación quirúrgica (D y E): La dilatación y evacuación es un procedimiento similar al D y L, aunque suele reservarse para abortos y muertes fetales de segundo trimestre, y muchas veces incorpora el uso de succión. El procedimiento suele tomar cerca de 30 minutos.

Inducción de labor: Las madres en segundo o tercer trimestres —sobre todo las que están cerca de su fecha de término— pueden tener la opción de esperar a que la labor empiece espontáneamente, o pueden elegir inducir la labor (en algunos casos, inducir la labor puede ser la opción más segura). El proceso de sacar al bebé no diferirá mucho de otro parto vaginal. Algunas mujeres prefieren esta opción porque proveerá un sentido natural de cierre. El personal del hospital te pedirá que veas, toques o sostengas a tu bebé después de que salga. No hay una respuesta correcta. Algunas familias eligen tomar fotos del bebé y deciden si después quieren verlo o no.

Cesárea: Las madres cerca de su fecha de término necesitarán sacar al bebé por cesárea si está posicionado de manera que dificulte la salida vaginal (por ejemplo, una presentación transversal). Una cesárea electiva también puede ser una opción.

LLORAR LA PÉRDIDA DE TU EMBARAZO

No importa cuándo ocurra la pérdida de un embarazo, tienes el derecho de sufrir cuanto y durante el tiempo que sea correcto para ti. Aunque anticipes sentimientos de tristeza, otras emociones pueden surgir por sorpresa. No es raro sentirte avergonzada o culpable o enojada de que tu cuerpo de alguna manera te "falló", por ejemplo, o sentirte celosa de amigas que están embarazadas o ya son madres de niños pequeños. Incluso los más cercanos a ti pueden estar inseguros de cómo darte el apoyo que necesitas. Los comentarios bienintencionados, como "No estés triste, tendrás un buen embarazo la próxima vez", pueden ser un consuelo vacío.

La pérdida de un embarazo es una experiencia profundamente personal; todas la procesarán de forma diferente. No hay una forma "correcta" de procesarlo y tampoco es posible sentir demasiado o muy poco dolor. La información siguiente, sin embargo, puede ser de ayuda en tu viaje hacia la curación.

Toma todo el tiempo que necesites. Si es posible, toma días libres del trabajo o deja que amigos cuiden a tus hijos mayores si necesitas tiempo a solas. También, deja saber a tu pareja si necesitas estar a solas con él. Evita eventos para los que no estés lista, como *baby showers* y fiestas de primeros cumpleaños. No es egoísmo; es supervivencia. Está bien cuidar de ti.

Encuentra maneras de honrar a tu bebé. Si todavía no lo has hecho, considera darle un nombre al bebé, aun si no sabías su sexo. También puedes considerar servicios funerarios o una ceremonia privada que te ayude a seguir adelante con tu pérdida.

Busca un sistema de apoyo. Habla sobre lo que pasó con tu pareja, tu familia, amigos o con un terapeuta, consejero o guía espiritual. Muchos hospitales y centros comunitarios ofrecen guía a grupos, o puede ayudarte hablar con otros que hayan pasado por lo mismo que tú. También hay grupos de apoyo en internet que pueden ayudarte.

Pon atención a los síntomas físicos. El duelo puede manifestarse físicamente. Si empiezas a experimentar sueño, fatiga, dolores de cabeza, pérdida de apetito, molestias, dolor u otros síntomas relacionados con estrés, no dudes en hablar con tu proveedor de salud.

Siente tus emociones. Incluso si tus sentimientos te sorprenden o si no son lo que crees que "deberías" estar sintiendo, debes saber que son exactamente correctos para ti. Te llegará una sensación de tranquilidad después de pasar el proceso de duelo.

DESPUÉS DE TODO

La mayoría de las mamás que experimentan un aborto espontáneo o una muerte fetal después tendrán hijos perfectamente sanos. De hecho, la experiencia es tan común que hay un nombre para los niños que nacen *después* de un aborto, muerte fetal o pérdida del infante: se llaman niños arcoíris, dado que nacen de la esperanza y el consuelo después de la tormenta. Si eliges embarazarte otra vez, debes saber que puedes experimentar oleadas de pena, miedo, culpa o incluso enojo. Conectarte con otras mamás de bebés arcoíris puede ayudar muchísimo en esta etapa. Busca organizaciones que promuevan esta clase de apoyo, tanto sin fines de lucro como religiosas.

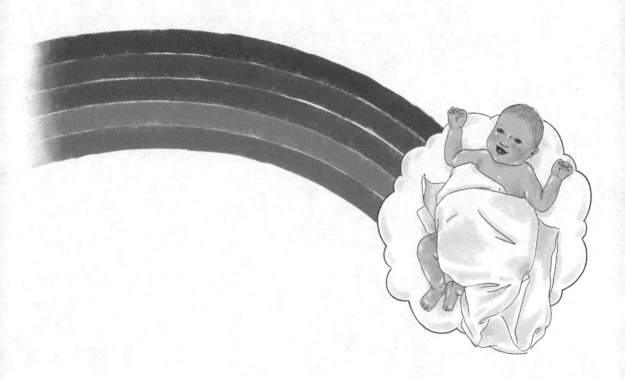

Agradecimientos

Escribir un libro es similar a dar a luz.

En la primera etapa hay emoción y anticipación, junto con un poco de miedo: *Cariño, ¡vamos a hacer este libro! ¡Va a ser tan divertido! (Pero, ¿alguien lo querrá?)*

En la etapa activa de un libro, las cosas se ponen más en serio: *Caray. Es mucho más difícil de lo que pensé. ¿Realmente podemos hacerlo?*

La etapa de transición me vio en una modalidad de colapso total: *Realmente no puedo hacerlo. ¿Podemos dárselo a alguien más? Me voy a dormir; ¡despiértame cuando ya termine!*

Finalmente, la etapa de empuje cerca de la fecha de entrega del libro: cada edición me acerca más y más a la meta. ¡No puedo esperar para ver a mi bebé! (Pero seré honesta: ¡duele!)

Y ahora, al fin, el libro está aquí. Y como cualquier mamá primeriza, tengo una *tonelada* de gente a quien agradecer, ¡pues no habría podido hacerlo sola!

Antes que nada, a Michael, mi amada pareja en la vida. Caminamos de la mano a lo largo de la creación de este libro y nunca hubiera podido dar a luz a este bebé sin ti. Gracias por dar lo mejor de ti en este proyecto y ser el arquitecto estratégico. También te encargaste de los elementos visuales y de diseño con excelencia. Eres el mejor marido, amigo, papá y persona que conozco. ¡Te amo!

A la Comunidad de Mamá Natural: es un honor caminar junto a ustedes. Continuamente me inspiran, sorprenden y retan con su compromiso para una vida natural. Gracias por su cariño y apoyo a lo largo de los años. ¡Significa todo para mí!

Courtney Hargrave: gracias por comprender la misión y mejorar tanto este libro con tus hábiles manos. Amo tu sentido del humor, inteligencia y estilo, y cómo brillas bajo presión. (En otras palabras, ¡gracias por todas las desveladas!) Nos ayudaste a navegar en este nuevo mundo editorial, ¡y estamos increíblemente agradecidos contigo!

A Michele Martin de North Star Way: realmente fuiste la "Estrella Polar" de este proyecto. Desde nuestra primera cita comprendiste la visión y fuiste nuestro más grande apoyo. Tu amabilidad fue una luz para nosotros e hizo que todo el proceso fuera un placer.

A mi editora, Diana Ventimiglia: gracias por tu paciencia y tu apoyo a lo largo de este proceso. Recibí la bendición de un equipo y una casa editorial que honra, apoya e impulsa muchísimo a sus autores.

A las contribuidoras Cynthia Mason y Maura Winkler: Gracias por su revisión cuidadosa del manuscrito y por compartir sus importantes consejos. Este libro necesitaba su perspectiva y admiro el trabajo que hacen en el mundo. Me siento honrada de llamarlas amigas. ¡Gracias!

A la ilustradora Alice Rutherford: ¡Impresionante! Eres increíblemente talentosa y creativa, y capturaste perfectamente la vibra alternativa que esperábamos para este libro. ¡Gracias por hacer que el texto cobrara vida con tus más de 300 ilustraciones, y por tu arte de portada también! Fuiste tan profesional, cumpliendo todas tus fechas límite con calma y excelencia.

A nuestra diseñadora Karla Baker: tu presencia alegre, animada y creativa se siente en cada página. Sé que fue un manuscrito bestial que formar, pero lo hiciste de maravilla. ¡Gracias por compartir tus dones!

A Kristy Rybarski, directora creativa y amiga: jugaste un papel esencial en nuestra portada final y al impulsarnos hacia el estilo ilustrativo perfecto para este libro. ¡Gracias!

Al agente Steve Troha: gracias por iniciarnos en este camino y hacer que la propuesta de proyecto cayera en las manos correctas en el momento correcto. ¡Estamos muy agradecidos!

A Vani Hari (es decir, Food Babe): ¡Tú viste la visión antes que nosotros! Gracias por tu insistencia al contactarnos con Steve.

A Maggie Greenwood-Robinson: gracias por ayudarnos a acomodar una propuesta de libro estelar. ¡La sacaste del parque!

A Rachel Menoher: gracias por probar muchas de las recetas del libro y mantener la cordura en nuestra casa.

A mis amigos y colegas, Cathy Grennan (mamá Dios), Carol Godart (compañera de lluvia de ideas), Julia Pryce (hermana del alama), Ali Niederkorn (fusión inspirada), Suzanne Bowen, Katie Wells, Heather y Daniel Dessinger, Katie y Kriss Kimball, Emily y Antony Bartlett, Stephanie y Ryan Langford, Seth Spears, Erin y Will Odom, Carrie Vitt, Sara McFall, Becky Webb, Lauren Catanese, y Kate Doubler: gracias por ser mis amigos e impulsarme a ser lo mejor que puedo ser profesionalmente y en la vida. ¡Dios los bendiga!

A todas las parteras, doulas, consejeras de lactancia y ginecobstetras de mentalidad holística en las trincheras, que empoderan mujeres y ayudan bebés con su fantástico cuidado: ¡Estoy tan agradecida por el trabajo que hacen!

A las organizaciones sin fines de lucro que apoyan el cuidado materno y neonatal en las comunidades más vulnerables alrededor del mundo: ¡Hacen toda la diferencia!

A mis maravillosas tías (bendita Mary Margaret y las cinco fabulosas hermanas O'Hanley), mis interminables primas, mi dulce suegra Sandy Sparks y otros familiares políticos maravillosos: ¿Cómo pude tener tanta suerte? Gracias por creer en nuestros sueños locos y siempre estar ahí. ¡Los amo!

A mis viejos amigos, Beth, Julie, Susie, Jill, Carrie, Alexis, Kelli, Tiffany y las "Chicas de la Noche": son mis raíces y fuente de mucho amor y risa.

A mi mamá, papá y hermano: me han querido incondicionalmente en lo bueno y en lo malo, y siempre están ahí para mí. Me han enseñado cómo amar, compartir y ser mejor persona. ¡Los amo!

A mis hermosos hijos, Griffin y Paloma, que me dieron el papel más maravilloso en la vida. Todavía no puedo creer que tenga el honor de guiarlos por la vida. Nada de esto habría sido posible sin ustedes, mi eterna inspiración. ¡Los amaré siempre!

Y finalmente, a mi Amado Padre, Hijo y Espíritu Santo. Tu amor y omnipresencia hacen que mi vida sea un cielo en la tierra.

Sobre la autora

Genevieve Howland es la mujer detrás del blog y el canal de YouTube número uno de embarazos y partos naturales, *Mamá Natural*. Su trabajo se ha mencionado en *The Dr. Oz Show*, *ABC News*, *The Daily Mail*, *Newsweek* y otros. Éste es su primer libro. La autora donará 10 por ciento de su ingreso neto por este libro a caridades que apoyan la salud materna e infantil.

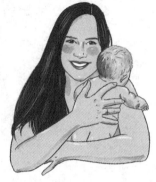

REFERENCIAS

Encuentra vínculos de todas las investigaciones, estudios y datos históricos mencionados en este libro en www.mamanatural.com/libro/referencias.

Mamá Natural de Genevieve Howland
se terminó de imprimir en mayo de 2018
en los talleres de
Litográfica Ingramex, S.A. de C.V.
Centeno 162-1, Col. Granjas Esmeralda,
C.P. 09810, Ciudad de México.